LEÇONS CLINIQUES

DE

CHIRURGIE INFANTILE

II

DU MÊME AUTEUR

Leçons cliniques de chirurgie infantile. *Première série.* 1 vol. in-8°, avec 73 figures dans le texte et 6 planches hors texte . . . . 10 fr.

Précis de chirurgie cérébrale, 1 vol. in-16 de la *Bibliothèque Diamant,* avec figures, cartonné toile anglaise, tranches rouges. . . . . 6 fr.

Anatomie chirurgicale et médecine opératoire de l'oreille moyenne, n° 26 de l'*Œuvre médico-chirurgical,* 1 broch. grand in-8°, avec nombreuses figures. . . 1 fr. 25

Traitement des tumeurs blanches. *Ostéo-arthrites tuberculeuses des membres chez l'enfant,* 1 vol. petit in-12 de l'*Encyclopédie des Aide-Mémoire,* avec 39 figures. . . . . 2 fr. 50

Paris. — L. Maretheux, imprimeur, 1, rue Cassette. — 7558

LEÇONS CLINIQUES

DE

CHIRURGIE INFANTILE

— DEUXIÈME SÉRIE —

PAR

A. BROCA

Chirurgien de l'hôpital des Enfants-Malades
Professeur agrégé à la Faculté de Médecine de Paris

AVEC 98 FIGURES DANS LE TEXTE

PARIS

MASSON ET Cⁱᵉ, ÉDITEURS

LIBRAIRES DE L'ACADÉMIE DE MÉDECINE

120, BOULEVARD SAINT-GERMAIN

1905

*Presque toutes ces leçons ont été professées à la clinique Bau-
delocque, où depuis trois ans M. le professeur Pinard a bien
voulu m'ouvrir toutes grandes les portes de son amphithéâtre.
C'est grâce à ce maître que j'ai pu prendre régulièrement contact
avec les élèves, puisque nous vivons sous un régime scolaire où
la Faculté ne croit pas devoir faire appel à ses agrégés pour
l'instruction de ses stagiaires.*

LEÇONS CLINIQUES

DE

CHIRURGIE INFANTILE

DEUXIÈME SÉRIE

PREMIÈRE LEÇON

PSEUDO-PARALYSIE SYPHILITIQUE
D'UN NOUVEAU-NÉ

I. — Aspect général du membre; conservation de petits mouvements partiels des doigts. Diagnostic avec la paralysie radiculaire obstétricale. Douleur démontrant l'existence d'un point osseux malade; diagnostic avec une fracture. Recherche de la syphilis par l'interrogatoire maternel. Tares douteuses de syphilis concomitante. Efficacité merveilleuse du traitement mercuriel.

II. — Confusion ancienne avec une paralysie; il s'agit d'impotence par lésion osseuse douloureuse. Les recherches anatomiques et cliniques de Parrot; les lésions gommeuses de la face diaphysaire du cartilage conjugal.

III. — Réfutation des auteurs qui croient encore à une lésion des centres nerveux.

IV. — Le pronostic n'est pas fatal quoiqu'en ait pensé Parrot. La guérison est à peu près constante, si le traitement est institué à temps.

Il y a un mois, j'ai eu l'occasion de vous présenter un nouveau-né atteint de paralysie flasque et partielle du membre supérieur, et je vous ai expliqué comment il fallait faire intervenir, dans la genèse de cette paralysie observée dès la naissance, une traction exagérée sur les racines supérieures du plexus brachial[1].

Au premier abord, l'enfant que vous allez examiner paraît à

[1]. Voy. 1re série, leçon XXIII. p. 324.

peu près dans le même état, ou plutôt paraissait il y a trois jours dans le même état, car vous le voyez aujourd'hui en voie d'amélioration. Pas assez cependant pour que son étude ait cessé d'être instructive, et pour que vous ne puissiez établir qu'il souffre d'une impotence et non d'une paralysie, c'est-à-dire d'une lésion douloureuse qui lui fait redouter les mouvements, et non d'une lésion nerveuse qui les rend impossibles.

Après ce que je vous ai dit dans une leçon récente sur la pronation douloureuse des jeunes enfants[1], je n'ai pas à m'étendre davantage sur la valeur de ces termes, impotence et paralysie. Dans l'espèce, il s'agit d'une *pseudo-paralysie syphilitique*, nom donné par Parrot à la lésion qui va nous occuper aujourd'hui, pour bien graver dans nos mémoires la confusion longtemps prolongée de cette syphilis osseuse héréditaire avec une paralysie. Parrot a vu cliniquement et anatomiquement si juste, il a si bien fait disparaître de nos descriptions classiques ces prétendues monoplégies syphilitiques précoces, que récemment, comme je vais avoir à vous le dire, on les a découvertes de nouveau. Je pense d'ailleurs qu'on eût aussi bien fait de les laisser dormir dans l'oubli, et j'espère bien que vous serez de mon avis quand, en explorant le membre de notre petit malade, vous vous serez rendu compte des causes d'erreur relevées par Parrot chez ses devanciers.

I

Lorsque, le 22 avril 1903, il y a trois jours par conséquent, ce garçon d'un mois et demi fut apporté par sa mère à ma consultation de l'hôpital Tenon, le membre supérieur droit, tourné en pronation avec un peu d'abduction de la main, pendait le long du tronc si l'enfant était tenu verticalement, reposait sur le plan du lit dans le décubitus dorsal; et tandis que le bras gauche était volontairement mû en tout sens, au premier abord le droit paraissait tout à fait inerte. Mais il suffisait de fixer les yeux sur lui pendant quelques secondes pour se convaincre qu'en réalité il

1. Voy. leçon XXII, p. 325.

ne l'était pas complètement : qu'il fût vertical ou appuyé sur le plan du lit, il était incapable d'un déplacement en masse, mais on y voyait des mouvements partiels évidents des doigts, du poignet même, et la mère était très affirmative sur ce point que doigts et main n'avaient jamais cessé de remuer. La sensibilité était normale, car l'enfant poussait des cris si on le piquait avec une épingle, mais le membre excité ne changeait point de place.

D'après l'inspection simple, cet état était donc à peu près identique, comme je vous le disais, à celui que je vous ai fait étudier il y a un mois sur un nouveau-né atteint de paralysie radiculaire obstétricale. Mais tout de suite, par une question posée à la mère, vous mettez ce diagnostic hors de cause ; la paralysie radiculaire, ainsi que je vous l'ai expliqué, est un accident obstétrical traumatique, donc *immédiat*; or, vous apprenez que chez notre petit malade, aujourd'hui âgé de six semaines, les mouvements des deux membres supérieurs ont été normaux pendant un mois. Ce début à l'âge d'un mois élimine toute idée de traumatisme obstétrical, aussi bien d'élongation radiculaire que de fracture, de fissure osseuse ; je vous le dis par anticipation, pour n'y plus revenir quand je vais avoir à vous signaler une lésion locale existant au niveau de l'humérus.

Donc, il s'agit d'une lésion d'ordre pathologique survenue chez un nourrisson âgé d'un mois, et la première pensée que vous aurez, peut-être, sera d'admettre une paralysie, c'est-à-dire une lésion du système nerveux central ou périphérique. Mais n'est-ce point une simple impotence, survenue pour une cause à rechercher? Chez un enfant aussi jeune, il est bien difficile de demander à l'exploration électrique, aux réflexes, des renseignements sur l'état de la contractilité musculaire et des réactions nerveuses. Nous pouvons seulement partir de ce principe de n'incriminer le système nerveux que si nous ne trouvons rien d'anormal dans le membre immobile. C'est la conclusion à laquelle on tendait à se rallier dans le service d'accouchements où l'enfant avait été mis au monde et continuait à être surveillé : ce n'est point celle où je suis arrivé, et si je vous mets au courant de cette petite contestation, c'est parce qu'elle comporte pour vous un enseignement de réelle valeur. Je vous le ferai comprendre après vous avoir exposé en deux mots les étapes du diagnostic.

Le premier symptôme qui m'ait été raconté par la mère, et que j'ai vérifié par moi-même, fut que l'enfant souffrait quand on touchait le membre supérieur : d'où cette conclusion qu'il s'agissait non point d'une paralysie, mais d'une impotence fonctionnelle provoquée par une lésion douloureuse ; les muscles ayant conservé leur vigueur, l'enfant ne bougeait point parce que les mouvements étaient douloureux, et cela allait bien avec la possibilité, tout de suite constatée, de petits mouvements partiels des doigts et même du poignet.

Or, l'expérience nous apprend que deux causes seulement sont assez fréquentes pour qu'on ait le droit d'y songer en semblable occurrence, chez un nourrisson : une fracture méconnue, portant plus volontiers sur la diaphyse humérale ou sur la clavicule; un foyer d'ostéite par syphilis héréditaire.

La méconnaissance d'une fracture n'est pas rare, chez le nourrisson, que cette fracture ait été produite au moment de l'accouchement, ou, plus tard, par une cause accidentelle quelconque. Je vous ai dit pourquoi on ne pouvait songer à l'accouchement ; restait la possibilité d'un trauma ultérieur. Tout commémoratif faisait défaut, mais ce n'est pas un argument suffisant, car, même chez un enfant toujours surveillé par sa mère, une violence légère peut échapper ; car, surtout, il n'est pas d'enfant qu'on ne confie de temps en temps à une tierce personne, laquelle, bien entendu, ne se vante pas d'un accident produit par elle. Quand l'enfant ne remue plus un membre, crie quand on le lui touche, très souvent on ne songe pas d'abord à une fracture, car le trait est à cet âge presque toujours sous-périosté, sans déplacement, avec peu de mobilité anormale, et on consulte le médecin quand, au bout de huit à dix jours, s'est produite une hyperostose sous-périostée annulaire, fusiforme, quelquefois volumineuse au point de simuler un néoplasme ; je n'insisterai pas sur cette évolution dont j'aurai à vous parler un autre jour, et je m'en tiendrai à cette donnée grossière que ces cals de fracture méconnue sont presque toujours diaphysaires.

Or, en explorant attentivement toutes les diaphyses du membre impotent, vous n'y trouverez rien d'anormal, mais c'est juste au-dessus de l'épiphyse humérale inférieure que vous allez sentir, sur la face antérieure de l'os, une tuméfaction dont le volume, depuis trois jours, n'a pas changé; et dès le premier moment cet épaississement sous-périosté, douloureux à la pression localisée, m'a fait songer à la syphilis. Aussi ai-je immédiatement dirigé en ce sens l'interrogatoire de la mère et l'examen général de l'enfant.

D'abord, comme toujours en pareille circonstance, je me suis enquis du passé obstétrical de la mère, et j'ai appris qu'on me présentait un premier né, venu à terme, non précédé de fausses couches.

J'ai interrogé, d'assez loin il est vrai, la mère sur son état de santé et sur celui du père : rien. Ce dernier renseignement, que toujours il faut demander avec circonspection, est moins important que le précédent, et ce n'est pas aux élèves de la clinique Baudelocque que j'ai besoin d'apprendre la valeur considérable de la morti-natalité dans les diagnostics de syphilis héréditaire.

Mais l'absence de ce symptôme si révélateur ne doit pas vous arrêter de façon absolue, car la syphilis présente les degrés de virulence les plus variables, depuis, chez les ascendants, le chancre suivi de quelques plaques muqueuses seulement, jusqu'aux accidents nerveux les plus précoces et les plus graves; depuis, chez les descendants, l'éclosion d'accidents discrets et tardifs après naissance à terme, jusqu'à la mort régulière du fœtus à cinq ou six semaines. Nous pouvons seulement, de cette hérédité négative, conclure que la vérole des ascendants est bénigne, de même, d'ailleurs, que celle de notre petit malade, quoique nous trouvions sur lui quelques lésions suspectes.

Certes, il n'a rien de cet état cachectique, avec facies ratatiné et simiesque, que l'on attribue, à tort d'ailleurs, comme masque habituel à la vérole héréditaire; sauf l'humérus droit, tous les os sont sains; il n'a rien d'appréciable aux viscères, mais il porte un coryza léger, une hydrocèle vaginale droite, une éruption des membres inférieurs. Du coryza, à lui seul, rien à tirer : ce peut être un indice pour corroborer un soupçon, mais je crois qu'on

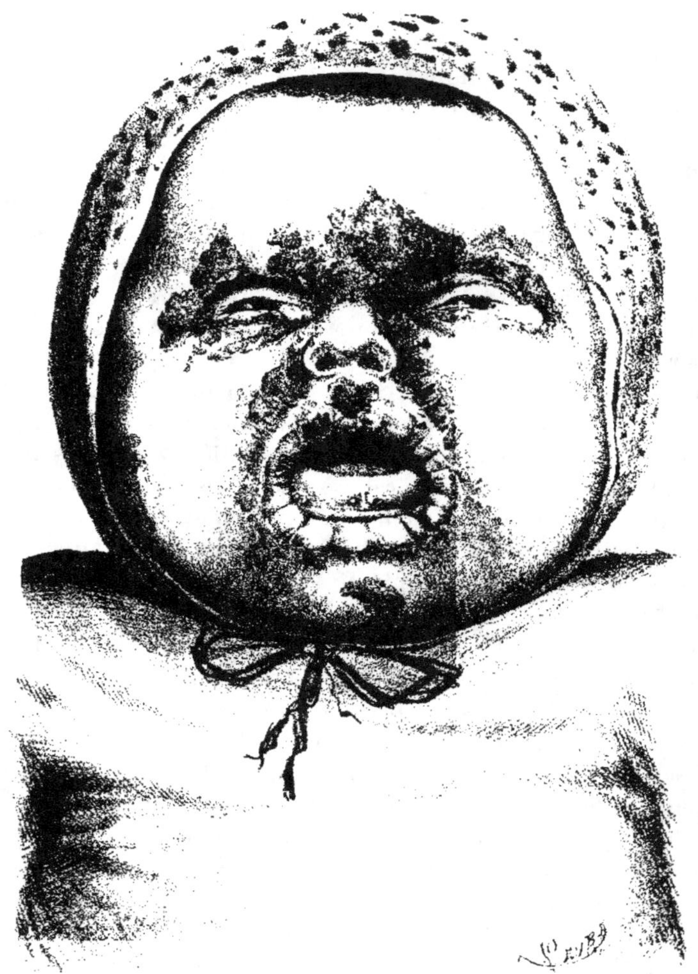

Fig. 1. — Facies de syphilis héréditaire précoce en évolution.

Cette figure et les deux suivantes sont reproduites d'après J. Parrot : « La syphilis héréditaire et le rachitis », ouvrage publié par les soins du Dr Troisier. G. Masson, 1886.

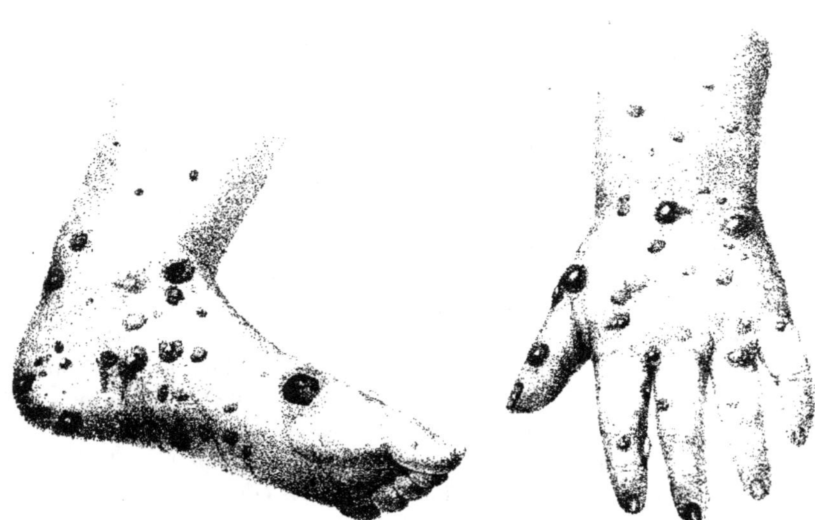

Fig. 2 et 3. — Pemphigus syphilitique des mains et des pieds.

Les lésions faciales occupent avant tout les lèvres, sous forme de fissures, appelées rhagades. Sur la figure 1, on voit des rhagades profondes et multiples ; quelquefois il en existe seulement à la lèvre supérieure, une de chaque côté du lobule médian. A la lèvre inférieure, le lieu d'élection est la ligne médiane. D'ordinaire aussi il en existe de profondes aux commissures. Ces fissures se recouvrent de croûtes ; leur fond est rouge, saignant, reposant sur des tissus indurés. Aux commissures, elles s'accompagnent de plaques suintantes et saillantes. Ces fissures sont douloureuses, et dès lors ont une gravité réelle dans les cas accentués, en raison de la gêne qu'elles apportent à la succion. Ces lésions, jointes aux croûtes qui entourent les narines, aux éruptions fronto-sourcilières, donnent au sujet un aspect très spécial ; mais on voit que ce n'est pas le facies « sénile », auquel on a attribué à tort une valeur spéciale dans la syphilis. L'aspect « sénile » est celui de toutes les cachexies.

La *syphilide bulleuse*, ou *pemphigus syphilitique* représenté sur les figures 2 et 3, est une lésion presque toujours *congénitale*, débutant même chez le fœtus de six à sept mois, rarement consécutive à la naissance, et dans ce dernier cas très précoce : cela seul la différencie du pemphigus proprement dit des nouveau-nés. En outre, les éléments sont caractéristiques : ils ont comme lieux d'élection les mains et les pieds, surtout à la face palmaire et plantaire ; ils sont formés de petits soulèvements épidermiques, variant comme diamètre de 2 à 3 millimètres à 1 centimètre et parfois plus ; le liquide qu'ils contiennent est d'emblée purulent, peu tendu, de sorte que souvent l'épiderme se plisse. Ces éléments reposent sur une peau violacée, couleur hortensia.

abuse volontiers de sa valeur indicatrice et que, la plupart du temps, chez le nouveau-né, il est la vulgaire conséquence de végétations adénoïdes. A elle seule, aussi, l'hydrocèle ne prouve rien, car elle est unilatérale, et celle qui, plus souvent qu'on ne le croit, dépend de lésions testiculaires spécifiques, est presque toujours bilatérale. Quant à l'éruption des membres inférieurs, elle m'a paru très douteuse. Il n'y a pas, en effet, les caractéristiques bulles congénitales du pemphigus plantaire (Voy. fig. 2 et 3); mais c'est naturel, car elles ne marquent guère que des syphilis fort graves, ce qui n'est certainement pas ici le cas; et il n'y a pas non plus les papules squameuses et bistrées, les plaques muqueuses suintantes du scrotum qui sont indiscutables. L'aspect était bien plutôt celui de ces rougeurs diffuses, avec quelques fissures et excoriations, qui de façon fort banale occupent les fesses, le scrotum, la face interne des cuisses chez les nourrissons diarrhéiques; et de fait notre enfant rend des matières assez louables comme consistance, mais qui verdissent au contact de l'air. Je pense, malgré l'opinion un peu exagérée de Parrot, qu'on a tort d'attribuer de parti pris à la syphilis tous ces érythèmes fessiers légèrement exulcérés; mais dans l'espèce, et quoique au premier abord des caractères spécifiques ne m'aient pas frappé l'œil il y a trois jours, je dois noter que, avec très grande netteté, l'éruption a pâli, au point qu'aujourd'hui la mère est étonnée de cette rapidité d'amélioration. Il me semble donc bien, en raison de cette action du mercure, que la syphilis soit en jeu, comme je l'avais soupçonné dès le début, en voyant associées à la dermatose deux autres lésions banales en elles-mêmes, mais intéressantes par leur coïncidence.

Cette décoloration presque instantanée de l'éruption a marché de pair avec un retour très rapide des mouvements dans le membre supérieur.

Peut-être même serez-vous surpris de cette rapidité : dès le lendemain le bras commençait à bouger, et aujourd'hui, après la troisième friction seulement, il remue fort bien, est volontairement porté en avant, écarté du tronc. Il est paresseux et n'est pas toujours en mouvement comme le gauche, mais il faut un œil averti pour apprécier la différence.

Cette efficacité presque miraculeuse vous paraîtra cependant naturelle, si vous songez à la période où en était la lésion. Je vous ai dit avec grand soin qu'il y avait à l'extrémité inférieure de l'humérus de la douleur à la pression et un peu de gonflement à la face antérieure de l'os. La souffrance seule causait l'impotence du membre, la continuité du levier osseux étant respectée par une lésion tout à fait au début. Or, vous savez avec quelle docilité ont coutume d'obéir à la médication spécifique les douleurs osseuses de la syphilis tertiaire, sans que cela veuille dire que les tissus morbides vont fondre comme par enchantement.

Vous vous souvenez, peut-être, de ce que je vous ai dit dans ma dernière leçon[1], à propos d'une hyperostose tibiale douloureuse par syphilis héréditaire tardive. Je vous ai avertis que le gonflement osseux souvent persiste malgré nos efforts, et que, même, au milieu de l'hyperostose restent souvent assoupis de petits nids gommeux, points de départ fréquents de retours offensifs; mais je vous ai dit que, même dans cette lésion en fin de compte rebelle, le mercure calmait les souffrances remarquablement vite. En fait, dès la première nuit consécutive au traitement, l'enfant qu'alors je vous présentais, avait dormi.

C'est précisément ce qui se passe pour la syphilis épiphysaire précoce : presque immédiatement, chez notre petit malade, la douleur a diminué, et par conséquent les mouvements sont revenus, puisque elle seule était cause de l'impotence fonctionnelle du membre. Quant au gonflement osseux, la grande différence avec celui de la syphilis tardive, c'est qu'il est à peu près exclusivement formé par du tissu spécifique et qu'il va presque sûrement se résorber assez vite et sans laisser de trace; mais cela demandera bien une quinzaine de jours. Aujourd'hui, après la troisième friction, le volume du membre a diminué un peu, mais pas beaucoup; la vraie différence est que la douleur spontanée a disparu, ainsi que vous vous en rendez compte en constatant que l'enfant ne crie pas pendant que je manipule le membre; il crie seulement quand j'appuie directement sur l'os malade.

1. Voy. p. 38.

Aussi, malgré sa rapidité, ne devez-vous pas considérer cette cure comme une sorte de miracle qui vous laisse sceptiques : la lésion n'est pas guérie, elle est à peine améliorée, mais un symptôme a cessé, a disparu, la douleur, et par ricochet l'impotence. En sorte que vous devez conclure que cette sensibilité de l'érythème fessier et de la douleur humérale à l'action du mercure est une preuve formelle en faveur du diagnostic que j'ai posé à première vue : syphilis héréditaire de l'extrémité inférieure de l'humérus droit.

Or, pour établir ce diagnostic, il fallait, je vous le répète, que je fusse bien ancré à l'avance dans cette conviction que seule la syphilis pouvait produire une lésion semblable, car les autres signes sur lesquels je pouvais m'appuyer étaient bien vagues. Retenez ce fait, fort instructif pour les cas, encore assez fréquents dans la pratique quotidienne, où vous ne serez guidés ni par les commémoratifs héréditaires, ni par les accidents concomitants. Retenez aussi que souvent, pour déterminer la cause exacte de l'impotence fonctionnelle, il faut un examen attentif des os. En pratique, sans doute, l'importance n'est pas très grande, pourvu que vous sachiez rattacher à la syphilis, et par conséquent traiter, ces paralysies ou pseudo-paralysies, qu'elles relèvent d'une lésion nerveuse ou squelettique. Mais en théorie, et surtout pour le pronostic final, il n'en est pas de même, car vous n'ignorez pas avec quelle fréquence la syphilis du système nerveux laisse derrière elle, une fois éteint le processus spécifique, des tares para-syphilitiques définitives, par sclérose persistante.

Or, cette opinion que ces paralysies des nouveau-nés peuvent relever de lésions syphilitiques des centres nerveux est encore trop répandue : des faits ainsi interprétés ont été publiés par Bézy, en 1895, au Congrès de gynécologie, obstétrique et pédiatrie ; et surtout je vais avoir à critiquer un mémoire inséré depuis, en 1900, par M. de Peters, dans la *Revue de médecine*. Deux mots sur l'état de la question, au moment des recherches de Parrot, vont vous faire saisir où elle en était il y a trente ans et où elle en est aujourd'hui.

II

En présence d'une semblable impotence, et malgré la conservation de quelques mouvements partiels, il est naturel que les cliniciens aient d'abord parlé de paralysie; et c'est sous cette étiquette que se trouvent la plupart des observations anciennes, rapportées à leur vraie origine depuis que l'on commence à bien connaître la syphilis héréditaire en général et ses manifestations osseuses en particulier.

Je ne veux pas entrer dans les détails d'une étude historique partout rebattue. Mais il est utile que vous connaissiez quelques faits jalonnant cette histoire et vous montrant comment, après des observations éparses où l'un a décrit les lésions osseuses, un autre les symptômes, tandis que peu à peu on reconnaissait l'influence de la vérole, Parrot, à partir de 1872, a pu faire une synthèse complète, à la fois anatomique et clinique.

Ainsi, dès 1834, Valleix, signalant une bizarre paralysie du membre supérieur gauche chez un nouveau-né syphilitique, constata à l'autopsie des décollements épiphysaires multiples et ne pensa pas à expliquer la paralysie par la lésion osseuse qu'il avait sous les yeux, mais bien par une altération cérébrale, que, d'ailleurs, il ne trouva point. En 1856, Bednar vit la paralysie liée à la syphilis héréditaire, mais n'en chercha pas la cause; en 1861 Henoch (il nous le fit savoir en 1880) attribua à la syphilis de la moelle cervicale une paralysie qu'il eut à soigner.

Ces auteurs connurent donc le rôle de la syphilis mais non celui des ostéopathies, qu'ils se bornèrent à constater par hasard. Inversement, en 1869 encore, Guéniot, chez un nouveau-né que, d'après les symptômes relatés, nous jugeons aujourd'hui syphilitique, considéra que les décollements épiphysaires étaient la cause de l'impotence des quatre membres, mais ne comprit pas qu'il fallait invoquer l'influence étiologique de la vérole.

A cette époque, cependant, étaient déjà publiées des descriptions anatomiques, sans tableau clinique parallèle, dues à Ran-

vier (1864), à Fournier (1865). Puis vinrent celles de Wegner (1870),
et les lésions osseuses de la syphilis héréditaire précoce étaient à
peu près connues, lorsqu'en 1872 Parrot, complétant cette étude
de façon définitive, publia un mémoire où la clinique était en
même temps élucidée.

Depuis ce moment, les travaux se sont multipliés, fourmillant
d'observations très affirmatives, dues d'abord à Millard, à Comby,
à F. Dreyfous, et nous savons, à n'en pas douter, que, chez les
enfants au-dessous de six mois, presque toujours même au-dessous
de trois mois, la syphilis héréditaire précoce est, par suite de
lésions que je vais vous énumérer, la cause habituelle de ces prétendues paralysies, qui sont en réalité des impotences. Voyons
d'abord quelles sont ces lésions, nous nous demanderons ensuite
comment elles s'extériorent cliniquement.

Les statistiques sont peu concordantes sur la fréquence relative
des lésions osseuses à l'autopsie des enfants qui succombent à la
syphilis héréditaire. L'exactitude parfaite de ces relevés n'a, en
pratique, qu'une importance médiocre; retenez seulement que si,
de parti pris, vous faites éclater tous les os des nouveau-nés morts
dans ces conditions, les altérations du squelette vous apparaîtront
bien plus fréquentes qu'on ne le disait autrefois. Il en est d'ailleurs de même pour les lésions des divers viscères : leur histoire
est moderne, parce qu'autrefois on ne songeait pas à les étudier.

C'est grâce aux autopsies pratiquées de la sorte qu'on a pu
saisir les lésions osseuses à leur début, suivre leur évolution
d'étape en étape, et enfin appliquer ces descriptions anatomiques
à l'interprétation de certains symptômes encore mal connus en
clinique.

Pour résumer à grands traits la *description anatomique* de
Parrot, je vous dirai qu'au *premier degré*, observé chez le nouveau-né
pendant la première semaine, la caratéristique anatomique est
donnée par des périostoses, des ostéophytes superficiels et un
épaississement de la couche chondro-calcaire du cartilage conjugal. Sous le périoste s'amasse un tissu jaune, poreux, pouvant
entourer tout l'os comme un manchon, pouvant au contraire
rester localisé à une partie de la circonférence.

Jusqu'à l'âge de trois mois, évolue le *deuxième degré*, où une substance gélatiniforme infiltre le tissu spongieux juxta-épiphysaire, contre la couche chondro-calcaire, et cela aboutit à une vraie dégénérescence de ce tissu spongieux, remplacé par une masse couleur sucre d'orge.

Le *troisième degré*, enfin, chez l'enfant de cinq à six mois, est caractérisé par la médullisation, la calcification à la fois de l'os ancien et des ostéophytes. Alors arrive le décollement épiphysaire.

J'en reste là, car je ne saurais accorder à Parrot que le dernier terme de ces lésions soit la constitution du tissu spongieux des os rachitiques et que le rachitisme soit, dès lors, une manifestation spécifique de la syphilis héréditaire.

Qu'est au juste ce processus anatomique ? Je ne chercherai pas à discuter ici les opinions théoriques différentes de Wegner, de Parrot. Vous en saurez assez si vous retenez qu'au total il y a une *infiltration gommeuse* qui, à des degrés divers d'évolution, envahit la face diaphysaire du cartilage conjugal, les couches sous-périostiques et quelquefois plus ou moins de la diaphyse elle-même.

L'*évolution clinique*, bien évidemment, correspond à ces degrés, depuis la légère lésion au début, latente pendant la vie, et constatée à l'autopsie, jusqu'à la grosse infiltration qui gonfle une extrémité osseuse douloureuse à la pression, jusqu'au cas enfin où la solution de continuité du levier osseux, par décollement épiphysaire, rend inévitable l'immobilité absolue du membre et ne permet qu'après consolidation le retour des mouvements.

Je vous répéterai que les nouveau-nés seuls sont exposés à cette localisation de la vérole, la plupart avant l'âge de trois mois, un bon nombre avant l'âge de six mois, fort peu passé cet âge, pas du tout après la première année. Nous ignorons la cause exacte de ce fait, qu'il faut chercher dans les conditions physiologiques de travail du cartilage conjugal ; c'est en effet la face diaphysaire de ce cartilage, c'est-à-dire sa face d'accroissement, qui est le siège initial de la lésion. La syphilis héréditaire tardive, chez les enfants et adolescents, encore pourvus cependant de cartilages épiphysaires, affecte des allures anatomiques et cliniques tout à fait différentes.

III

Vous trouvez maintenant naturel, sans doute, que dès le début de cette leçon, j'aie fait allusion à la pronation douloureuse dont je vous ai récemment entretenus, et vous n'avez pas oublié qu'un examen local attentif nous permit de rattacher à une subluxation du radius cette impotence par douleur, traitée de paralysie ou de parésie par les auteurs qui ont insuffisamment exploré le coude.

Dans un cas comme dans l'autre, la conservation de petits mouvements partiels se comprend très bien, s'il y a impotence provoquée par une lésion locale douloureuse du squelette. Mais une autre hypothèse est possible, celle d'une paralysie radiculaire, supérieure ou inférieure, analogue à celle, très nette et d'origine traumatique, que je vous ai fait voir il y a peu de temps ; comme on en observe, plus dissociée encore, dans certains maux de Pott cervicaux[1].

Par syphilis aussi bien que par tuberculose, cette deuxième hypothèse est réalisable, par une pachyméningite comprimant les racines à leur émergence. Mais vous ne serez en droit d'y penser que si dans le membre vous ne trouvez aucune lésion locale, douloureuse à la pression, et si, cela fait, vous relevez des signes de paralysie radiculaire pathologique.

Ces signes, je vous les ai résumés à propos des paralysies du mal de Pott, et je crois inutile de vous les énumérer à nouveau, pour vous prouver qu'aucun n'existe ici.

Les paralysies vraies, par syphilis nerveuse précoce, existent : j'en connais, par exemple, des cas de Fournier, de Marfan.

Mais la clinique et l'anatomie pathologique s'accordent à nous démontrer qu'elles sont tout à fait exceptionnelles, et on n'en voit pour ainsi dire jamais quand on sait déceler par la palpation et par la pression localisée le plus petit gonflement douloureux

1. Voy. 1re série, leçon XXII, p. 316.

d'une région épiphysaire. Avec tous mes collègues des hôpitaux d'enfants, j'ai vérifié l'exactitude anatomique et clinique de la conception de Parrot. Aussi ne vous cacherai-je point ma surprise quand, en 1900, j'ai appris par la *Revue de médecine* que M. de Peters croyait « présenter à ses collègues une entité morbide qui, jusqu'à présent, n'avait attiré l'attention ni des cliniciens, ni des neurologistes, ni des médecins spécialistes en maladies vénériennes ». Il s'agit de ces phénomènes paralytiques d'une ou de plusieurs extrémités « survenant chez les enfants dans les premiers mois de la vie et relevant d'une affection de la moelle épinière ». Certes, M. de Peters parle de Parrot, mais pour dire que cet auteur « ne donne pas d'explication précise de cette maladie ; il semble voir en elle une affection grave des os et des articulations. Après Parrot, d'autres auteurs mentionnent ces pseudo-paralysies, mais il paraît qu'ils s'appuient moins sur leurs propres appréciations qu'ils ne suivent Parrot. »

En cela, il est certain, d'après l'historique que j'ai développé devant vous, que M. de Peters se trompe. Il se trompe encore quand il affirme que « la possibilité d'attribuer des symptômes paralytiques des extrémités supérieures à des modifications pathologiques du système nerveux n'a encore été entrevue par aucun auteur ». Oublions, si cela lui agrée, que précisément les recherches entreprises à la suite de celles de Wegner, de Ranvier, de Parrot ont eu pour résultat de dépouiller le système nerveux d'accidents qu'autrefois on lui attribuait à tort ; mais je dois vous rappeler qu'en 1895 M. Bézy (de Toulouse) a cru pouvoir interpréter ainsi certains faits, pour lesquels les autres membres du Congrès de pédiatrie ont admis, au contraire, que l'opinion de Parrot continuait, même alors, à leur paraître préférable.

J'aurais mauvaise grâce, il est vrai, à trop railler mes confrères de cette erreur, car, au début de ma pratique, je l'ai commise, et mon seul avantage sur M. de Peters est peut-être d'en avoir été averti à temps pour ne point publier sur ce sujet un mémoire. Mais, comme je l'ai dit à M. Bézy en discutant sa communication, mon histoire personnelle est peut-être instructive.

Quand, au mois d'octobre 1892, je suis arrivé à l'hôpital Trousseau, je connaissais bien, d'après le mémoire de Parrot, et d'après quelques malades typiques, la forme accentuée de la pseudo-paralysie, avec manifestations cutanées plus ou moins vives, avec lésions osseuses volontiers multiples, constituées par un volumineux gonflement dia-épiphysaire, quelquefois avec décollement épiphysaire démontré par la mobilité anormale et la grosse crépitation. Mais, tout en sachant que Wegner, puis Parrot avaient décrit anatomiquement les lésions au début dont je vous ai entretenus tout à l'heure, j'ignorais la valeur clinique de ces altérations, la manière de les mettre en évidence, et pendant plusieurs mois je me suis trouvé parfois embarrassé en présence d'impotences fonctionnelles qui ressemblaient bien à des paralysies. Peu à peu mon éducation s'est faite, par les cas où les commémoratifs et les éruptions concomitantes étaient nets, par ceux où j'ai constaté des hyperostoses de moins en moins volumineuses et cependant caractéristiques, par ceux enfin où, guidé par M. Lannelongue, j'ai appris qu'à la première étape anatomique du mal, une douleur à la pression sur une ligne épiphysaire du membre impotent est une raison suffisante pour instituer, même en l'absence d'un gonflement appréciable, un traitement mercuriel, dont l'efficacité est vite démonstrative.

La nouveauté de la conception de M. de Peters est donc plus que contestable, malgré l'assertion si catégorique de l'auteur. Au fond, c'est le retour à l'ancienne doctrine, démontrée fausse par Parrot. M. de Peters y revient même pour un cas où il note un gonflement de l'humérus en bas ; et il est probable que c'était assez gros, pour avoir frappé un observateur qui, disant cependant connaître les recherches de Parrot, passe sous silence, dans 4 observations sur 5, l'examen local du squelette et ne croit, d'ailleurs, utile de relater avec quelques détails que 5 observations sur 11, les 6 autres ne servant qu'à la statistique. *Ab uno disce omnes* : et tant qu'on nous opposera seulement des observations comme celles-là, nous serons obligés de leur refuser toute valeur.

Car non seulement il n'y a pas dans ces cas la preuve que le squelette soit indemne, mais encore on n'y trouve pas celle que le système nerveux entre en jeu. Quelques mouvements partiels conservés dans les doigts et le poignet avec abduction de la main qui pend en pronation? En voilà assez pour démontrer qu'il s'agit d'une paralysie radiculaire. L'enfant crie quand on lui touche le membre supérieur? Cela démontre une hyperesthésie d'ordre nerveux; la lésion occupe certains départements de la moelle et non les seules racines (pourquoi? je n'ai pas très bien compris), et la preuve qu'il n'y a rien en même temps dans le cerveau, c'est que les réflexes rotuliens ne sont pas exagérés et qu'on ne provoque pas le phénomène du pied! Comme démonstration, avouez que c'est maigre, surtout si vous avez quelques souvenirs sur les paralysies du mal de Pott, avec compression médullaire et exagération primitive des réflexes [1].

Malgré la longueur que cela m'impose, je vais continuer à citer mon auteur, car vous apprendrez peut-être ainsi à ne pas tomber dans les mêmes fautes que lui. La phrase suivante, d'ailleurs, vous donnera peut-être la clef de l'énigme, car M. de Peter pense que « les symptômes de paralysie et les symptômes d'excitation du côté des nerfs sensibles ne se laissent pas préciser, même approximativement, chez les petits enfants, étant donné que des obstacles insurmontables, réaction par les cris et les contractions au simple contact des parties saines, entravent complètement tout examen précis de la sensibilité ».

Cette proposition est assurément nette, mais, assurément aussi, elle est erronée. Sans doute, on ne peut avoir la prétention d'explorer scientifiquement, chez un nouveau-né, les divers modes de sensibilité, pas plus qu'électriquement on ne peut, je vous l'ai dit, étudier avec certitude les réactions musculaires; mais croire que cris et contractions surviennent, chez les nouveau-nés, au simple contact des parties saines, c'est une grossière faute de clinique, explicable seulement par l'habitude des manipulations brutales. Souvent vous m'avez vu examiner devant vous des nourrissons, comme c'est le cas aujourd'hui : combien de fois m'avez-vous vu les faire crier « au simple contact des parties saines »? Celui d'aujourd'hui crie-t-il, quand je lui manie la main gauche ou les deux pieds? Crie-t-il, quand je lui touche le membre supérieur droit? Non, mais il va crier, très passagèrement, quand, dans un instant, je vais lui appuyer en un point précis dont il souffre.

Deux hérésies, pour terminer :

Pour le diagnostic avec les paralysies radiculaires, M. de Peters croit que dans ces dernières on n'a jamais observé le syndrome pupillaire de Déjerine-Klumpke : le contraire est certain.

Pour décider s'il n'y a pas quelque lésion du squelette, « par exemple une arthrite aiguë », « un examen attentif, surtout sous le chloroforme, doit décider de la question. Dans certains cas, on pourrait avoir recours aux rayons de Röntgen ». Mais tout de suite l'auteur nous fait savoir, en une note candide, que les images épiphysaires ne donnent rien avant l'âge de deux ans, en raison de la structure cartilagineuse des régions : voilà qui nous avance bien pour des enfants tous âgés de moins de six mois!

Tant que seuls des auteurs ainsi documentés contrediront le mémoire de Parrot, vous pourrez continuer à considérer l'attaque comme nulle et non avenue. Les descriptions de Parrot ont été maintes fois contrôlées et vérifiées, n'en déplaise à M. de Peters, et le seul point sur lequel on les ait infirmées concerne le pronostic, que Parrot a déclaré à peu près fatalement mortel.

IV

L'enfant que je vous ai présenté va, de toute évidence, contredire cette loi presque sans exception formulée par Parrot : il va guérir, rapidement et complètement, alors que Parrot considérait cette pseudo-paralysie comme d'un pronostic à peu près fatal. Cette erreur n'a pas tardé à être rectifiée, et aujourd'hui on s'étonne volontiers qu'un clinicien tel que Parrot ait pu la commettre. Or, cela se conçoit, au contraire, assez facilement.

D'abord, au début de recherches de ce genre, ou commence

forcément par ne reconnaître que les cas accentués. Je vous ai
expliqué que, même dans l'état actuel de nos connaissances, certains auteurs admettent l'entrée en jeu du système nerveux
central, faute d'avoir su trouver un signe léger, gonflement ou
simple douleur à la pression. Avant d'être instruit par des cas
graves, le clinicien le plus avisé méconnaîtra forcément ces
ébauches du mal, et le pronostic, mauvais quand la syphilis a
été assez puissante pour désorganiser profondément les os, s'amé-
liore pour les atteintes bénignes qu'aujourd'hui nous savons diagnostiquer.

Même pour ces cas graves, à lésions osseuses avancées et
multiples, voire avec décollement épiphysaire, le pronostic fatal de
Parrot ne saurait être admis, et cette divergence d'opinions tient
à la différence du milieu où nous observons. Parrot était médecin
des Enfants-Assistés, et là on lui apportait de petits misérables,
cachectiques, privés des soins maternels, que forcément il fallait
élever au biberon, car on ne saurait mettre un nourrisson syphilitique à un sein autre que celui de sa mère. Et qu'était l'allaitement artificiel il y a quelque trente ans, lorsqu'on n'avait aucune
notion sur la stérilisation du lait! Pour le plus sain des enfants il
était dangereux; pour un syphilitique un peu gravement touché,
il était encore plus aléatoire. Cela dit en thèse générale, songez au
bouge infâme, malpropre et encombré qu'était alors l'hospice
des Enfants-Assistés. Parrot a réalisé des progrès sérieux, en
particulier par l'allaitement direct des nourrissons syphilitiques
au pis de la chèvre, mais il était habitué à voir succomber, avec
les ressources hygiéniques dont il disposait, à peu près tous les
enfants entachés de syphilis héréditaire un peu sérieuse; et c'était
le cas pour les lésions épiphysaires qu'à cette époque on savait
diagnostiquer.

Mais même pour celles-là, en observant dans un autre milieu,
les médecins et chirurgiens d'enfants ont vite réformé de fond
en comble le jugement de Parrot. Pour ma part, j'ai soigné des
cas très graves, des décollements épiphysaires multiples, chez
des sujets déjà gravement cachectiques, et j'ai toujours été étonné
par la rapidité de la guérison.

Je vous dirai même, en passant, que ces lésions osseuses précoces obéissent mieux que les tardives au traitement spécifique, et je n'ai pas observé les récidives *in situ*, qui rendent si ennuyeuse l'ostéomyélite gommeuse des os longs chez l'enfant plus âgé, l'adolescent et l'adulte.

Donc, tous mes malades ont guéri. Mais aucun d'eux n'a été hospitalisé, même pas avec sa mère, et c'est une condition capitale de succès. Je suis bien sûr que, même aujourd'hui, malgré les soins si particulièrement compétents assurés dans ce milieu par Hutinel en médecine, par Jalaguier en chirurgie, malgré les progrès d'hygiène considérables réalisés depuis quelques années dans l'établissement, la mortalité des jeunes hérédo-syphilitiques reste fort élevée à l'hospice des Enfants-Assistés. Mais je suis sûr aussi que même dans ce milieu, la léthalité énorme signalée par Parrot n'existe plus, et cela est dû, en grande partie, à l'éducation clinique par laquelle nous avons appris à dépister de bonne heure, à l'aide de quelques signes frustes, les amorces les plus légères de la « maladie de Parrot », de façon à ne pas laisser à la cachexie syphilitique le temps de s'aggraver.

Je ne veux pas, aujourd'hui, entrer dans le détail de la thérapeutique, vous exposer les indications possibles sur telle ou telle manière d'instituer la médication spécifique.

La plupart du temps, chez les nourrissons, j'ai recours aux frictions mercurielles quotidiennes : leur rapidité d'action est très grande, et dans une bouche privée de dents, elles n'ont pas, comme chez l'adulte, l'inconvénient de provoquer facilement la stomatite. C'est seulement pour certains cas très graves, où il importe d'agir très vite, que j'ai recours aux injections hypodermiques. Chez l'enfant actuel, avec une vérole certainement bénigne, pour le moment au moins, je n'y ai pas songé.

Dans les cas très graves, il est quelquefois bon d'associer tout de suite l'action de l'iodure à celle du mercure, et pour un enfant nourri au sein on peut administrer le médicament à la mère, parce qu'il en passe dans le lait. Je ne l'ai pas fait ici, parce que le cas est léger et parce que, de son côté, la mère ne présente aucune lésion en activité, indiquant de la traiter pour son compte.

D'après tout ce que je vous ai dit, vous avez sans doute compris que vous ne devez pas compter toujours sur une efficacité aussi merveilleuse que dans le cas actuel. La différence est grande selon que l'infection générale est plus ou moins profonde, que la lésion locale est plus ou moins avancée : la douleur disparaît immédiatement, mais la solution de continuité d'un décollement épiphysaire demande quelque temps pour se réparer[1].

Depuis cette leçon, j'ai eu l'occasion de faire radiographier un garçon de deux mois, qui me fut présenté le 7 juillet 1904 à l'hôpital des Enfants-Malades pour une syphilis cutanée en pleine et vive efflorescence, avec impotence complète du membre supérieur gauche par lésion accentuée de l'extrémité humérale supérieure. Sur le cliché, que j'ai cru intéressant de faire dessiner, on voit nettement un décollement de l'épiphyse, la diaphyse étant déplacée en dehors. En outre, un manchon d'ossification sous-périostée entoure le haut de cette diaphyse ; il ne dépasse pas, en haut, le cartilage conjugal. On voit qu'en cette région, l'ossification de la tête humérale est à cet âge assez avancée pour que l'image radiographique soit instructive, mais à condition que les lésions soient parvenues à un degré avancé. Cet enfant a parfaitement guéri.

Sur les figures suivantes, reproduites d'après l'atlas du volume déjà cité de Parrot, on pourra étudier, dans leurs

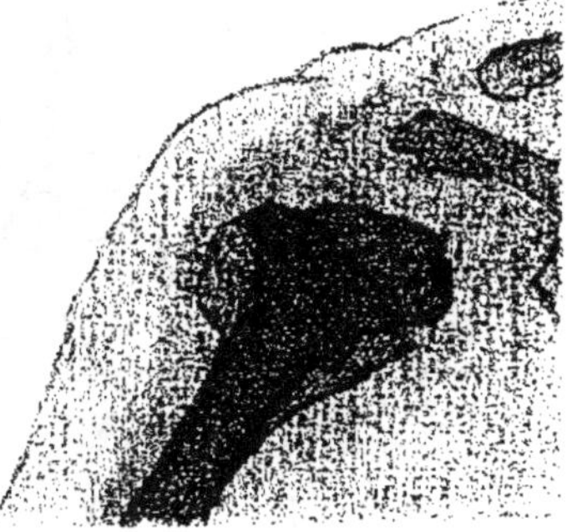

Fig. 4. — Radiographie d'un cas de syphilis héréditaire précoce avec décollement de l'épiphyse humérale supérieure et hyperostose autour de la diaphyse.

divers degrés, les lésions osseuses de la syphilis héréditaire précoce, avec les périostoses, l'altération gélatiniforme de la moelle, les décollements juxta-épiphysaires et les fractures diaphysaires.

1. En une dizaine de jours, tout gonflement osseux a disparu. Après trois semaines, et sans avoir pris mon avis, on a suspendu le traitement et, dans les premiers jours de juin, on m'a présenté l'enfant atteint, du côté opposé, d'une lésion humérale identique à la précédente. Cette fois encore le traitement, que j'ai conseillé de prolonger, a été d'une efficacité souveraine.

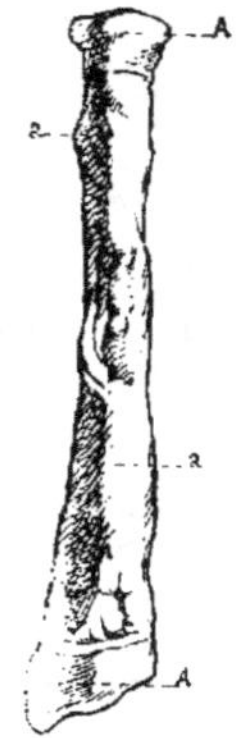

Fig. 5.

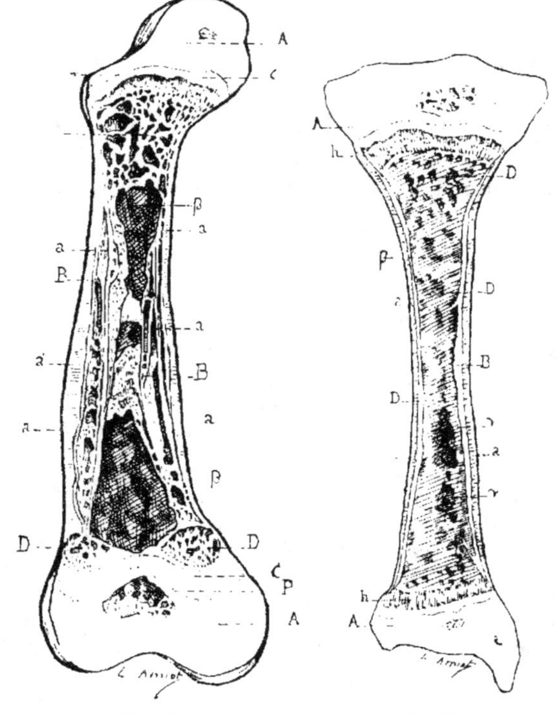

Fig. 6. Fig. 7.

Fig. 5. — Radius
d'un enfant nou-
veau-né, présen-
tant un ostéo-
phyte dur qui le
déprime et l'é-
paissit.

Fig. 6. — Coupe
d'un fémur de
nouveau-né, en-
touré d'un ostéo-
phyte. — *aa*, pre-
mier ostéophyte
en voie de des-
truction par la-
mellisation; *a'a'*,
nouvel ostéophyte mou entourant le premier: *B*, diaphyse primitive; *AA*, épiphyses encore cartilagineuses; *P*, point d'ossification épiphysaire; *CC*, couche
de tissu chondroïde; *DD*, moelle normale juxta-épiphysaire; β, moelle normale
diaphysaire; *h*, couche chondro-calcaire ou chondro-spongoïde.

Fig 7. — Coupe d'un tibia. Mêmes lettres que sur la figure 6. — γγ, moelle gélatiniforme (de teinte rouge foncé sur le cadavre frais).

Fig. 8. — Coupe d'un humérus. Mêmes lettres que sur la figure 6. Il n'y a pas
encore de moelle gélatiniforme.

Fig. 9. — Humérus, 10 Cubitus, 11 Humérus montrant la « médullisation »
de l'os ancien et des ostéophytes.

Fig. 12. — Coupe d'un humérus. Mêmes lettres que sur la figure 6. — *g*, moelle
gélatiniforme; *f*, début latéral de décollement juxta-épiphysaire.

Fig. 13. — Humérus. On voit le trait d'un décollement juxta-épiphysaire total.

Fig. 14. — Coupe d'un fémur. — *bb*, moelle gélatiniforme creusant la cavité par
laquelle débute un décollement juxta-épiphysaire. Autre lettres comme
figure 6.

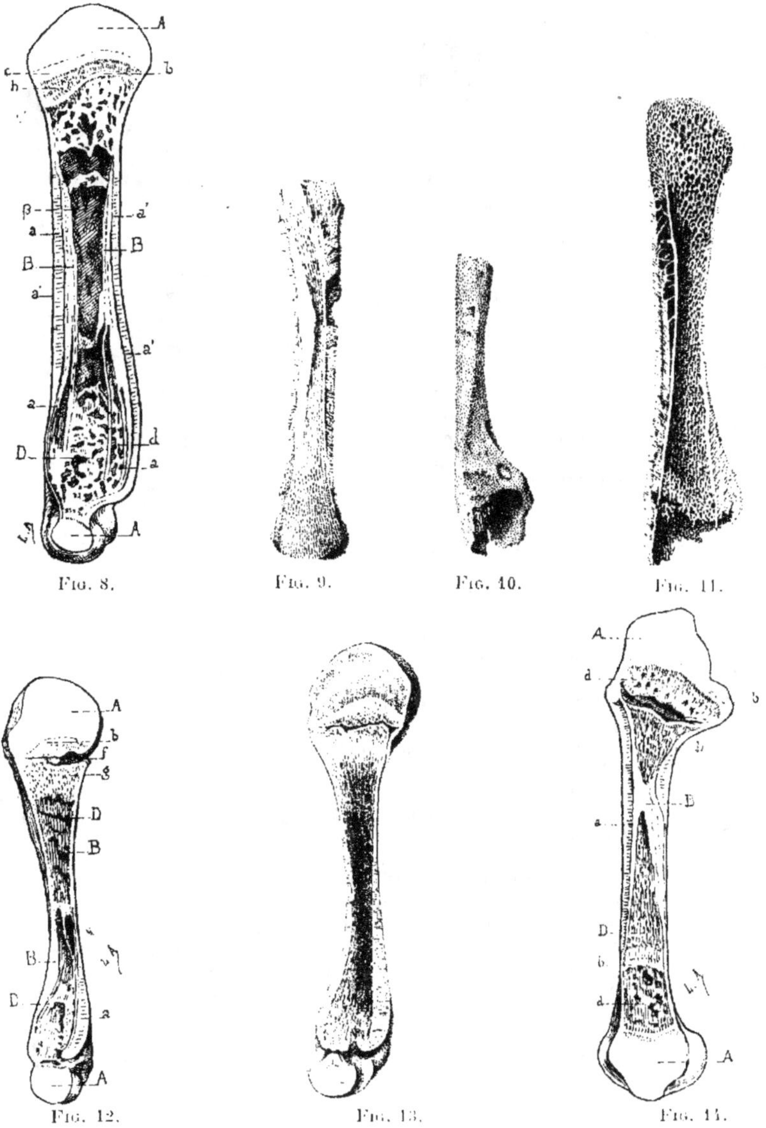

A
c
h
b
β
a
B
B
a'
a'
a
D
d
a
A
FIG. 8.

FIG. 9.

FIG. 10.

FIG. 11.

A
b
f
g
D
B
B
D
a
A
FIG. 12.

FIG. 13.

A
d
b
b
B
a
D
b
d
A
FIG. 14.

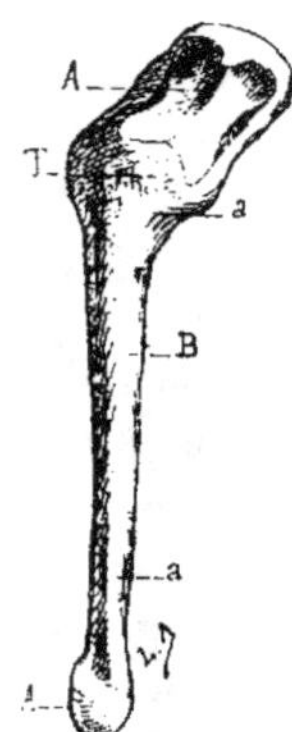

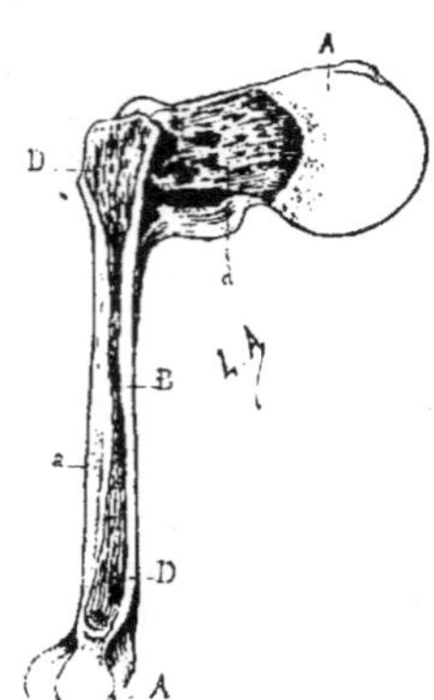

Fig. 15. Fig. 16.

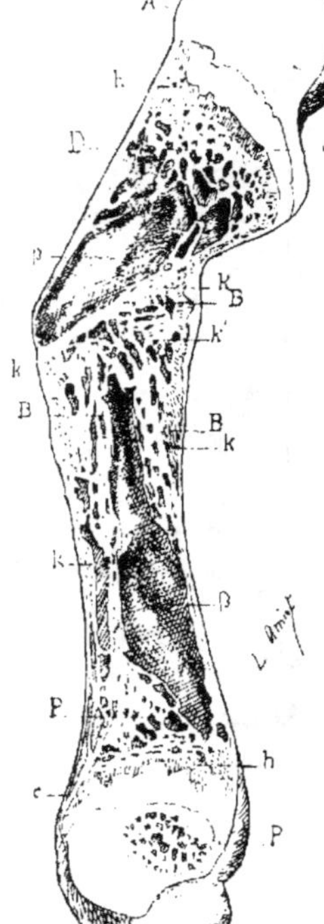

Fig. 17.

Fig. 15. — Cubitus, entouré d'un ostéophyte dur.
— a, AA, épiphyses; B, diaphyse. Inclinaison
anormale de l'extrémité supérieure sur la diaphyse.

Fig. 16. — Coupe d'un humérus présentant une
fracture diaphysaire avec fragments à angle
droit. — AA, épiphyses; B, moelle normale;
DD, diaphyse primitive; d, os sous-périosté dans
l'angle des deux fragments.

Fig. 17. — Coupe d'un humérus présentant une
fracture diaphysaire. — BBB, diaphyse normale;
K, ostéophyte mou, très épais en K', dans
l'angle de la fracture; A, épiphyse cartilagineuse ; P, point d'ossification épiphysaire ;
β, moelle normale; h, couche chondro-calcaire;
cc, couche chondroïde.

Fig. 18. — Étude histologique à un faible gros-
sissement. Coupe transversale d'un humérus avec ostéophytes. — a, limite
de l'os ancien; b, limite du premier ostéophyte; c, ostéophyte superposé
au premier. On voit au centre, ovalaire, la coupe de l'ancienne diaphyse,
avec les parties constituantes de l'os normal, et une moelle centrale peu
développée à cet âge. Dans l'ostéophyte on est frappé de l'importance
des espaces médullaires creusés au détriment de la substance osseuse :
leur direction est perpendiculaire et non parallèle à l'axe de la diaphyse;
ils sont séparés les uns des autres par de fines trabécules, orientées de
même. Espaces et trabécules ont d'ailleurs des rapports réciproques très
irréguliers. Les trabécules ostéophytiques se continuent directement avec
les trabécules osseuses anciennes. Les ostéoblastes y sont remplacés par
des « corpuscules ostéoïdes » (Parrot) plus volumineux, de coupe polygonale
et non ellipsoïde.

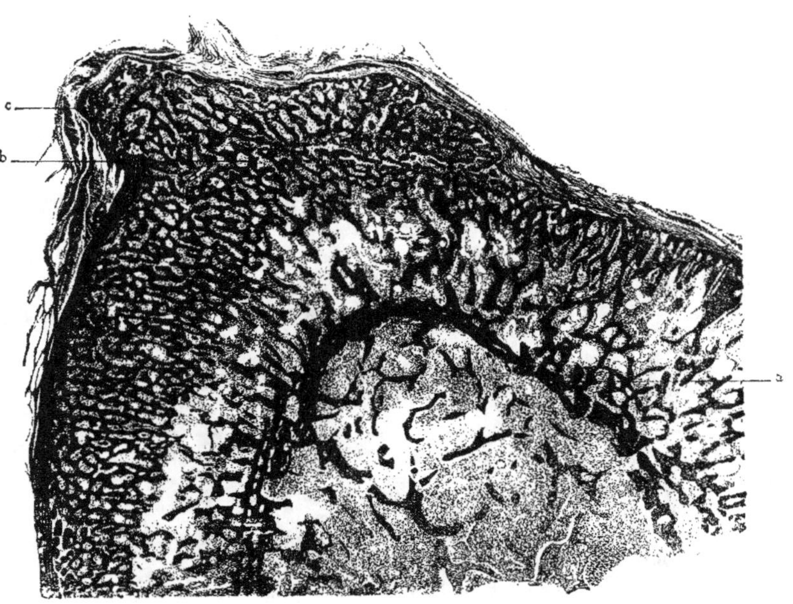

Fig. 18.

Sur les figures précédentes, on peut suivre les étapes du processus, divisées par Parrot de la manière suivante :

Il y a d'abord *périostogenèse*, qui débute dès la vie intra-utérine. Sous le périoste épaissi, l'os est gros, lourd, couvert d'une couche ostéophytique partielle ou généralisée. Puis, lorsque les enfants ont dépassé l'âge de six mois, cet ostéophyte devient fibroïde à la surface; à l'ostéogenèse a succédé la fibrogenèse.

La *médullogenèse*, qui aboutit à la raréfaction de l'os, commence entre la diaphyse et l'ostéophyte, et détruit progressivement l'os néoformé et même l'os ancien. Elle peut arriver à ne laisser subsister qu'une couche très mince de l'ostéophyte, parfois même seulement sa couche fibroïde superficielle. Souvent de nouveaux ostéophytes se font autour des premiers, médullisés.

La *chondrocalcose* se produit entre le cartilage conjugal et la diaphyse : la couche d'ossification devient jaune, épaisse, friable, à limites irrégulières. C'est une lésion qui précède la médullogenèse.

L'altération finale est la *transformation* gélatiniforme de la moelle centrale et même périphérique. C'est elle qui, avec la chondrocalcose, est la cause des solutions de continuité.

DEUXIÈME LEÇON

SYPHILIS HÉRÉDITAIRE TARDIVE DES OS

(HYPEROSTOSE DIAPHYSAIRE DIFFUSE)

I. — Hyperostoses diaphysaires du fémur droit et du tibia gauche. Intégrité des épiphyses et des articulations. Diagnostic avec la tuberculose, l'ostéosarcome, l'ostéomyélite chronique d'emblée. La radiographie démontre une ossification sous-périostée anormale.

II. — Absence de stigmates syphilitiques concomitants. Recherche des renseignements héréditaires et ses difficultés fréquentes. Possibilité dans certains cas de syphilis acquise en bas âge. Les particularités des lésions tertiaires des os chez l'enfant tiennent à l'âge du sujet et non au mode de contamination.

III. — Rôle du traitement, efficace contre le tissu gommeux, mais non contre l'hyperostose lorsque le tissu osseux adulte est constitué. Fréquence des rechutes. Histoire d'une malade à récidives multiples; début ayant simulé des douleurs de croissance.

IV. — Multiplicité ordinaire, mais non constante, des lésions osseuses. Prédisposition de certains os superficiels.

Après s'être manifestée chez le nourrisson avec une intensité variable et peut-être même quelquefois pas du tout, l'hérédo-syphilis sommeille souvent pendant les premières années de la vie, pour se réveiller à une époque variable, de préférence aux approches de la puberté.

Ces lésions de syphilis héréditaire « tardive » sont aujourd'hui bien connues dans leurs diverses localisations, dans leurs principales modalités cliniques. Pour le chirurgien, les altérations osseuses ainsi produites sont parmi les plus importantes, sinon les plus importantes.

Aussi vais-je vous en entretenir avec détails, à propos d'un cas où l'aspect objectif seul des os malades doit nous conduire au diagnostic, en l'absence de toute autre manifestation actuelle ou cicatrisée, en l'absence de tout commémoratif précis, personnel ou héréditaire : et nous aurons à discuter la possibilité d'une infection acquise et non héréditaire; à nous demander aussi jusqu'à quel point les lésions, caractéristiques cliniquement, d'ostéo myélite gommeuse diffuse avec hyperostose, sont propres à la syphilis héréditaire ou, tout au moins, à la syphilis infantile; en quoi elles ressemblent aux lésions osseuses de la syphilis tertiaire de l'adulte, en quoi elles en diffèrent.

I

Chez ce garçon de quinze ans et demi, deux os sont malades, le fémur droit et le tibia gauche, et, quoique depuis quelques jours les lésions soient en voie de rétrocession, vous pouvez les observer avec fruit, car, aux dimensions près, elles ont conservé leurs caractères physiques.

Les deux tiers inférieurs de la cuisse droite sont augmentés de volume, et tout de suite l'examen nous apprend qu'en cela les parties molles, saines à la vue comme au toucher, n'ont rien à voir; le triceps fémoral serait plutôt atrophié, permettant à nos doigts de sentir sous lui un fémur énorme, à peu près cylindrique, mais bosselé, partout dur, indolent à la pression, sauf — et encore très peu — juste au niveau de sa ligne conjugale inférieure. C'est à ce niveau qu'il est le plus gros, et à partir de là, il décroît peu à peu de diamètre de bas en haut, en forme de demi-fuseau qui, au tiers supérieur de la diaphyse, se perd sous nos doigts dans l'épaisseur des masses musculaires.

L'épiphyse n'a rien, elle est identique à celle du côté opposé, et, d'autre part, l'articulation du genou est tout à fait normale, celle de la hanche de même, à tous les modes d'exploration que quotidiennement je vous enseigne[1].

Donc, lésion diaphysaire, ayant son maximum et, par conséquent, son point de départ probable à la face supérieure du cartilage conjugal inférieur du fémur. A quoi cela doit-il être rapporté?

Lorsque, le 30 avril 1904, ce malade me fut présenté pour la première fois, on me montra ce fémur seulement, en me disant que depuis quatre mois environ le sujet en souffrait, sans cause connue, de la région inférieure sur laquelle, depuis six semaines, un médecin avait fait appliquer des pommades et des vésicatoires dont nous voyons encore les traces brunes ; et je reçus l'enfant à notre salle Molland parce que, d'après l'examen du fémur seul, plusieurs hypothèses devaient être discutées qui, toutes, d'ailleurs, nous conduisaient à une thérapeutique active.

La tuberculose pouvait, en principe, être éliminée : à quinze ans, ce n'est plus l'âge de ces infiltrations sous-périostées considérables, diaphysaires, d'apparence néoplasique, sans participation articulaire, dont je vous montrais, il y a quelques jours, un exemple sur le péroné d'un nourrisson[2]. L'intégrité parfaite de l'épiphyse et du genou, chez un garçon de quinze ans, est un signe contraire au diagnostic de tuberculose osseuse; et même avec une pareille tuméfaction, il est à peu près certain qu'outre le fémur, la seconde épiphyse constituante de la jointure, celle du tibia, eût été envahie.

Mais trois lésions restaient en présence, toutes trois diaphysaires à point de départ conjugal, toutes trois à retentissement articulaire léger ou nul, sans tendance à gagner le second os : la syphilis, l'ostéo-sarcome périostique, l'ostéomyélite chronique d'emblée, et je vous dis qu'entre les trois, je ne pouvais me décider, qu'il me fallait un supplément d'information dans lequel, en particulier, la radiographie jouerait peut-être un rôle important.

Or, le lendemain matin, l'enfant étant examiné de pied en cap,

1. Voy. p. 167.
2. Voy. leçon XVII, p. 248.

tout nu dans son lit, je passai en revue tous les os de son squelette et je tombai en arrêt sur le tibia gauche, manifestement
hyperostosé, presque aussi gros relativement que le fémur droit.
Lui aussi était cylindroïde, bosselé, faisait à la face interne une
saillie convexe, au lieu de l'ordinaire surface aplatie; partout la
peau et les parties molles sous-jacentes étaient saines, souples et
mobiles. Les caractères étaient donc semblables à ceux du fémur, et
d'ailleurs les deux os avaient été pris en même temps, les douleurs
paraissant avoir commencé par le tibia. Une petite différence, toutefois : tandis qu'au fémur l'hyperostose est demi-fusiforme, au
tibia elle est réellement fusiforme, ayant son diamètre maximum
un peu au-dessus du milieu de la diaphyse et mourant de là peu
à peu vers les deux épiphyses, dont aucune ne semble atteinte.
(Voyez radiographie, fig. 20.)

Cette altération simultanée du tibia nous permet de diagnostiquer presque à coup sûr la syphilis : le malade est vigoureux et
bien portant, quoique ayant maigri un peu depuis qu'il souffre et
un ostéo-sarcome à deux foyers de cette importance aurait déjà
gravement compromis la santé générale. Quant à l'ostéomyélite
chronique d'emblée, l'intégrité, au tibia, des cartilages épiphysaires,
son point de départ presque obligatoire chez l'enfant, la rendent
tout à fait invraisemblable, surtout avec une multiplicité de
lésions qui n'est pas dans ses habitudes, surtout avec une conservation semblable de l'état général. La réaction souvent est
légère, mais au bout de quatre mois le sujet a cependant presque
toujours pâli et maigri.

De plus, il y aurait probablement un peu de retentissement
inflammatoire vers le plan sous-cutané, vers la peau : un peu de
circulation veineuse exagérée, un peu d'œdème.

Or, d'après les radiographies, seule l'ostéomyélite chronique
peut être mise en parallèle avec la vérole : car sur les clichés nous
voyons que l'hyperostose est exclusivement due à l'apposition de
couches nouvelles entre la diaphyse ancienne, à contours nets, et le
périoste. Cet os nouveau est grisâtre, moins foncé que l'os ancien :
sa face externe est irrégulièrement bosselée. Or, les ostéosarcomes les plus volumineux, qu'ils rongent ou non la diaphyse.

sont transparents aux rayons X ou à peu près; même les « sarcomes ossifiants » ne produisent pas de pareilles ossifications sous-périostées. La radiographie nous prouve encore que cette

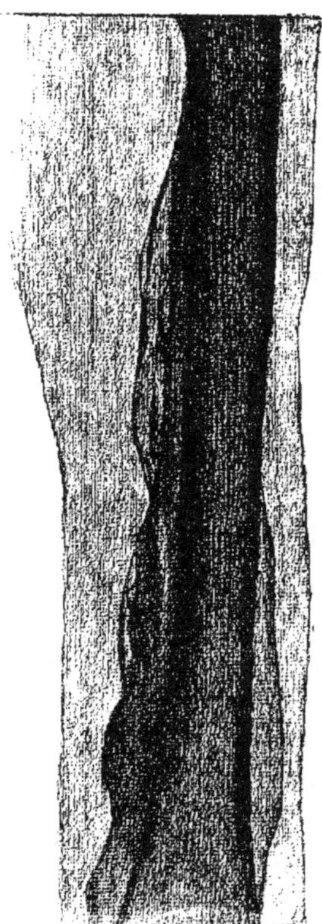

Fig. 19. — Fémur avec hyperostose remontant à partir de l'épiphyse inférieure.

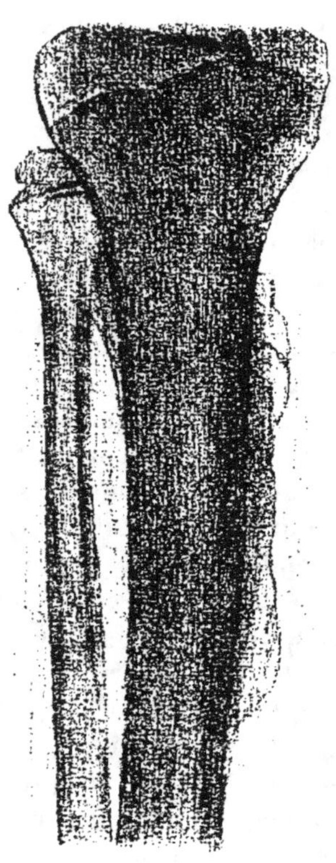

Fig. 20. — Tibia du même sujet. Hyperostose débutant loin de l'épiphyse.

ossification anormale s'étend tout autour des os atteints; qu'au fémur elle remonte tout près du grand trochanter, là où nos doigts sont impuissants à la percevoir; qu'au tibia la face interne paraît plus malade exclusivement parce qu'elle est plus superficielle, donc plus accessible. Vous remarquerez que sur les deux os le contour de l'ancienne diaphyse est marqué par une ligne droite et nette, d'apparence normale.

Ces caractères sont ceux de la syphilis, et presque, au volume près, indépendamment de l'âge du patient. Néanmoins, avant de vous présenter le malade, j'ai voulu être sûr de mon fait : je le suis, car j'ai institué le traitement mixte — frictions hydrargiriques et 3 grammes d'iodure de potassium — et aujourd'hui, au bout de quinze jours, les souffrances ont cessé, les hyperostoses ont considérablement diminué. Les diamètres osseux, celui du fémur surtout, étaient environ doublés au début, ils ne sont plus guère accrus que d'un tiers.

Vous noterez en passant que chez cet enfant, où le diagnostic est certain, les douleurs n'ont pas affecté la prédominance nocturne fréquente dans la syphilis. Cela vous prouve que ce caractère, dont la valeur clinique est réelle, n'est pas absolu. Et, d'autre part, il n'est pas exclusivement réservé à l'ostéite syphilitique : il se contente d'y être bien plus fréquent que dans les autres ostéopathies. Autrefois, on a imaginé des fables pour l'expliquer, on a fait intervenir l'action de la lune et des étoiles. Il nous semble, aujourd'hui, que la cause en soit la chaleur du lit : c'est le jour, pendant qu'ils sont couchés, que souffrent les malades à profession nocturne, les ouvriers boulangers par exemple, et, d'après Rollet, les Kabyles, qui couchent par terre, sans lit, en sont exempts. Phénomène de second ordre, dont l'absence n'infirme pas les conclusions que nous devons tirer des renseignements si concordants fournis par l'aspect physique de l'hyperostose, par la radiographie, par l'action si nette du traitement spécifique.

Notre malade est donc syphilitique, mais sa vérole est-elle héréditaire ou acquise?

II

De quelque côté que nous retournions le sujet, nulle part nous ne trouvons sur lui de stigmates imputables à la syphilis. Aussi peut-il vous paraître étrange qu'à l'âge où les lésions ont débuté, je vous parle d'hérédité. Mais pour peu que vous ayez fréquenté déjà des services de médecine ou de chirurgie infantiles, vous avez appris, que lorsqu'un sujet est héréditairement taré par la vérole, il est exposé à des accidents tardifs variés, sur le système osseux en particulier, survenant avec prédilection vers la puberté, soit de douze à quinze ans, possibles, il est vrai, à tout âge, soit avant, soit après, et même quelquefois à très longue échéance.

Cela veut-il dire que ces sujets aient été jusque-là *réellement* indemnes, et que dès lors il faille établir une démarcation franche entre ces faits et ceux où la diathèse évolue pendant plusieurs années de suite, marquant sa trace, sans trêve, par des lésions successives, tout comme cela se fait dans la syphilis acquise? Certainement non, et très souvent il y a eu des manifestations précoces (dont nous devons toujours chercher les marques indélébiles, précieuses pour le diagnostic) suivies d'un assoupissement plus ou moins prolongé.

Hier, par exemple, vous avez pu vous en convaincre, à la consultation, sur une petite malade dont je n'ai pas besoin de vous décrire le tibia, identique à celui de notre malade actuel, avec une hyperostose bosselée, fusiforme, diaphysaire, les épiphyses paraissant saines.

Cette fille, actuellement âgée de onze ans, est née à terme: elle était cependant syphilitique en toute certitude, puisqu'à l'âge de cinq semaines on l'a guérie d'une « paralysie » par le traitement spécifique. Cela vous apprendra une fois de plus que l'évolution complète de la grossesse n'est pas un argument suffisant pour nier la syphilis héréditaire : la répétition de fausses couches, de naissances avant terme est une preuve de vérole, mais l'absence de ce commémoratif n'est pas un argument contre[1].

Je n'ai pas interrogé de près cette femme en votre présence, en pleine salle de consultation, parce que, sur ces sujets délicats, nous devons nous enquérir avec prudence, ne pas nous exposer à faire naître des complications conjugales par des investigations

---

1. Voy. p. 5.

indiscrètes. Il m'a suffi de poser une seule question, d'apprendre une longue histoire de naissances avant terme, pour diagnostiquer avec certitude la syphilis et instituer le traitement convenable. Mais après notre départ, mon interne Herbinet a recueilli des confidences que leur netteté rend pour vous particulièrement instructives.

La femme a été mariée deux fois : de son premier lit, quatre enfants, dont l'aîné, âgé de dix-sept ans, est actuellement vivant et a toujours été bien portant, dont les trois autres sont nés morts et avant terme. Or, elle raconte très franchement qu'elle a eu la syphilis — de son premier mari, prétend-elle, ce qui, d'ailleurs, nous est indifférent — et qu'elle a été contaminée quinze jours avant la fin de sa première grossesse.

Voilà un fait intéressant, nous expliquant la venue à terme et la bonne santé ultérieure de l'enfant correspondant, presque bon à naître lorsque fut produite l'inoculation syphilitique, touché par conséquent tard et légèrement, si même il a été touché. Tandis que les suivants ont été infectés *in utero* assez gravement pour succomber avant de naître ; et ces accidents ont eu lieu malgré un traitement assez régulier et assez prolongé.

Puis la femme a divorcé, et environ un an plus tard, il y a douze ans, après s'être soignée de nouveau, elle s'est remariée : et cette fois le temps avait accompli son œuvre, la vérole s'était calmée, car des quatre enfants du second lit il semble qu'un seul, l'aîné, soit syphilitique. Un est mort de bronchopneumonie consécutive à la rougeole ; un autre est en ce moment même soigné par moi pour coxalgie ; un seul est bien portant : en sorte que la diathèse maternelle paraît bien avoir mis les descendants, de façon indirecte, en état de déchéance générale, de réceptivité morbide, mais vous remarquerez que parmi les rejetons de la deuxième série un seul, le premier, présente des lésions sûrement syphilitiques. Je me garderai bien d'affirmer leur absence complète chez les autres, et d'affirmer aussi que, malgré cette absence, ils sont à l'abri des réveils tardifs que je signale en ce moment à votre attention.

Le fait certain est que chez la fille que nous soignons, la

syphilis tibiale semble avoir deux ou trois mois de date et a les caractères de la syphilis héréditaire tardive, mais que peu après la naissance l'infection s'est manifestée par une de ces fausses « paralysies » que déjà je vous ai décrites[1]. Et vous concevez, d'autre part, l'impossibilité où nous sommes de remonter, par l'anamnèse, à d'autres lésions précoces, mais superficielles, aisément méconnues ou même oubliées.

Rien d'analogue n'est relevé dans les antécédents de notre grand garçon; et d'autre part les renseignements collatéraux sont nuls. Le père est mort alcoolique et tuberculeux; la mère, bien portante, a élevé sept enfants bien portants, dont celui-ci est le cinquième, ce qui est contraire à l'hypothèse d'une syphilis contractée par elle, chemin faisant. Mais je dois reconnaître que sur les accouchements avant terme, sur la possibilité de fausses couches intercalaires, je ne sais rien de précis : l'enfant, dont la mère habite la province, m'est conduit par sa tante, qui le garde à Paris avec elle, et n'est documentée que par à peu près.

Car ne croyez pas que, avec la meilleure foi du monde de la part des parents, ces enquêtes soient toujours très faciles à tirer au clair : vous venez d'assister à une histoire à cet égard probante

Hier, juste après la fille dont je viens de vous parler, on m'a présenté un garçon de douze ans, dont l'état local, au tibia droit également, ne permettait pas davantage le doute, malgré l'absence — comme chez la fille d'ailleurs — de toute autre altération squelettique. Là encore, aucun stigmate dystrophique, aucune autre trace de lésion préalable.

Le garçon était conduit par son père : celui-ci se souvient d'avoir eu la chaudepisse, mais affirme n'avoir jamais eu ni chancre, ni accident quelconque semblant syphilitique. Il m'a dit avoir procréé dix enfants, dont trois seulement en ce moment vivants, les autres étant morts en bas âge, mais nés à terme. En tout cela, je le crois de très bonne foi : les syphilis ignorées sont très fréquentes, et quant à l'échéance exacte des grossesses dans la classe ouvrière, le père, insouciant, en perd vite souvenir. La mère,

----

1. Voy. leçon I.

qui porte, le conserve mieux : et si déjà, sans plus ample informé, cette mortalité infantile énorme, même à terme, m'avait frappé l'esprit, aujourd'hui j'ai été définitivement fixé quand j'ai appris que toutes les grossesses s'étaient terminées prématurément à sept mois et demi au plus tard, et que tous les enfants étaient morts en quelques jours : presque seule la syphilis est capable de semblables méfaits.

Ainsi, il y a des cas de syphilis tertiaire tardive où la notion héréditaire est certaine, soit par l'étude d'accidents en série présentés par le sujet lui-même, soit par les commémoratifs collatéraux. Mais quand sur ces deux pistes nous sommes en défaut, nous ne sommes pas en droit d'éliminer de parti pris la syphilis acquise : à tous les âges, nous en avons tous observé, avec le chancre initial dû à une contamination des plus variables. Et il est même possible que certaines véroles des nourrissons puissent — quoique avec bien moins de vigueur que la vérole du fœtus — marquer sur le malade, par leur action dystrophiante, les tares classiques, mais légères, de la syphilis héréditaire. Car on peut dire, d'une manière générale que le mode d'infection, héréditaire ou acquis, ne change par la nature des lésions ultérieures ; les particularités propres à la syphilis héréditaire lui sont imprimées par l'âge du sujet sur lequel elle évolue. Pour revenir plus spécialement à notre propos, nous pouvons dire que ses lésions osseuses tardives sont semblables à celles de la syphilis tertiaire acquise de l'adulte, et non point spéciales comme celles de la syphilis héréditaire précoce. Elles sont constituées par des gommes, dont nous connaissons aujourd'hui l'origine habituellement profonde, médullaire, et non point superficielle, périostique, comme on l'a cru pendant longtemps.

Cette ostéomyélite gommeuse, dont Gangolphe (de Lyon) nous a donné une bonne description, est due au spécifique tissu gommeux, avec sa structure et son évolution habituelles. Il s'amasse en syphilomes tantôt circonscrits et tantôt diffus. Dans les épiphyses, dans le tissu spongieux des os courts, dans les diaphyses, on voit des *foyers* circonscrits et ocreux plus ou moins régulièrement sphériques, enkystés dans une couche osseuse protectrice, éburnée. Quant à l'ostéomyélite syphilitique des os longs, elle se caractérise par une infiltration gommeuse qui s'insinue partout où il y a du tissu médullaire, dans les canaux de Havers, aussi bien que dans le canal central, en sorte que l'os est rongé, vermoulu, raréfié par places.

Autour de ces foyers, le tissu osseux subit une irritation qui aboutit à l'hyperostose, à l'éburnation en particulier : il y a facilement production d'os nouveau sous-périosté, et cela a lieu même chez l'adulte, d'où les bosselures significatives présentées par les faces et bords superficiels des os malades, en particulier au tibia. Il va de soi que ces proliférations osseuses sont surtout rapides et intenses pendant que l'os est en voie d'accroissement physiologique d'où, chez l'enfant et l'adolescent, des hyperostoses particulièrement volumineuses, d'où, par exemple, ces tibias énormes, arqués en fourreau de sabre, dont Lannelongue et son élève Berne nous ont appris la valeur clinique. Mais cette déformation n'est pas, quoi qu'on en ait cru, exclusivement réservée à l'enfant : par exception, elle est possible chez l'adulte, par syphilis acquise, et Gangolphe en a rapporté des exemples probants.

D'autre part, il est certain que chez l'enfant les lésions sont volontiers localisées, au début, vers la face diaphysaire des cartillages conjugaux, dans ces « bulbes » de l'os qui, destinés à l'accroissement en longueur, sont le siège d'une activité formatrice particulièrement intense : d'où des hyperostoses demi-fusiformes dont notre fémur nous offre aujourd'hui le type. Mais cela encore n'est nullement obligatoire, et sur trois tibias de suite, dont une fois avec confirmation radiographique, nous venons d'observer l'hyperostose fusiforme avec intégrité de la région conjugale.

III

Si on ne traite pas attentivement les sujets ainsi atteints, ils sont exposés à de réels ennuis locaux. Il n'est pas rare que vous en rencontriez chez lesquels l'hyperostose est devenue énorme (fig. 24, prend surtout les deux diaphyses tibiales entières, avec des bosselures gommeuses fluctuantes, ailleurs avec des cicatrices adhé-

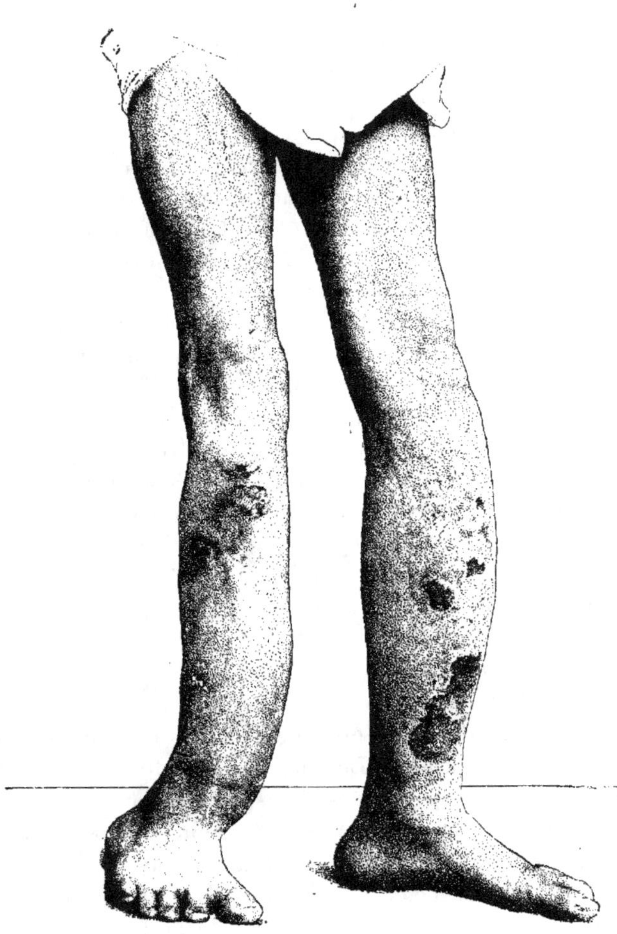

Fig. 21. — Incurvation pseudo-rachitique du tibia (tibia en *lame de sabre*, avec ulcérations gommeuses figure de A. Fournier, d'après un malade de Cazin). Degré rare depuis qu'on doit diagnostiquer et par conséquent traiter de bonne heure la lésion.

rentes à l'os, ailleurs encore avec des ulcérations circulaires, à fond bourbillonneux, quelquefois coalescentes et serpigineuses ; exceptionnellement des sequestres se forment et doivent être extraits. C'est exactement ce que nous observons pour la syphilis osseuse tertiaire de l'adulte.

Mais nous sommes en possession d'une thérapeutique très active, grâce à laquelle nous pouvons conclure que le pronostic est bon, d'autant mieux qu'en ce moment aucune bosselure n'est ramollie, aucune même n'est particulièrement saillante ou douloureuse à la pression. J'estime que l'hyperostose sous-périostée l'emporte de beaucoup sur la prolifération gommeuse.

L'efficacité immédiate de la médication iodo-hydrargirique est merveilleuse, en ce sens qu'elle fait comme par enchantement cesser les douleurs, et c'est ce qui a eu lieu chez notre malade. Mais il est de règle que l'hyperostose ne se résorbe pas. Quand existent des bosselures gommeuses, même très fluctuantes, elles disparaissent avec une rapidité quelquefois surprenante, mais pour l'os nouveau sous-périosté il n'en est pas de même. Car cet os nouveau n'est pas du tissu spécifique : c'est de l'os ordinaire, formé en excès par le périoste qu'irrite l'ostéomyélite gommeuse sous-jacente. C'est donc une de ces lésions para-syphilitiques contre lesquelles la médication antisyphilitique agit indirectement et non de façon spécifique : elles cessent de s'accroître une fois enrayée l'irritation syphilitique qui leur a donné naissance, mais elles ne se résorbent que si elles ne sont pas encore parvenues à une organisation complète. Le mercure fait fondre les gommes intra-osseuses et sous périostées. Puis, si l'os nouveau est encore jeune, il peut se résorber peu à peu, de même que se résorbe chez l'enfant un gros cal, après consolidation d'une fracture. Mais il arrive un moment où l'os est trop vieux pour disparaître ainsi et, à un degré variable, l'hyperostose persiste, ainsi qu'elle persiste après une ostéomyélite, même quand le processus inflammatoire est définitivement éteint.

Et, malheureusement, l'assimilation peut être poussée plus loin : dans ces hyperostoses diffuses, dans les vieilles diaphyses par places vermoulues, le tissu gommeux semble ne pouvoir pas être poursuivi par la médication dans tous les recoins et, de même que l'ostéomyélite prolongée est sujette à des rechutes incessantes, de même la syphilis héréditaire tardive des os, du tibia surtout, subit trop souvent des réchauffements successifs.

Ce matin même m'a été amenée, par sa mère, à la consultation — pour simple surveillance, cette fois — une fille maintenant âgée de quinze ans et demi et que je soigne depuis l'âge de dix ans et demi. Son tibia gauche, cylindrique et bosselé, est indolent, mais depuis plusieurs années il ne diminue plus de volume : son diamètre est accru d'un quart environ, et cet état me paraît définitif. Ce n'est pas lui que j'ai cherché à amender quand vous m'avez entendu conseiller à la mère quelques semaines de traitement, en insistant sur l'iodure de préférence au mercure : mon but a été de prévenir des poussées ultérieures, que doit nous faire craindre le passé de la malade. Voici le résumé de cette histoire clinique, instructive en outre en ce qu'elle vous fera saisir quelques difficultés de diagnostic dont je n'ai pas encore eu l'occasion de vous entretenir.

Cette fille, solide, rouge, respirant la santé, n'ayant aucun stigmate de vérole, m'a été confiée pour la première fois le 9 décembre 1899. Elle se plaignait, depuis trois semaines environ, de douleurs mal déterminées dans le membre inférieur droit, d'abord au cou-de-pied, puis tantôt à la jambe et tantôt à la cuisse, puis à la partie postérieure de la crête iliaque. Le 4 décembre, cela fut au point que l'enfant boitait et fut mise au lit : malgré cela, douleur et claudication persistèrent, en sorte que je fus consulté.

Au premier abord, cette histoire devait me faire songer à des douleurs de croissance. De ces douleurs on abuse souvent, et je vous mets en garde contre la fréquence avec laquelle elles servent aux familles, et même aux médecins, à expliquer des troubles causés, en réalité, par des lésions sérieuses, tuberculeuses surtout, qu'on laisse évoluer sous le couvert d'une symptomatologie insidieuse. Ces douleurs existent cependant, dues probablement à une ostéomyélite subaiguë, non suppurante, avec un tableau semblable à celui que j'avais sous les yeux. Je me méfiai néanmoins de la tuberculose et voici pourquoi :

Quelques années auparavant, j'avais opéré la sœur de la malade pour une synovite tuberculeuse des fléchisseurs palmaires; je savais que, sur sept enfants, quatre étaient morts dont sûrement un de méningite et un d'entérite tuberculeuses; je savais que, de ces contagions, était responsable un père bacillaire. La connaissance approfondie de la famille m'aiguilla donc dans le sens de la coxalgie, et j'examinai attentivement la hanche. Or, si je ne trouvai pas d'atrophie musculaire de la cuisse, pas d'adénopathie inguinale, j'éveillai une douleur nette par pression sur la partie antérieure de la tête fémorale et je constatai une légère limitation du mouvement d'abduction. C'était insuffisant pour conclure avec certitude, d'autant mieux que la pression était encore douloureuse, quoique moins, sur le grand trochanter et vers l'épine iliaque antéro-supérieure ; mais la prudence étant la mère de la sûreté, j'instituai le traitement par l'extension continue.

L'événement ne justifia pas mes craintes et sembla vérifier, au contraire, l'hypothèse de douleurs de croissance ou de poussée rhumatismale bénigne. En effet, pendant le séjour à l'hôpital furent ressenties des douleurs dans le membre supérieur gauche et je prescrivis 2 grammes de salicylate de soude par jour. Peu à peu, les souffrances se calmèrent, dans le bras d'abord, puis dans la hanche et le grand trochanter et, le 14 janvier, la malade rentrait chez elle n'accusant plus aucun trouble appréciable du côté de la hanche. Pendant son séjour à l'hôpital, l'apyrexie était à peu près complète, mais pas tout à fait , car la température vespérale s'était maintenue aux environs de 37°5 et trois fois avait atteint 38 degrés.

Ces constatations allaient bien ensemble, et j'avais conservé de tout cela un souvenir assez précis pour rapporter à la même cause des douleurs qui survinrent dans la jambe gauche, au niveau du tibia, vers le mois d'avril 1901. On me raconta, sans doute, quand je fus consulté pour la première fois, que ces douleurs, sourdes et continues pendant la journée, devenaient surtout vives pendant la nuit, et qu'elles réveillaient assez souvent la malade; on m'apprit aussi qu'elles s'accompagnaient d'une céphalée également nocturne surtout. Mais je vous ai dit tout à l'heure que si le caractère nocturne des souffrances est fréquent dans la syphilis, il peut appartenir aussi à d'autres ostéites subaiguës, congestionnées par la chaleur du lit. En outre, examinant le tibia, je le trouvai très douloureux à la pression, et normal de forme et de volume, en sorte que je ne songeai pas à la vérole, mais bien à une reprise de douleurs de croissance, ainsi que cela a souvent lieu.

Mais, cette fois, l'évolution me démentit; lorsque l'on me fit revoir l'enfant au bout de quinze jours, ainsi que je l'avais demandé, je sentis, à la palpation, un tibia gros, cylindrique, bosselé, identique à celui que vous avez aujourd'hui sous les yeux et entre les doigts.

En dehors de toute anamnèse, le diagnostic s'imposait, avec assez de probabilité tout au moins, pour que fût institué le traitement spécifique; et d'ailleurs, à ce moment, j'appris par la mère que le père, que je savais déjà tuberculeux, est fort suspect au point de vue de la syphilis, car il s'astreint fréquemment à prendre de l'iodure de potassium depuis une « périostite » qui serait survenue quelque temps après une fièvre typhoïde et pour laquelle, malgré ce commémoratif, on l'a soumis, à l'hôpital Lariboisière, à la médication iodurée.

C'en était assez, je le répète, pour prescrire des frictions à l'onguent mercuriel, associées à 2 grammes d'iodure de potassium par jour; dès le premier jour, les souffrances nocturnes cédèrent et l'enfant put dormir; en peu de temps le tibia devint insensible à la pression; et lentement son volume diminua, mais sans jamais redevenir identique à celui du côté opposé.

Au bout de six semaines, à la mi-juin 1901, la malade quittait mon service, ne souffrant absolument plus: mais malgré mes conseils, le traitement ne fut pas continué, et les accidents recommencèrent en août. Cette fois, la mère était avertie, et après que je lui eus rendu sa fille, à la fin de septembre, elle consentit à la traiter avec assiduité. Malgré cela, une nouvelle poussée, cette fois encore vite calmée par des frictions mercurielles, eut lieu en mars 1903. A domicile, nous nous étions contentés de faire prendre, à intervalles assez fréquents, de l'iodure de potassium, et un peu de mercure était nécessaire. Aussi, depuis cette époque, tous les trois mois environ, je prescris une quinzaine de frictions hydrargyriques : et c'est précisément ce que j'ai fait ce matin.

IV

Je ne voudrais pas vous quitter aujourd'hui sans commenter encore quelques menus faits notés chez les malades que je vous ai présentés.

Vous avez sans doute remarqué que sur un seul d'entre eux les lésions osseuses actuelles sont multiples, ce qui m'a d'ailleurs beaucoup servi pour le diagnostic. D'une manière générale, c'est le cas habituel et à cet égard notre série présente est exceptionnelle, tout au moins si l'on a soin de chercher des lésions, même petites, là où on en trouve d'ordinaire : aux crêtes tibiales et cubitales, aux têtes radiales, aux clavicules, aux os du crâne.

Ces os sont-ils réellement prédisposés aux attaques de la syphilis ? C'est possible, leur position superficielle favorisant l'action localisatrice de contusions petites et répétées. Mais peut-être aussi cette apparence est-elle exagérée par la facilité avec laquelle nous explorons ces os superficiels, sur lesquels la moindre bosselure ne saurait passer inaperçue. Quelle que soit l'explication, ils sont, le tibia surtout, les os révélateurs par excellence de la vérole tertiaire et souvent leur envahissement est symétrique.

Mais symétrique ne veut pas dire simultané, et peut-être les lésions se fussent-elles multipliées si, consultés de moins bonne heure, nous n'avions enrayé le mal par le traitement spécifique.

Au reste, chez notre grande fille, le tibia est-il seul pris et devons-nous annihiler, dans l'histoire clinique, les « douleurs de croissance » observées en 1899 ? Il me paraît bien plus raisonnable d'admettre que la syphilis tourmentait, à cette époque, le haut du fémur et quelques autres os profonds, dont les petites bosselures échappaient à nos doigts. La cessation spontanée des douleurs, sans mercure ni iodure, n'est contre cette opinion qu'un argument de valeur médiocre : et une fois de plus je vous mets en garde contre ces douleurs de croissance, dont la réalité est indiscutable, mais auxquelles vous ne croirez qu'après exclusion des multiples maladies osseuses que trop souvent on méconnait sous leur couvert.

TROISIÈME LEÇON

SYPHILIS HÉRÉDITAIRE TARDIVE DES OS

(GOMMES ET HYPEROSTOSES CIRCONSCRITES

I. — Un cas de gomme suppurée de l'épiphyse supérieure du tibia. Diagnostic
différentiel avec la tuberculose. Tares syphilitiques diverses du sujet. La dent
d'Hutchinson.

II. — Commémoratifs héréditaires nets.

III. — Kératite phlycténulaire et kératite hérédo-syphilitique.

IV. — Rareté des retentissements articulaires au cours des lésions syphilitiques
des épiphyses. Possibilité de foyers diaphysaires circonscrits. Rôle localisateur d'une contusion. Diffusion possible de l'hyperostose diaphysaire.

La forme la plus fréquente de syphilis héréditaire tardive des
os est l'ostéomyélite diaphysaire diffuse, à point de départ bul-
baire, à hyperostose sous-périostée volumineuse. Mais elle n'est
pas la seule : et chez l'enfant comme chez l'adulte, par hérédo-
syphilis comme par syphilis acquise, nous pouvons observer des
ostéites gommeuses circonscrites, diaphysaires ou épiphysaires,
suppurées ou non.

Nous avons en ce moment, en notre salle Dolbeau, un garçon
de treize ans atteint de gommes épiphysaires suppurées du tibia,
et présentant en outre plusieurs des stigmates classiques de la
syphilis héréditaire. Cela va me permettre de vous expliquer ce
que sont ces stigmates, quelle est leur valeur clinique. Mais
d'abord, l'examen local.

I

La région antéro-externe du genou est occupée par une ulcération ovalaire, large au moins comme une pièce de cinq francs, à grand axe vertical, à bord n'allant pas tout à fait jusqu'à la rotule. La majeure partie de cette perte de substance est située au-dessous de l'interligne fémoro-tibial, et tandis que dans sa partie supérieure la lésion est exclusivement cutanée, dans sa partie inférieure elle repose, faisant corps avec lui, sur un condyle externe du tibia volumineux. La peau est à ce niveau épaissie, lardacée, impossible à plisser, adhérente à l'os. Sur toute la région malade, elle est livide, violacée.

Le fond de cette ulcération est occupé par une large eschare noire, qui est entièrement libérée de la demi-circonférence interne, régulièrement découpée, de la peau ; entre la peau et l'eschare apparaît à ce niveau une plaie grisâtre, atone, à suppuration séreuse et fétide. Sur la demi-circonférence externe, la peau est découpée en une courbe moins régulière, et elle est au contact de l'eschare sur laquelle elle repose ; mais elle n'est pas continue avec elle, et il existe de ce côté un décollement sous-cutané, profond d'environ 5 millimètres.

Deux bosselures fluctuantes accompagnent cette perte de substance : une en arrière, reposant sur le condyle tibial à hauteur de la tête du péroné ; l'autre en avant, à trois travers de doigt au-dessous de la tubérosité antérieure du tibia. La première a le diamètre d'une pièce de deux francs ; elle est recouverte d'une peau violacée, amincie, qui paraît prête à se rompre. La seconde, du volume d'un petit œuf, sur laquelle la peau est également altérée, repose sur un os hyperostosé.

Dans toute la région, la peau est violacée, livide, infiltrée, immobile sur les plans profonds. La pression superficielle, sur les téguments, n'est pas douloureuse, mais elle devient pénible quand elle est exercée sur l'os.

Les douleurs nocturnes empêchent le sommeil. L'articulation du genou est tout à fait saine.

Cet examen local prouve qu'il y a une lésion profonde, squelettique : l'extrémité supérieure du tibia est malade, à la fois au-dessus et au-dessous du cartilage conjugal. Il est inutile, pour s'en assurer, d'enfoncer sous l'eschare, dans l'ulcération, un stylet qui d'ailleurs arriverait peut-être sur des fongosités et non sur un os dénudé.

On ne saurait penser à un néoplasme ulcéré : l'eschare en voie d'élimination ne s'expliquerait pas ; les bosselures fluctuantes, avec peau amincie, pas davantage. L'aspect est celui d'une lésion inflammatoire et je ne puis, d'autre part, admettre qu'il s'agisse d'une ostéomyélite chronique d'emblée, comme on en voit en particulier quelquefois à l'extrémité supérieure du tibia, sous forme d'abcès chronique douloureux des os.

Avec un état local semblable, vous comprenez peut-être difficilement que ce malade ait été envoyé d'urgence à l'hôpital par son médecin comme atteint d'abcès tuberculeux.

Je sais bien qu'il y a dix ans, l'enfant ayant alors trente-deux mois, son père est mort de tuberculose ; que sa mère a beaucoup toussé et aurait été guérie elle aussi de tuberculose par « des injections de sérum ». Quelle que foi que j'aie dans la thérapeutique médicale, je me demande si son action n'a pas été efficace surtout après que la femme, ayant perdu son mari, a été soustraite à la continuation d'un contage commencé.

Mais que veulent dire ces notions héréditaires ? Beaucoup moins que parfois on ne le croit. J'entends souvent prétendre, et même par des médecins, qu'une lésion est tuberculeuse parce qu'un des parents l'est ; et inversement un diagnostic de mal de Pott ou de coxalgie est contesté, même par des médecins, parce que l'hérédité est nulle. C'est un mode de raisonnement simpliste qui vous conduira à des erreurs sans nombre. Dans l'ensemble des signes et symptômes, le renseignement héréditaire est un appoint quelquefois très utile au diagnostic dans les cas douteux, mais ce n'est qu'un appoint, à faire valoir surtout pour élucider l'étiologie et établir le pronostic. Et jamais vous ne devrez, comme l'a fait ici un de nos confrères, en prendre texte pour aller contre ce que nous apprend l'état local.

Or, avez-vous vu des tuberculoses de l'épiphyse tibiale supérieure et de la région conjugale, avec deux abcès prêts à s'ouvrir, avec une ulcération à fond bourbillonneux, respecter la jointure comme c'est ici le cas? Tout est possible en clinique, je ne l'ignore pas, mais encore ne faut-il admettre les invraisemblances que s'il est impossible de faire autrement. Et précisément, non seulement l'aspect objectif de la lésion tibiale est à lui seul probant, mais encore la vérole a marqué ailleurs, sur l'enfant, ses tares indélébiles.

Il est grand pour son âge, mais très pâle et chétif d'apparence. A la face se voient, de chaque côté de la commissure labiale, des cicatrices linéaires, profondes, radiées, plus nombreuses à droite qu'à gauche : c'est le reliquat certain d'ulcérations importantes et la mère raconte qu'en effet elles sont venues à la suite d'un « eczéma » que l'enfant portait en naissant. Vous ne devez pas abuser de la valeur séméiologique des cicatrices, même quand elles sont rondes et pigmentées, pour affirmer qu'elles sont d'origine syphilitique; et par exemple, s'il n'y avait qu'elles, je me garderais de considérer comme pathognomonique cinq ou six petites cicatrices pigmentées, disséminées sur le thorax et l'abdomen. Mais la valeur est grande, au contraire, des rhagades occupant chez le nouveau-né les régions commissurales et assez profondes pour laisser des cicatrices définitives. De cela, la vérole à peu près seule peut être rendue responsable.

Donnée tout de suite confirmée par l'examen de la bouche : les incisives médianes sont très écartées et la gauche est nettement entamée en coup d'ongle. C'est la dent d'Hutchinson sur laquelle deux mots d'explication sont nécessaires.

La vraie « dent d'Hutchinson » que je vous montre aujourd'hui, est caractérisée par une échancrure semi-lunaire, régulière, occupant le bord libre des *incisives médianes supérieures de la deuxième dentition*, qui sont, en général, mais non toujours, prises simultanément; la face antérieure de l'échancrure est taillée en biseau oblique en bas et en arrière. Quand les dents viennent de pousser, elles ne sont pas ainsi échancrées, mais leur bord libre est finement dentelé; d'autre part, avec le temps,

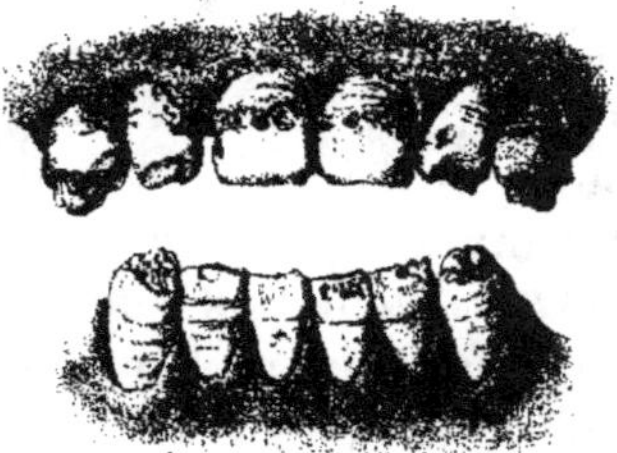

Fig. 22 et 23.

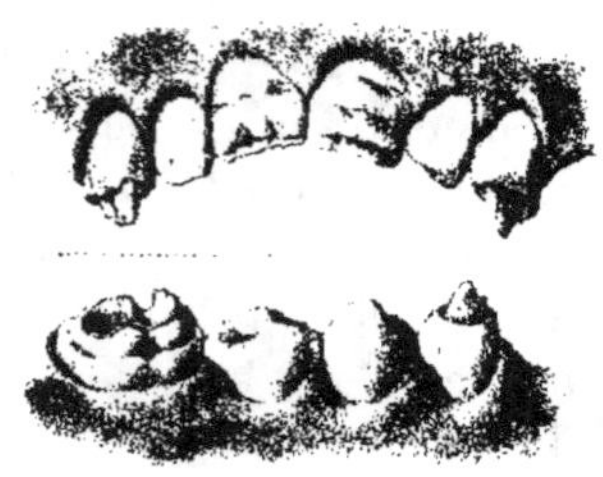

Fig. 28 et 29.

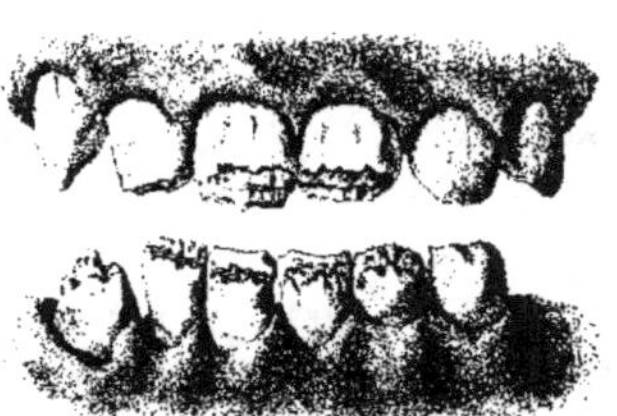

Fig. 24 et 25.

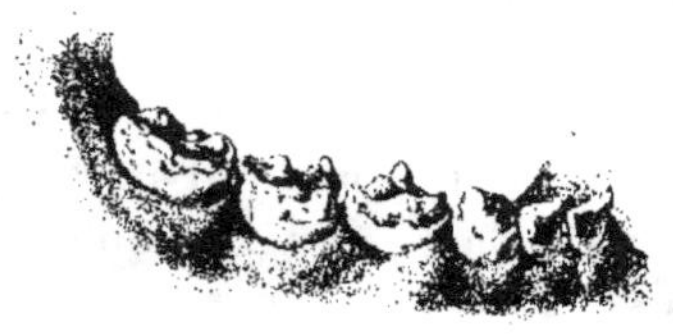

Fig. 30.

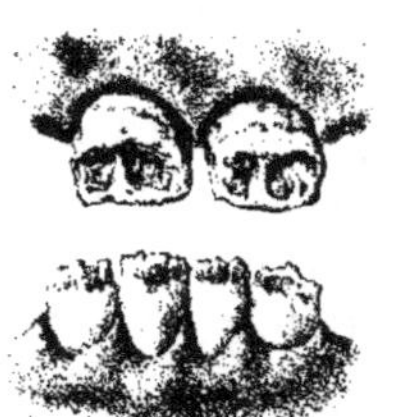

Fig. 26 et 27.

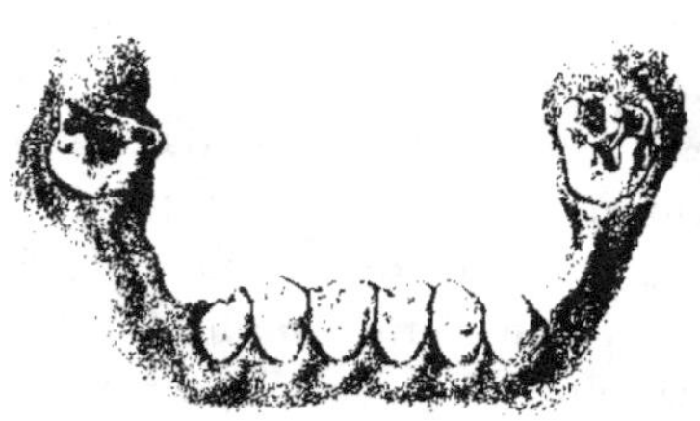

Fig. 31.

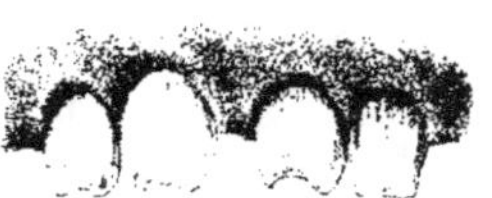

Fig. 32.

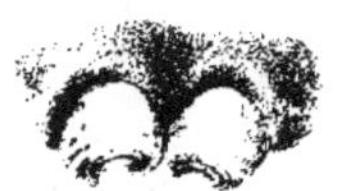

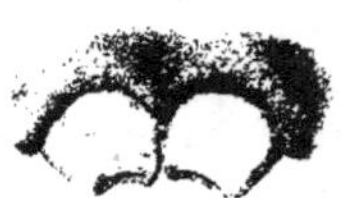

Fig. 32 *bis* et 32 *ter*.

Les figures 22 à 34 représentent les types principaux d'altérations dentaires des syphilitiques héréditaires ; elles reproduisent une planche de l'ouvrage déjà cité de Parrot.

FIG. 22 et 23. — Atrophie cupuliforme des incisives inférieures : atrophie cuspidienne des canines.

FIG. 24 et 25. — Atrophie sulciforme des incisives supérieures et inférieures. Atrophie cuspidienne d'une canine.

FIG. 26 et 27. — Atrophie cupuliforme des incisives supérieures : atrophie cuspidienne des incisives inférieures.

FIG. 28. — Atrophie sulciforme des incisives médianes supérieures. Atrophie cuspidienne des canines.

FIG. 29. — Atrophie cuspidienne de la canine et de la première molaire permanente.

FIG 30. — Atrophie cuspidienne de la canine et des molaires (dentition temporaire).

FIG. 31. — Atrophie cuspidienne des deux premières molaires inférieures. Absence de prémolaires, constituant la barre.

FIG. 32, 32 *bis*, 32 *ter*. — La dent d'Hutchinson. Cette dent sort à l'état d'atrophie cuspidienne, et s'échancre par usure de la pointe atrophiée.

Les figures précédentes représentent les types de l'*érosion dentaire*, c'est-à-dire où il y a non-formation de l'émail et de l'ivoire au niveau de la dépression. Du degré de la lésion dépendent certains aspects, caractérisés par les noms de dents en gradins, érosion en nappe, en facettes, dents en gâteau de miel. Mais il faut bien savoir que si ces troubles dans l'évolution de l'émail sont fréquents chez les syphilitiques héréditaires, ils ne leur sont pas exclusivement réservés.

D'autres altérations dentaires sur lesquelles A. Fournier insiste longuement sont :

1º Le *microdontisme*, limité presque toujours à quelques dents, parfois à une seule. Le nom suffit à la description (fig. 34 et 34 *bis*) ;

2º L'*amorphisme dentaire*, caractérisé par ce fait qu'une dent s'écarte de sa

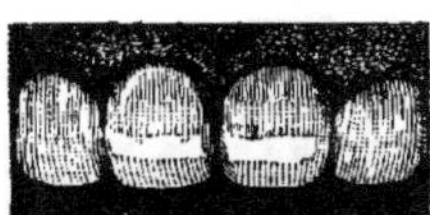

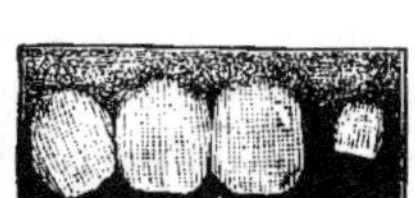

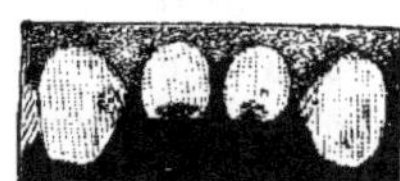

FIG. 33.   FIG. 34.   FIG. 34 *bis*.
Sillon blanc.   Microdontisme.   Microdontisme.

Figures empruntées au livre déjà cité de A. Fournier.

configuration physiologique pour affecter un autre type. Ainsi des incisives peuvent ressembler à des canines ou inversement. Comme le microdontisme, l'amorphisme dentaire est une malformation partielle et non systématique.

elles se nivellent par usure. D'autres dents peuvent être prises de façon analogue, mais sur elles on ne saurait établir, comme sur les incisives supérieures, un diagnostic certain.

J'insiste devant vous sur cette description très spéciale, car je trouve trop souvent tendance, parmi vous, à parler de vérole héréditaire dès que les dents sont petites, irrégulières, verruqueuses, crénelées, à éruption retardée, à émail tacheté de noir par des érosions de formes diverses, en godets, en sillon ou en nappe. Oui, ces altérations dues à un trouble de la nutrition du fœtus ou de l'enfant pendant que se formait, dans la profondeur des mâchoires, l'émail des dents de première ou de seconde éruption : oui, ces altérations sont souvent provoquées par la dystrophie syphilitique : mais une maladie aiguë peut marquer sa trace sur l'émail comme sur les ongles; mais surtout le rachitisme est capable d'altérer gravement le système dentaire, dont tout le monde connaît l'éruption tardive en pareil cas.

Du côté de l'œil, vous voyez sur les deux cornées de petites taies discrètes, arrondies, grisâtres, semi-transparentes, très superficielles, n'ayant pas de prédilection pour la région centrale, fort peu apparentes si vous ne regardez les globes oculaires obliquement, à jour frisant. Est-ce là cette fameuse kératite interstitielle qui complète la célèbre triade d'Hutchinson? Je ne le crois pas, car dans les petites opacités je ne trouve pas les caractères de la kératite syphilitique, et je trouve, au contraire, ceux de la kératite phlycténulaire banale. L'iris est indemne de toute lésion.

A la « triade », en tout cas, manquerait un élément : les oreilles sont normales, n'ont jamais suppuré, entendent bien. Et, ici encore, j'ai à vous mettre en garde contre une exagération. La surdité est assez fréquente chez les hérédo-syphilitiques, et quelquefois remarquable par sa rapidité d'évolution, *sans otorrhée préalable*, et par son intensité. Alors, quand elle est associée à d'autres lésions et quand elle n'a pas été précédée d'otorrhée, elle acquiert une importance diagnostique réelle. Mais n'allez pas jusqu'à attribuer à la vérole toutes les otorrhées des syphilitiques héréditaires; la plupart d'entre elles sont d'étiologie banale, et leur cause est principalement dans les végétations adénoïdes, comme chez les sujets non syphilitiques. Il est exact seulement que la vérole prédispose aux inflammations de ce tissu lymphoïde.

II

La lésion osseuse a donc les caractères propres à la vérole. Sur le reste du corps on trouve des tares syphilitiques peu nombreuses, mais incontestables. Est-ce de la syphilis héréditaire ou de la syphilis acquise en bas âge? La première hypothèse est rendue de beaucoup la plus probable par la constatation des troubles dystrophiques parmi lesquels se range la dent d'Hutchinson. Cependant, la syphilis des nourrissons peut, quoique à un degré moindre, troubler, elle aussi, la nutrition générale, et, en particulier, celle des germes des dents permanentes. Mais le prétendu « eczéma » périlabial a été constaté très peu de jours après la naissance. Et surtout la mère ne fait aucune difficulté pour nous apprendre qu'elle a eu des accidents syphilitiques indéniables.

Mariée le 10 janvier 1884, elle a été atteinte dès les premiers jours de mai d'un « bouton » à la lèvre inférieure, puis bientôt d'une éruption sur le ventre; et pour cela elle a séjourné pendant trois mois à l'hôpital Saint-Antoine, où on lui a fait prendre de la liqueur de Van Swieten.

Après quoi, elle s'est affranchie de tout traitement, et son histoire obstétricale a été celle des syphilitiques non soignées. Un premier enfant est né avant terme, à huit mois, puis est mort à quatre mois. Ensuite ont eu lieu trois fausses couches, à des âges mal précisés. Enfin, la diathèse s'étant un peu atténuée avec le temps, l'enfant que vous avez sous les yeux est venu au monde à terme, et relativement peu infecté puisqu'il a vécu jusqu'à treize ans sans avoir été traité et sans avoir présenté de lésions très graves, sauf « l'eczéma » déjà signalé qui fut très précoce et vers l'âge de deux mois était généralisé. Ce n'était d'ailleurs sûrement pas un eczéma, dermatose superficielle qui ne laisse pas de cicatrices après elle. L'enfance s'est assez bien passée : élevé au sein, le sujet a eu sa première dent à cinq mois, a marché à quatorze mois, a souffert à seize mois d'un abcès à la cuisse rapidement guéri, peu de temps après s'est fait au fémur une fracture vite consolidée; à trois ans il a subi la scarlatine et la diphtérie. Et de tout cela il s'est remis, de même que, plus tard, d'une bronchite et d'un ictère. Mais l'hérédité syphilitique, dont la part dans ce passé est assez médiocre, sommeillait; elle se réveille vers l'âge de la puberté, ainsi qu'il est loin d'être rare.

III

Je vous ai déjà parlé, il y a près de quatre mois, de l'enfant que je vous présente de nouveau aujourd'hui, guéri, prêt à quitter mon service. Il a été admis, je vous le rappelle, le 5 janvier dernier, pour une lésion syphilitique ulcérée du tibia dont je vous ai donné, lors de l'entrée, une description très complète.

Peut-être trouverez-vous anormal qu'il ait fallu si longtemps pour amener à guérison une lésion syphilitique, et cette lenteur de cure jette peut-être dans votre esprit un doute sur l'exactitude du diagnostic. En réalité, le syphilome tibial a guéri vite, et la prolongation de séjour est due à une cause qui mérite de vous être signalée.

Huit jours ont suffi pour que, la douleur ayant cessé, l'eschare bourbillonneuse tombât, pour que la collection fluctuante s'affaissât de façon que tout danger de rupture et d'ulcération fût écarté. Puis la résorption s'est complétée en trois semaines environ, et à la fin de janvier il restait une insignifiante plaie granuleuse, superficielle et rose, dont la cicatrisation n'était plus qu'une question de jours, lorsque les yeux ont été pris d'une lésion intense et prolongée dans laquelle vous avez pu reconnaître les caractères de la kératite phlycténulaire.

C'est le 26 janvier que la photophobie, la rougeur de la conjonctive, le larmoiement ont attiré l'attention. Sur l'œil gauche d'abord, puis bientôt sur le droit, j'ai vu plusieurs petites taches grisâtres, les classiques phlyctènes, siégeant à la jonction de la conjonctive et de la cornée; la conjonctive tout entière était rouge, mais surtout des triangles de vaisseaux injectés, périkératiques, avaient leur sommet vers la cornée à chacune des phlycténules. Cet état ne m'a pas surpris, car je vous rappelle qu'à une poussée antérieure semblable et non à une kératite syphilitique j'avais attribué les quelques opacités cornéennes, légères et discrètes, constatées au moment de l'admission du malade, et tout le monde sait que la kérato-conjonctivite phlycténulaire est assez sujette à la récidive.

Mon opinion, pourtant, eût sans doute été discutée par certains auteurs qui ne peuvent pas voir, chez un syphilitique héréditaire, une lésion cornéenne quelconque sans conclure, comme je vous l'ai dit, à la kératite interstitielle spécifique, dite de Hutchinson. Voilà pourquoi j'insiste devant vous sur l'ophtalmie dont vous avez pu suivre les phases depuis le début jusqu'à la fin.

Les signes et symptômes que vous avez observés ont été, en effet, tout à fait classiques, et graves, d'ailleurs. Les phlyctènes ont été très rebelles; malgré le traitement, vite institué, par la pommade à l'oxyde jaune de mercure, puis par les compresses chaudes devant les yeux et le collyre à l'atropine, quand est venue une forte photophobie, elles ont envahi largement la cornée, qui, en presque totalité, s'est dépolie et troublée, sous l'apparence classique du *pannus scrofuleux*. A plusieurs reprises, à la fois pour vérifier le diagnostic et pour diriger le traitement, j'ai fait appel à l'obligeance d'un oculiste, M. Terrien, qui a confirmé notre diagnostic sur la nature du mal; et enfin nous avons obtenu la rétrocession qui a commencé seulement au bout de six semaines et a mis à peu près autant à se compléter. Et l'enfant va quitter notre service dans deux ou trois jours, complètement guéri: c'est à peine si les opacités cornéennes dont il était porteur ont augmenté de nombre, et elles ont conservé leur caractère de petits néphélions grisâtres, arrondis. L'iris n'a rien et n'a jamais rien eu.

Je crois impossible d'admettre, dans ce cas, qu'il se soit agi d'une lésion syphilitique de l'œil, d'une poussée aiguë de kératite spécifique. D'abord, il est peu vraisemblable que cette lésion, profonde et grave, ait débuté juste au moment où l'enfant, jusque-là abandonné à lui-même, venait précisément d'être traité au mercure et à l'iodure depuis un mois, et l'état de la lésion osseuse démontrait que le traitement avait eu activement prise sur la vérole. Ensuite et surtout, les signes objectifs ne prêtaient à l'erreur.

La kératite interstitielle syphilitique, nous dit Valude, — je cite exprès la description d'un spécialiste, — débute, sans grandes douleurs, par une infiltration profonde de la cornée, sous forme de taches grises diffuses, confluentes, d'ordinaire périphériques, avec un cercle très rouge d'injection périkératique de la sclérotique. Ces vaisseaux gagnent peu à peu vers le centre de la cornée qui, à la période d'état, est presque tout entière vascularisée, sauf le centre qui reste grisâtre. Dans les atteintes graves, la cornée s'atrophie, s'aplatit et la cécité est complète. La plupart du temps, elle s'éclaircit peu à peu, de la périphérie au centre, au niveau duquel persiste souvent une légère opacité ; mais il faut compter sur six mois d'évolution dans les cas légers, sur dix-huit mois et même plus dans les cas graves. Douleurs, photophobie, larmoiement dépendent du retentissement de la lésion sur l'iris, — parfois très sérieusement compromis, — et non des lésions cornéennes.

Ces caractères, vous le voyez, sont fort différents de ceux que vous avez observés chez notre malade, tandis que, tous les jours, vous étudiez à notre consultation des kératites phlycténulaires, avec photophobie, identiques à la sienne. En sorte que ce malade, que vous avez pu suivre pendant quatre mois, démontre bien ce que je vous ai dit dès notre premier examen : que l'on aurait tort de voir partout la triade dite d'Hutchinson, même quand les sujets sont atteints de syphilis héréditaire incontestable, et portent des lésions oculaires ou auriculaires ou dentaires, parmi lesquelles des distinctions cliniques s'imposent.

IV

Etant donnée une lésion épiphysaire semblable, certainement profonde et diffuse, l'intégrité complète de l'articulation mérite d'être signalée ; à aucun moment il n'y a eu même le plus léger degré d'hydarthrose, et je vous ai déjà dit combien cela est important pour écarter la tuberculose du diagnostic. Je dois ajouter qu'il n'en est pas toujours ainsi, et, par exemple, nous avons constaté, il y a quelques jours, les signes indéniables d'une hydarthrose chez un garçon de onze ans et demi que, depuis l'âge de cinq ans, je soigne pour des hyperostoses syphilitiques de la partie supérieure des tibias; hyperostoses à poussées multiples, chez un sujet porteur de la dent d'Hutchinson. A gauche, le plateau tibial participe nettement au processus, et depuis deux mois, il y a un peu de gêne articulaire. Nous avons trouvé, en effet, les signes d'une hydarthrose légère, qui s'est rapidement résorbée, sous l'influence du traitement mercuriel, dont j'ai naturellement conseillé la reprise.

Cette irritation de la synoviale voisine est en somme assez rare, et quand, par hasard, elle se produit, presque toujours elle reste au second plan, même quand l'ostéite prend gravement l'épiphyse ; je m'expliquerai devant vous sur ce point la semaine prochaine, à propos d'un malade qui vient d'entrer dans mes salles, au moment même où nous quitte celui sur lequel je vous donnais, il y a un instant, un supplément d'informations. A ce propos, aussi, je vous signalerai certaines hyperostoses épiphysaires assez irrégulières, non suppurantes, capables de gêner mécaniquement les fonctions d'une articulation voisine et d'y provoquer quelques craquements d'arthrite sèche.

A côté de ces lésions épiphysaires circonscrites, je dois vous rappeler la possibilité de foyers diaphysaires analogues, et de temps à autre, vous voyez venir à la consultation un enfant atteint d'une bosselure de ce genre au milieu du tibia gauche, semblant avoir été déterminée par une contusion, l'évolution syphilitique ultérieure étant d'ailleurs hors de doute.

Mais je dois ajouter que si le traitement n'est pas suivi avec régularité, il en peut résulter une hyperostose diffuse, diaphysaire, avec atteinte de plusieurs os. Vous vous souvenez peut-être que nous avons eu dans nos salles, quelques semaines avant le garçon que je vous ai présenté aujourd'hui, un enfant de onze ans qui y a séjourné du 11 octobre au 18 novembre 1901, pour des hyperostoses tibiales, bilatérales, prenant les diaphyses sur toute leur étendue : or, je vous rappelle que ce sujet avait été soigné par moi une première fois, du 25 juin au 21 juillet de la même année, pour une contusion de la partie moyenne de la crête tibiale gauche, survenue huit jours auparavant, par un choc sur une marche d'escalier dans une chute ; la douleur, plus vive, il est vrai, depuis deux jours, et ayant eu un paroxysme inexpliqué dans la nuit, la veille de l'entrée, avait débuté aussitôt après la contusion, dont une ecchymose marquait d'ailleurs la trace. Tout fut calmé par le repos, le gonflement diminua très vite, et je pensai à une périostose traumatique. Or la syphilis, dont nous n'avons d'ailleurs aucun commémoratif, était sous roche : cette lésion locale a peu à peu irrité autour d'elle le périoste, et nous sommes maintenant en présence du classique tibia « en fourreau de sabre », avec des poussées successives auxquelles nous assistons, que nous enrayons par le traitement dès que le malade entre à l'hôpital, mais qui semblent devoir être rebelles, comme malheureusement le fait est banal.

On n'a pas eu souvent l'occasion d'autopsier des malades atteints de syphilis héréditaire tardive des os. Un des rares examens complets, remarquable par la multiplicité des os atteints, a été publié il y a quelques années

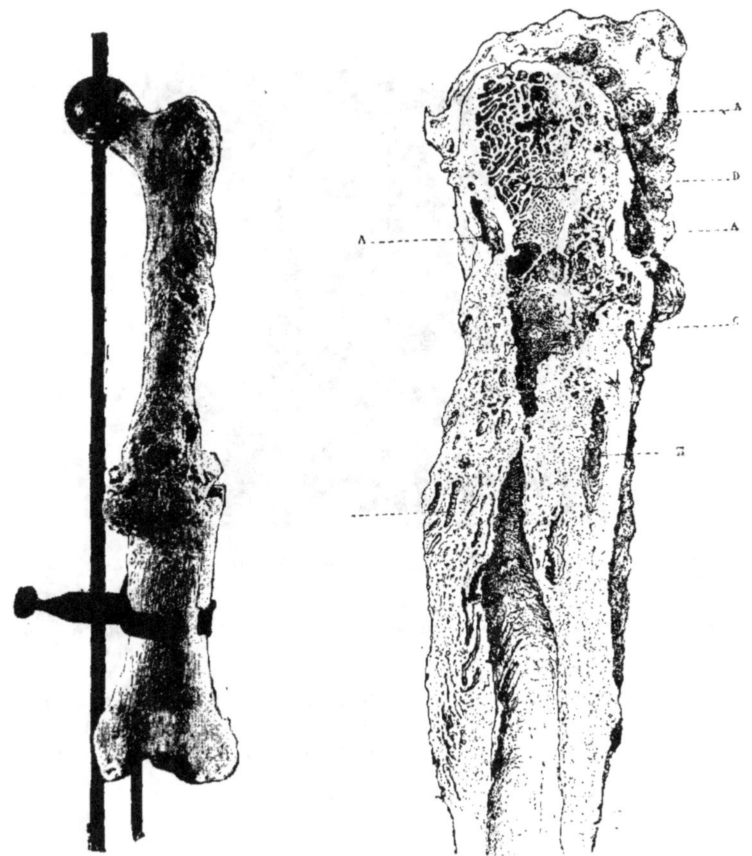

Fig. 35. — Fémur de syphilis héréditaire (d'après une photographie).
Fig. 36. — Fémur de syphilis acquise.

par Gangolphe, au livre duquel sont empruntées les figures ci-jointes. On y voit des lésions d'ostéomyélite gommeuse en somme identiques à celles de la syphilis acquise. Les os paraissent, après macération qui a fait disparaître le tissu gommeux, irrégulièrement troués, comme rongés et vermoulus. On

s'en rend compte sur la partie supérieure du fémur représenté figure 35. Il se
produit, en outre, des hyperostoses plus ou moins irrégulières par irritation
du périoste autour du tissu gommeux. Un degré considérable d'éburnation
autour des parties vermoulues se voit sur le fémur de la figure 36, atteint de

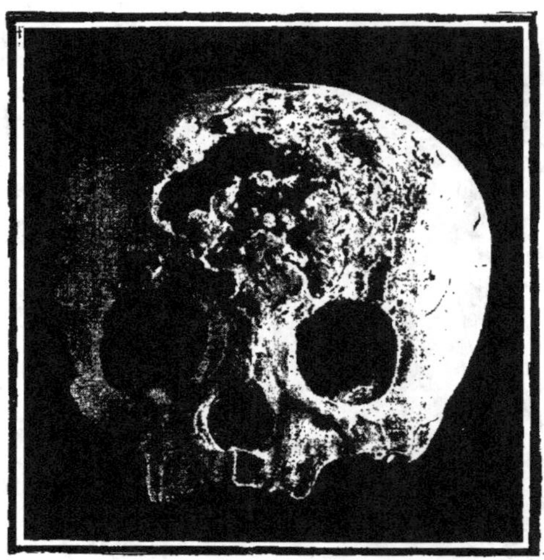

Fig. 37. — Crâne vu par la face antérieure (d'après une photographie.

syphilis tertiaire acquise, et représenté ici comme point de comparaison. Le
fémur de la figure 35 a été atteint d'une fracture, consolidée, dont nous ignorons d'ailleurs l'étiologie.

Les altérations destructives des os du crâne (fig. 37) sont particulièrement
remarquables. Elles portent presque exclusivement sur la table externe.

Presque tous les os du sujet étaient malade. Dans aucun il n'y avait
séquestre ni suppuration.

SYPHILIS ARTICULAIRE DU GENOU

I. — Signes d'une hydarthrose du genou: synoviale épaissie, mais sans fongosités; légère hyperostose du condyle fémoral interne. Diagnostic avec la tuberculose. Lésions syphilitiques concomitantes du testicule, de la peau.

II. — Les principales formes de retentissement des lésions syphilitiques périarticulaires sur la synoviale voisine.

III. — Doute entre la syphilis héréditaire ou acquise en bas âge.

Les lésions syphilitiques tertiaires des articulations ne sont étudiées avec exactitude que depuis assez peu de temps. Chez l'enfant surtout, elles paraissent être encore trop souvent confondues avec les ostéo-arthrites tuberculeuses. Aussi ai-je voulu vous faire examiner un garçon dont l'arthropathie ne me paraît pas laisser place au doute.

Vous allez voir, en effet, que l'examen local est assez caractéristique, que d'autres lésions cutanées et viscérales sont évidentes, et je vais tâcher de vous expliquer, à ce propos, comment il faut concevoir les altérations articulaires, naguère si discutées, au cours de la syphilis.

Mais ce cas ne nous permettra pas, ainsi que je chercherai à vous le faire comprendre, de déterminer avec certitude si la syphilis, dont on ne saurait contester l'action causale, est héréditaire ou acquise en bas âge.

I

J'ai été consulté hier, 30 mai, parce que depuis une semaine,

— soit à partir du 23 mai, — l'enfant traîne la jambe gauche. Il n'en souffre pas; il continue à marcher, à jouer, à manger avec appétit. Mais sa mère s'inquiète parce qu'elle trouve que le genou est devenu gros.

J'ai admis l'enfant à la salle Dolbeau, après un examen superficiel m'ayant immédiatement fait révoquer la tuberculose en doute, et voici ce que nous observons.

Au premier coup d'œil, vous voyez, sur l'enfant déshabillé, que le genou gauche est déformé, en sorte que tout de suite vous concluez contre l'hypothèse d'une coxalgie avec retentissement initial vers le genou qui, dans ces conditions, est physiquement normal. Mais, malgré cette évidence d'une lésion propre du genou, à la fois par ce qu'on vous raconte et par ce que vous voyez, il convient de pratiquer, comme toujours, un examen complet.

Donc, voici l'enfant tout nu, debout devant vous, vous faisant face : la jambe gauche est un peu fléchie, et l'enfant est légèrement hanché à droite. Faites marcher : vous ne sauriez employer le mot de boiterie, mais le sujet tire un peu la jambe droite. D'où cette notion qu'il y a quelque chose de malade dans le membre, dans une jointure en particulier, car, à moins d'être aiguës et très douloureuses, les lésions pathologiques des diaphyses, sans retentissement articulaire, n'ont pas coutume de troubler l'appui du membre au repos : la pression sur l'os selon son axe est indolente. En effet, de loin, le genou vous apparaît globuleux, plus gros que celui du côté opposé.

Ce premier aperçu une fois pris, faisons coucher l'enfant et commençons par établir que cou-de-pied, hanche, diaphyses tibiale et fémorale sont sains : mouvements normaux, rien de gros, rien de douloureux à la pression localisée. Et nous arrivons, le terrain ainsi déblayé, à l'endroit vraiment important, au genou.

D'abord, regardez : la forme générale est globuleuse, vous ai-je dit. En analysant de plus près, vous voyez que les contours de la rotule et du tendon rotulien sont noyés dans trois saillies qui les entourent : le cul-de-sac tricipital bombe un peu vers la cuisse, et de chaque côté du tendon rotulien apparaît une voussure. Sur le genou, la peau est normale de couleur, sans circulation veineuse exagérée.

A la palpation aussi, elle est normale comme consistance, comme souplesse, comme épaisseur, comme sensibilité. Vous la plissez exactement comme du côté opposé : elle est tout à fait mobile sur les plans sous-jacents.

Vous n'en êtes pas surpris, car la forme du genou nous a tout de suite fait admettre que la synoviale est en cause : et dans cette synoviale, en effet, vous trouvez du liquide, en petite quantité, il est vrai, si bien que sur la fiche mon interne a écrit qu'il n'y en a pas : la connaissance de son erreur vous sera profitable, à vous qui êtes, en moyenne, moins instruits que lui.

Ce n'est pas le lieu de vous donner tous les renseignements relatifs à la manière de rechercher l'hydarthrose du genou par la fluctuation ou par le choc rotulien, sur la manière de constater ce choc rotulien. Dans l'espèce, il est certain que si vous cherchez le choc par pression simple sur la rotule, vous ne le percevez pas : il n'y a pas assez de liquide pour cela, à plus forte raison n'y en a-t-il pas assez pour que vous le fassiez fluctuer dans le cul-de-sac sous-tricipital. Mais si vous avez soin, ayant disposé l'index et le médius en fer à cheval au-dessus et au-dessous du genou, de pousser l'une vers l'autre vos deux mains vers la rotule, vous refoulez sous cette rotule le liquide qui s'étalait à la périphérie, et il en existe dès lors entre la rotule et le fémur une couche suffisante pour qu'en abaissant l'index vous obteniez la sensation caractéristique.

Le gonflement du genou ne tient pas à cette seule cause, mais aussi à un léger épaississement de la synoviale. Vous vous en rendez compte par une manœuvre très utile pour les petits épaississements, en promenant doucement vos doigts, légèrement appuyés, alternativement de haut en bas et de bas en haut, entre la cuisse et le genou, à la limite du cul-de-sac synovial. De la sorte, vous sentez une petite marche, que vous montez en allant de la cuisse vers le genou, que vous descendez dans le mouvement inverse, là car vos doigts sont sur le contour terminal du cul-de-sac synovial, à ce point de réflexion où les lésions inflammatoires ont coutume à la fois de débuter et d'atteindre leur maximum; où, en outre, deux épaisseurs de la séreuse sont superposées, ce qui rend plus nettes vos sensations. A l'état normal, c'est à peine si vous sentez au passage le très mince bord d'une synoviale souple; mais le moindre épaississement vous est ainsi révélé. D'autant mieux qu'avec la synovite a coutume de coïncider une atrophie variable du triceps crural, ce qui diminue l'épaisseur des tissus entre vos doigts et la séreuse. Dans le cas particulier, l'atrophie musculaire existe, mais à un faible degré.

Notre diagnostic doit donc être : synovite chronique du genou, avec épaississement et avec production d'hydarthrose légère.

Dans ces conditions, la règle, presque sans exception, est qu'il s'agisse de tuberculose : retenez au passage qu'avant la puberté l'hydarthrose du genou est une tumeur blanche au début, cet aphorisme vous trompera rarement. Et vous allez sans doute le croire confirmé ici, car vous allez sentir que l'extrémité inférieure du fémur, tout en n'étant déformée par aucune bosselure, est sûrement plus grosse que celle du côté opposé. Nulle part cet os n'est douloureux à la pression localisée; le tibia pas davantage. Pourtant il est sûrement malade, et notre diagnostic doit être ainsi complété : ostéo-arthrite du genou par lésion fémorale, avec hydarthrose légère. Toutes les chances sont donc, en principe, pour qu'il s'agisse de tuberculose : je ne crois cependant pas qu'il en soit ainsi.

· D'abord, malgré l'indolence habituelle des tumeurs blanches au début, il y a ici un degré de trop dans l'insensibilité à la pression localisée. Les sujets ne souffrent pas spontanément, mais on éveille une douleur en certains points du squelette quand on appuie sur les os, en un point tout au moins. En outre, en cas de tuberculose, l'atrophie musculaire a coutume d'être plus accentuée et les mouvements communiqués d'être plus limités. C'est à peine si on peut dire que l'extension n'est pas complète, ou plutôt que l'hyperextension, normale chez un garçon de neuf ans, et existant à droite. n'existe pas à gauche.

Pendant que l'enfant a été debout devant vous, toutefois, vous avez sans doute été frappés par un fait qui, tout de suite, vous a orientés vers la tuberculose : vous avez vu que la bourse droite est distendue par une tumeur grosse comme un œuf de pintade, ce qui est beaucoup pour un testicule de neuf ans. Voilà peut-être qui plaide, dans votre esprit, en faveur de la tuberculose s'il s'agit d'une lésion proprement testiculaire et non d'une hernie, d'une hydrocèle funiculaire, d'un kyste du cordon. Déjà l'aspect extérieur est nettement celui d'une lésion testiculaire, hydrocèle ou tumeur de la glande, car rien ne soulève le canal inguinal ; le pédicule des bourses est normal, ce qui élimine l'idée de hernie ; la tumeur globuleuse occupe le fond du scrotum, sans aucune saillie inférieure formée par le testicule, ce qui est contre l'hypothèse de kyste du cordon ; on ne voit aucune veine dilatée, l'aspect n'est en rien vermicellé, le siège est à droite, ce qui ne va pas avec le varicocèle. Donc, c'est testiculaire, et j'ajoute que ce n'est pas une tumeur liquide, car ce n'est ni fluctuant, ni rénitent, ni transparent. Or, bien certainement, au premier coup d'œil, une tuméfaction solide du testicule, chez un sujet atteint d'ostéoarthrite du genou, doit être attribuée à la tuberculose.

Et cependant, quand vous palpez avec plus de précision, vous ne trouvez pas là les caractères habituels de la tuberculose testiculaire. La peau et les plans sous cutanés sont souples et normaux, et sous eux vous sentez une tumeur ronde, très dure, mobile, tout à fait indolente à la pression. Cette tumeur est comme criblée, à la surface, de petits grains de plomb. Elle occupe le siège du testicule et non celui de l'épididyme ; au-dessus d'elle, le cordon est de volume normal.

Vous avez sûrement reconnu, pendant cette énumération, les caractères classiques de la syphilis testiculaire, en particulier la dureté, les petits grains enchâssés, l'indolence à la pression. Et si maintenant vous regardez le sujet tout nu, vous apercevez une éruption actuelle et des cicatrices qui confirment cette hypothèse. Sur la face interne des cuisses et au niveau du genou droit existent des boutons d'ecthyma, les uns violacés, les autres croûteux ; et sur le côté gauche du dos, principalement confluentes vers l'angle de l'omoplate, des plaques jambonnées, rondes, larges comme des pièces de 20 centimes, sont la trace d'une efflorescence semblable, qui a débuté il y a environ trois mois; quelques éléments, plus pâles, se prolongent en avant sur le thorax. Cet aspect est tout à fait celui des syphilides tertiaires ecthymateuses, en groupes, à la période de cicatrisation encore récente.

Ainsi, voilà deux lésions qui revêtent bien l'aspect syphilitique. D'autre part, vous remarquerez que, chez notre malade, les antécédents tuberculeux, héréditaires ou personnels, sont nuls : ce renseignement n'a qu'une valeur tout à fait relative, vous ne l'ignorez pas. Mais enfin il entre en série avec le reste de nos constatations, d'autant mieux que les caractères locaux de l'arthropathie du genou sont bien ceux que nous sommes habitués à rencontrer au cours de la syphilis ostéo-articulaire de l'adulte. Peut-être cette description n'est-elle pas très nette dans vos souvenirs : permettez-moi donc d'en esquisser les principaux traits.

II

Inconnue aux anciens auteurs, la syphilis des articulations est entrée dans la science sous les auspices de Babington, le commentateur de Hunter, et peu à peu elle a acquis droit de cité. Ce ne fut pas sans quelque peine, et récemment encore son existence fut contestée par A. Desprès, coutumier, il est vrai, des contradictions les plus paradoxales.

Pendant assez longtemps, les faits restèrent épars, et le premier mémoire de réelle importance fut publié par A. Richet, sous un nom qui fut la cause de discussions aujourd'hui jugées; on y décrivait les « tumeurs blanches » syphilitiques. Nous ne saurions nous étonner des contestations que souleva ce mémoire; il y a cinquante ans, on ne connaissait, pour ainsi dire, rien aux ostéo-arthrites tuberculeuses, et la confusion était grande parmi ce qu'on appelait « tumeurs blanches ». L'usage a prévalu de conserver ce vocable, essentiellement imprécis, pour les seules ostéo-arthrites tuberculeuses, et encore vaudrait-il mieux, n'était une vieille habitude, l'abandonner entièrement; mais en tout cas, dans l'ensemble des arthrites chroniques ainsi classiquement dénommées, nous avons appris à distinguer quelques variétés non tuberculeuses, parmi lesquelles les ostéo-arthrites syphilitiques; et ces nouvelles venues, tout de suite étiologiquement classées, furent tout de suite étiologiquement baptisées.

A cela se réduit, de nos jours, la discussion sur la syphilis articulaire, bien connue depuis les travaux de Lancereaux, de Fournier, de Méricamp, de Defontaine.

Faisons abstraction des arthralgies et des hydarthroses observées pendant la période secondaire, et même quelquefois très près du chancre. Ce n'est pas le lieu de nous demander s'il faut invoquer une exsudation liée à une intoxication générale ou à une lésion locale périostique, par exemple, à côté de la synoviale irritée. Là, n'est pas la question qui nous intéresse : c'est des lésions tertiaires que nous devons nous occuper, tout en sachant que l'on ne peut fixer une démarcation chronologique précise entre elles et les secondaires.

Or, nous savons que les syphilitiques tertiaires sont exposés à présenter, dans les genoux surtout, des hydarthroses peu tendues, variables et même intermittentes, indolentes aux mouvements, à la pression, mais quelquefois accompagnées de souffrances nocturnes, ne limitant presque pas l'excursion des mouvements provoqués. En palpant les jointures, on trouve que, dans son ensemble, la synoviale est épaissie, mais qu'en tout cas, rien n'y ressemble à des productions fongueuses, et à mesure qu'on apprend à mieux examiner la région, on arrive à conclure qu'il s'agit d'une réaction inflammatoire chronique, banale, autour d'un foyer local longtemps considéré comme nul, aujourd'hui presque toujours trouvé au cours d'une exploration attentive.

Ce foyer pourra être une infiltration gommeuse périsynoviale, ou bien un épaississement sous-périostique de la région épiphysaire, ou bien encore une véritable ostéomyélite gommeuse diffuse de la diaphyse et de l'épiphyse. C'est dans ce dernier cas, autrefois confondu avec les tumeurs blanches tuberculeuses, qu'on a parlé de tumeurs blanches syphilitiques, reconnaissables à leur indolence, à l'hyperostose quelquefois considérable et presque toujours limitée à un seul des os constituant la jointure, à l'absence de fongosités sur la synoviale simplement épaissie.

Voilà, esquissée à grands traits, la physionomie de la syphilis articulaire tertiaire de l'adulte ; et des mémoires d'Augagneur, de Max Schüller, de Fournier, sans compter ceux des auteurs que j'ai cités tout à l'heure, nous ont appris que la syphilis héréditaire en peut provoquer autant. Méricamp a, de plus, décrit comme spéciale une forme d'arthropathie « déformante »[1], où une hyperostose plus ou moins volumineuse d'une épiphyse, en particulier de la tête radiale, gène les mouvements de l'articulation correspondante, qui devient en outre le siège de craquements. On ne saurait dire cependant qu'il y ait là une forme à individualiser, et c'est encore une arthrite de voisinage, à côté d'une hyperostose.

Comme tous les chirurgiens d'enfants, j'ai observé cette hyperostose de la tête radiale ; j'ai observé aussi quelques hydarthroses du genou, soit par infiltration gommeuse périsynoviale, soit par ostéomyélite gommeuse portant surtout sur l'extrémité inférieure du fémur. Et à cette dernière variété appartient sûrement l'arthrite que nous venons d'examiner ensemble. C'est tout à fait identique à la pseudo-tumeur blanche syphilitique qu'on a décrite chez l'adulte. La chose est rare chez l'enfant, en sorte qu'avant de porter un semblable diagnostic, il faut hésiter : mais je vous ai expliqué que ni les signes locaux, ni les lésions concomitantes ne nous permettent de conclure à l'arthropathie la plus fréquente du genou, c'est-à-dire à l'ostéo-arthrite tuberculeuse.

Je vous ai dit, chemin faisant, que chez notre malade un seul os, le fémur, est atteint, et que c'est un signe sur lequel on insiste souvent pour le diagnostic avec l'arthrite tuberculeuse : on a raison pour les lésions un peu avancées, mais vous ne devez pas oublier que cela ne signifie pas grand'chose pour la période du début, celle précisément où le diagnostic est important et quelquefois difficile, car alors un os peut fort bien être tuberculeux seul pendant quelque temps.

---

1. Il est à noter que dans le cas assez complexe de Méricamp, il y avait en outre un raccourcissement considérable du membre : six centimètres.

III

De tout cet exposé, il résulte que la vérole ne saurait guère être contestée. Mais est-elle héréditaire? Aucune preuve ne peut vous en être fournie. Rien de suspect n'est relevé du côté du père et de la mère. Les frères et sœurs de notre malade sont au nombre de six dont trois vivants et trois morts, deux en bas-âge (à la naissance et à trente-deux jours) et un à sept mois, de bronchite; il n'y a pas eu de fausses couches, pas d'accouchements prématurés. Notre malade, qui est le septième et dernier né, est venu à terme, après une grossesse normale. Elevé au sein, il a percé sa première dent à onze mois, a été sevré à vingt-cinq mois, n'a jamais eu aucune maladie. Chez aucun des enfants, on n'a vu d'éruption douteuse jusqu'à celle qui vient d'atteindre notre sujet actuel. D'autre part, sur ce sujet lui-même, on n'observe aucun des stigmates — infantilisme, kératite, lésions dentaires, etc., — par lesquels la syphilis héréditaire imprime volontiers à l'organisme, quand elle est de quelque intensité, sa marque dystrophiante. Et par contre, l'aspect des lésions, aussi bien de l'éruption que de l'arthropathie ou de l'orchite, est identique à celui que nous rencontrons au cours de la syphilis tertiaire de l'adulte.

Aussi est-il possible que, l'hérédité étant nulle, nous soyons en présence d'une syphilis acquise en bas âge et parvenue à la période tertiaire. Rien de l'interrogatoire ne vient appuyer cette hypothèse, mais rien non plus ne l'infirme, et je crois qu'à cet égard, il est sage de rester dans le doute sur l'étiologie. Je m'en tiens à cette simple mention, n'ayant pas l'intention d'insister aujourd'hui sur le parallèle entre la syphilis héréditaire et la syphilis acquise de l'enfant : il me suffit de vous avoir signalé ce fait qui, dans l'espèce, est d'importance mineure, puisqu'en tout cas le traitement est le même. Je vais associer aux frictions mercurielles l'administration de l'iodure de potassium, à dose de 2 grammes par jour, et je crois que l'enfant guérira sans qu'il soit utile d'agir localement sur son genou par l'immobilisation, la compression, la révulsion. Le repos au lit sans appareil suffira. Il est d'ailleurs probable que le traitement devra être prolongé, car si les lésions de la peau et du testicule sont en général vite sensibles à son action, la synovite chronique avec épaississement est entretenue par une ostéomyélite épiphysaire gommeuse probablement diffuse, dont je vous ai déjà dit la ténacité et la tendance aux récidives[1].

1. Les éléments d'ecthyma à la cuisse se sont vite cicatrisés, en effet, et la pigmentation des cicatrices dorsales a pâli. En un mois environ le testicule droit a repris son volume à peu près normal, tout en restant cependant un peu plus dur que le gauche. Les deux testicules, d'ailleurs, sont restés durs, ligneux, indolores à la pression. Quant au genou, il y a persisté pendant plusieurs mois un peu d'hydarthrose, allant et venant, et la diminution de volume de l'épiphyse fémorale a été très lente. C'est le 23 novembre seulement que l'enfant a quitté nos salles guéri. La cure se maintient depuis.

CINQUIÈME LEÇON

SYPHILIS HÉRÉDITAIRE TARDIVE

(PALAIS ET VOILE DU PALAIS)

Signes d'une perforation du palais. Accidents syphilitiques osseux concomitants. Origine nasale des perforations palatines.

Ostéite et nécrose syphilitiques des os propres du nez.

Nécessité d'un traitement prolongé avant d'opérer les perforations syphilitiques du palais.

Gommes circonscrites et diffuses du voile du palais. Leur insidiosité. Leur sensibilité au traitement.

Chez la fille de onze ans, couchée au n° 9 de la salle Valleix, vous pouvez presque affirmer, à sa première réponse, l'existence d'une perforation du palais ou du voile : vous entendez, en effet, la classique voix nasillarde que je n'ai pas à vous décrire aujourd'hui. Un mot d'interrogatoire aux parents nous a appris que ce trouble de la phonation n'est pas congénital, mais n'a que cinq ou six ans de date; durée qui, d'autre part, exclut du diagnostic la paralysie du voile du palais. Cela posé, faisons souffler et siffler la malade, le vent passe en effet par le nez.

Diagnostic tout de suite confirmé et précisé par l'inspection : il suffit de faire ouvrir la bouche à l'enfant, la tête un peu renversée en arrière, pour voir sur la ligne médiane d'un palais très ogival, à 3 centimètres en arrière des incisives, une perforation large comme une lentille.

La cause de cette perforation ne me paraît pas discutable. Chez l'enfant, on peut rencontrer des lésions analogues d'origine traumatique ou tuberculeuse : de trauma, par chute sur une tige rigide enfoncée dans la bouche, il n'est pas question dans les antécédents ; quant à la tuberculose palatine perforante, elle est assez exceptionnelle pour que vous ne deviez pas y songer du premier coup. La seule cause vraiment fréquente de ces perforations est la syphilis, et d'ailleurs ici, le diagnostic est imposé par les phénomènes concomitants.

D'hérédité, nulle trace : mais il est à remarquer que cette enfant est la troisième et dernière de la série, sans fausses couches, et l'intégrité des deux premiers ne prouve rien, car nous connaissons tous la syphilis prise « en cours de route » par un des conjoints.

Or, cette enfant est née à huit mois, et à l'âge de neuf mois elle a souffert de convulsions, à la suite desquelles elle a conservé une paralysie faciale gauche, complète, et un léger strabisme de l'œil gauche. Ces accidents ne semblent pas avoir été rapportés à la vérole, car on a institué contre eux, à l'âge de trois ans, un simple traitement électrique, qui paraît d'ailleurs les avoir fort améliorés ; sans les guérir toutefois, car actuellement encore ils sont évidents.

Ces troubles paralytiques ne peuvent autoriser à eux seuls un diagnostic rétrospectif, mais celui-ci est rendu certain à la fois par des lésions actuelles du squelette et par l'histoire de la lésion palatine.

Car le tibia gauche est le siège d'une hyperostose diaphysaire diffuse, bosselée, avec quelques points douloureux à la pression, ayant débuté il y a trois mois environ ; car, d'autre part, une tuméfaction un peu étalée, grosse comme une petite noix, soulève le périoste huméral au bord interne, juste au-dessus de l'épitrochlée.

Syphilis héréditaire ou acquise en bas âge ? Je crois à la première hypothèse plus qu'à la seconde, malgré l'absence de la « triade d'Hutchinson », en raison de la naissance avant terme et des lésions nerveuses précoces. Du caractère objectif des lésions actuelles, en effet, on ne saurait conclure à cet égard, et en particulier l'histoire de la lésion palatine est celle de n'importe quelle syphilis tertiaire, avec la classique origine nasale et non point buccale.

On a cru, il y a longtemps déjà que, chez l'adulte, les nécroses palatines de la syphilis étaient dues à la dénudation de l'os, la fibro-muqueuse étant décollée par une gomme, dont l'incision précoce pouvait dès lors prévenir la perforation de l'os sous-jacent. Erreur aujourd'hui reconnue : le fait premier est l'ostéite gommeuse, ayant presque toujours son point de départ à la face nasale du palais, surtout au bord inférieur du vomer. Or, chez notre malade, l'association à de la syphilis nasale fut évidente, puisque lorsque le palais se perfora, à l'âge de cinq ans, la racine du nez se gonfla en même temps, contre l'angle interne de l'œil, avec formation d'un abcès qui suppura pendant six mois et a laissé comme trace une cicatrice adhérente, à concavité supéro-externe, à 2 à 3 millimètres au-dessous du rebord orbitaire.

Est-il sorti des os nécrosés par ces deux abcès simultanés ? Le renseignement précis nous fait défaut, mais d'après ce que nous savons sur la syphilis des parois osseuses des fosses nasales, c'est à peu près certain. Pour les perforations palatines en particulier, il est fréquent de les voir se former assez brusquement, lorsque tombe au dehors, dans le nez ou dans la bouche, un séquestre souvent vomérien.

Nous ne devons pourtant pas nous laisser surprendre par cette perforation, que nous pouvons prévenir si nous instituons à temps le traitement, avant nécrose prenant toute l'épaisseur de la voûte palatine, car nous sommes presque toujours avertis à temps par l'odeur si fétide et si spéciale de l'ozène syphilitique, avec ulcérations nasales donnant naissance à une sécrétion purulente mal liée, jaunâtre, formant croûtes dans le nez. A cette période encore, le traitement enrayera le mal dans bon nombre de cas : presque toujours même si l'on agissait dès les premiers symptômes d'ozène. Vous ne devrez donc jamais traiter par le mépris, à n'importe quel âge, le coryza chronique : il doit toujours vous inviter à rechercher la vérole.

Je vous en dirai autant pour les lésions nasales supérieures, des os propres du nez, celles qui, après chute des os propres du nez, laissent l'horrible nez « en selle » ou « en lorgnette », malheureusement trop fréquent chez les syphilitiques héréditaires. Il le serait moins si on prêtait plus d'attention à la première période du mal, avec gonflement diffus de la racine du nez : ce signe, joint à la féti-

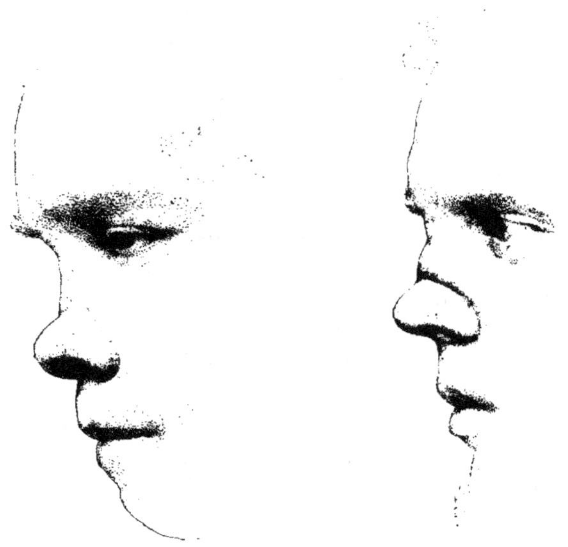

Fig. 38 et 39. — Variétés de déformations nasales. D'après A. Fournier.

Fig. 38. — Nez en « selle » par effondrement à la racine après destruction des os propres. — Fig. 39. — Nez « en lorgnette », par recul après destruction du cartilage de la cloison.

dité des fosses nasales, doit toujours vous sembler plus que suspect, je vous dirai presque caractéristique, même en dehors de tout autre signe.

Certes, je n'ai eu aucun mérite à en tirer ces conclusions, il y a cinq ans, pour une fille de douze ans chez laquelle, — les renseignements héréditaires faisant, il est vrai, défaut — la symptomatologie était au grand complet: non seulement radius, humérus, tibias étaient hyperostosés, mais encore la triade d'Hutchinson n'était pas contestable, avec des incisives supérieures échancrées, des dents partout piquées, avec une surdité rapide et totale survenue un an auparavant sans otorrhée préalable, avec une kératite interstitielle indolente, vieille de six mois. Les cas de ce genre ne vous induiront jamais en erreur, mais je veux vous mettre en garde contre ceux où les fosses nasales seules sont malades, où tout au moins les altérations des autres organes sont assez légères pour avoir besoin d'être dépistées par une recherche de parti pris.

Même alors, sans doute, un traitement assez précoce peut échouer, si, la face buccale des os étant tout à fait indemne, il ne se fait de son côté aucun gonflement, et si la sécrétion fétide des fosses nasales, indice d'ulcérations au fond desquels les os sont dénudés, ne se produit qu'à un moment où toute l'épaisseur des os est déjà nécrosée. Il n'y a plus alors qu'à attendre la séquestration, après laquelle seulement, l'os mort ayant été extrait, les parties molles pourront se cicatriser.

Si alors, la muqueuse palatine ayant elle aussi été ulcérée, la voûte se trouve perforée, il est de règle que le traitement soit impuissant à faire fermer la brèche, et l'état devient celui que nous observons aujourd'hui. Cela n'est cependant pas inévitable, et je retrouve, par exemple, dans mes notes, l'histoire d'une fille de douze ans, hospitalisée par moi au vieil hôpital Trousseau, du 8 février au 9 juin 1898, et chez laquelle, la chute du séquestre, gros comme un pois chiche, ayant eu lieu sous mes yeux, facilitée par moi d'un coup de pince, la fermeture complète de la perforation, large comme une lentille, fut obtenue sous l'influence du traitement médical. Chez notre malade actuelle, il ne saurait être question d'un succès analogue, car maintenant le bord du trou est cicatrisé : l'état est définitif, à moins d'une palatoplastie.

Celle-ci réussira presque à coup sûr, étant donnés les dimensions et le siège de l'orifice, mais à la condition que le processus syphilitique soit sinon éteint, au moins fortement assoupi. Or si, du côté des fosses nasales, tout paraît arrêté, s'il n'y a plus ni sécrétion, ni odeur, sur les os des membres il n'en est pas de même. les hyperostoses n'ont que trois mois de date. grossissent encore. sont encore douloureuses par places. Donc, je vais prescrire un traitement mixte, régulier, et dans trois ou quatre mois seulement j'opérerai.

La disposition locale est favorable : petit trou. facile à oblitérer. Il n'en est pas toujours ainsi, et de temps à autre vient nous voir dans le service une pauvre fille qui à plusieurs reprises y a séjourné pour des poussées successives à la suite desquelles elle a perdu la voûte palatine osseuse presque tout entière, les os propres du nez, les parois internes des sinus maxillaires en bonne partie. Celle-là sera, plus tard, justiciable de la prothèse palatine ; la chirurgie opératoire ne pourra rien pour elle.

Je ne voudrais pas terminer cet entretien sans vous donner quelques notions sur les délabrements que peut provoquer la syphilis héréditaire non plus dans le palais, mais tout près de lui. dans le voile du palais. Aucun malade n'est en ce moment à ma disposition pour que sur lui vous suiviez ma description. Toutefois, vous avez certainement vu à plusieurs reprises dans le service une fille, aujourd'hui âgée de dix-huit ans, qui y revient pour des récidives multiples de lésions syphilitiques que je soigne depuis près de cinq ans. Dès que les accidents sont un peu amendés, la malade les traite par le mépris, et elle ne tarde pas à voir se rouvrir, en particulier, une gomme ulcérée de l'extrémité supérieure du cubitus droit.

Sur son voile du palais, partout souple, vous voyez en arrière et à droite une dépression cicatricielle, grise, ovalaire, tout à fait souple, comme d'ailleurs le reste du voile. En dehors de l'étude, par vous-même, de la lésion initiale, ce stigmate en apparence insignifiant a une valeur réelle pour le diagnostic rétrospectif de certaines syphilis tertiaires où sa signification n'est pas douteuse: en tout cas, j'ai assisté, en octobre 1895, à l'explosion de la gomme qui lui a donné origine.

Cette enfant avait déjà été soignée par moi, en 1894, pour des ganglions poplités fistuleux, avec clapiers multiples, que je crus d'abord tuberculeux et que je nettoyai de mon mieux. Puis il resta une plaie atone, d'aspect bizarre, qui me fit songer à la syphilis, et je recherchai les antécédents héréditaires : 11 grossesses à terme, 2 fausses couches, tel fut le bilan. Mais on me raconta que la septième fille, alors âgée de vingt ans, avait souffert dans sa première enfance d'accidents éruptifs, de maux de gorge : qu'à seize ans cette enfant avait été guérie par le traitement spécifique d'une gomme du voile du palais. L'infection était attribuée par la mère à la vaccination faite avec les pustules d'une enfant, vite mort, qui avait des éruptions analogues. L'hypothèse est admissible, quoique la syphilis de ma malade — la onzième et dernière, après une fausse couche — rende presque certaine l'infection héréditaire.

Quoi qu'il en soit, j'instituai le traitement et bientôt le creux poplité se cicatrisa ; et le diagnostic fut vérifié par ce fait que le 28 octobre 1895 l'enfant se présentait à nous avec une grosse gomme jaune, prête à se rompre, occupant le centre à peu près du voile du palais, un peu à droite de la ligne médiane. Depuis trois jours seulement la lésion était connue, révélée par une gêne de la déglutition, celle des solides étant douloureuses, celle des liquides s'accompagnant de passage par le nez ; en outre, la voix était fortement nasillarde.

Malgré la médication immédiate, la gomme se rompit et il en résulta une perforation du voile ; mais en six semaines la cicatrisation fut obtenue, et vous en voyez aujourd'hui la trace. Vous avez à retenir surtout la rapidité de la formation de la gomme et la facile cure de la perforation. Facilité due à ce qu'il s'est agi d'une vraie perforation respectant le bord libre du voile ; car lorsque celui-ci est intéressé, la contraction des muscles fait écarter les deux lèvres de cette « division en rideaux », qu'il est indispensable de suturer ultérieurement.

Cette forme de gomme circonscrite paraît moins fréquente que la gomme diffuse, dont cette même fille m'a offert un exemple en 1898. Elle venait me montrer son cubitus, récemment réulcéré, et je remarquai le son nasillard de sa voix : je lui fis ouvrir la bouche et vis tout le pilier antérieur droit, du côté qui déjà avait été malade, épaissi, dur, rigide, d'une rougeur framboisée et vernissée.

C'est l'aspect classique de la gomme diffuse qui, malgré cette intensité de l'infiltration, est au moins aussi insidieuse, aussi indolente que la gomme circonscrite. Et l'on en voit qui fondent, détruisant le voile, quelques heures après l'apparition de la dysphagie révélatrice. Le premier symptôme est le nasillement léger, qui exige de notre part un examen immédiat de la gorge.

La gomme diffuse du voile est d'une sensibilité extrême à la thérapeutique ; en quelques jours, si l'on arrive à temps, les tissus redeviennent normaux. Heureusement, car si on se laisse surprendre par la fonte ulcéreuse, il en résulte des destructions, des adhérences, puis des rétrécissements cicatriciels d'une restauration tout à fait difficile et aléatoire. Chez notre malade, au contraire, vous trouvez un voile souple, sur lequel seule la première gomme, celle qui a été ulcérée, marque sa trace cicatricielle, blanche et punctiforme.

LES SIGNES DE DÉBUT DU MAL DE POTT

I. — L'abcès, même quand il paraît précoce, est toujours assez tardif. Sa fréquence apparente aux régions superficielles tient à la plus grande facilité d'accès.

II. — La raideur du rachis est le vrai signe de début. Manière de le rechercher aux régions lombaire et cervicale; sa netteté moins grande à la région dorsale.

III. — Symptômes nerveux précoces, importants surtout à la région dorsale. Parésie, pseudo-névralgies, paralysies radiculaires.

A sa période d'état, le mal de Pott est caractérisé par trois grands symptômes, capables de se trouver diversement associés : la gibbosité, l'abcès par congestion, la paraplégie. De ces symptômes, les deux premiers sont, dans leur essence, identiques à ce que nous observons pour toutes les ostéo-arthrites tuberculeuses; quant à la paralysie, ou plutôt aux troubles nerveux d'une manière plus générale, ils résultent des relations spéciales et étroites entre le squelette malade et le système nerveux.

Mais lorsque nous traitons un mal de Pott, notre but doit être d'éviter que les lésions ne parviennent à ce degré, où le malade est rendu infirme de façon plus ou moins grave par la bosse et la paralysie, où sa vie même peut être compromise par la septicémie chronique due à l'abcès devenu fistuleux. Aussi n'est-ce point de ces trois grands symptômes que je veux vous parler aujourd'hui, des considérations diagnostiques, pronostiques et thérapeutiques

auxquelles ils peuvent prêter; je veux vous apprendre à les empêcher de se constituer, ce à quoi vous arriverez dans bon nombre
de cas — je ne dis pas toujours — si après diagnostic précoce
vous instituez un traitement immédiat rigoureux.

Or, à notre consultation du 21 janvier, se sont trouvés réunis
par hasard plusieurs malades grâce auxquels je crois pouvoir
vous instruire sur ce point, en développant un peu les quelques
mots que je vous en ai dits sur place, au moment même où nous
les examinions ensemble.

I

Sur l'abcès, à peu près rien : ce n'est pas. ce ne peut pas être
un signe de début; ici, comme pour toute ostéo-arthrite tuberculeuse, il correspond à un stade déjà avancé d'évolution. Assez
souvent, je le sais, nous voyons des malades que la famille prétend atteints depuis peu et chez lesquels nous trouvons un abcès
par congestion, parfois énorme, de la fosse iliaque.

Mais alors — et c'est précisément ainsi que nous rattachons
l'abcès à une origine vertébrale — nous remontons à peu près toujours, par un interrogatoire bien dirigé, à un passé symptomatique plus ou moins ancien et plus ou moins caractéristique. Un
clinicien avisé, s'il est consulté à temps, doit dépister l'abcès
avant qu'il ne soit volumineux, à l'aide de symptômes rationnels
qui en font prévoir la formation probable dans les régions accessibles à la palpation. Je vous parlerai un autre jour de ce que
vous devez savoir sur ce sujet pour les régions lombaire et
dorsale.

En ces régions, en effet, la profondeur des corps vertébraux
est telle que vous ne pouvez songer à sentir de bonne heure
l'amas de fongosités, douloureux à la pression localisée, d'où
naîtra plus tard l'abcès si on les abandonne à elles-mêmes; et
vous comprenez qu'à la région cervicale il n'en sera pas tout à
fait de même, car les masses latérales et même les corps vertébraux peuvent être palpés à la nuque, dans le creux sus-clavi-

culaire; pour les corps, le toucher pharyngien peut donner des renseignements précoces et précis. Et la région la plus superficielle de tous côtés est celle des articulations occipito-vertébrales; d'autant mieux qu'en ce point les masses latérales prédominent sur les corps.

Aussi hier, chez une fillette qui depuis quelques semaines tient la tête de travers, inclinée à droite et un peu en arrière, avons-nous pu tout de suite sentir dans le haut de la nuque un empâtement profond qui efface la fossette normale; et là une pression avec la pulpe du pouce éveilla une vive douleur sur la masse latérale gauche de l'atlas.

Ces fongosités suppureront-elles? Je l'ignore, car une immobilisation rigoureuse peut fort bien les faire résorber. En tout cas, elles permettent de soupçonner la possibilité future d'un abcès, dont elles sont, en ce sens, une signe précoce: mais je vous ferai remarquer que depuis plusieurs semaines déjà le cou est raide, les souffrances nettes, et que presque sûrement le diagnostic eût été possible, surtout pour cette région superficielle, si nous avions été consulté plus près encore du début, à une période où les fongosités n'eussent pas encore été perceptibles.

Raideur, souffrances, tels sont, en effet, les symptômes sur lesquels je dois insister, et qui donnent au début du mal de Pott une physionomie assez spéciale.

II

La raideur est le signe de début le plus banal de toute tumeur blanche. Associée à un mélange d'atrophie et de contracture musculaires, elle se traduit par une maladresse, une gêne des mouvements spontanés; et le clinicien doit savoir, par des artifices propres à chaque jointure, mettre en évidence une limitation de certains mouvements provoqués.

Il va de soi que ces troubles fonctionnels exigent une jointure — ou un ensemble de jointures — douée d'une mobilité notable, et pour le mal de Pott en particulier vous concevez combien doivent être différentes, à cet'égard, les régions lombaire, dorsale et cervicale.

Au dos, quel mouvement peut être perdu de façon appréciable, puisqu'il n'y en a presque pas à l'état normal? Tandis qu'aux lombes et au cou, les vertèbres dorsales limitrophes entrant un peu en jeu, la mobilité présente une étendue assez importante.

Voyons d'abord ce qui se passe aux lombes, et pour mieux saisir la séméiologie initiale, rappelez-vous ce que je vous ai fait voir sur un cas assez avancé pour que les symptômes fussent grossiers et le diagnostic hors de doute.

Chez ce garçon de huit ans et demi, en effet, il n'est pas question de diagnostic précoce : les premiers troubles datent de deux ans et demi. A six ans, l'enfant, de bonne hérédité et de bonne santé habituelle, eut probablement une kératite phlycténulaire, puis se mit à se plaindre des jambes, à marcher avec quelque difficulté; plus tard, à ne pas pouvoir rester longtemps assis, à souffrir quand on l'asseyait un peu brusquement. Il traîna ainsi pendant environ six mois, au bout desquels on se décida à consulter mon regretté ami Brun; le mal de Pott fut alors diagnostiqué et traité sans interruption par l'application d'un corset plâtré, avec séjour de dix mois à Berck jusqu'en 1903.

Aujourd'hui, une gibbosité arrondie très nette fait saillir les apophyses épineuses des 2ᵉ et 3ᵉ vertèbres lombaires; l'enfant ne souffre pas, marche facilement, n'est menacé d'aucun abcès, mais il présente encore, à un haut degré, la raideur rachidienne caractéristique.

Quand un sujet à lombes normales ramasse à terre un objet, il se baisse en fléchissant le tronc en avant, en ne pliant que peu ou point les genoux. Les jambes étant bien droites, un enfant touche ainsi facilement le sol avec les mains; et quand l'âge commence à nous rouiller, une légère flexion des genoux suffit.

Regardez maintenant notre garçon. Devant lui et près de lui, je jette mon trousseau de clefs et je lui dis de le ramasser avec la main gauche : avant de se baisser, il pose la main droite sur une table ou sur une chaise, s'il en est à proximité; puis, étant ainsi appuyé, il se baisse tout d'une pièce en s'accroupissant et

non en inclinant le tronc, et se relève en s'appuyant de même
après avoir pris l'objet par terre. S'il ne voit aucun point d'appui
à portée, il le prend sur lui-même, en appliquant main gauche
sur cuisse gauche, et après avoir ainsi limité la flexion possible
du rachis, il agit comme précédemment. Même manœuvre avec
la main droite, pour ramasser avec la main gauche; et pour
ramasser avec les deux mains, l'action n'est simultanée que juste
au moment de saisir l'objet par terre, car pour se baisser et pour
se relever l'enfant envoie toujours une de ses mains chercher un
point d'appui, lâché pour quelques secondes et au dernier
moment.

Durant ces épreuves, placez-vous derrière le malade : vous
verrez que les apophyses épineuses lombaires sont immobiles les
unes sur les autres; vous sentirez, en y appliquant les doigts,
qu'elles n'ont plus les petits mouvements de reptation constatés
à l'état normal.

Faisons maintenant marcher le malade : il paraît assez solide,
mais sûrement il est raide, ce dont nous nous apercevons surtout
à l'hésitation, à la lenteur avec laquelle il tourne au commande-
ment pour revenir sur ses pas.

Si vous avez tous ces gestes dans l'œil, vous voilà à point pour
y saisir, par comparaison avec l'état normal et avec la rigidité
prononcée, le premier degré de gaucherie dont aujourd'hui même
nous avons un exemple sur une fille de douze ans, de belle
santé apparente, qui nous consulte à l'occasion de maux de reins
avec irradiations abdominales, provoquées par la station assise
quelque peu prolongée. Celle-là marche, au premier abord, sans
souffrir, et d'allure décidée, mais à la volte-face elle manque de
souplesse. Elle se baisse sans prendre point d'appui avec une
main, mais si vous y regardez de près, vous trouvez que le mouvement n'est pas normal; car, pour ramasser avec la main droite,
elle commence par diriger assez lentement la main gauche en dehors
et un peu en avant, comme pour être prête à l'appuyer en cas de
besoin, puis elle se baisse presque exclusivement en pliant les
genoux, en fléchissant à peine le tronc. Dans ces mouvements, la
colonne reste raide.

Et celle-là aussi porte un mal de Pott lombaire de diagnostic incontestable, car les signes locaux sont nets. Nous ne pouvons parler de gibbosité, mais la 2ᵉ apophyse épineuse lombaire, au lieu de rentrer, fait une légère saillie, et au-dessous d'elle la région est rectiligne au lieu d'être concave. C'est là un symptôme qui précède de loin la gibbosité, que cette rectification des lordoses normales, cervicale aussi bien que lombaire. Mais ce n'est pas, à vrai dire, un symptôme articulaire précoce, et la preuve en est que, chez notre malade, nous pouvons par l'interrogatoire faire remonter déjà très loin les premières atteintes du mal.

La difformité locale est à peu près nulle, et cependant dès le commencement de l'an dernier furent notés les premiers troubles. L'enfant se tenait mal, un médecin constata un peu de saillie des omoplates, sans scoliose, et déclara que ce ne serait rien : en effet, un séjour au bord de la mer, en juillet et août, amena une amélioration notable, avec engraissement. Mais soyez assurés que si, déjà à ce moment, on eût songé à explorer, comme je viens de vous apprendre à le faire, la mobilité du rachis, on eût trouvé des symptômes suspects et on ne se fût pas exposé à la reprise d'accidents qui se manifesta en septembre.

Alors survinrent des douleurs de ventre, puis des maux de reins rendant impossible la station assise quelque peu prolongée, tandis qu'augmentaient les souffrances abdominales. Depuis quelques semaines celles-ci ont disparu, mais l'état général périclite, l'appétit diminue, la gêne fonctionnelle augmente ; et les parents, enfin inquiets, sont venus demander nos conseils. Retenez de tout ceci qu'avant la période actuelle de maladie confirmée, quoique sans vraie gibbosité et sans abcès, les avertissements n'ont pas manqué, sous forme de douleurs dont nous étudierons dans un instant les caractères et la valeur, et croyez-moi sur parole quand je vous dis que la raideur rachidienne eût été dès le début démonstrative.

Dans notre série a manqué le mal de Pott cervical, sauf le cas de mal sous-occipital auquel j'ai fait allusion au début. De celui-ci je ne parlerai plus : le mal sous-occipital mérite à tous égards une description particulière. Quant au mal cervical et cervico-dorsal, vous comprenez qu'il aura bien moins d'influence sur les mouvements de flexion du tronc, pour ramasser un objet par terre. Certes, à une période avancée, le sujet ne bouge plus sans se tenir entre les mains la tête, dont le moindre déplacement lui fait peur. Mais c'est tardif, et la raideur initiale doit être cherchée dans les mouvements de rotation de la tête et du cou, par lesquels le sujet regarde en arrière : ils sont d'abord diminués, ensuite supprimés, exécutés avec lenteur ou instinctive méfiance et remplacés par une rotation du tronc tout entier autour de la région lombaire. D'où, selon l'expression classique, un air « guindé », dû à la rigidité cervicale.

Que devient cette symptomatologie à la région dorsale ? Elle s'annule presque, puisque les mouvements normaux sont, ou à peu près, nuls : et voici une fille de dix ans qui tout de suite nous le prouve. Elle se baisse pour ramasser mes clefs sans chercher à prendre appui avec une main, sans lenteur même ; elle marche avec aplomb et souplesse ; c'est à peine si pour faire volte-face elle hésite un peu ; c'est à peine enfin, si, au repos debout, elle abaisse un peu l'épaule droite; et cependant l'apophyse épineuse de la 7e vertèbre dorsale fait une saillie angulaire, un peu douloureuse à la pression, assez nette pour que le diagnostic soit certain. Au-dessus d'elle, le tronc est légèrement incliné à droite.

Cette gibbosité déjà accentuée a été reconnue par hasard, il y a trois semaines, à l'occasion d'un bain, et, chez cette enfant habituellement bien portante, aucun symptôme prémonitoire n'a existé : la mère est très affirmative sur ce point ; aucun trouble nerveux ne peut être en ce moment constaté. En sorte qu'aujourd'hui, sans la gibbosité, nous ne pourrions pas soupçonner un début de mal de Pott ; la gibbosité, quoique anatomiquement tardive, a été symptomatiquement initiale. Cela s'observe de temps à autre à la région dorsale; et même parfois, sous des influences variables, un corps vertébral miné par une carie latente s'affaisse brusquement, d'où une gibbosité subite dont tous les livres classiques font mention, à titre de début exceptionnel du mal de Pott : mais cette surprise soudaine est exceptionnelle, que la saillie épineuse ait été réellement brusque, ou que, comme chez notre malade, elle ait été reconnue par hasard, et l'on peut dire qu'à la région dorsale on sera bien souvent averti par une symptomatologie nerveuse, plus fréquente et plus nette qu'à la région lombaire.

III

Pour comprendre la valeur de cette symptomatologie, il faut se souvenir de certaines dispositions anatomiques. Car si, par exception, le mal de Pott peut, à un moment donné, devenir localement douloureux à la manière de toute tumeur blanche, la plupart du temps les souffrances dont il s'accompagne sont dues aux connexions intimes affectées par les os malades avec le système nerveux : et cela aussi explique comment aux douleurs s'associent plus ou moins de troubles moteurs.

Dans le canal rachidien, nerfs et moelle, moelle surtout, peuvent être offensés directement par un déplacement osseux, mais cette *compression brusque*, exceptionnelle ailleurs qu'à la région cervicale, n'a rien à voir avec nous aujourd'hui. Tous les symptômes dont j'ai à vous entretenir ont pour cause la *compression lente*, par pachyméningite, dont je vous donnerai un autre jour la description complète[1]. Sachez seulement, aujourd'hui, que l'agent de la compression lente est le tissu fongueux proliférant entre le canal rachidien et la dure-mère, aussi concevez-vous que plus l'espace est grand entre la paroi osseuse et la moelle, et mieux seront évités les troubles nerveux. Or, plus la région vertébrale est mobile et plus est large relativement le canal rachidien. Aussi, tandis que les troubles ostéo-articulaires passent volontiers au dernier plan, comme je vous l'ai dit, à la région dorsale, peu mobile, c'est l'endroit où, au contraire, la participation du système nerveux est la plus précoce et la plus accentuée.

Examinez maintenant pendant qu'elle marche, toute nue, cette fillette de trois ans et demi : elle avance en vacillant, les jambes écartées, lentement, en hésitant à chaque pas. Au premier abord,

1. Voy. leçon VII, p. 90.

vous lui trouvez un air « empoté » et vous vous demandez si peut-être elle n'a pas simplement le dos raide, comme nos autres malades ; et, en effet, elle hésite pour faire avec précaution volte-face ; elle appuie une main sur la table non pour se baisser, mais pour se relever après avoir ramassé un objet. Et voici que je lui ordonne de ramasser l'objet des deux mains, ou bien que je la fais arrêter loin de la table ; elle se baisse avec lenteur, après avoir écarté les jambes, en fléchissant le tronc autant que les genoux, sans prendre point d'appui sur la cuisse avec une main, mais quelquefois elle s'y appuie pour se relever. J'ai l'impression qu'elle est maladroite parce qu'elle a les membres inférieurs parésiés et non parce qu'elle a le rachis enraidi, qu'elle cherche à élargir sa base de soutien en marchant et à s'appuyer pour se redresser, parce qu'elle ne se sent pas en sûreté sur ses jambes affaiblies.

Pourquoi cette parésie ? Plusieurs hypothèses sont discutables. On voit des états analogues après diverses maladies infectieuses : quelquefois il s'agit d'une légère paralysie infantile, qui, dans le cas particulier, serait survenue insidieusement. Mais dans l'anamnèse rien ne nous dirige en ce sens, tandis que la probabilité du mal de Pott devient grande, si nous apprenons qu'au mois d'août dernier — à propos de la confection d'un manteau — on s'aperçut que l'enfant se tenait mal, hanchée à droite, l'épaule gauche surélevée ; qu'elle maigrit notablement depuis ; qu'en juin elle avait été assez malade d'une rougeole, dont je n'ai pas besoin de vous redire l'action nuisible sur les éclosions tuberculeuses ; que, remontant plus haut, elle tousse à peu près constamment, depuis une bronchite grave à l'âge de douze mois. Enfin, il y a un symptôme dont je vous indiquerai dans un instant la valeur : des douleurs fréquentes dans les reins et dans le dos, avec irradiations dans les épaules.

Aussi, je suis à peu près sûr de mon diagnostic, autant qu'on puisse l'être en l'absence de tout signe localisé, tel qu'une saillie, même minime, d'une apophyse épineuse, tel qu'une douleur limitée à la pression ; et peut-être, chez l'adulte, hésiterais-je un peu plus, malgré la valeur considérable des névralgies irradiées.

Avec une paralysie, sérieuse ou légère, des membres inférieurs, la compression de la moelle serait certaine si en même temps, malgré la flaccidité apparente des muscles atteints, les réflexes tendineux étaient exagérés ; or, chez notre malade, ils ne le sont pas. A la percussion simple du tendon rotulien, la jambe me paraît se soulever de façon normale ; et je n'ai pu provoquer, par mouvements de flexion brusques du pied, la classique trépidation épileptoïde, le « phénomène du pied ».

Or, il est certain que le premier degré de l'état spasmodique, c'est-à-dire l'exagération des réflexes tendineux, est ici précoce et non point tardif comme on l'a cru. Dès que la paralysie existe, il l'accompagne à peu près constamment et il semble lié à l'irritation des centres nerveux plutôt qu'à la dégénérescence descendante du faisceau pyramidal. Il peut même, comme Pierre Delbet y a insisté, précéder la paralysie proprement dite, accompagner la simple parésie initiale, ou les pseudo-névralgies du début ; mais je ne crois pas que ce soit une loi absolue, notre malade actuelle vous le prouve et de ce que les réflexes sont normaux vous ne devez pas déduire que la paralysie au début n'est pas due au mal de Pott.

Chez cette malade, il y a début de parésie et nous remontons, par l'interrogatoire, à des « névralgies » préalables, dues à l'irritation des nerfs dans le canal rachidien et dans les trous de conjugaison. Vous observez, sans paralysie, des névralgies dans les espaces intercostaux, dans les membres supérieurs, chez un garçon de quatre ans que vous voyez ici de temps en temps. Je lui ai appliqué un corset il y a quatre mois, et il souffre moins, mais il souffre encore et chez lui aussi, les réflexes continuent à être normaux.

Il est de règle que ces pseudo-névralgies, reconnaissables la plupart du temps à leur symétrie, à leur multiplicité, à l'absence des points douloureux classiques à la pression localisée, passent assez rapidement ; pas toujours cependant, ainsi que notre petit malade en est un exemple. Chez l'enfant, elles ne sont pas très embarrassantes, car le mal de Pott en est à peu près la seule cause possible, et le mal dorsal est le seul où la rigidité vertébrale ne soit pas tout de suite démonstrative. Mais vous concevez combien, chez l'adulte, le diagnostic pourra facilement errer pour cette même région dorsale, où, pour comble de malheur, les abcès se cachent si longtemps dans le thorax ; aussi, quand il n'y a pas de gibbosité, rencontrons nous ici les erreurs de diagnostic les plus bizarres, avec de la neurasthénie, avec l'ataxie locomotrice, avec des myélites diverses. L'intérêt est donc grand de dépister le moindre trouble moteur, d'étudier s'il est associé à une exagération des réflexes, alors caractéristique, mais dont il faut connaître l'absence possible.

J'ajouterai que les pseudo-névralgies ont coutume de précéder les phénomènes paralytiques, dont elles me font craindre la venue chez notre jeune garçon, malgré l'immobilisation précoce dans le corset plâtré. Ce serait plus à craindre encore si un jour l'exagération des réflexes démontrait que la moelle est intéressée; mais le phénomène ne peut avoir lieu tant que les nerfs seuls sont en cause, même s'il y a alors une paralysie motrice dont j'ai à vous indiquer les caractères.

A la région dorsale, nerfs et moelle se trouvent donc vite et souvent compromis : et la distribution, les fonctions des nerfs sont telles qu'à leurs lésions correspondent à peu près exclusivement des troubles sensitifs, c'est-à-dire les pseudo-névralgies. De la moelle seule relèvent les troubles paralytiques. Que va-t-il se passer pour un mal de Pott cervical, siégeant au niveau du renflement médullaire cervico-brachial, là où se trouvent les racines originelles du plexus brachial?

Alors, la symptomatologie médullaire ne variera que par augmentation, à la fois dans l'étendue et dans la gravité des troubles paralytiques. Mais la participation des nerfs périphériques va se traduire souvent par des accidents moteurs surajoutés aux pseudo-névralgies : ces paralysies, qui affecteront la systématisation bien connue des paralysies radiculaires, auront les caractères habituels des paralysies périphériques, c'est-à-dire qu'elles seront flasques et destinées à le rester, sans exagération ou avec diminution des réflexes tendineux, avec atrophie musculaire. Et cela vous permettra parfois, quoique pas toujours avec facilité, d'établir ce qui.

dans les symptômes nerveux, revient aux nerfs et à la moelle. Retenez, en tout cas, qu'ici les nerfs sont assez souvent en cause, et cela se comprend, d'après leurs rapports étendus avec le squelette dans les gouttières transverses qui font suite aux trous de conjugaison.

Cela suffit sur ce sujet, puisque je n'ai pas de malade correspondant à vous faire examiner[1] : mais c'était, je crois, une transition utile pour l'explication des phénomènes nerveux initiaux du mal de Pott lombaire.

Qu'y a-t-il dans le canal rachidien, à partir de la deuxième lombaire? Des nerfs seulement, ceux de la queue de cheval, avec l'insignifiant *filum terminale*. Aussi pourra-t-on observer aux membres inférieurs des paralysies flasques, périphériques, de type radiculaire, dans le domaine des plexus lombaire et sacré : mais la largeur du canal osseux vous explique pourquoi ce sera très rare, et en tout cas tardif, tandis que les pseudo-névralgies par irritation des troncs seront fréquentes et précoces.

Étudiez à ce point de vue nos deux malades atteints de mal de Pott lombaire : chez la fille sont notées, comme symptôme précoce, des irradiations douloureuses dans la partie inférieure de l'abdomen, sur le trajet en ceinture des nerfs abdomino-génitaux ; chez le garçon, ce fut dans les jambes, où nous constatons aujourd'hui une forte diminution du réflexe patellaire. Vous apprenez de la sorte que si, à la région lombaire, les pseudo-névralgies n'acquièrent pas d'ordinaire la même importance qu'à la région dorsale, elles sont toutefois avec grande fréquence encore le symptôme révélateur, pourvu que le médecin dûment averti lui attribue toute sa valeur et le confirme par la constatation de la raideur, ici précoce, recherchée comme je vous l'ai appris.

Aussi, pour les régions lombaire et cervicale un médecin instruit ne s'en laissera pas imposer par des douleurs irradiées, toujours plus suspectes chez l'enfant, incapables de prêter à l'erreur si on a soin d'examiner comme il convient le rachis. Le conseil

---

1. Voy. leçon XXII de la 1ʳᵉ série.

pratique à retenir pour vous est de ne jamais traiter à la légère et médicalement les névralgies, avant d'avoir établi avec certitude que le rachis est normal : la chose est classique, mais ce que j'observe tous les jours me permet de dire qu'elle est bonne à répéter à toute occasion. Même bon à appliquer à l'adulte, ainsi que je l'ai vu plusieurs fois, le précepte est *absolu* chez l'enfant.

En ce sens, loin d'être déroutantes, les pseudo-névralgies du mal de Pott sont, à toutes les régions, plutôt utiles au clinicien, car elles attirent son attention à une période où souvent les raideurs cervicales et lombaires ne sont appréciables que si on les recherche systématiquement, où, surtout à la région dorsale, elles permettent sinon d'éviter, au moins de réduire au minimum une gibbosité qu'elles précèdent de loin, et par laquelle on se laisse surprendre si on ne tient compte de leurs avertissements.

PARAPLÉGIE DU MAL DE POTT

I. — Examen d'un cas de paraplégie incomplète avec mal de Pott ancien. La paralysie paraît flasque au premier abord; en réalité, les réflexes tendineux sont exagérés. Discussion sur la précocité de ce symptôme. Histoire d'un cas de paraplégie précoce, plus accentué que le précédent, avec pseudo-névralgies préalables. Possibilité d'une diminution initiale des réflexes.

II. — Absence habituelle de lien entre gibbosité et paraplégie. Compression lente de la moelle et des nerfs par la pachyméningite externe. Signes d'irritation médullaire et radiculaire, puis signes de compression; leurs associations diverses selon la région malade. Lésions histologiques de la moelle; persistance de tubes nerveux expliquant la rareté relative des troubles de la sensibilité, des sphincters, de la nutrition.

III. — Discussion actuelle de la doctrine de Charcot et sur le lien à établir entre l'exagération des réflexes et la dégénération secondaire des faisceaux blancs de la moelle.

IV. — Bénignité habituelle de la paraplégie pottique; processus anatomique de la guérison. Inutilité habituelle du traitement opératoire par laminectomie.

Vous avez en ce moment sous les yeux, soit parmi les malades hospitalisés dans notre pavillon Dolbeau, soit parmi ceux qui sont soignés à notre consultation externe, cinq enfants atteints de paraplégie consécutive au mal de Pott. L'occasion me paraît favorable pour vous entretenir de cette complication, malheureusement assez fréquente et d'une haute gravité.

Fréquence et gravité dépendent d'ailleurs, pour une bonne part, du siège de la lésion vertébrale, et deux mots d'anatomie topographique vont vous en donner la raison : à la région lombaire, dans le large canal d'une région rachidienne assez mobile, il n'y a plus de moelle épinière, mais seulement des nerfs, ceux de la queue de cheval; à la région dorsale, à peu près immobile, la moelle remplit presque complètement le petit canal rachidien; à la région cervicale, enfin, la mobilité est considérable et le canal est large.

Aussi est-il naturel que le mal de Pott lombaire puisse provoquer par voisinage des lésions nerveuses périphériques, mais rien de médullaire, si l'on met à part le cône terminal, tandis que moelle et nerfs participent ensemble aux altérations tuberculeuses des vertèbres dorsales et cervicales. Et dans ces deux régions intervient, pour la moyenne des cas, une différence importante de mécanisme.

Comme je vais vous l'expliquer, les troubles paralytiques compliquant le mal de Pott sont en partie dus à la participation des éléments nerveux au processus tuberculeux, en partie à leur compression. Et cette compression, à son tour, relève de deux mécanismes principaux : ou bien des produits pathologiques partis des vertèbres envahissent le canal rachidien, inextensible, où dès lors la moelle et les nerfs sont comprimés; ou bien les vertèbres malades se déplacent les unes sur les autres, de façon qu'elles viennent offenser directement l'axe médullaire. Au premier mécanisme doivent être attribués les accidents de compression lente; au second ceux de compression brusque. Or, si la compression lente existe assez fréquemment à la région cervicale, elle y est cependant moins fréquente qu'à la région dorsale, en raison de la largeur relative du canal rachidien à ce niveau; mais cet avantage est plus que compensé par la fréquence de la compression brusque, d'autant plus fréquente et d'autant plus dangereuse que le mal de Pott cervical est plus élevé.

C'est donc à propos du mal sous occipital surtout qu'il conviendra de vous faire connaître les dangers de la compression brusque de la moelle par les vertèbres déplacées. Les exemples que vous pouvez étudier en ce moment sont tous des cas de compression lente, et c'est de cette forme exclusivement que je vais vous parler. Quatre de nos malades sont atteints de mal de Pott dorsal et un de mal cervical.

I

Sur les deux malades que nous soignons en ce moment à notre consultation externe, vous pourrez étudier cette paraplégie à deux degrés successifs.

Voici d'abord un garçon de 9 ans dont je m'occupe depuis longtemps déjà. C'est en effet depuis le 15 décembre 1898 que je le traite pour un mal dorsal qui me fut confié deux ans après le début, avec gibbosité de la 5e à la 10e dorsales ; et déjà à cette époque, retenez le fait, nous avons noté une légère exagération des réflexes rotuliens. Avec le concours de mon élève Mouchet, nous avons, depuis cette date, appliqué au sujet suspendu plusieurs corsets plâtrés, le premier sous le chloroforme, avec les ennuis habituels, les escharres légères, mais fréquentes, qui sont le lot des gibbosités volumineuses ; et enfin l'état général nous paraissant bon, les souffrances étant nulles depuis le mois de mai 1901, l'enfant marchant déjà depuis un an, nous avons conseillé le port d'un corset orthopédique en cuir bouilli, avec attelles d'acier.

C'est à la fin du mois dernier que les parents se sont aperçus des premiers troubles moteurs, et l'enfant traînait fréquemment les jambes, la gauche surtout, d'où une claudication légère, s'aggravant après une marche, une course un peu pénible. Et peu à peu la parésie s'est accentuée jusqu'au degré où vous l'avez vue ce matin 22 juillet ; à cette date, l'état général était assez satisfaisant, quoique l'appétit eût tendance à fléchir, aucune modification n'était appréciable du côté de la gibbosité, aucun abcès n'apparaissait : mais la marche était rendue des plus pénibles par une parésie bilatérale. L'enfant s'avance lentement, en traînant les pieds et en steppant un peu de la jambe gauche ; il se maintient en équilibre, grâce à un écartement considérable des jambes. Les muscles, fort grêles, sont parésiés et non complètement paralysés, car, lorsque le sujet est couché il peut sans peine mouvoir les jambes, plier le genou, détacher le talon du lit.

Vous remarquez, dans cet état, une asymétrie légère : depuis le début des troubles moteurs, la parésie est plus accentuée à gauche qu'à droite. Mais au total les deux jambes sont prises ; les lésions causales sont sûrement bilatérales, ainsi que cela est d'ailleurs, dans les cas de ce genre, la règle à peu près sans exception.

Quand vous palpez les masses musculaires, vous les sentez grêles et molles ; quand vous maniez les membres du sujet couché, vous trouvez toutes les articulations souples ; quand le sujet marche, vous le voyez stepper et tendre à s'affaisser sur ses jambes affaiblies. Au premier abord, donc, vous croyez peut-être à une paralysie flasque : et en fait il n'y a dans les membres au repos aucune contracture persistante. Mais si vous analysez les choses de plus près, vous constatez deux phénomènes qui vous font changer d'opinion : les réflexes tendineux sont nettement exagérés, ainsi que vous vous en rendez compte par la percussion des tendons rotuliens ; ils le sont même assez pour que, par la flexion brusque du pied, vous puissiez des deux côtés obtenir la trépidation épileptoïde.

Ce n'est pas le lieu d'entrer dans de longs développements sur la manière de provoquer et d'étudier ces symptômes ; je dois les supposer connus de vous. Laissez-moi vous dire cependant combien plus grande est la valeur séméiologique de la trépidation épileptoïde : en effet, le réflexe rotulien existe à l'état normal et, chez l'enfant surtout, nous pouvons être assez embarrassés pour déterminer s'il est normal ou exagéré, tandis que la trépidation épileptoïde est toujours un signe pathologique. Pour la produire, une de vos mains fixant le bas de la jambe gauche contre le plan du lit, vous mettez la paume de l'autre main sous la tête des métatarsiens, et par pression brusque vous imprimez une secousse au tendon d'Achille ; vous sentez alors des contractions rythmiques, de rapides et alternatives flexions et extensions du pied. Au degré le plus léger, il faut plusieurs secousses, et quelques contractions seulement vous appuient sur la main ; au degré le plus accentué, la moindre excitation suffit pour que le pied soit atteint d'un tremblement nerveux, visible à distance. Chez notre malade les choses n'en sont pas encore là, mais le phénomène est des plus nets.

Vous noterez en passant que dès notre premier examen, le

15 décembre 1898, bien longtemps par conséquent avant le début de la parésie, nous avons constaté une légère exagération des réflexes. Est-il exact que cette exagération ait, comme le disent Delbet et son élève Giacometti, une valeur considérable pour le diagnostic du mal de Pott au début? Quoique Giacometti ait recueilli dans mon service un bon nombre de ses observations, je n'irai peut-être pas jusque-là, et je crois que la rigidité rachidienne précède habituellement l'exagération des réflexes. Mais le fait certain est que la plupart du temps, — je ne dis pas toujours, — ce signe d'irritation médullaire est précoce et peut nous mettre en défiance contre la future paraplégie, dont il est parfois l'avant-coureur éloigné. Il est en outre à retenir que, si on le recherche avec soin, il est de règle qu'on le trouve lorsque le sujet est paralysé, même lorsque la paralysie est flasque. J'aurai à vous expliquer plus tard quelle est la cause anatomique habituelle de ce symptôme; en ce moment je ne vous parle que de clinique, et à ce propos une courte digression me paraît utile.

Il y a deux types de paralysie, c'est incontestable : la paralysie flasque et la paralysie spasmodique. Parmi les malades que vous observez couramment dans mon service, vous trouvez dans la paralysie infantile le type habituel de la première; dans le syndrome de Little, celui de la seconde. A la paraplégie flasque appartiennent ces membres mous, à jointures mobiles, à réflexes tendineux abolis, que le malade traîne lourdement en frottant les pieds sur le sol, quand il marche avec des béquilles. L'aspect est tout différent, de ces membres raidis en extension, où les muscles, constamment en état de tonus exagéré, vous résistent dès que vous voulez mobiliser les articulations; cette raideur persiste pendant la marche : pour avancer, le patient traîne légèrement le pied et sautille un peu à chaque appui de la plante sur le sol. Ces petites secousses sont l'indice de l'exagération des réflexes tendineux, sous forme d'un degré variable de trépidation épileptoïde du pied.

Ces deux types doivent certainement, dans un ouvrage didactique, être opposés l'un à l'autre dans leurs deux degrés extrêmes. Mais dans une leçon qu'il a consacrée à des cas de paraplégie pottique flasque, un neurologiste éminent, Grasset, de Montpellier, semble attribuer aux paralysies ordinaires du mal de Pott la forme spasmodique extrême que je viens d'esquisser. C'est, je l'accorde, une manière de frapper par contraste l'esprit des élèves, pour leur faire comprendre ce qu'a d'anormal la paraplégie flasque; mais c'est aussi les exposer à une erreur de clinique. Dans le mal de Pott, en effet, les cas de beaucoup les plus habituels sont semblables à celui que nous avons examiné ensemble; au premier abord la paralysie paraît flasque, et pour constater l'exagération des réflexes tendineux il faut la chercher. L'état de contracture constituée, qui vous saute aux yeux sur le sujet couché ou debout, est inconstant, et quand il existe il est relativement tardif.

Je vous apprends, pour mémoire, que la sensibilité des membres parésiés est normale, que les réservoirs fonctionnent bien, que les altérations trophiques sont nulles : ces caractères sont habituels dans la paralysie pottique, même quand elle est plus accentuée que dans notre premier cas. Vous les retrouvez, par exemple, sur la fillette atteinte de paraplégie complète dont le moment est venu de vous parler.

Ce cas se sépare du précédent par la différence considérable de rapidité avec laquelle la lésion vertébrale s'est compliquée de paraplégie. Chez notre premier malade, le mal de Pott était vieux de cinq ans et demi quand les jambes commencèrent à devenir faibles et maladroites. Chez la seconde, les choses ont été bien plus vite.

Elevée à la campagne jusqu'à l'année dernière, l'enfant, aujourd'hui âgée de sept ans, commença dès novembre dernier à payer son tribut aux contagions urbaines, sous forme d'une bronchite grave, qui fut bien probablement une manifestation tuberculeuse : le rétablissement, sans doute, parut complet, mais dès le mois de mars survinrent des douleurs légères, des sensations de lassitude fréquentes; l'enfant se plaignait des jambes après toute course un peu longue, mais sans qu'avec cela il y eût des symptômes de parésie musculaire, car en dehors des fatigues, marche et station restaient faciles. Un mois plus tard environ, on s'aperçut d'une gibbosité dorsale rapidement accrue, en même temps furent ressenties des deux côtés, au niveau des deux dernières côtes, de vives douleurs rendant le moindre contact intolérable. Peu après l'enfant marcha en traînant les pieds sur le sol, et cela ne tarda pas à devenir de la vraie paralysie, car depuis deux mois déjà, l'impossibilité complète de la marche a rendu obligatoire le séjour au lit.

Entre la parésie alourdissant la marche et la disparition de tout mouvement volontaire, il existe d'ordinaire une étape intermédiaire où les muscles, incapables de supporter le poids du corps lorsque l'enfant est debout, peuvent cependant imprimer des mouvements au membre et même faire détacher le talon du lit lorsque l'enfant est couché.

Notre fillette en est à ce degré, et chez elle aussi les muscles abandonnés à eux-mêmes sont mous et flasques : quand elle est assise, les jambes pendantes, ses pieds se laissent aller en équin avec un peu d'adduction. Quand on la met debout, pour qu'elle ne tombe pas, il faut la soutenir sous les épaules et elle se maintient ainsi grâce à une hyperextension du genou : dès qu'on cesse de lui fournir un appui, elle s'affaisse sur les jambes fléchies.

Donc ici encore, la paralysie, quoique plus avancée, semblerait flasque à un examen superficiel : mais les réflexes tendineux sont exagérés des deux côtés, assez pour que le doute ne soit pas permis, quoique le phénomène du pied ne puisse pas encore être provoqué. La sensibilité est conservée, les réservoirs fonctionnent normalement, l'état général est bon, il n'y a pas de signes actuels d'abcès par congestion. La gibbosité, avec saillie angulaire au point culminant, va de la 4ᵉ à la 7ᵉ vertèbres dorsales.

Chez cette dernière malade nous avons noté un symptôme qui chez le premier a été nul, ou au moins assez léger pour passer inaperçu : des douleurs vives, en ceinture, au niveau des deux derniers espaces intercostaux. Ce symptôme n'est donc pas obligatoire, mais il est habituel, et il acquiert parfois, pour remonter à la cause d'une paraplégie, une importance considérable, bien mise en relief par Charcot depuis longtemps déjà. Vous allez le retrouver, avec une netteté plus grande, chez le troisième enfant que nous soignons à la consultation, et dont l'observation offre, comme vous allez voir, plusieurs points à retenir.

Ce garçon âgé de quatre ans, dont le père est alcoolique et dont un frère est mort de broncho-pneumonie consécutive à la rougeole, souffre depuis l'âge d'un an d'accidents successifs, suspects de tuberculose : pneumonie double à un an, bronchite prolongée à dix-huit mois, abcès du pied, puis du bras, puis du cou vers l'âge de deux ans et demi. En septembre 1901 a débuté « une bosse au cou », puis une autre « dans le dos », pour lesquelles l'enfant a été traité en ville, jusqu'en janvier 1902, par l'application d'un corset plâtré. Vers le milieu de décembre, malgré cette immobilisation, il a souffert, pendant la nuit, dans le thorax et dans les hanches, de douleurs assez vives pour lui arracher des cris : notez cette absence de corrélation avec la fatigue, et même avec les mouvements. Elles survenaient par crises de dix minutes à un quart d'heure, à quatre ou cinq reprises par nuit, et elles ont duré avec intensité pendant environ six semaines; le jour, l'enfant ne souffrait pas.

Ces douleurs ont ouvert la série des accidents nerveux. Peu après leur apparition, elles ont été suivies d'un affaiblissement progressif des jambes, et l'enfant nous fut apporté pour la première fois à l'hôpital le 13 février 1902, parce que depuis cinq jours il ne se tenait décidément plus sur ses jambes. Il est à remarquer que depuis quinze jours environ les douleurs nocturnes avaient cessé; il persistait cependant des cauchemars.

Voilà donc un fait bien établi dans cette histoire : les névralgies violentes qui ont précédé la paralysie.

Lorsque nous vint l'enfant, et que nous le reçûmes pour quelques jours à l'hôpital, l'affaiblissement musculaire était suffisant pour que l'enfant ne pût pas, non seulement marcher, mais se tenir debout: tout de suite il s'affaissait sur les genoux fléchis, mais la paralysie n'était pas complète, car il pouvait encore, avec un grand effort, détacher du plan du lit ses membres inférieurs. Les troubles vésicaux et rectaux étaient nuls. La grand'mère nous avait dit, il est vrai, que l'enfant demandait très souvent l'urinoir, au moins cinquante fois par jour, prétendait-elle: nous n'avons même pas constaté ce symptôme pendant la semaine que nous avons observé régulièrement le malade. La sensibilité n'était pas altérée.

Le fait, jusqu'à un certain point anormal, comme je vous le dirai, que nous avons relevé, est le suivant : non seulement, comme chez les deux malades précédents, la paralysie paraissait flasque au premier abord, mais encore dans les membres mous nous avons trouvé diminués les réflexes rotulien et plantaire. C'est un point d'un intérêt théorique réel et que nous retrouverons quand nous parlerons de pathogénie. Et il nous aurait échappé si nous n'avions observé le malade près du début des accidents : car le 8 avril nous avons revu l'enfant dont la paralysie s'était aggravée, en sorte que seule la jambe droite pouvait encore être volontairement détachée du plan du lit, et à cette date l'exagéra-tion du tonus musculaire était évidente. Les membres étaient assez raides, en extension, avec position du pied en équin et varus léger ; on pouvait les mouvoir dans leurs diverses jointures, mais il fallait faire quelque effort; et l'on provoquait des réflexes rotu-liens exagérés, on obtenait la trépidation épileptoïde du pied, dès la première secousse à gauche, un peu plus difficilement du côté droit. Toujours rien du côté de la vessie et du rectum. Mais au contact, aux diverses excitations douloureuses, les membres para-lysés présentaient une hyperesthésie évidente.

A quelle cause attribuer ces phénomènes paralytiques? Comme dans nos deux premiers cas, le diagnostic est hors de doute, car il y a mal de Pott avec gibbosité : un premier foyer est cervico-dorsal, le second est lombaire. Aux deux la gibbosité est peu volumineuse : il semble même que sous l'influence de l'appareil-lage celle de la région cervico-dorsale ait diminué dans de notables proportions, sans que cette amélioration locale ait en rien em-pêché l'évolution de la complication nerveuse.

II

Dans les trois observations dont je vous ai entretenus jusqu'à présent, vous trouverez presque tous les éléments nécessaires à l'étude de la paralysie pottique, ou tout au moins du type habituel de cette paralysie. Quel doit être, chez ces malades, notre pronostic, et quelle thérapeutique instituer? A ces explications vont me servir les deux enfants couchés dans la salle Dolbeau : mais avant d'en arriver là, il est indispensable que, dans une courte vue d'ensemble, je vous enseigne un peu d'anatomie et de physiologie pathologiques, pour que vous sachiez à quoi correspond la symptomatologie dont vous êtes en ce moment témoins.

La première idée venue à l'esprit a été de supposer un lien entre la gibbosité et la paralysie, c'est-à-dire d'invoquer la compression de la moelle par les vertèbres déplacées. On établissait une sorte de comparaison avec ce qui se passe dans les fractures et luxations traumatiques du rachis, et certaines observations ont donné raison à cette opinion; mais on n'a pas tardé à reconnaître qu'elles appartenaient presque exclusivement au mal de Pott cervical, en particulier à celui des deux premières vertèbres cervicales; alors, en effet, on voit des malades chez lesquels, brusquement, se fait une saillie angulaire d'une apophyse épineuse en même temps que se déclare une paralysie complète des quatre membres; et même la mort subite n'est pas rare, et quand on pratique l'autopsie, on voit la moelle épinière écrasée par un os déplacé, par l'apophyse odontoïde le plus souvent.

Les accidents de ce genre sont rares à la région cervicale inférieure, ils sont exceptionnels à la région dorsale : la règle, en ces points, c'est la paralysie lente, progressive, qu'une analyse clinique, même superficielle, montre indépendante de la gibbosité. Je ne parle pas des cas, dont l'interprétation est relativement récente, où la paraplégie est causée par une tuberculose vertébrale sans gibbosité, dont elle est le premier symptôme révélateur. Mais examinez ce qui s'est passé pour nos malades : une fois, la gibbosité est médiocrement accusée et s'accompagne d'une paralysie précoce, rapidement aggravée; une autre fois, la déformation rachidienne est en voie d'amélioration évidente, grâce à un traitement orthopédique bien dirigé; une troisième fois, enfin, il s'agit d'un vieux mal de Pott, que l'on aurait presque pu croire guéri, et dont la bosse ne s'est d'ailleurs en rien modifiée depuis qu'évolue la complication nerveuse. La contre-partie de ces faits nous est souvent fournie par ceux où la paraplégie s'amende, et même guérit complètement, sans que la difformité vertébrale se soit en rien atténuée.

Donc, la clinique a vite établi qu'il n'y a pas de corrélation entre la gibbosité et la paralysie ; tout au plus la déviation rachidienne prépare-t-elle les voies à une autre cause en diminuant le calibre du canal rachidien ; mais si, comme je vous le dirai, cette donnée est d'une réelle utilité thérapeutique, il n'en est pas moins vrai que la gibbosité doit rester à l'état de cause seconde et c'est dans les lésions des parties molles périmédullaires que l'anatomie pathologique nous a fait localiser la cause première de la paralysie pottique.

Dans quelques rares autopsies, la moelle était offensée par des séquestres dépendant d'une carie de la face postérieure d'un corps vertébral. Mais la plupart du temps il n'en est rien, la face postérieure des corps vertébraux affaissés n'est pas rugueuse, souvent même elle est tapissée d'un coussin de molles fongosités ; dans ces fongosités, ou dans les abcès qui en résultent, nous allons trouver la cause des accidents paralytiques. Car une masse fongueuse, ou caséeuse, ou vraiment abcédée peut bomber dans le canal rachidien en soulevant le grand surtout postérieur décollé ; car cette lame ligamenteuse peut être perforée par les fongosités ou l'abcès qui s'étalent entre elle et la dure-mère. D'où un amas morbide qui ne tarde pas à comprimer la moelle dans un canal inextensible, où bientôt il n'y a plus de place à la fois pour lui et pour autre chose.

Et cette autre chose n'est pas seulement un corps inerte, agissant par son volume, c'est un tissu pathologique, tuberculeux, envahissant, qui tend à attaquer la face externe de la dure-mère. D'où, assez souvent, une pachyméningite externe qui enserre la moelle, les nerfs à leur émergence. Il est rare que le processus aille plus loin, se propage à la face interne de la dure-mère, à la pie-mère, à la moelle. D'autre part, même quand la dure-mère est envahie, il est de règle que sa lésion soit limitée à une sorte de champignon fongueux ; il est rare qu'une virole complète fasse tout le tour de la moelle.

Vous comprenez maintenant le défaut de corrélation, prouvé par la clinique, entre la gibbosité et la paralysie. Vous connaissez l'agent habituel de la compression, la fongosité; vous connaissez aussi les organes comprimés, la moelle et les nerfs rachidiens. Avec cela, vous devez comprendre sans peine, sinon tous, au moins presque tous les symptômes observés.

Les symptômes de la compression lente de la moelle par un tissu morbide extra-spinal se divisent en deux grands groupes : les symptômes extrinsèques, qui relèvent de la compression des nerfs ; les symptômes intrinsèques, propres à la moelle. Dans le mal de Pott en particulier, cette division s'observe avec netteté, et il est même de règle que les symptômes extrinsèques soient les premiers en date[1]. Ils sont souvent difficiles à analyser chez l'enfant qui rend assez mal compte des sensations à distance : c'est d'eux cependant qu'il s'agissait pour les douleurs dont deux de nos malades se sont plaints.

Ils revêtent la plupart du temps la forme de névralgies, quelquefois fort intenses, fort persistantes, d'ordinaire bilatérales, dont la valeur séméiologique est grande pour faire déterminer la cause d'une paraplégie sans gibbosité. Dans ces douleurs, une part revient sans doute à la dure-mère, qui est insensible à l'état normal, mais non plus quand elle est enflammée, comme l'ont montré il y a longtemps Vulpian et Philippeaux. Mais la compression, l'irritation des nerfs doivent avant tout être mises en cause, et tout de suite il y a pseudo-névralgie avec névrite plutôt que vraie névralgie, car on ne trouve pas le long des nerfs douloureux les points classiques des névralgies, et en outre il y a souvent des symptômes d'irritation nerveuse traduits par des troubles trophiques tels que du zona, des bulles pemphigoïdes, parfois même des eschares.

Dans les cas les plus accentués, les nerfs sont le siège d'une compression grave qui les met hors de service, et de là des paralysies, soit de la motilité, soit de la sensibilité ; il est naturel qu'alors les paralysies soient bien plus disséminées que celles

1. Voyez leçon VI, p. 84.

d'origine médullaire : en outre, quand elles sont motrices, elles s'accompagnent, comme toute paralysie périphérique par section nerveuse, d'une atrophie rapide, trophique, des muscles intéressés. A la région dorsale, les troubles de ce genre sont toujours accessoires, ou bien nuls, ou bien perdus dans l'ensemble des accidents médullaires. Mais la question change de face aux régions lombaire et cervicale : aux lombes, parce qu'on n'y trouve, outre le *filum terminale*, que les nerfs de la queue de cheval ; au cou, parce que les nerfs, une fois hors du trou de conjugaison, affectent, avec le squelette, des rapports intimes et étendus dans les gouttières supérieures des apophyses transverses. Aussi, dans les troubles nerveux par compression lente du mal de Pott cervical, n'est-il pas toujours facile de faire la part de la moelle et celle des nerfs ; je n'insiste pas davantage aujourd'hui, car les paralysies cervicales mériteront un jour une étude propre [1], et c'est du dos qu'en ce moment je veux vous parler. Or, au dos, les symptômes extrinsèques ont, je vous le répète, une grande valeur séméiologique pour nous faire, dans certaines conditions, établir un diagnostic causal ; mais c'est leur seule importance dans le tableau symptomatique, et l'on peut dire que la pathogénie de la paralysie par mal de Pott dorsal est exclusivement médullaire.

L'abcès, le champignon fongueux que je vous ai décrits peuvent exercer sur la moelle une compression unilatérale, d'où un syndrome clinique spécial, l'hémiparaplégie de Brown-Séquard. En cas de mal de Pott, le fait est possible, mais exceptionnel ; je n'en parlerai donc pas puisque rien de semblable n'existe chez nos malades actuels. Ces malades répondent au tableau clinique à peu près constant, et si je vous ai signalé un certain degré d'asymétrie dans les symptômes, on doit dire cependant que la compression porte sûrement sur les deux côtés de la moelle, et presque également. A quelles lésions correspondent ces symptômes ?

A l'autopsie, on trouve la moelle coudée, aplatie au point comprimé, et dans son tissu, de consistance souvent ramollie, on voit généralement au microscope les lésions de la myélite transverse.

1. Voy. leçon VII de la 1re série.

Ces lésions, il est vrai, ne sont pas obligatoires, et par exemple Kadner, Babinski ont vu des cas où, la paraplégie étant très accentuée, avec troubles trophiques et vésico-rectaux, les tubes nerveux ne présentaient aucune lésion appréciable à nos moyens actuels d'investigation. Cette intégrité apparente est l'exception ; la règle, c'est la myélite transverse par compression, que l'on appelle d'ailleurs myélite sans savoir au juste quelle est la part d'inflammation dans le processus. Les tubes nerveux perdent leur myéline, puis subissent la désintégration granulo-graisseuse ; et bientôt autour d'eux la névroglie prolifère, se sclérose, et c'est ainsi que la moelle devient peu à peu dure, grisâtre, quelquefois très amincie.

Ces lésions au point comprimé ne sont pas les seules. Au-dessous du foyer de myélite transverse se passent des phénomènes vasculaires variables, par ischémie, stase, œdème ; en outre il peut y avoir des lésions de ramollissement dues, les unes à la propagation tuberculeuse, les autres, d'après Philippe et Cestan, à la simple influence des toxines tuberculeuses venant imprégner la moelle. Ce n'est pas tout, et la plupart du temps le foyer de myélite transverse est, comme toute section de la moelle, le point de départ de dégénérations secondaires ascendantes et descendantes selon la loi de Turck : sclérose descendante dans les cordons latéraux, c'est-à-dire dans les faisceaux pyramidaux ; sclérose ascendante dans les cordons postérieurs. Mais il faut retenir que, même dans les compressions les mieux caractérisées, ces dégénérations secondaires ne sont pas obligatoires ; depuis longtemps déjà une observation de Charcot et Michaud en est la preuve, et récemment, je peux vous en citer une semblable de Coleman. Vous noterez, en outre, que presque toujours, dans les moelles en apparence les plus désorganisées, au milieu des faisceaux de sclérose névroglique, un nombre assez considérable de tubes nerveux persistent anatomiquement intacts ; ce fait, bien vu par Charcot, a depuis été vérifié par tous les auteurs, et il est gros de conséquences pratiques. Nous le retrouverons à propos du pronostic ; dans la symptomatologie actuelle de nos malades, il nous explique l'intégrité habituelle de certains appareils.

Chez nos malades, en effet, vous remarquez d'abord que la vessie et le rectum fonctionnent bien : et c'est la règle. La sensibilité, elle aussi, est normale ou à peu près : et c'est encore la règle. Certes, il y a des cas où la symptomatologie est aussi complète que dans les paraplégies par destruction traumatique d'un segment de la moelle dorsale, avec paraplégie flasque et abolition de tous les réflexes, avec paralysie du rectum et de la vessie, avec anesthésie, avec eschare trophique au sacrum, mais c'est rare. La plupart du temps, la vessie reste longtemps intacte; dans la minorité des cas, elle peut être le siège soit d'incontinence, soit de rétention d'urine. Je vous ferai remarquer que vous ne devez pas conclure à l'incontinence vraie, c'est-à-dire à la paralysie du sphincter, d'après la simple constatation que le malade se mouille involontairement et de façon continue : car bien des cas de prétendue incontinence sont en réalité des rétentions. Par paralysie du corps de la vessie ou par contracture du col, la rétention se produit et la vessie se distend; mais à un moment donné l'urine accumulée se trouve sous une tension supérieure à la résistance du sphincter, qui se laisse alors forcer : en sorte que l'urine s'écoule involontairement et de façon continue, mais la vessie restant toujours distendue. Donc, dans les cas de ce genre, palpez et percutez la vessie avant de conclure à l'incontinence vraie, où la vessie est vide, tandis que dans l'incontinence fausse, ou par regorgement, elle est distendue, quelquefois même énorme. Il semble, nous dit Charcot, que la rétention appartienne plutôt aux compressions élevées de la région dorsale, et l'incontinence à celles de la région lombaire.

Je n'insisterai pas sur les troubles possibles de la sensibilité : erreurs de localisation des sensations diverses, retard dans la perception, hyperesthésie ou anesthésie portant soit sur plusieurs modes de la sensibilité à la fois — contact, douleur, température — soit sur un seul de ces modes, dissociation syringomyélique, hyperesthésie, etc. Tout cela peut exister, ensemble ou séparément, sur toute l'étendue des membres paralysés ou sur certaines zones seulement. En outre, la variabilité des troubles est remarquable. Dans un cas de Raymond, les erreurs de localisation, nombreuses au début d'une séance d'exploration, diminuaient ensuite de fréquence, et il ne restait à la fin qu'un peu d'hypoesthésie et de dissociation syringomyélique. Chipault a étudié ces « oscillations de l'anesthésie pottique » : elles portent à la fois sur l'intensité et l'étendue des troubles sensitifs, la plupart du temps sur une partie de la surface, et peuvent durer quelques heures ou quelques semaines. Elles ne s'observeraient guère que lorsque les troubles sensitifs sont d'origine médullaire : si cette donnée se confirme, elle serait importante pour le clinicien, car parmi ces troubles sensitifs il est souvent difficile de préciser ce qui dépend de la moelle ou des nerfs. Mais en tout cas nous savons que, si nous mettons à part les symptômes extrinsèques, d'origine nerveuse, les altérations de la sensibilité sont presque toujours au second plan dans la paralysie pottique. Les fibres sensitives sont plus résistantes que les motrices aux lésions traumatiques, à la compression en particulier.

En somme nous arrivons par la clinique, aussi bien que par l'anatomie pathologique tout à l'heure, à cette conclusion, que presque toujours la compression de la moelle au cours du mal de Pott est incomplète.

Cela est encore confirmé par l'absence, ou tout au moins la bénignité habituelle des troubles trophiques. Evidemment ces membres se nourrissent médiocrement; le sang y circule sans activité, ils sont froids, souvent couverts de sueur. Il en est de même de la vessie, en cas de rétention d'urine : et de cette nutrition insuffisante résulte la facilité extrême avec laquelle s'infecte l'organe. On disait autrefois que cette cystite purulente, souvent des plus graves, était d'ordre exclusivement trophique; nous savons aujourd'hui qu'elle a pour cause nécessaire un cathétérisme septique. Mais quand la vessie est paralysée, il ne faut pas grand chose pour réaliser cette condition, et dès lors si vous êtes amenés à pratiquer le sondage de la vessie, vous redoublerez de précautions antiseptiques. Quant aux troubles trophiques purs, tels que les escharres au sacrum du décubitus aigu, ils sont très exceptionnellement précoces, et souvent ils manquent jusqu'au bout; même les muscles paralysés, grêles et mous, ne sont pas frappés de l'amyotrophie rapide, comparable à celle de la paralysie infantile, qui est l'indice d'un trouble trophique proprement dit.

J'ai jugé utile d'énumérer avec quelques détails les symptômes, d'ordre sensitif et trophique, dont nos malades actuels ne sont à peu près pas atteints, mais qui sont susceptibles d'acquérir, dans certaines conditions, une valeur séméiologique réelle. Quant aux troubles moteurs et à leur évolution, j'estime qu'il vous suffira de vous reporter à la lecture des trois observations par lesquelles j'ai commencé cette leçon, ou des deux par lesquelles je la terminerai. Deux mots cependant sur les modifications des réflexes tendineux, leur pathogénie, leur signification, car on a cherché à en tirer des éléments de pronostic, et par conséquent des indications thérapeutiques.

III

Dans ses si importantes leçons sur la compression lente de la moelle, Charcot a exposé une doctrine séduisante par sa simplicité et sa clarté.

Anatomiquement, la lésion passe par deux étapes : 1° la myélite transverse par compression; 2° les dégénérations secondaires des faisceaux placés au-dessus et au-dessous.

Cliniquement, cela se traduit par deux phases successives dans l'état des muscles : 1° une paralysie flasque, avec diminution ou abolition des réflexes tendineux; 2° une exagération de ces réflexes, qui aboutit dans les cas extrêmes à la contracture permanente, lorsque s'est produite la dégénération secondaire des faisceaux pyramidaux au-dessous de la tranche de myélite transverse.

L'état primitif serait donc la paralysie flasque, l'exagération des réflexes serait secondaire, unie par un lien étroit à la sclérose descendante, trophique, des faisceaux pyramidaux. Mais depuis une douzaine d'années, cette manière de voir a rencontré des opposants, et certains auteurs des plus compétents pensent : 1° que la paralysie pottique est d'emblée spasmodique quand elle l'est; 2° qu'elle peut rester flasque alors que les faisceaux pyramidaux ont subi la dégénération descendante.

Pour considérer l'élément spasmodique comme « réellement essentiel » dans ces paralysies. Grasset fait valoir « qu'il persiste après la guérison du mal de Pott. » Tout en m'excusant de contester, sur un point de neurologie, l'opinion d'un neurologiste éminent, je dois dire que je ne comprends pas du tout la portée de cet argument. Car à chaque instant, en pathologie, nous voyons des lésions secondaires persister, avec leur symptomatologie propre, après guérison du processus initial; et nous ne dirons pas que l'hyperostose, que la sclérose sont des caractères « réellement essentiels » de l'ostéomyélite, de la tuberculose.

Mais que dire des faits de compression totale, lente ou brusque. où la paraplégie est complète, avec anesthésie et troubles trophiques, et où elle est flasque et le reste. quoique la destruction localisée et transversale de la moelle ait été suivie de dégénération descendante, vérifiée à l'autopsie? Van Gehuchten se refuse alors à accorder à Brissaud que cet état des muscles soit dû à la dégénérescence des nerfs intramusculaires. « Dans l'état actuel de la science, dit-il, nous pouvons et nous devons admettre que l'abolition des réflexes qui accompagne la paralysie flasque consécutive à une lésion transversale de la moelle est véritablement due à l'interruption anatomique ou fonctionnelle des fibres médullaires au point comprimé. »

Cette opinion se retrouve à propos des compressions incomplètes, celles qui nous occupent en ce moment : van Gehuchten les range en une série continue depuis le cas le plus léger. à symptômes exclusivement moteurs, jusqu'à la compression totale que je viens de mentionner. A son sens, les degrés sont. par gravité croissante :

1° Paralysie spasmodique. avec exagération des réflexes. sans troubles de la sensibilité.

2° Paralysie flasque. avec abolition des réflexes, sans troubles de la sensibilité.

3° Paralysie flasque. avec abolition des réflexes. avec dissociation syringomyélique de la sensibilité.

4° Paralysie flasque, avec abolition des réflexes et anesthésie.

Ce sont là quatre types, et naturellement des variations dans l'état soit des réflexes, soit de la sensibilité établissent des gradations insensibles de l'un à l'autre; et on peut fort bien voir ces états d'aggravation progressive se succéder chez le même sujet.

La différence est donc grande entre cette doctrine et celle de Charcot; l'abolition des réflexes est un signe qui, secondaire ou primitif, démontre l'interruption totale, anatomique ou fonctionnelle, des fibres motrices de la moelle, tandis que pour Charcot, si l'on met à part les cas où le renflement lombaire, centre des réflexes tendineux du membre inférieur, est détruit, l'état spasmodique succède à l'état flasque.

Mais si, depuis quelques années, à la suite de Charlton Bastian surtout, on a bien étudié l'abolition définitive des réflexes après la destruction de la moelle dorsale par compression brusque, pour les compressions lentes, la question présente encore des obscurités.

D'abord, il y a des cas où, cliniquement, la succession des phénomènes est bien celle qu'a dépeinte Charcot : je vous en ai fourni un exemple. En outre, si, chez nos deux autres malades, la paralysie motrice n'étant pas encore complète, les réflexes sont déjà exagérés, qui nous prouve pour l'un d'entre eux qu'ils l'ont été dès le début? Je vous rappelle, sans doute, l'opinion de Delbet, pour qui, en dehors de toute parésie, cette exagération serait un signe précoce du mal de Pott. Chez un de nos malades, elle a en effet précédé de loin la paralysie. Mais il y a encore quelques réserves à faire à cet égard, car, chez l'enfant surtout, je vous répète que l'état du réflexe rotulien n'est pas toujours facile à mesurer, et dans ces cas légers il n'est pas question du phénomène du pied.

Je ne crois donc pas que la question soit encore définitivement tranchée et que nous autres, chirurgiens, puissions tirer de cette étude des données très précises pour notre pronostic. Nous voyons des paraplégies avec réflexes exagérés qui sont incurables; nous en voyons guérir de flasques. Babinski, s'appuyant sur deux autopsies intéressantes, a soutenu que dans les paralysies flasques

l'état de la sensibilité avait une haute valeur pronostique : l'anesthésie révélerait alors des lésions profondes, incurables ; la conservation de la sensibilité serait l'indice de lésions superficielles,
curables. Peut-être est-ce vrai en moyenne, et cela cadre, en
somme, avec la classification de van Gehuchten : mais voici
Grasset qui nous fait assister à la guérison progressive et au
retour des réflexes dans un cas de paralysie flasque, avec anesthésie et eschare, consécutive à un mal de Pott dorsal supérieur.

Pour expliquer la chose, Grasset admet une suppression fonctionnelle de l'extrémité inférieure de la moelle, par action inhi-
bitoire. Ailleurs, à côté de dégénérations secondaires, on constate
dans la moelle, au-dessous de la compression, des troubles vasculaires, œdème, stase, congestion, qui peuvent rendre compte de
certains symptômes surajoutés, graves, mais susceptibles de rétrocession. Nous allons retrouver cela à propos du processus de guérison.

IV

La paralysie pottique est certainement grave ; et même on peut
en rencontrer, par exception, dont l'évolution est très rapide, avec
eschares au sacrum et cystite purulente vite mortelle. Mais — je
reviens exprès sur ce point très important de pratique — c'est
aujourd'hui beaucoup plus rare qu'autrefois. Car la gravité à
brève échéance de ces paraplégies tient avant tout à l'infection
vésicale, dont l'antisepsie nous met, dans une large mesure, à
l'abri. L'absolu n'est pas de ce monde, et il est difficile que le
cathétérisme, quand il faut le répéter plusieurs fois par jour soit,
dans le sexe masculin surtout, parfaitement et toujours aseptique :
mais si vous redoublez de précautions, les accidents vésicaux
seront relativement rares et peu intenses, malgré le terrain propice offert aux cultures microbiennes par une urine stagnante
dans une vessie mal nourrie. En fait, je me souviens de deux malades chez lesquels il y a eu au début de la paraplégie une rétention d'urine qui pendant deux à trois semaines a nécessité le cathé-

térisme, et la guérison est survenue sans cystite. C'est ainsi que l'antisepsie a amélioré, *quoad vitam*, le pronostic immédiat de la paralysie pottique.

Quant au pronostic éloigné, c'est-à-dire quant à la fréquence relative, soit du retour plus ou moins complet des mouvements, soit au contraire de l'incurabilité, nous en sommes restés, à peu de chose près, à ce qu'ont observé les chirurgiens du siècle dernier et nous sommes forcés de convenir que la thérapeutique chirurgicale moderne ne nous a pas permis de réaliser, à cet égard, de bien importants progrès.

Dès le premier travail sur ce sujet, car son mémoire concerne spécialement les paraplégies des bossus, Percival Pott a dit qu'il avait vu des malades se rétablir, grâce au repos, au temps et aux cautères ; et son assertion — cautères à part — a été vérifiée par tous ses successeurs, depuis Boyer, Bouvier, Charcot, jusqu'aux chirurgiens les plus modernes. Peut-être Calot et Pierre ont-ils été servi par un hasard heureux avec leur série de 19 guérisons sur 20, avec une seule mort par ouverture d'un abcès par congestion dans la vessie ; mais au total on peut dire, sans prétention à donner une statistique précise, que dans au moins les deux tiers des cas, la paraplégie guérit sans intervention chirurgicale. Et les choses se passent d'ordinaire comme chez un des malades de notre salle Dolbeau.

Au n° 1 de cette salle j'ai reçu, le 19 mars dernier, un garçon de quinze ans, — sixième de 13 enfants, dont 6 morts de méningite, — dont la région cervicale était raidie par un mal de Pott ancien. L'évolution en présentait quelques particularités dignes de vous être signalées. D'abord, à l'âge de cinq ans, l'enfant avait eu une crise de rhumatisme articulaire aigu polyarticulaire, et jusqu'à l'âge de dix ans des accidents analogues, quoique moins sérieux d'année en année, avaient marqué le début de chaque hiver. En sorte que nous pouvons nous demander s'il s'est agi de rhumatismes vrais, ou de poussées successives de ces rhumatismes tuberculeux, sur lesquels Poncet (de Lyon) a récemment insisté[1].

1. Voy. p. 138, leçon X.

A dix ans a commencé une lésion cervicale très douloureuse, avec raideur du cou, avec souffrances vite calmées par le repos, mais provoquées avec intensité par la moindre pression, par le moindre mouvement, si bien que la toux, l'éternuement étaient entourés de précautions, pour immobiliser la tête. Au bout de six mois, sans que d'ailleurs on ait jugé à propos d'instituer un traitement, les accidents s'amendèrent : mais nous ne pouvons admettre qu'il y ait eu à vrai dire guérison, car le cou resta raide, et cela doit nous faire admettre que la lésion actuelle remonte à l'âge de dix ans, et qu'à treize ans, date où les parents la font commencer, elle a seulement subi une recrudescence. Pour cette aggravation intervient un trauma, une chute du sujet portant sur la tête un fardeau pesant : et, à ce propos furent ressenties, quelques jours après, des douleurs dans la nuque et un peu dans toutes les jointures. Car il est à remarquer que les anciennes manifestations rhumatismales généralisées se réveillèrent en même temps que le torticolis. Les accidents aigus furent vite calmés, mais, depuis le cou est toujours resté raide, et il y a un an il a commencé à augmenter de volume au niveau de la nuque.

Les signes extérieurs en étaient là, lorsqu'au commencement de février dernier le malade s'aperçut que la main droite devenait faible, maladroite pour n'importe quel travail, et même pour la préhension d'un objet; un mois et demi plus tard, ce fut le tour de la main gauche, puis de la jambe gauche et enfin de la droite. Ces troubles moteurs n'ont pas été précédés de névralgies : d'autre part, la sensibilité était intacte quand l'enfant fut admis dans nos salles, et elle l'est restée depuis. En sorte que, si vous vous rappelez les principales notions cliniques que je vous ai données au cours de cette leçon, vous concluerez que la compression a porté sur la moelle et non sur les nerfs rachidiens ; et vous retiendrez ce début par les membres supérieurs, les membres inférieurs restant assez longtemps indemnes: c'est le degré initial de la paraplégie de Goll, limitée aux membres supérieurs, dont les compressions de la moelle cervicale nous offrent quelques exemples[1].

---

1. Voy. leçon VII de la 1re série.

A l'admission, les deux membres supérieurs ne pouvaient être détachés du plan du lit ; le bras étant fixé, l'avant-bras pouvait être fléchi, mais avec difficulté, surtout à gauche : les deux membres inférieurs étaient moins pris, quoique, même au lit, les mouvements fussent à peu près nuls à droite ; la jambe gauche pouvait être soulevée volontairement. Les réflexes rotuliens étaient exagérées. La sensibilité était normale.

Du côté du cou, outre la raideur déjà signalée, nous avons trouvé la nuque gonflée de haut en bas, avec effacement de la fossette sous-occipitale. Par la pression localisée nous avons éveillé une douleur qui nous a fait localiser le mal sur la 3ᵉ ou la 4ᵉ cervicale. Par le toucher pharyngien, que toujours il faut pratiquer chez ces malades, nous n'avons constaté aucun abcès.

Peu à peu la paralysie a diminué sous nos yeux, d'abord dans les membres inférieurs, puis dans les supérieurs, et aujourd'hui presque tous les mouvements se font avec une assez grande facilité, sans hésitation, le sujet étant couché ou assis : car, bien entendu, je n'ai pas cherché à le mettre debout. Les réflexes rotuliens sont toujours exagérés ; il n'y a pas de trépidation épileptoïde.

Pour obtenir cette rétrocession, je n'ai pas eu à recourir au bistouri. Mais cela ne veut pas dire que je n'ai rien fait ; le malade est depuis son entrée soumis à l'extension continue, avec deux poids aux pieds et un à la tête. Car si le déplacement osseux n'est pas la cause de la compression lente, la déviation rachidienne diminue cependant un peu la capacité du canal médullaire ; de plus, l'extension est le meilleur moyen d'éviter ces déplacements brusques, cause de mort subite, dont le mal cervical est malheureusement coutumier ; en outre, immobilisant bien le rachis, elle favorise la diminution des fongosités qui sont l'agent de la compression. A la région cervicale, l'extension est, à mon avis, supérieure à l'immobilisation dans l'appareil plâtré. Celle-ci, au contraire, lui sera préférée pour le mal de Pott dorsal moyen ; mais non pour le mal dorsal supérieur, où les corsets ne donnent que des résultats médiocres.

Donc, nous avons au total cherché à limiter la déviation osseuse et à immobiliser le squelette malade : et ce traitement orthopédique classique a eu, en cinq mois, un excellent résultat. Certes, tout n'est pas fini, mais l'amélioration est graduelle et considérable. C'est ce que vous obtenez la plupart du temps, en soumettant vos malades au traitement ordinaire par le repos au lit, l'extension continue ou le corset plâtré, selon le degré du mal, la forme, la dimension et l'ancienneté de la gibbosité.

Que se passe-t-il alors? Doit-on admettre la régénération des éléments médullaires détruits par la compression? D'après tout ce que nous savons sur l'anatomie et la physiologie pathologiques des plaies de la moelle, il est bien probable que non. Les tubes dégénérés ne se régénèrent guère, et il ne se fait pas de soudure nerveuse dans le foyer de destruction transversale. Mais souvenez-vous que — tous les auteurs sont d'accord sur ce point — même quand la compression vous paraît cliniquement complète, même quand il y a des symptômes de dégénération secondaire, la compression peut intéresser les tubes fonctionnellement et non anatomiquement ; et dans les moelles au premier abord les plus altérées , il est de règle qu'on voie, au microscope, une proportion relativement élevée de fibres en apparence saines. Elles sont comprimées à la fois par la pachyméningite et par l'œdème intramédullaire ; ce dernier les coude, les dissocie, mais, quand il se résorbe, leur continuité est respectée aussi bien dans la zone de myélite transverse qu'au milieu des faisceaux pyramidaux sclérosés. Or l'expérience nous prouve qu'avec peu de tubes nerveux les fonctions spinales se rétablissent : témoin cette femme, autopsiée par Charcot, dont la moelle, après guérison d'une paraplégie pottique, était réduite à l'état d'un cordon dur, gris, gros comme une plume d'oie. En outre, la substance grise avait à peu près complètement disparu, et il y avait sclérose secondaire ascendante et descendante des cordons postérieurs et latéraux.

Aussi ne serez-vous pas surpris que, la motilité et la sensibilité étant redevenues normales, une tendance à la contracture persiste dans les membres; et il est de règle qu'après guérison, l'exagération des réflexes rotuliens et même l'épilepsie spinale soient les restes définitifs de l'état pathologique antérieur.

On est heureux d'en être quitte à si bon marché, même en tenant compte des récidives que de temps à autre on observe. Mais le pronostic n'est pas toujours aussi favorable, et, pour être la minorité, les cas incurables ne méritent pas moins d'être pris en sérieuse considération, ainsi que vous le prouve un second malade de notre salle Dolbeau. Chez lui, la paraplégie est assez vieille pour que nous ayons perdu presque tout espoir.

Le mal de Pott dorsal moyen dont ce malade est atteint remonte au mois d'août 1892, à la suite d'une chute, dit la mère. Il a, depuis ce temps, été soigné de façon assez irrégulière, les parents ayant jugé bon d'aller d'hôpital en hôpital et de consulter en ville divers chirurgiens : condition déplorable pour immobiliser convenablement le rachis, l'enfant étant remis en liberté à chaque amélioration. La mère raconte que dès 1894 il a fallu, à un moment donné, coucher l'enfant parce qu'il ne pouvait pas marcher ; qu'en 1894, à Berck, après l'avoir corseté, on l'a fait marcher avec des béquilles ; mais la vraie paraplégie, complète, semble ne dater que de 1897, ce qui est déjà bien assez, et, après un traitement dont je vais avoir à vous parler, le résultat est aujourd'hui une infirmité définitive.

Dans le lit, les membres ne sont pas tout à fait inertes ; le malade peut, quoique avec difficulté, les soulever : il peut faire un peu mouvoir les pieds, fléchir légèrement la cuisse. Mais les muscles sont à la fois atrophiés et contracturés en extension et leur état spasmodique se manifeste à la moindre excitation. La moindre secousse provoque une inépuisable trépidation épileptoïde, et si, après cela, on soulève le membre en masse, en le maintenant sous la cuisse, on le voit se tenir raide sous l'influence de la contracture ainsi temporairement aggravée. Puis celle-ci cesse au bout de quelques secondes et brusquement le genou fléchit, la jambe retombe inerte.

Malgré cette trépidation épileptoïde particulièrement intense, depuis que le malade est dans nos salles, nous avions été frappés par un phénomène tout à fait paradoxal : le réflexe rotulien était aboli. Ces deux constatations étaient donc gravement contradictoires. Aussi ai-je fait appel à la complaisance de mon ami Klip-

pel, dont la compétence en neuropathologie vous est bien connue,
et Klippel nous a prouvé que si le réflexe nous paraissait aboli,
c'est que nous ne savions pas le chercher : ce en quoi une difficulté spéciale nous rend excusables. Car si les troubles trophiques
ulcéreux sont nuls, la nutrition du membre est cependant défectueuse, en sorte que la peau est épaissie, que le plan sous-cutané
est adipeux, que les muscles atrophiés le sont de même ; la contractilité électrique n'est pas abolie, mais est diminuée. Donc,
quand nous tapions avec le bord cubital de notre main sur le tendon rotulien, nous n'arrivions au tendon qu'à travers un matelas
de graisse ; et de plus nous excitions un muscle lipomateux. Avec
son habitude plus grande, avec son marteau spécial, Klippel a été
en mesure de nous répondre que le réflexe rotulien est, lui aussi,
exagéré.

Sa conclusion a été que cet état des réflexes, joint à l'ancienneté
du mal, correspond à des lésions profondes, incurables de la
moelle ; et il est certain que depuis deux ans que le malade est
dans nos salles je n'ai jamais constaté une tendance quelconque à
l'amélioration ; je le considère comme un infirme définitif[1].

Son cas n'est pas des plus mauvais, en ce sens que la sensibilité
est intacte, la vessie et le rectum normaux, les troubles trophiques ulcéreux nuls. Je me suis déjà expliqué pour la vessie.
J'ajouterai ici que les escharres fessières et sacrées sont de leur
côté, quand elles existent, une menace directe pour la vie. Elles
peuvent, en effet, soit ouvrir le canal rachidien et tuer le malade
par méningite, soit être une cause de septicémie mortelle. Je dois
dire, d'ailleurs que, dans le cas actuel, nous ne sommes pas en
droit d'être complètement rassurés sur l'avenir, car j'ai vu succomber tardivement, à plus de vingt ans, un jeune homme atteint
depuis l'âge de quatre ans, si je me souviens bien, de mal de
Pott dorsal avec paraplégie. Le cas, je le sais, était plus mauvais,
car l'enfant avait été pris plus jeune : les membres inférieurs,
privés de toute sensibilité, étaient flasques, atrophiés en tous

---

1. Même dans ce cas, la guérison a eu lieu. En novembre 1903 la leçon était
de novembre 1902 l'enfant marchait sans béquilles.

sens : le rectum fonctionnait médiocrement, il y avait eu des abcès longtemps fistuleux. A diverses reprises survinrent des eschares au sacrum, aux fesses et plusieurs fois on en est venu à bout. Mais un jour une d'entre elles s'est accrue malgré tous nos efforts ; le grand trochanter s'est dénudé, l'articulation coxo-fémorale s'est ouverte, a suppuré, s'est luxée ; et au bout de plusieurs semaines, la mort est survenue.

Donc, il y a des paraplégies pottiques dont la gravité justifie toutes les interventions ; et d'autre part depuis longtemps on connaît des cas où, en évacuant un abcès par congestion, le chirurgien a obtenu une décompression heureuse. Aussi, en présence d'un malade ainsi atteint, devez-vous toujours chercher avec grand soin, aux lieux d'élection, les signes indicateurs des abcès, pour instituer tout de suite le traitement par la ponction et l'injection iodoformée.

Certains chirurgiens ont été plus loin et, il y a quelques années, ont proposé de vraies opérations sur la colonne vertébrale, ont réséqué un nombre variable de lames au niveau de la gibbosité. Je n'ai jamais pratiqué ces laminectomies, parce que les résultats publiés ne m'ont jamais paru encourageants, et il est incontestable que leurs partisans ont vite battu en retraite.

Ce n'est pas étonnant, car l'arc vertébral postérieur n'est pas l'agent de la compression. En le réséquant, nous transformons sans doute un canal inextensible en un fourreau dont la paroi postérieure donne du jeu à la moelle, et dès lors on a noté, dans quelques observations, un retour du mouvement. Mais la plupart du temps, ce ne fut qu'une amélioration temporaire, dont notre incurable nous fournit un exemple. Car chez lui, trois mois après le début de la paraplégie, en juin 1897, un chirurgien a fait, en ville, une laminectomie, et, au bout de peu de temps, les jambes purent remuer au lit : il y eut même, un an après, une période pendant laquelle la marche, avec un corset, fut possible ; mais jamais la guérison ne fut franche, et la paralysie se remit à progresser à partir d'août 1899, pour être, depuis janvier 1900, à peu près ce qu'elle est aujourd'hui.

Or, si on lit les mémoires publiés sur la question, on est vite convaincu que cette histoire est celle de la plupart des opérés ; j'entends ceux qui guérissent, car le déchet obituaire est, en chiffres ronds, de 50 p. 100. En principe, on a pu penser que la laminectomie devait être bénigne, et que, dès lors, on était en droit de l'essayer, même sans grandes chances de succès thérapeutique ; en fait, elle tue opératoirement la moitié des sujets, alors que les deux tiers, traités orthopédiquement guérissent ; et pour la moitié restante, il n'y en a guère qu'un tiers où la guérison semble avoir été activée par l'intervention.

Il n'est donc pas étonnant que, malgré l'enthousiasme des promoteurs, il y a une douzaine d'années, la laminectomie ait vite perdu du terrain, au point d'être maintenant à peu près complètement délaissée. Mais Ménard (de Berck) s'est demandé depuis s'il ne serait pas rationnel d'attaquer directement l'agent de la compression là où il se trouve, c'est-à-dire en avant. On ne peut nettoyer toutes les fongosités dans le canal rachidien, mais toujours, avec elles, il y a dans le foyer osseux un abcès plus ou moins gros, qui soulève le grand surtout ligamenteux. En réséquant une ou deux côtes en arrière, à gauche de préférence, contre le sommet de la gibbosité, on arrive sur les corps vertébraux malades on les évide et on évacue le pus. La cessation immédiate de la paraplégie est alors bien plus fréquente que par la laminectomie ; mais presque fatalement une fistule s'établit, et l'inconvénient est grand de transformer un mal de Pott fermé en mal de Pott ouvert : en outre, il semble bien que, la plupart du temps, la pachyméningite reprenne ses droits, et que la paraplégie reparaisse pour suivre le même cours que si on n'avait pas opéré.

Voilà pourquoi, chez nos malades, vous m'avez vu appliquer le traitement orthopédique, et ne pas opérer. Mais n'y a-t-il pas des cas où, par une intervention opportune, on pourrait empêcher la compression d'arriver au degré incurable ? Par malheur, nous ne possédons pas les éléments de ce diagnostic et de ce pronostic : nous ne sommes pas en mesure de déterminer, par l'analyse des symptômes, les cas où, la partie étant perdue par les moyens ordinaires, nous devons tenter de la rétablir par un moyen extraordinaire, même chanceux. Je vous ai fait connaître les travaux par lesquels, depuis quelques années, les neurologistes ont cherché à nous instruire sur ce sujet : la conclusion pratique est que la question est loin d'être encore assez au point pour que nous puissions poser des conclusions chirurgicales raisonnables, et la formule actuelle, tout empirique, me paraît être de réserver l'opération, comme pis aller, aux cas qui s'aggravent malgré plusieurs mois de traitement orthopédique bien dirigé.

OSTÉOARTHRITE TUBERCULEUSE SACRO-ILIAQUE ET SACRO-LOMBAIRE

Rareté de la tuberculose sacro-iliaque chez l'enfant. Cas ayant débuté par de la raideur lombaire: puis douleurs névralgiques et claudication. Diagnostic avec la coxalgie : claudication salutante: possibilité de l'appui sur le membre malade; absence des signes locaux de la coxalgie: localisation de la douleur par pression directe sur l'interligne sacro-iliaque et par pression transversale sur le bassin. Recherche d'un mal de Pott concomitant. Importance du toucher rectal. Les abcès intra et extra-pelviens. Immobilisation en appareil plâtré.

Nous n'avons pas très souvent l'occasion d'examiner ensemble des sujets atteints de sacro coxalgie, car c'est une lésion bien plus fréquente chez l'adolescent et chez l'adulte jeune que chez l'enfant. La preuve de cette assertion vous sera tout de suite fournie, si vous cherchez à vous documenter sur le sujet, par le nombre des mémoires que lui ont consacrés les médecins militaires.

Dans ces travaux, et dans ceux des chirurgiens d'adultes, vous trouverez, pendant une assez longue période, une grande confusion. Blennorragie, rhumatisme, infection puerpérale, relâchement des symphyses, suppurations diverses, se coudoient côte à côte avec la tuberculose dans la thèse d'agrégation de Delens, en 1872. Puis, la tuberculose ostéo-articulaire a été bien isolée, et c'est elle seule qu'aujourd'hui l'on vise par le nom de sacro-coxalgie, c'est d'elle qu'il va être question aujourd'hui. Aussi bien, est-ce à peu près la seule variété observée chez l'enfant.

Notre malade est une fillette de cinq ans qui, vers les premiers jours d'octobre, commença à tenir le tronc raide, à se baisser lentement et avec précaution, sans boiter d'ailleurs et sans souffrir. Est-ce bien la date réelle du début? Sans compter qu'en matière d'ostéoarthrite tuberculeuse, il convient de remonter toujours plus haut que ne le prétendent les parents, il est à remarquer que notre enfant, orpheline de mère, est placée depuis la fin de septembre dans une institution charitable. Avant cela, chez elle, elle n'était sans doute guère surveillée, et dans l'orphelinat on s'aperçut vite de quelque chose d'anormal.

Pendant deux mois, cette raideur fut le seul signe et elle fut négligée. Mais huit jours avant l'entrée à l'hôpital survenaient des douleurs dans la partie supérieure et postérieure de la cuisse gauche et la claudication commença. L'aggravation de ces symptômes fut rapide : la douleur, d'abord tout de suite calmée par le repos, se manifesta pendant la nuit; la boiterie, en même temps, devint profonde. Et c'est dans ces conditions que l'enfant me fut envoyée, avec le diagnostic : début de coxalgie.

Diagnostic erroné, comme je vais vous le prouver, mais qui, cependant, n'a pas été préjudiciable à l'enfant. Ce qui est déplorable, c'est la légèreté trop fréquente avec laquelle parents et même médecins attribuent au rhumatisme, à la croissance, des lésions tuberculeuses contre lesquelles on institue, dès lors, un traitement souvent plus nuisible qu'utile : et nous voyons arriver à nous des estropiés que nous ne pouvons plus soulager. Tandis qu'une simple erreur de localisation, dans le cas particulier, conduirait seulement à une différence, pas très importante, dans l'appareillage et dans le pronostic.

Du premier coup d'œil, j'ai mis en doute la coxalgie, à cause du siège de la douleur, et surtout à cause du mode de claudication. La boiterie, en effet, est intense et assez spéciale. Voici l'enfant habillée : chaque fois qu'elle appuie sur le sol le membre inférieur gauche porté en avant, son tronc s'incline profondément en avant et à gauche, en sorte qu'il y a comme un mouvement de salutation. Il n'y a là rien qui rappelle le pas escamoté sur le membre malade dont est coutumière la coxalgie[1].

1. Voy. leçon XI, p. 108.

Si cela ressemblait à quelque chose de coxo-fémoral, ce serait au plongeon de la luxation congénitale, avec cette différence toutefois que, dans cette dernière, l'inclinaison latérale du tronc s'accompagne de projection de l'épaule en arrière, du ventre en avant.

Au reste, une question m'a suffi pour éliminer tout de suite ce soupçon : l'enfant, âgée de cinq ans, a marché à quinze mois, sans aucune anomalie, et depuis deux mois seulement elle boite.

L'inclinaison du tronc en avant est encore contraire à l'hypothèse de la fausse claudication, par oscillations du tronc seul, observée dans certaines paralysies des muscles fessiers et sacro-lombaires. La démarche du sujet habillé ressemblant alors assez à celle d'une luxation congénitale. Mais voici maintenant l'enfant déshabillée, et les reliefs musculaires nous apparaissent partout normaux, car l'inspection ne suffit pas pour déceler une légère atrophie tricipitale, appréciable à la palpation.

La « claudication salutante » que je vous ai priés de regarder en tentant de vous la décrire, n'est pas celle de la coxalgie : c'est, au contraire, celle de la sacro-coxalgie, c'est-à-dire de la tuberculose sacro-iliaque. Il nous reste donc à démontrer : 1° qu'il n'y a pas de signes de coxalgie ; 2° qu'il y a des signes de sacro-coxalgie.

L'enfant étant déshabillée et ayant fait quelques tours dans l'amphithéâtre, je lui dis de s'arrêter : et elle se hanche presque indifféremment sur le membre droit ou sur le gauche. En y regardant de près, vous remarquez une tendance légère à appuyer davantage à droite, mais c'est peu de chose : le talon ne se détache pas du sol, le genou ne se fléchit pas, le tronc s'incline à peine. Or, il est sûr que tout cela aurait lieu pour une coxalgie arrivée au degré de claudication où en est notre malade.

Cette constatation, cependant, est indirecte : passons à l'examen direct de la région.

Il n'y a pas de signes de coxalgie : en effet, l'empâtement et l'adénopathie sont nuls dans le pli de l'aine ; la douleur à la pression est nulle sur la tête fémorale en avant et en arrière, sur le grand trochanter ; l'amplitude est égale des deux côtés pour l'abduction aussi bien que pour la flexion. Mais si, en appuyant sur la crête iliaque droite, lorsque, l'abduction à gauche ayant un peu dépassé la limite, la cuisse fixée contre le lit, je veux tenter de redresser le bassin incliné sur la gauche, l'enfant se plaint de souffrir. Vous concevez que cela s'explique fort bien, la symphyse sacro-iliaque étant malade, par une pression anormale et transversale du sacrum contre l'os iliaque. Explication tout de suite corroborée par une douleur vive que je provoque séance tenante en serrant transversalement le bassin entre mes deux mains, appliquées chacune sur une des fosses iliaques externes. Ce signe est démonstratif d'une lésion dans une des symphyses de la ceinture pelvienne. Il semble plus souvent net chez l'enfant, en raison de la mobilité, de la flexibilité des articulations, ce qui permet plus aisément la transmission du mouvement ; en tout cas, ici il est très net.

Où siège exactement la douleur ainsi provoquée ? L'enfant ne spécifie pas. Mais nous n'avons qu'à interroger par la pression localisée les symphyses capables d'être malades. Rien en avant, sur la symphyse pubienne : donc je fais retourner l'enfant, et, l'ayant ainsi couchée sur le ventre, je commence par voir qu'à gauche la partie supérieure et interne de la fesse paraît un peu plus grosse qu'à droite ; c'est fort léger, mais cela suffit pour que j'exerce la pression localisée à droite d'abord, là où je présume qu'il n'y a rien. Le principe est, en effet, de toujours terminer l'examen par la région malade, pour mettre l'enfant en confiance, pour ne la faire souffrir qu'au dernier moment. Et maintenant, j'appuie sur la symphyse sacro-iliaque gauche, de bas en haut : à sa partie supérieure, elle est très douloureuse.

Vous remarquez tout de suite une grande différence entre cette douleur directe et la douleur jusqu'à présent provoquée par des manœuvres indirectes. Aux dernières, l'enfant réagissait en me disant seulement : « ça fait mal » ; à mon léger coup de pouce postérieur, elle a fait la même réponse, sans crier, sans bouger, car elle est d'une sagesse exemplaire, mais vous avez vu les larmes lui monter aux yeux.

Le diagnostic d'une lésion sacro-iliaque étant alors établi, celui de la nature de la lésion ne mérite pas que nous nous y arrêtions longtemps : dans l'état actuel de la science, la tuberculose seule peut expliquer l'évolution du mal. Mais, cela étant, il reste une différenciation importante à déterminer entre deux variétés de sacro-coxalgie : il y a des cas, en effet, où la symphyse du bassin est seule prise, tandis que dans d'autres l'articulation sacro-lombaire participe au processus. Vous voyez la différence pronostique s'il y a, en somme, mal de Pott inférieur concomitant.

Recherchons donc le signe caractéristique du mal de Pott lombaire au début, c'est-à-dire la rigidité douloureuse du rachis[1].

Je me place droit en face de l'enfant et je jette à terre devant elle mon trousseau de clefs, en lui disant de le ramasser avec la main droite, avec la main gauche, avec les deux mains : et chaque fois elle se baisse avec hésitation, sans prendre de point d'appui, il est vrai, puis, pour se relever, elle appuie sur sa cuisse la main libre.

Donc, il y a des lésions sacro-lombaires, et cela va bien avec le siège de la petite tuméfaction, de la douleur, en haut de la symphyse et vers le sacrum. Quand on observe cette association, il est de règle que l'origine soit au rachis, avec descente secondaire vers la symphyse sacro-iliaque; et cet envahissement est, d'ailleurs, en général assez tardif.

Ici il est précoce, l'histoire clinique étant d'ailleurs en faveur de l'origine pottique. En effet, le symptôme initial, observé il y a deux mois, a été la raideur du tronc, la difficulté à se baisser, et depuis une huitaine de jours seulement sont survenues la douleur dans la partie supérieure de la cuisse et la claudication.

De la claudication, je vous ai suffisamment parlé : deux mots sur la douleur, dont l'analyse est souvent impossible chez l'enfant, mais qui, ici, a été possible à très bien localiser parce que le sujet est, comme vous l'avez vu pendant mon examen, particulièrement sage.

Cette douleur spontanée siège dans la fesse et dans la partie

---

1. Voy. leçon VI, p. 79.

postérieure de la cuisse : au total, c'est une sciatique, souvent incomplète, parfois complète. Elle est due à l'irritation du nerf sciatique et de ses racines au voisinage du foyer d'ostéo-arthrite ; elle est, en somme, du même ordre que les pseudo-névralgies qui marquent si souvent le début du mal de Pott[1] : et cela me permet de vous dire une fois de plus combien vous devez vous méfier des névralgies chez l'enfant, avec quelle fréquence elles relèvent d'une tuberculose vertébrale. La sciatique unilatérale, en particulier, doit toujours vous être suspecte, vous inciter à explorer avec grand soin la symphyse sacro-iliaque, tandis que la sciatique bilatérale vous fera soupçonner un mal de Pott.

L'examen d'une sacro-coxalgie doit toujours être complété par le toucher rectal, qui nous a révélé, ici, une douleur à la pression sur la ligne de la symphyse sacro-iliaque gauche. A ce point de vue il était inutile, car ce résultat n'a fait que confirmer, avec moins de netteté, ce que nous avait appris la pression localisée sur la face postérieure de l'articulation. Il n'en est pas toujours ainsi, et parfois une lésion limitée à la région antérieure sera découverte de la sorte : donc le toucher rectal est obligatoire lorsque, les signes rationnels étant ceux de la sacro-coxalgie, l'exploration en arrière ne donne pas de renseignements certains. Il ne l'est pas moins dans les cas aussi clairs que le nôtre, car il est indispensable à la recherche des abcès.

Les abcès de la sacro-coxalgie, en effet, sont de deux ordres, extra-pelviens ou intra-pelviens, c'est-à-dire postérieurs ou antérieurs. Les extra-pelviens peuvent occuper le haut ou le bas de la fesse, et dans ce dernier cas ils sont susceptibles de migrer plus ou moins loin vers la cuisse, le long du nerf sciatique ; toujours ils sont faciles à reconnaître de bonne heure, par l'inspection ou la palpation, car ils occupent une région où le squelette est superficiel.

Mais les antérieurs, ou pelviens, n'en sont pas là. Quelquefois, venus du haut de la jointure, ils descendent le long de la gaine du psoas, et sont assez vite dévoilés par quelques troubles fonc-

---

1. Voy. leçon VI, p. 85.

tionnels qui, comme en cas de mal de Pott, vous conduisent à palper la fosse iliaque. Mais plus souvent ils sont franchement intra-pelviens, au-dessous du détroit supérieur, et sont alors très souvent méconnus s'ils ne sont pas recherchés systématiquement par le toucher rectal ; et quand vous constatez un abcès fessier inférieur, cet examen seul vous permet de déterminer, par la présence ou l'absence d'une tuméfaction intra-pelvienne concomitante, s'il est exclusivement et primitivement fessier, ou s'il vient du bassin, à travers la grande échancrure sciatique. Chez notre malade, la date rapprochée du début rendait peu probable la découverte d'un abcès pelvien latent : mais ce serait mal connaître les collections ossifluentes froides que de ne pas être toujours en méfiance d'une surprise de ce genre.

Quoi qu'il en soit, nous sommes aujourd'hui sûrs qu'il n'y a d'abcès nulle part, ni hors du bassin, ni dans le bassin : ce n'est donc pas le moment de vous en tracer un tableau clinique, lequel se confond, d'ailleurs, avec celui des abcès du mal de Pott lombaire inférieur. Retenez seulement que, de ces abcès, de leur ouverture possible à la peau ou dans un des viscères creux du voisinage, dépend avant tout le pronostic de la sacro-coxalgie. Et sachez que les lésions du haut du sacrum, avec atteinte de la dernière lombaire, comme c'est ici le cas, sont à cet égard assez sévères. La suppuration y est fréquente et volontiers grave, comme dans le mal de Pott lombaire, dont nous étudions, en somme, une variété. Et le pronostic, à ce point de vue, est bien plus sérieux que pour les sacro-coxalgies inférieures, et surtout que pour les sacro-coxalgies partielles, dont Pierre Delbet et son élève Naz nous ont écrit l'histoire.

Car, dans cette symphyse, les lésions ont parfois tendance à ne pas trop s'étendre autour du point initialement atteint, et cela d'autant plus que celui-ci est plus inférieur. D'où des formes atténuées, frustes, qui ne se traduisent guère que par une sciatique persistante et par conséquent suspecte, puis plus tard, par un abcès fessier. Alors, il est utile d'opérer de bonne heure et, loin des amas spongieux qui, dans le haut des surfaces auriculaires, fournissent un champ étendu à l'ensemencement bacillaire, on a des chances réelles d'obtenir un succès rapide en dépassant largement le mal.

Ces cas tout à fait favorables sont rares chez l'enfant, où la plupart du temps le pronostic doit être rapproché de celui du mal de Pott lombaire, comme chez notre malade actuelle. A ce point de vue, la gravité est, en principe, grande, s'il survient des abcès pelviens, malheureusement fréquents. Dans l'espèce, l'acuité relative dans l'évolution symptomatique est assez inquiétante; il y a toutefois quelques éléments rassurants, car si la mère est morte phtisique, le père et trois frères et sœurs sont bien portants; la malade elle-même a joui jusqu'à ces derniers temps d'une bonne santé, et en ce moment même son état général est assez bon.

Nous apprendrons vite si le repos complet met fin aux souffrances et si la crainte d'une suppuration précoce, toujours grave, peut être écartée. Nous aurons ensuite à compter, comme toujours, avec les complications tuberculeuses intercurrentes, impossibles à prévoir; mais en cela, rien de propre à la sacro-coxalgie.

Supposons que l'enfant survive, comme c'est très probable, si elle est bien soignée; à quels troubles fonctionnels sera-t-elle exposée de par l'ankylose sacro-iliaque, et probablement lombosacrée, à laquelle elle ne saurait échapper?

Deux choses sont à considérer, le membre inférieur et le bassin.

On a décrit, au cours de la sacro-coxalgie, des attitudes vicieuses rappelant celles de la coxalgie : en réalité, quand il n'y a pas envahissement secondaire de la coxo-fémorale par continuité osseuse ou par suppuration de la gaine du psoas, ces attitudes sont rares, et en tout cas légères.

On peut observer, par contracture musculaire réflexe, un peu de flexion et d'abduction; mais comme il n'y a rien de malade dans la hanche, c'est facile à redresser et à maintenir redressé. Quant à l'influence d'une ankylose sacro-iliaque sur la marche, on peut la considérer comme nulle.

Mais il s'agit d'une fille, et je parle dans l'amphithéâtre où M. Pinard me donne l'hospitalité : ai-je donc besoin de vous apprendre que, pour les accouchements à venir, une ostéo-

arthrite sacro-iliaque unilatérale, survenue dans l'enfance, suivie
d'ankylose, peut compromettre gravement le développement,
la symétrie, l'adaptation obstétricale du bassin? Les détails de
la description regardent l'accoucheur, non le chirurgien, mais
je devais vous signaler ce côté de la question.

Venons enfin à la thérapeutique : outre le traitement médical
classique, et le séjour aussi prolongé que possible au bord de la
mer, pourvu que l'appareillage y soit bien surveillé, nous devons
agir localement par l'immobilisation. Pour la réaliser ici, à la fois
dans la symphyse sacro-iliaque et dans la sacro-lombaire, nous
avons un appareil efficace dans le corset plâtré, moulé exactement
autour du bassin et des hanches, remontant jusqu'au bas du thorax, dont la partie supérieure peut rester en liberté. Je me suis
demandé s'il ne serait pas bon de saisir en même temps le
haut de la cuisse droite. Mon collaborateur et ami le D' Ducro-
quet pense qu'il lui suffira de prendre appui sur le pubis, et je
m'en rapporterai à son habileté. J'ajouterai, au point de vue technique que c'est un appareil à appliquer en position horizontale,
sur pelvi-support, et non en suspension, comme un corset de
Sayre, car ici le point important est le modelage des saillies pelviennes.

Cet appareillage, s'il ne survient pas de suppuration, sera prolongé pendant au moins deux ans; et, pour le rendre plus rapidement efficace, je crois bon de lui adjoindre le repos au lit, en
position horizontale, de ne permettre la marche avec l'appareil
qu'au bout de six mois environ si les choses s'arrangent vite et
bien. C'est d'ailleurs un point de pratique que je me borne à
effleurer, car c'est une question d'ordre général dans l'étude des
ostéo-arthrites tuberculeuses du membre inférieur et du rachis.

COXALGIE OU MAL DE POTT ?

I. — Mal de Pott lombaire ancien et mal soigné. Fistule trochantérienne en imposant pour une coxalgie, fixée en flexion et abduction. Guérison de la fistule.

II. — La hanche est saine. Elle est fixée en position vicieuse par une contracture du psoas consécutive à un abcès froid iliaque guéri. Signes différentiels avec la raideur coxalgique.

III. — Diagnostic des rétractions du psoas. Leurs causes multiples. Leur possibilité au cours d'une appendicite.

IV. — Traitement par l'extension continue.

Il n'est point de livre classique où l'on n'établisse le diagnostic différentiel entre la coxalgie et le mal de Pott; et peut-être, quand vous avez lu les quelques lignes consacrées au débat, vous demandez-vous, comme je le faisais à votre âge, comment on s'y peut tromper avec des caractères différentiels aussi tranchés.

C'est que l'on ne peut pas, dans ces résumés didactiques, tenir compte des cas particuliers, seuls intéressants dans l'espèce, et que l'on compte sur la fréquentation à l'hôpital pour vous instruire des variétés cliniques capables de prêter à l'erreur. Aussi vous ai-je présenté une enfant, il y a peu de temps, pour vous faire saisir comment certains symptômes peuvent simuler la coxalgie quand un mal de Pott lombaire inférieur se propage à la symphyse sacro-iliaque; et je vous ai montré qu'alors la ressemblance était faible.

Elle est plus grande dans certains cas de rétraction du psoas, dont je veux aujourd'hui vous faire étudier un exemple ; et je vous mettrai en garde contre la faute de diagnostic en vous expliquant comment et pourquoi je l'ai commise il y a quelques semaines, comment et pourquoi je l'ai rectifiée il y a quelques jours.

I

Notre fillette, âgée de onze ans et demi, est atteinte d'un mal de Pott grossièrement évident, avec gibbosité lombaire très accentuée. J'ai choisi ce cas exprès pour que sur ce point tout débat clinique fût inutile : il y a un mal de Pott.

De celui-ci, l'histoire est ancienne : malade depuis l'âge de deux ans et demi, à la suite d'une rougeole, l'enfant fut soignée d'abord par Jalaguier, puis elle séjourna pendant trois ans à Berck, puis j'en devins responsable — vous allez voir jusqu'à quel point — à l'hôpital Trousseau d'abord, à Tenon ensuite. Pendant cette longue période, des corsets plâtrés furent appliqués.

Comment furent exécutées, à Paris, les prescriptions de Jalaguier et les miennes? Vous allez en juger.

Le 12 octobre dernier, le père m'apporta à Tenon sa fille, souffrant, suppurant, cachectique, incapable de marcher, et me pria de la garder dans mes salles parce que sa mère, qui la conduisait au pansement deux fois par semaine, venait de déserter le foyer conjugal.

Or, je n'avais pas souvenir de cette enfant, et, d'autre part, sa malpropreté me surprit, pour une de nos habituées ; et j'appris que, pour avoir ses matinées libres, sans soupçon, la mère partait avec sa fille sous prétexte de la faire panser et rentrait au logis après s'être assurée, par menaces, du silence de l'enfant.

Je n'avais donc aucun renseignement — et le père pas plus — sur l'évolution de ce mal de Pott, dont le rachis portait d'ailleurs la trace indéniable, et l'état local, au premier coup d'œil, paraissait bien être celui d'une coxalgie survenue secondairement, comme on me le disait en me présentant l'enfant.

En effet, à la partie supérieure et externe de la cuisse, au-dessous du grand trochanter, s'ouvrait une fistule à suppuration abondante. Tout autour, les tissus étaient infiltrés, les veines marquaient sur la peau leur réseau bleuâtre, les ganglions inguinaux étaient engorgés. Fosse iliaque et fesse étaient toutes deux libres, en sorte que l'on ne pouvait conclure à un abcès de mal de Pott ayant migré à la cuisse.

Par contre, en voyant la cuisse fléchie presque à angle droit

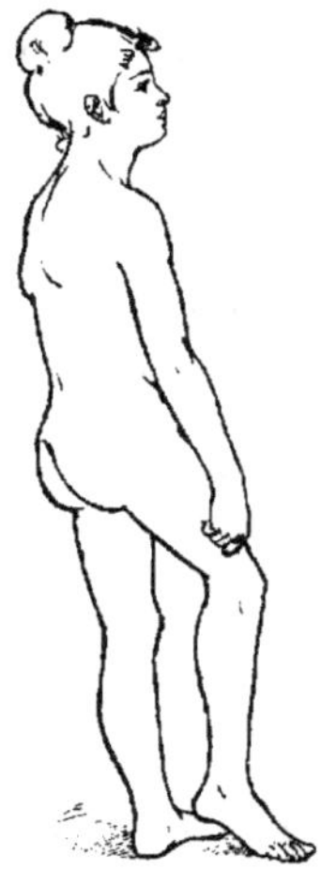

Fig. 40.

Contracture du psoas, abduction.

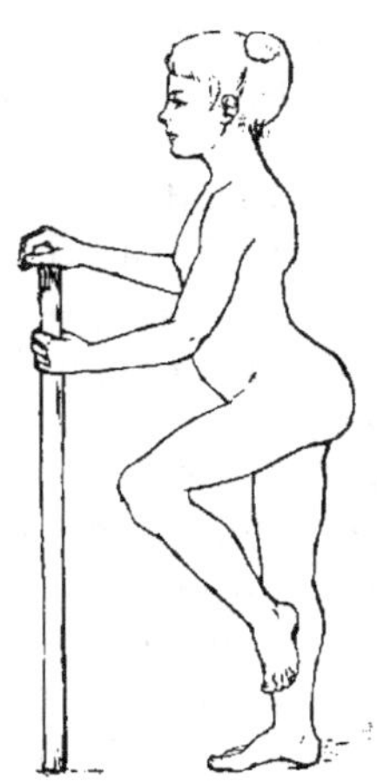

Fig. 41.

Contracture du psoas, flexion.

sur le bassin (fig. 40), avec un peu d'abduction (fig. 41), en constatant que, dans cette attitude, le moindre mouvement imprimé à la cuisse était transmis au bassin, en déterminant de la douleur par pression dans le pli de l'aine, à la fesse, sur le grand trochanter, on n'aurait pu contester la coxalgie qu'en cherchant, par une analyse minutieuse, un léger degré des symptômes que je vais vous décrire bientôt.

Cette analyse, j'avoue que je ne m'y livrai pas tout de suite. Apitoyé par l'infortune du père, je reçus l'enfant dans mes salles, et là elle eut à manger, fut nettoyée et pansée, prit bonne mine, engraissa, suppura de moins en moins : et la semaine dernière, la fistule étant tarie, tout pansement étant supprimé, on me présenta de nouveau la malade, pour décider s'il convenait de redresser le membre.

Or, l'état local nous permet aujourd'hui d'affirmer qu'il n'y a pas, et qu'il n'y a jamais eu de coxalgie suppurée.

II

D'abord, regardez la cicatrice consécutive à la fistule : elle est déprimée, directement adhérente à la face antéro-externe du fémur, un peu au-dessous du grand trochanter. D'où cette notion que l'abcès causal a été diaphysaire — c'est même pour cela qu'il a si vite guéri — et non ostéo-articulaire. En outre, tout autour les parties molles ont dégonflé, les saillies osseuses se sont dessinées à nouveau, et partout, sur l'os et sur la jointure, la pression est devenue indolente, les tissus sont devenus minces et souples, les ganglions engorgés ont disparu.

Or, s'il y avait eu coxalgie associée à un abcès extra-articulaire par tuberculose de la diaphyse fémorale, nous pouvons affirmer que la région articulaire ne serait pas ainsi redevenue saine en trois mois.

Et cependant il se passe par là quelque chose d'anormal, puisque la cuisse est fléchie sur le bassin à peu près à angle droit, puisque je ne puis tenter de l'étendre sans qu'aussitôt l'ensellure lombaire ne me prouve que j'agis sur le bassin et non sur l'articulation coxo-fémorale.

Mais de grosses différences existent entre cet état et celui d'une coxalgie guérie en position vicieuse : pour vous les faire toucher du doigt, je vais coucher à l'autre bout de la table un garçon qui est dans ce dernier cas.

A l'inspection, les deux enfants étant couchés bien à plat, le bassin droit, le dos reposant par toute son étendue sur la table, vous voyez que chez notre fille la cuisse est en flexion directe, tandis que chez le garçon à la flexion est associé un degré notable d'adduction. Or, cette attitude complexe est à peu près constante à la suite d'une coxalgie ancienne, suppurée, où la flexion est, comme ici, poussée jusqu'à l'angle droit.

Si je veux augmenter l'extension, pour appliquer contre la table la face postérieure de la cuisse, chez les deux malades le bassin suit immédiatement et les reins se creusent. Mais chez notre coxalgique, tous les mouvements de la hanche en sont là : tous sont abolis, et flexion, rotation, adduction, abduction sont transmis immédiatement au bassin.

Après avoir remué ainsi d'une pièce ce bloc fémoro-pelvien immuable, prenez la cuisse de notre fillette : même raideur dans vos tentatives, lorsque, le membre étant à peu près à angle droit, vous commencez par lui imprimer un peu d'extension ; mais le bassin étant bien à plat et bien fixé, il ne bouge absolument pas quand vous cherchez à augmenter la flexion, et avec une souplesse parfaite la cuisse vient au contact de l'abdomen. En outre, dans cette position de flexion à angle aigu, même souplesse pour la rotation en tous sens, et tout cela se fait sans la moindre douleur.

Rapprochant de cet état des mouvements communiqués l'intégrité des parties molles péri-articulaires, nous voilà en droit de conclure qu'il n'y a pas, qu'il n'y a jamais eu de coxalgie : tandis que les symptômes sont ceux d'une *rétraction du muscle psoas iliaque*. La corde musculaire étant raccourcie, la cuisse se met, à un degré variable, en flexion sur le bassin, et la corde se tend dès qu'on veut diminuer cette flexion ; mais elle se relâche et dès lors permet tous les mouvements dès que l'on augmente, même peu, l'attitude vicieuse provoquée par son raccourcissement. C'est juste l'inverse de ce qui se passe dans la coxalgie où le fait initial, avant enraidissement complet, est la limitation de la flexion et de l'abduction, non point celle de l'extension et de l'adduction.

Fonctionnellement, l'attitude vicieuse peut être la même, avec les mêmes conséquences mécaniques, et vous concevez combien, comme dans notre cas, une fistule fémorale supérieure concomitante peut alors induire en erreur à l'examen rapide d'une consultation d'hôpital : mais vous comprenez aussi quelles manœuvres permettront de rectifier le diagnostic.

Les causes de ces rétractions du psoas sont multiples. Il y a un an, j'en ai guéri, par résection de l'appendice vermiculaire et drainage d'un gros amas inflammatoire sous-aponévrotique de la fosse iliaque, un garçon pour lequel on avait proposé le redressement brusque suivi d'immobilisation de la hanche, crue malade, dans un appareil plâtré. Mais si un certain degré de psoïtis n'est pas rare dans quelques formes de l'appendicite, les cas aussi prononcés sont exceptionnels : on ne les observe guère, en chirurgie infantile courante, qu'à la suite des abcès ossifluents de la gaine du psoas, et vous savez que le mal de Pott lombaire est, de beaucoup, la cause la plus fréquente de ces abcès.

C'est précisément ce qui a eu lieu chez notre fillette : car elle nous dit avoir subi, étant à Berck, plusieurs ponctions et injections iodoformées dans un abcès de la fosse iliaque droite ; et si actuellement il n'y a plus aucune tumeur dans la région, nous voyons sur la peau sept taches blanches arrondies, cicatrices indélébiles des coups de trocart.

III

Pour vous mettre bien en tête tous les cas de ce genre, je vous répète que j'en ai choisi exprès un où rétraction du psoas, mal de Pott, commémoratifs d'abcès iliaque fussent évidents à crever les yeux, où seuls fussent trompeurs les signes pseudo-coxalgiques provoqués par une tuberculose du grand trochanter.

Supposez, maintenant, un mal de Pott avec abcès et sans gibbosité apparente, comme il en existe ; supposez surtout un mal de Pott lombaire au début, sans abcès, mais avec commencement d'infiltration dans les insertions supérieures d'un muscle psoas, irrité dès lors et contracturé. Les troubles initiaux seront avant tout ceux d'une claudication à peu près identique à celle de la coxalgie ; les signes physiques seront ceux d'une attitude vicieuse par flexion permanente et plus ou moins prononcée dans l'articulation coxo-fémorale. Un gros abcès iliaque serait alors plutôt en faveur du mal de Pott; mais on en observe d'identiques au cours de certaines coxalgies cotyloïdiennes.

Aussi le point capital de l'examen clinique sera-t-il l'étude des mouvements communiqués à la jointure, pour déterminer si, dans ce membre anormalement fléchi, la limitation porte sur l'extension ou sur la flexion : rétraction du psoas dans le premier cas, coxalgie dans le second. Ce que vous vérifierez tout de suite par la présence ou l'absence de la douleur à la pression sur la tête fémorale en avant ou en arrière.

Dans les cas tout à fait légers de contracture du psoas au début,

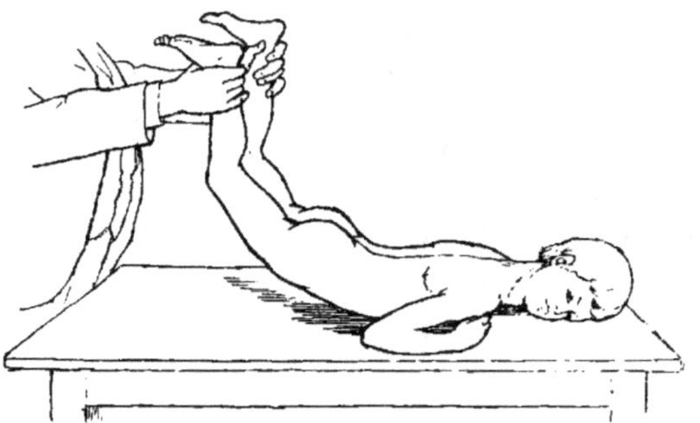

Fig. 42. — Recherche de la contracture légère du psoas.

voici comment vous rechercherez si l'extension coxo-fémorale est limitée (fig. 42 et 43) : le sujet étant à plat ventre, vous prendrez

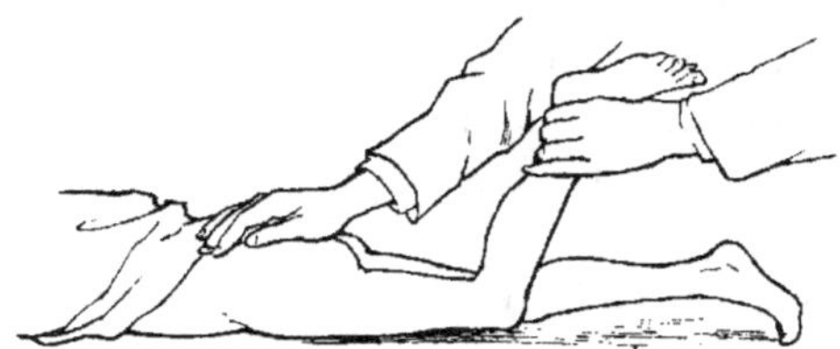

Fig. 43. — Recherche de la contracture légère du psoas.

les deux jambes à pleine main, au-dessus des malléoles, et vous les soulèverez d'abord ensemble, puis l'une après l'autre, à plu-

sieurs reprises, genou demi-fléchi. Par comparaison, il vous sera
facile de percevoir si d'un côté vous amenez à vous le tronc plus
vite que de l'autre, en le sentant peser au bout de votre bras dès
qu'il commence à quitter le plan du lit, c'est-à-dire dès que,
l'extension étant à bout de course, votre traction est transmise
au bassin. Cette manœuvre est d'ailleurs bonne à connaître, un
mal de Pott étant certain, pour déceler dès son début la migration
d'un abcès froid dans la gaine du psoas : elle permet en outre
d'apprécier, quand on soulève les deux jambes ensemble, avec
quelle souplesse se creusent les reins quand, du bassin, le
mouvement arrive à la colonne lombaire.

La rétraction du psoas reconnue, et bien différenciée de la
coxalgie, vous aurez encore à déterminer sa cause, car c'est toujours une lésion secondaire ; et à ce moment vous devrez, par les
procédés que maintes fois je vous ai expliqués, étudier avec soin
la mobilité et la sensibilité du rachis, le mode d'appui sur les
jambes.

S'il n'y a pas de signes de mal de Pott, pensez à ceux de la
sacro-coxalgie[1] ; ceux-ci absents à leur tour, songez à la possibilité
d'une tuberculose osseuse de l'aile iliaque, sans retentissement
articulaire. Cette lésion est d'ailleurs assez rare pour n'être à
diagnostiquer que par exclusion. Par les commémoratifs, enfin,
vous parviendrez à reconnaître deux autres lésions, à début aigu
celles-là, dont le psoas peut avoir à souffrir à un moment donné :
l'ostéomyélite de la fosse iliaque et l'appendicite. Quelques détails
sur un cas auquel j'ai fait allusion plus haut vont vous instruire à
cet égard.

J'ai été consulté, en décembre 1902, pour un garçon d'une
dizaine d'années auquel, le 31 juillet précédent, on avait incisé un
abcès chaud de la fosse iliaque droite. Après une grave maladie,
il avait guéri, la plaie s'était cicatrisée et il marchait depuis cinq
à six semaines, lorsque, à la fin de novembre, il s'était mis à pen-
cher à droite, à boiter, sans souffrir, et enfin la jambe s'était
fléchie presque à angle droit : c'est alors qu'on avait songé à le

1. Voy. leçon VIII, p. 119.

traiter comme coxalgique, et que je contestai formellement ce diagnostic en démontrant que le mouvement limité était l'extension et non la flexion.

La cause de la rétraction du psoas était, vous ai-je dit, après opération, une appendicite bizarre : mais le diagnostic ne fut pas établi sans réserves, ni par moi, ni par Jalaguier, par qui je fis examiner le malade.

Lors de ma première visite, il existait une tuméfaction dure, presque ligneuse, douloureuse à la pression, aplatie contre la fosse iliaque droite dans toute son étendue, la paroi abdominale antérieure étant d'ailleurs souple, le péritoine paraissant sain, la crête iliaque semblant épaissie sur toute sa longueur. Ces signes me parurent être ceux d'une hyperostose de la fosse iliaque, avec suppuration centrale refroidie, et malgré le début brusque avec quelques vomissements, malgré une histoire de « péritonite » passagère, deux jours après l'ouverture d'un abcès chaud, je portai le diagnostic probable d'ostéomyélite aiguë, avec réserves pour l'appendicite. Tandis que Jalaguier, plus influencé par l'anamnèse que par l'état local actuel, posa le problème en sens inverse : et il eut raison.

En opérant, je dus ouvrir la fosse iliaque de l'arcade de Fallope à la symphyse sacro-iliaque : sous le *fascia iliaca*, des amas fongueux, presque caséeux, au milieu desquels on ne voyait plus guère les fibres musculaires; puis, après nettoyage de cette vaste cavité, je débridai un trajet fistuleux le long de l'arcade de Fallope, et enfin, contre le bord externe du grand droit je vis, adhérent au péritoine pariétal, un petit appendice kystique que je réséquai. Autour de cet appendice, la seule trace actuelle de réaction péritonéale était l'adhérence de l'épiploon, par sa pointe souple d'ailleurs. Je réinsérai, par des fils profonds au catgut, les muscles que j'avais coupés sur toute la longueur de la crête iliaque, et je suturai la peau, en drainant très largement le foyer aux deux extrémités antérieure et postérieure. L'enfant a guéri sans aucune complication, ne conservant qu'une large éventration le muscle grand droit a été coupé en travers et non suturé dont je compte l'opérer bientôt.

IV

Quel traitement convient à ces rétractions du psoas? D'abord celui de la cause : la ressemblance thérapeutique est nulle entre un abcès froid, à ponctionner, et une appendicite, à ouvrir largement. Et pour un mal de Pott au début, sans abcès, avec faible contracture, le traitement spécial de cette complication est négligeable dans la grande majorité des cas.

Mais s'il y a rétraction avec attitude vicieuse persistante après guérison de l'abcès iliaque, il faut traiter cette rétraction pour elle-même : à cela convient avant tout l'extension continue. Lorsque la cicatrisation a été obtenue chez le petit malade précédent, l'extension a mis fin en moins d'un mois à la déviation du membre et à la claudication. J'ai revu le gamin en janvier dernier, marchant depuis le mois d'avril sans incident, avec une hanche tout à fait souple et une extension normale.

Je vais agir de même chez notre fille : l'abcès pottique me paraît guéri, le trochanter également, et dès lors j'obtiendrai presque sûrement l'allongement rapide du psoas rétracté. La difformité étant fort accentuée, et l'enfant étant assez indocile, le mieux me paraît être d'assurer l'effet de l'extension en l'appliquant à la fois, par les procédés usuels, à la tête et aux deux membres inférieurs. De la sorte, on est certain que la traction s'exercera sans déchet sur un bassin dans la rectitude. Le seul point à réserver est que la flexion de la cuisse me gêne pour palper à fond la fosse iliaque, pour savoir si un reste d'abcès n'est pas la cause de cette contracture intense et persistante.

DIXIÈME LEÇON

HYDARTHROSES TUBERCULEUSES DU GENOU

(ARTHRITES TUBERCULEUSES A FORME RHUMATOIDE

I. — Hydarthrose bilatérale légère chez un garçon de quatorze ans. Début en apparence traumatique, d'abord unilatéral. Une hydarthrose du genou chez l'enfant doit toujours être suspecte. Évolution clinique faisant diagnostiquer la tuberculose.

II. — Valeur du cyto-diagnostic, de l'injection de tuberculine.

III. — Application de ces procédés à nos cas actuels d'hydarthrose subaiguë.

IV. — Arthrites tuberculeuses du genou débutant par une hydarthrose aiguë, fébrile.

V. — Recherches de Poncet sur le rhumatisme tuberculeux. Lésions spécifiques atténuées de la synoviale, ou irritation par les toxines.

VI. — Relations cliniques de la tuberculose et du rhumatisme aigu ou chronique. Possibilité de leur association.

VII. — Critique du mot : « rhumatisme » tuberculeux.

L'hydarthrose, ou, en langage vulgaire, l'épanchement de synovie, est une conséquence banale d'une inflammation articulaire, la plupart du temps chronique ou subaiguë. Son siège à peu près exclusif — en partie sans doute parce que c'est celui où on la reconnaît facilement — est l'articulation du genou.

Lorsque vous avez constaté son existence, vous n'avez fait qu'une partie, la moins importante, du diagnostic : il vous reste à déterminer la nature de l'arthrite causale, ce qui est indispensable à l'institution d'un traitement rationnel. Et l'on vous enseigne, à bon droit, qu'une fois éliminée la fréquente blennorragie, la plus rare syphilis, une hydarthrose non traumatique est presque toujours, chez l'adulte, le résultat d'une arthrite rhumatismale.

A transporter cette donnée en clinique infantile, vous risquez une erreur de diagnostic fort préjudiciable au malade : car, la cause habituelle de cette hydarthrose du genou est l'arthrite tuberculeuse, quelquefois destinée à revêtir plus tard sa forme habituelle, quelquefois au contraire assez spéciale dans son évolution ultérieure. Jusqu'au bout, en effet, malgré la nature tuberculeuse du mal, la marche peut ressembler de fort près à celle des manifestations que nous appelons rhumatismales : et j'aurai à vous expliquer, à ce propos, ce que Poncet (de Lyon) a dénommé d'abord pseudo-rhumatisme, puis rhumatisme tuberculeux.

I

L'examen physique des genoux, chez le garçon de quatorze ans et demi dont je vais vous entretenir en premier, peut être mené très rapidement, car il ne présente aucune difficulté.

A gauche, par les manœuvres classiques, vous percevez d'abord le choc rotulien révélateur d'un épanchement liquide peu abondant. La palpation du cul-de-sac sous-tricipital n'y fait sentir qu'un épanchement médiocre, mais de chaque côté du tendon rotulien les méplats normaux sont effacés par une saillie, peu accentuée il est vrai, molle, de consistance fongueuse. Sous les pressions localisées, exercées méthodiquement avec la pulpe de l'index, l'interligne est, je ne dirai pas douloureux, mais sensible : le reste de la jointure, os, synoviale, ligaments, est indolent. Le quadriceps fémoral est mou et atrophié, comme dans toutes les arthrites du genou. Les mouvements de flexion et d'extension sont fort peu limités, mais le sont un peu. Rien aux ganglions de l'aine.

A droite, l'état est le même, à cela près qu'il n'y a plus d'hydarthrose : mais, pour vous le dire tout de suite, il y en a eu.

L'état général est bon, quoique le garçon soit assez pâle; aucune lésion tuberculeuse guérie ou en activité n'est appréciable ailleurs; tous les viscères paraissent sains.

Actuellement, donc, l'examen physique ne laisse guère place au doute : à gauche avec un peu de liquide, comme à droite sans liquide, les fongosités sont légères, mais évidentes aux côtés du tendon rotulien et je ne vois guère comment les expliquer autrement que par la tuberculose de la synoviale. Mais quand le garçon nous fut présenté pour la première fois à l'hôpital, beaucoup de médecins, en l'absence de fongosités, auraient probablement cru à une banale hydarthrose, et je désire vous mettre en garde contre cette erreur, dont les conséquences pronostiques et thérapeutiques peuvent être fort sérieuses.

Le genou droit, à cette date, le 30 septembre 1903, était fortement tuméfié, avec choc rotulien perceptible d'emblée, avec collection fluctuante sous-tricipitale, avec légère douleur à la pression au niveau de l'interligne, sans rien au niveau des os. La première impression, au milieu des phrases obscures que baragouinait en français ce jeune Italien, fut qu'il s'agissait d'une lésion traumatique récente, et en voie de décroissance; et le renseignement était nettement donné, d'une chute de 2 mètres de haut, dans une maison en construction.

Aucune trace de contusion, aucune ecchymose visible extérieurement : mais l'argument était de faible valeur, car ces signes, démonstratifs d'une contusion, n'eussent pas accompagné une entorse du genou, même si elle avait eu pour résultat une hémarthrose franche et rapide.

Là ne fut donc point le motif de mes doutes immédiats, mais plutôt dans les dates que nous parvînmes à préciser. La chute avait été nette, avait provoqué une douleur vive dans le genou; mais la jointure n'avait gonflé que six jours plus tard, l'enfant ayant jusque-là continué son métier d'apprenti maçon. Vous trouverez peut-être qu'un délai de six jours est assez court pour vous permettre d'établir un lien de cause à effet entre un trauma et une arthrite; dans une jointure parfaitement saine avant et après le trauma, je ne le pense pas, et tout récemment vous avez observé

dans mon service une fille qui vous apprend comment les choses
se passent en pareil cas.

Je mets à part l'hémarthrose, par entorse ou par contusion :
vous la diagnostiquez par sa formation à peu près immédiate. Mais
elle n'est pas seule possible, et d'un trauma articulaire peut résulter soit une hémo-hydarthrose, soit une hydarthrose proprement
dite. Or, même dans ce dernier cas, la rapidité de sécrétion est
grande : la brusquerie n'est pas la même que pour l'épanchement
sanguin, mais en vingt-quatre heures la lésion est constituée.

C'est ce qui eut lieu chez notre fille. Le 14 novembre, poussée
en arrière par une camarade, elle tomba sur le genou droit, se
releva et marcha sans gêne, sans douleur même : mais le soir, en
se couchant, elle remarqua que le genou était volumineux. Dès
le 15 novembre la lésion était au maximum, identique à ce qu'elle
était le 16 novembre lorsque l'enfant nous fut amenée avec une
hydarthrose ordinaire, distendant assez la capsule pour que des
mouvements de latéralité fussent possibles. Je fis faire la ponction — je vous dirai tout à l'heure pourquoi — et malgré cette
rapidité de formation le liquide épanché était clair, citrin, vis-
queux, celui de la classique hydarthrose, sans teinte hémorragique. C'était bien traumatique, puisque après ponction le liquide
ne se reproduisit pas et qu'au bout de dix jours la malade nous
quittait guérie.

Donc, six jours d'écart, avec fonctionnement normal de la jointure, doivent nous faire soupçonner que, si le trauma est pour
quelque chose dans la genèse de l'hydarthrose, c'est à titre d'adju-
vant, en aggravant une lésion latente déjà formée, et non à titre
de créateur. Cette opinion fut vérifiée chez notre patient par l'évolution du mal.

D'abord, en effet, si, au bout de dix à douze jours, la compression du genou droit a fait diminuer l'épanchement, celui-ci persiste,
avec des hauts et des bas, depuis deux mois. Puis, le sujet étant à
l'hôpital, maintenu au lit, vers la fin d'octobre, soit au bout d'un
mois de repos, le genou gauche fut à son tour atteint d'hydarthrose : donc, il fallait bien admettre, même pour le côté droit,
une influence autre que celle de la violence extérieure, ainsi que

je l'avais annoncé dès le premier jour aux élèves du service.

Et qu'avais-je dit alors? Que chez l'enfant au-dessous de quinze ans une hydarthrose survenu sans cause connue, ou provoquée par un trauma douteux, est toujours une manifestation tuberculeuse. Aphorisme scientifiquement faux, comme tous les aphorismes cliniques : ici même, l'an dernier, je vous ai fait examiner un cas d'hydarthrose du genou par syphilis héréditaire[1]; d'autres irritations osseuses peuvent par exception agir sur la synoviale voisine. Mais n'admettez ces hypothèses que si elles sont *évidentes* et dans le doute concluez à la tuberculose, sans vous arrêter à l'idée d'une lésion rhumatismale.

Sans contredit, chez un adulte, vous attribueriez presque de parti pris au rhumatisme chronique, à une poussée dans de l'arthrite sèche, ces hydarthroses lentes ou subaiguës, qui pendant des années vont et viennent, alternant avec des craquements. Ce diagnostic est à peu près hors de contestation lorsque l'hydarthrose devient bilatérale. Je sais que le rhumatisme chronique noueux, que l'arthrite sèche existent chez l'enfant : mais c'est exceptionnel, et surtout cela n'affecte pas habituellement l'allure que je viens de vous décrire.

Il faut maintenant que je vous donne la preuve de la nature tuberculeuse de la lésion : nous pouvons tirer argument soit de la clinique, soit de certains procédés de laboratoire.

La clinique est démonstrative, lorsque peu à peu, le liquide se résorbant, on voit évoluer une arthrite fongueuse de type ordinaire. C'est l'observation de faits semblables qui, avant l'intervention du laboratoire, a conduit les cliniciens à la suspicion grave où je vous conseille de tenir l'hydarthrose du genou chez l'enfant. Quant au laboratoire, en dehors de la constatation directe du bacille, au microscope ou par inoculation au cobaye, il nous fournit deux ordres de renseignements : l'examen cytologique du liquide épanché, les réactions générale ou locale du sujet après injection exploratrice de tuberculine. Le moment est venu de vous exposer ce que sont ces méthodes.

[1] Voy. leçon IV, p. 59.

II

Dans les liquides pathologiques en apparence les plus clairs, dans les plus limpides, on sait depuis longtemps qu'au microscope on rencontre des éléments cellulaires, globules rouges ou blancs, cellules épithéliales saines ou néoplasiques; et je n'ai pas besoin de vous rappeler les importantes et déjà anciennes recherches de Dieulafoy sur les pleurésies histologiquement purulentes.

Depuis quelques années, la question a été serrée de plus près : parmi les éléments figurés du sang, globules rouges ou blancs, on a différencié des variétés auxquelles on a peu à peu attribué des significations précises, en physiologie normale ou pathologique. De là est née une hématologie nouvelle, où la numération en bloc des globules rouges et blancs n'est plus tout. De là aussi est née, grâce en particulier aux efforts de Widal et de son élève Ravaut, une méthode plus nouvelle encore, le *cytodiagnostic*, établie sur l'examen des globules blancs trouvés dans les exsudats séreux; je dois vous exposer brièvement ses principes, dont nous avons assez souvent à faire application en chirurgie, surtout pour les cas dont je vous entretiens. Car si les médecins scrutent plutôt, par ce procédé, les liquides de pleurésie ou de méningite séreuses, les chirurgiens ont grand intérêt à étudier ce qui se passe dans les sérosités articulaires.

Cette méthode dérive de ce que nous savons sur la défense de l'organisme par la phagocytose.

Lorsque notre organisme subit une agression, que celle-ci soit due à des agents physiques, chimiques ou infectieux, il mobilise pour sa défense des cellules spéciales, dites phagocytes, qui ne sont autres que les globules blancs du sang. Ces « cellules dévorantes » accourent de toutes parts, venues des organes lymphoïdes où elles ont pris naissance, et entament la lutte de façon un peu différente selon la variété anatomique à laquelle elles appartiennent : car nous avons appris, depuis quelques années, que les globules blancs du sang affectent plusieurs types, dont trois seulement nous intéressent en ce moment.

Formés surtout dans la moelle des os, les « leucocytes polynucléaires » paraissent dénommés ainsi à tort, car ils ont un noyau multilobé, dont la multiplicité n'est qu'une apparence, situé dans un protoplasme abondant. Ils sont le gros du bataillon, les trois quarts environ des leucocytes du sang, et donnent avec ardeur dans les affections aiguës : multipliés alors avec abondance, ils se précipitent sur les microbes envahissants, les englobent dans leur substance et les digèrent.

Mais s'ils sont brillants pour ces attaques vives et éphémères, ils ne soutiennent malheureusement pas l'effort prolongé, indispensable pour venir à bout d'une infection chronique. Ils englobent bien le bacille de Koch, par exemple, mais celui-ci les tue bientôt par ses toxines, et trouve dans le cadavre cellulaire un aliment pour pulluler. Alors viennent à la rescousse les troupes de second rang, les « leucocytes mononucléaires », plus volumineux que les précédents, à gros protoplasma, à noyau unique. Plus lents à l'action, ils sont plus résistants que les polynucléaires ; ils forment autour du bacille de Koch les cellules épithélioïdes du follicule tuberculeux, ne se laissent pas empoisonner par les toxines des microbes, s'agglomèrent en une puissante cellule géante et avec le temps viennent souvent à bout de l'ennemi. De même, dans l'intimité des tissus, ils font disparaître les cellules qui, sans intervention microbienne, sont en voie de destruction moléculaire.

Ils ne parviennent pas du premier coup à cet état : ils naissent dans la rate et les ganglions lymphatiques sous forme de « lymphocytes », plus petits, constitués par un noyau entouré d'une couche extrêmement mince de protoplasma. Celle-ci épaissit peu à peu, et le « mononucléaire » se développe. En même temps et parallèlement apparaît la puissance phagocytaire ; mais, dans la jeunesse, celle-ci n'existe guère, et le lymphocyte n'a pas la propriété de s'incorporer des microbes ou des cellules pour les détruire en les digérant. Il n'intervient que pour combattre, parmi les processus chroniques, ceux où la phagocytose est réduite au minimum.

On conçoit donc que si une séreuse se trouve enflammée, les globules blancs du sang ne migreront pas au hasard à travers elle pour tomber dans le liquide exsudé. Dans la plèvre, dans les méninges, la phagocytose brusque et vive des infections aiguës se traduit par une issue abondante de polynucléaires à peu près seuls dans la sérosité pleurale ou dans le liquide céphalo-rachidien; tandis qu'à la tuberculose répond, dans les mêmes liquides, la présence à peu près exclusive, ou même exclusive, de lymphocytes.

Mais une formule lymphocytaire même pure, même dans les liquides où les causes d'erreur sont plus rares, est-elle une preuve *absolue* de tuberculose? Personne ne l'a jamais prétendu : une lésion tuberculeuse s'accompagne de réaction lymphocytaire, mais elle n'est pas seule dans ce cas. Le polynucléaire indique une défense phagocytaire active contre une infection aiguë, et dès lors exclut les formes ordinaires de la tuberculose. Mais le lymphocyte, élément banal du liquide pleural, n'est pas un élément spécifique de la tuberculose : sa transsudation plus abondante indique seulement une irritation subaiguë, insuffisante pour nécessiter la présence de polynucléaires, ou ne la nécessitant plus.

Qu'a-t-on constaté, d'une manière générale, dans les liquides articulaires? Des faits au premier abord assez difficiles à interpréter. Sans doute, les arthrites aiguës donnent une formule à peu près uniquement polynucléaire et dans la tuberculose divers auteurs, parmi lesquels Achard et Lœper, ont signalé de la lymphocytose pure. Mais ce n'est pas absolu, car d'une part le liquide des arthrites bacillaires est assez souvent louche et peut contenir des polynucléaires, tandis que dans d'autres lésions non tuberculeuses, telles que les hydarthroses traumatiques, phlébitiques, nerveuses, les éléments cellulaires, très rares d'ailleurs, sont surtout lymphocytaires. Donc, quelle que soit la formule cytologique constatée dans un liquide articulaire, elle ne saurait exclure ou démontrer avec certitude la tuberculose, si elle n'est étudiée parallèlement à la clinique, à laquelle cependant elle peut fournir un appui précieux. Il semble que la netteté des conclusions permises soit un peu plus grande pour les épanchements des gaines tendineuses.

En résumé, la lymphocytose pure indique la chronicité du processus, non sa spécificité ; et par exemple sa constatation dans un liquide d'hydarthrose chronique du genou ne permet pas de prendre parti entre une origine syphilitique ou une origine tuberculeuse. Mais, aidée par une interprétation clinique, elle donne, dans l'immense majorité des cas, des renseignements fort utiles.

L'*injection exploratrice de tuberculine* est moins sujette à l'erreur, mais n'en est pas encore tout à fait exempte. Rappelez-vous ce qu'est cette expérience.

En 1891 fut lancée, avec un fracas dont tous sans doute, malgré votre jeunesse alors, vous avez gardé souvenir, une médication antituberculeuse imaginée par R. Koch et consistant à injecter aux malades un produit soluble, la tuberculine, extrait des cultures de bacilles.

L'espoir des thérapeutes fut vite déçu : loin de procurer la guérison, la toxine eut des effets désastreux, en favorisant à la fois la fonte locale des lésions déjà existantes et une dissémination granulique aiguë ultérieure. Malgré quelques essais timides depuis le retentissant échec initial, le traitement par la tuberculine est donc définitivement proscrit, par les chirurgiens aussi bien que par les médecins.

Mais de ces tentatives est sorti un fait d'un haut intérêt scientifique : les sujets non tuberculeux restent apyrétiques, tandis que les tuberculeux injectés subissent une brusque réaction fébrile, en même temps qu'une poussée locale plus ou moins vive enflamme leurs lésions préexistantes, la toxine ayant, outre son action générale, spéciale aux tuberculeux, une action élective des plus remarquables sur les tissus tuberculeux. De cette dernière résultait, d'ailleurs, le danger de la méthode, car, après avoir allumé de la sorte l'incendie, on n'en est pas resté maître.

Vous concevez cependant tout le parti qu'on peut tirer de là en diagnostic, pourvu que l'on ait trouvé le moyen de rendre le produit inoffensif. Affaire de dose, a-t-on reconnu, si l'on injecte une quantité juste suffisante pour produire la réaction, sans donner un coup de fouet trop intense aux lésions préexistantes. Cet emploi fut surtout réglé et étudié par les vétérinaires, pour diagnostiquer à coup sûr la tuberculose bovine : l'épreuve de la tuberculine est aujourd'hui vulgarisée dans les vacheries bien tenues.

De leur côté, les médecins ont appris à élucider ainsi, sans danger, certains diagnostics douteux, mais toujours à titre de procédé d'exception. Ils ont déterminé qu'on peut sans danger injecter un dixième de milligramme de tuberculine à un enfant : spécifions bien qu'il s'agit de la tuberculine fournie par l'Institut Pasteur, car les diverses tuberculines sorties des divers laboratoires n'ont pas toutes la même puissance.

Quelle est la valeur clinique de cette épreuve? Pour qu'elle fût *absolue*, il faudrait :

1° Que jamais un non-tuberculeux ne réagît ;

2° Que tout tuberculeux réagît.

La première proposition a prêté à discussion ; on a parlé de réaction chez des sujets atteints d'actinomycose ou de lèpre, chez des sujets même indemnes de lésions de ce genre et *cliniquement* exempts de tuberculose : mais il semble prouvé par toutes ou presque toutes les autopsies pratiquées dans ces conditions que ces malades portaient quelque part un foyer tuberculeux profond et latent.

Quant à l'absence possible de réaction chez un tuberculeux avéré, elle est hors de doute, aux doses actuellement employées à titre d'épreuve diagnostique. Ces faits sont fort rares si on recourt à des doses croissantes, jusqu'à celle qui provoque la réaction : pour ma part, j'aime mieux être imparfaitement renseigné, et ne pas m'exposer aux accidents graves, terribles même, dont nous avons été témoins en 1891.

Lorsqu'un sujet a réagi de façon indiscutable, on est donc en droit de le dire tuberculeux : mais il peut l'être de par une lésion latente, par un ganglion profond, je suppose, et non de par la lésion dont nous désirons déterminer la nature. En sorte que la preuve *absolue* exige l'association de la réaction générale à un certain degré de réaction locale, cliniquement appréciable. Aussi la plupart du temps, parce que nous employons des doses incapables d'éveiller avec vivacité le processus bacillaire local, nous serons obligés d'interpréter en cliniciens les résultats.

Aucune des deux preuves que je viens de vous exposer n'est donc de certitude mathématique : la lymphocytose n'est pas étroitement réservée aux épanchements d'origine tuberculeuse ; la réaction à la tuberculine peut s'expliquer par l'existence d'un autre foyer tuberculeux latent. La seule preuve *absolue* est donc la constatation du bacille spécifique dans le liquide, démontrée soit par l'examen direct au microscope, soit par l'inoculation positive au cobaye. Mais la part de hasard est grande pour faire tomber l'histologiste sur un des rares bacilles qui errent dans une sérosité d'hydarthrose ; la méthode spéciale de l'inopexie ne tiendra peut-être pas tout ce qu'elle a promis à ses débuts ; et vous savez enfin combien est infidèle, en raison de cette rareté et du faible degré de virulence, l'inoculation de cette sérosité.

Pour arriver à la certitude, nous devons donc nous appuyer sur un faisceau de preuves concordantes où souvent le dernier mot doit rester à la clinique. Et voici à ce sujet les enseignements tirés de nos malades d'aujourd'hui.

III

J'ai prié un interne fort au courant de ces recherches, M. Paisseau, de pratiquer ces examens chez notre jeune Italien : dans le liquide clair, mais fortement coloré en jaune verdâtre, qu'il retira par ponction des deux genoux, il observa une lymphocytose pure. Mais il n'y put voir directement le bacille, et, d'autre part, l'injection d'un dixième de milligramme de tuberculine ne produisit aucune réaction. La preuve *absolue* nous manque donc ; mais si de l'état clinique actuel nous rapprochons la leucocytose pure, nous avons une quasi-certitude en faveur de la tuberculose.

D'abord, en effet, et par comparaison, l'examen du liquide de la contusion du genou dont je vous parlais il y a un instant a donné une formule leucocytaire où il y avait 70 p. 100 de lymphocytes et 30 p. 100 de polynucléaires, ce qui vous fait saisir une différence entre notre cas présent et un autre où il n'y a eu certainement aucune intervention de tuberculose. Et par contre, voici notre seconde malade chez laquelle, l'histoire d'évolution étant fort analogue à celle du garçon, l'état physique étant identique, la valeur importante de la lymphocytose pure a été corroborée par une réaction nette à la tuberculine.

Cette malade est une fille de quinze ans, domestique, dont le père tousse souvent, dont un frère est mort de méningite tuberculeuse, dont une sœur encore en bas âge a une bronchite continuelle; elle même a souffert, à onze ans, d'une congestion pulmonaire. Elle était toutefois bien portante lorsque, en janvier dernier, elle commença à souffrir du genou droit, surtout au moment de chocs qu'elle se donnait souvent en descendant l'escalier. Cela dura une huitaine de jours, pendant lesquels la douleur diminua peu à peu; puis il s'en produisit autant à gauche.

Les choses s'arrangèrent à peu près. Un médecin prescrivit des onctions avec une pommade, et la malade, quoique souffrant légèrement, surtout au moment du réveil, put continuer son métier de domestique. Les genoux étaient cependant tous deux tuméfiés, il n'y eut aucune autre douleur musculaire.

Il en fut ainsi jusqu'au 5 septembre : à cette date, survinrent des douleurs très vives, subites, nocturnes, arrachant des cris, atteignant surtout le genou gauche, irradiant vers la partie postérieure de la jambe. L'acuité fut telle que dès le 7 septembre la malade se présentait à ma consultation de l'hôpital Tenon, et je l'admis dans mes salles. Les signes physiques étaient alors ceux d'une hydarthrose bilatérale, volumineuse, avec douleur à la pression sur la synoviale au niveau du cul-de-sac tricipital, de l'interligne, des bosselures qui flanquaient le tendon rotulien.

Dès le début, je me méfiai de la tuberculose, quoique nulle part n'existât un épaississement de la synoviale suffisant pour être perceptible ; ce que l'hydarthrose, il est vrai, rendait plus difficile. Mais à quinze ans, nous étions à la limite de l'enfance; la jeune fille est réglée, médiocrement sans doute, depuis mars dernier, et surtout elle est atteinte de leucorrhée habituelle. Ces pertes blanches sont-elles liées à une inoculation d'origine virile? Chez une domestique, même de quinze ans seulement, ce ne serait pas extraordinaire; mais il m'a paru inutile de pratiquer le toucher pour m'en assurer, car les conséquences articulaires d'une gonorrhée sans effraction sont exactement les mêmes.

Avec cette symptomatologie, il fallait, en effet, penser à l'arthrite blennorragique, malgré la lenteur des accidents et leur ancienneté de début, et, tout en y croyant peu, je n'éliminai pas complètement ce diagnostic. Je fis aussi quelques réserves sur la possibilité d'une lésion rhumatismale et je prescrivis un peu de salicylate de soude; son action ne me parut pas ajouter beaucoup à celle de la compression et de l'immobilisation. Les douleurs cessèrent avant tout, je crois, sous l'influence du repos; le liquide diminua d'abord vite, mais il en reste toujours un peu, avec des oscillations sans cause connue.

Avec cela, avec un léger degré d'empâtement fongueux sur les côtés du tendon rotulien, quoique l'os soit partout de volume normal et indolent à la pression, je trouve des motifs suffisants pour justifier les craintes que j'ai émises dès le début sur la nature probablement tuberculeuse du mal. Néanmoins, pour être sûr du fait, je priai M. Paisseau de vouloir bien pratiquer l'examen cytologique du liquide, assez abondant pour être évacué par ponction, et étudier en même temps la réaction par tuberculine.

Or l'examen du liquide révéla de la lymphocytose pure, comme chez notre garçon, et en outre la réaction par tuberculine fut nette : l'injection ayant été faite le 17 novembre, à 5 heures du soir, l'ascension thermique commença le lendemain à 11 heures du matin (37°8), pour passer par 39°2 le 18 à 11 heures du soir et retomber à la normale le 20 à 5 heures du soir (37°2). Et la preuve est d'autant plus complète, qu'une légère et éphémère poussée eut lieu en même temps dans les genoux, un peu plus distendus, un peu plus douloureux que les jours précédents.

IV

A côté des hydarthroses chroniques, ou tout au plus subaiguës dont nous venons d'étudier des exemples, il en est d'aiguës, à la fois par leur rapidité de formation, par les douleurs et par l'état fébrile dont elles s'accompagnent. Devant des phénomènes semblables, les débutants croient souvent à une arthrite aiguë, infectieuse, capable de nécessiter l'arthrotomie. Loin de moi l'idée de le leur reprocher, car j'ai passé par là.

Dans le courant de 1893, au vieil hôpital Trousseau, j'ai opéré ainsi un enfant que j'ai perdu de vue, mais chez lequel j'avais été frappé de ce fait que le liquide évacué n'était que fort peu louche, et que, par les procédés usuels, mon ami Achard l'avait reconnu stérile. Les plaies s'étaient cicatrisées par première intention, le drain n'ayant jamais fourni qu'un peu de sérosité, et le malade avait rapidement quitté le service, guéri. Je ne l'ai pas revu, mais j'en ai conservé souvenir, car je sais que ces pus séreux, en apparence stériles, sont bien souvent tuberculeux; lors de l'opération, j'avais, par habitude, prélevé une pipette pour ensemencement, mais non point de quoi faire une inoculation au cobaye.

Ces cas sont assez rares pour que je n'en aie pas rencontré d'autre avant le 11 septembre 1894. A cette date, on m'apporta d'urgence à l'hôpital un garçon de neuf ans dont le genou droit était globuleux, demi-fléchi; le membre inférieur, en abduction, reposait sur le lit par sa face externe. Un liquide rénitent, assez copieux pour que le choc rotulien ne fût pas perceptible, distendait tous les culs-de-sac de la synoviale. La palpation était modérément douloureuse, mais la moindre tentative de mobilisation provoquait de vives souffrances. La pression sur le squelette était indolente, sauf au niveau du condyle externe du fémur.

Le diagnostic d'un épanchement articulaire aigu s'imposait. Quant à sa cause, elle était sûrement inflammatoire : la température était à 39 degrés, ce que peut, il est vrai, provoquer une hémarthrose traumatique; mais en outre la langue était saburrale, le faciès fatigué, les yeux excavés; la lèvre inférieure présentait les traces d'une éruption herpétique récente. Le tout avait commencé le 9 septembre, soit deux jours auparavant, par un état fébrile et des douleurs suffisantes pour empêcher le sommeil.

Je vous avoue que je ne pensai pas alors à mon ancien malade :

je diagnostiquai une arthrite suppurée, due bien probablement à une légère ostéomyélite, au point douloureux à la pression sur le condyle fémoral, et sans tarder davantage je fis l'arthrotomie : cette fois encore il ne sortit qu'un liquide citrin, à peine louche, dont je prélevai une pipette. J'examinai alors avec soin la synoviale, qui me parut mince, souple, à peine congestionnée, sans fongosités, sans fausses membranes ; j'explorai le squelette, où je ne trouvai aucun point dénudé. L'évolution opératoire fut identique à celle du cas précédent, et j'appris au bout de quelques jours qu'Achard n'avait obtenu aucun microbe par cultures sur gélose et sur bouillon.

A cette époque il ne fut pas question, bien entendu, de cyto-diagnostic ; quant à la tuberculine exploratrice, nous étions sous le coup des désastres du début. Mais l'évolution clinique fut ensuite celle d'une tumeur blanche, avec fongosités modérées, sans lésions osseuses appréciables, qui mit un an à guérir sans claudication, avec une légère limitation de l'extension, la flexion ne dépassant pas l'angle droit.

Aussi, à quelque temps de là, étais-je instruit lorsque mon collègue et ami Méry m'appela auprès d'un garçon pour lequel il craignait une ostéomyélite du tibia avec arthrite suppurée du genou. La température était élevée, mais sans état infectieux grave ; la ponction à la seringue de Pravaz donna un liquide seulement louche. Il n'y avait aucun empâtement contre le squelette, peu douloureux à la pression. Je différai donc l'arthrotomie, et je vis le liquide se résorber en quelques jours ; puis une banale tumeur blanche suivit son cours. Dans ce diagnostic, j'avais été encore guidé par ce fait que je savais le père tuberculeux de vieille date, à la fois du poumon et des ganglions cervicaux.

Aiguës ou chroniques, ces formes cliniques à épanchement articulaire précoce et abondant sont celles où l'on doit admettre des lésions synoviales sinon exclusives, au moins prédominantes.

Je suis d'ailleurs certain que parfois, malgré ce mode de début, il y a une lésion osseuse originelle. Dans un cas chronique, après résorption du liquide, j'ai vu évoluer, sans suppuration d'ailleurs, un foyer dans le condyle interne, puis dans le condyle externe du tibia, foyer démontré par l'exploration clinique et par la radiographie. Chez un autre enfant, l'hydarthrose subaiguë guérit bien, et ne céda pas la place à des fongosités sous-tricipitales, mais quelques mois après se manifestait un abcès que je dus ponctionner, au côté interne du tendon rotulien, contre la tubérosité antérieure du tibia.

Chez la plupart des malades que j'ai suivis, les choses se sont passées comme chez ceux que je vous fais examiner en ce moment : il s'est produit des fongosités synoviales, qui m'ont paru respecter assez volontiers le cul-de-sac sous-tricipital et la guérison, parfois assez rapide, a eu lieu sans retentissement osseux appréciable. D'ailleurs, dans les deux cas où j'ai pratiqué l'arthrotomie, j'ai constaté l'intégrité des cartilages et de l'os dans les parties accessibles de la jointure.

Au total, l'évolution me semble, en moyenne, plus bénigne et plus synoviale que dans les formes habituelles de tuberculose du genou.

Dans ces hydarthroses tuberculeuses, le traitement doit consister surtout en immobilisation et compression, mais j'ai coutume de commencer par la ponction et l'injection d'éther iodoformé à un dixième. Cette petite opération met en général fin à la sécrétion de liquide et me paraît avoir sur la synoviale irritée une heureuse influence. Quand la réaction inflammatoire est passée, on applique un appareil plâtré et l'on commence le traitement classique de la tumeur blanche du genou.

Si, deux fois, j'ai traité par l'arthrotomie la forme aiguë, ce fut par suite d'une erreur de diagnostic dont je viens de vous exposer les motifs. L'opération n'a pas été nuisible, mais d'après ce que j'ai vu plus tard, elle a été inutile. Pour faire cesser les douleurs, il convient, dans les cas de ce genre, de ponctionner le genou et de l'immobiliser dans la rectitude s'il y a attitude vicieuse, en position dite de Bonnet. La compression peut suffire à faire résorber le liquide, mais je crois que l'action de l'éther iodoformé est favorable.

V

Toutes ces observations sont intéressantes à retenir pour l'étude d'une question actuellement à l'ordre du jour, grâce aux efforts persévérants de mon ami A. Poncet (de Lyon), celle du *rhumatisme tuberculeux*.

Une première part, dans les recherches de Poncet, est essentiellement clinique, pour établir que les arthrites tuberculeuses peuvent, dans leurs diverses formes et pendant une durée variable de leur évolution, affecter les allures classiquement attribuées au rhumatisme, depuis la forme mono-articulaire jusqu'aux polyarthrites les plus nombreuses, depuis l'invasion la plus aiguë jusqu'aux variétés les plus chroniques du rhumatisme noueux, depuis des lésions à évolution tuberculeuse ensuite banale jusqu'à des poussées passagères et superficielles dont, malgré cette fugacité insolite, la nature est cependant bacillaire.

La deuxième part est d'interprétation pathogénique, et voici les opinions soutenues par Poncet.

Ce qui domine, dans ces arthrites, à lésions superficielles jusqu'à être capables de régression rapide et complète, c'est la réaction purement inflammatoire produite sur la séreuse par les toxines, sans l'édification tuberculeuse classique, aboutissant à l'habituelle fongosité. Cette marche banale peut être reprise par la lésion, après apaisement des phénomènes de début, mais d'abord elle n'existe pas, et même elle peut n'exister jamais, dans les cas favorables, à guérison prompte. Pour vous exposer ces idées, d'ailleurs fort justes, je ne saurais mieux faire que de vous citer textuellement quelques phrases de l'auteur.

Sous le nom de rhumatisme tuberculeux, nous disent Poncet et Mailland dans leur récente monographie[1], il faut entendre une

1. A. PONCET et M. MAILLAND. — « Rhumatisme tuberculeux ». *L'Œuvre médico-chirurgical*, 1903, n° 34, Paris, Masson et Cie. — Cf. PONCET, *Congr. franç. de chir.*, 1897 ; *Soc. de méd. de Lyon*, 1900 ; *Acad. de méd.*, 1901, 23 juillet et 22 octobre, 1902, 15 juillet, Paris ; *Bull. méd.*, 1902, 13 décembre, Paris ; *Gaz. des hôp.*, 1903, 29 janvier, Paris.

série de manifestations « d'apparence rhumatismale et d'origine tuberculeuse » portant soit sur les articulations, soit sur d'autres organes. En sorte qu'il faut décrire le « rhumatisme tuberculeux » articulaire et abarticulaire.

« Isolées ou associées, leurs lésions diffèrent, le plus souvent, des lésions habituelles de la tuberculose. Elles se révèlent par des fluxions, par des phénomènes congestifs, par des accidents locaux, allant de l'hyperémie passagère, sèche, exsudative, etc., à l'inflammation franche, aiguë, chronique, etc., *sans produits spécifiques.* » Et à maintes reprises, Poncet insiste sur son idée directrice : grouper des lésions d'origine tuberculeuse, mais sans les produits tuberculeux classiquement décrits, avec seulement « des lésions irritatives, para-tuberculeuses, qui ne diffèrent pas de celles produites par d'autres infections ». Par exemple, « dans le domaine des arthropathies, l'action offensive de cette bacillose s'étend depuis l'arthralgie fugace, intermittente, continue, jusqu'à l'arthrite confirmée, tantôt sèche, plastique, ankylosante, tantôt séreuse, parfois purulente, et, avec exsudat de qualité, de quantité variables, jusqu'à la polyarthrite aiguë, chronique, noueuse, déformante, en passant par des étapes, par des associations anatomiques variées, suivant la résistance du terrain, le degré de la virulence. »

Cette tuberculose *inflammatoire* ne doit pas être confondue avec les tuberculoses *atténuées* : il peut y avoir analogie clinique, mais la tuberculose atténuée est caractérisée par des lésions spécifiques. Caractère important à mettre en relief, car le rhumatisme tuberculeux, lui aussi, affecte souvent une marche bénigne, mais pour un motif différent.

Les deux arthrotomies dont je vous ai parlé, et dont une a sûrement ouvert une arthrite tuberculeuse, que j'ai soignée ensuite, sont intéressantes en ce qu'elles m'ont permis de voir et de toucher, après évacuation d'un liquide louche, une synoviale normale macroscopiquement, à un peu de congestion près. C'est-à-dire qu'il y avait bien cette lésion inflammatoire pure sur laquelle insiste Poncet, pour l'opposer aux altérations spécifiques que nous sommes habitués à trouver en cas de tuberculose articulaire classique. Chez un des malades, la synoviale est ultérieurement devenue fongueuse, et c'est ce qui rend le cas probant : mais elle ne l'était pas au moment de l'arthrotomie que je fais toujours large et bilatérale, ce qui permet d'y bien voir, et le fait a été noté dans l'observation sans aucune idée préconçue, puisqu'elle date de 1894.

Chez ce malade — dont je complète à ce propos l'histoire — il a encore été relevé que l'arthrite aiguë n'a pas été réellement primitive, mais a été précédée, pendant une période d'environ six semaines, d'une gène légère au genou, faisant tirer un peu la jambe le soir, mais n'empêchant pas l'enfant de se livrer à ses jeux habituels. Cela n'attira pas mon attention sur le moment, en raison de la réaction inflammatoire franche, locale et générale, mais cela me permet de dire, aujourd'hui, qu'il s'est agi d'une poussée de synovite aiguë, inflammatoire, diffuse autour d'un petit foyer chronique, méconnu, d'ancienneté ignorée. Il est bien probable, ainsi que le dit Poncet, que la synoviale se trouve, dans ces conditions, irritée par les toxines sécrétées.

Cette forme par intoxication locale de la synoviale, paraît être fréquente, sinon la plus fréquente. Elle est sûrement en cause toutes les fois où, après l'inflammation première, une tumeur blanche classique se constitue. Une lésion tuberculeuse, au sens anatomique habituel du terme, est encore certaine lorsque dans le liquide exsudé on démontrera, par la culture, le microscope ou l'inoculation, l'existence du bacille de Koch dans le liquide exsudé. L'analogie anatomo-pathologique et pathogénique est alors grande avec l'ascite parfois considérable qui peut résulter chez les jeunes filles de lésions tuberculeuses tubo-ovariennes causant de l'irritation péritonéale.

Poncet va plus loin et se demande si des lésions multiples et passagères, aiguës ou subaiguës, ne peuvent pas s'expliquer par l'irritation d'une ou de plusieurs synoviales sous l'influence de toxines élaborées dans un foyer tuberculeux éloigné, connu ou inconnu, et transportées par la voie circulatoire. Cette hypothèse est à quelques égards fort séduisante, mais il faut ajouter tout de suite que la preuve *absolue* n'en est actuellement pas possible à donner : elle ne le serait que si nous étions en mesure d'affirmer que dans le liquide épanché il n'y a pas de bacilles, que dès lors les toxines, seules en cause, ne viennent sûrement pas d'un foyer communiquant avec la jointure. Or, je vous ai déjà dit que ces résultats négatifs, dus à l'insuffisance actuelle de nos moyens d'investigation, ne nous permettent pas d'exclure avec sûreté une lésion tuberculeuse locale. Le perfectionnement de nos procédés de laboratoire est donc indispensable pour que nous puissions entreprendre avec certitude l'étude complète des arthrites purement toxinaires.

Au reste, la possibilité de réactions articulaires aseptiques sous l'influence d'injections de toxines microbiennes est absolument prouvée, aussi bien par la clinique que par l'expérimentation. Arthralgies multiples, parfois sévères, et même épanchements articulaires ont été observés avec netteté chez bien des enfants traités par le sérum antidiphtérique ; le liquide peut même avoir l'aspect que l'on est convenu d'appeler purulent, et à l'époque où l'on faisait encore ces injections à des doses massives aujourd'hui inusitées, j'ai publié un cas de ce genre. A cette date — en 1895 — il n'était pas question de cyto-diagnostic, mais mon ami Achard, dont on connaît la compétence sur ces questions, a constaté que le pus était aseptique ; et chirurgicalement j'ai obtenu après incision une guérison par réunion immédiate, avec réparation intégrale de la jointure.

De même, après les injections de tuberculine soit chez l'homme, soit chez les animaux, on a noté des réactions articulaires analogues. Aussi pour les arthralgies, pour les épanchements résorbés vite et sans laisser de trace est-il très raisonnable de se rallier à cette pathogénie bien plutôt qu'à des lésions granuliques, analogues à celles que Laveran a constatées, il y a déjà longtemps, dans un cas, d'ailleurs mortel, de granulie aiguë. Et c'est alors surtout — indépendamment de toute interprétation théorique — que la similitude clinique peut être grande avec le rhumatisme, puisque nous n'avons même plus l'évolution ultérieure pour nous guider, ce qui me ramène à la clinique, laquelle doit, comme toujours, avoir le dernier mot aussi bien que le premier.

VI

Quelles sont les relations cliniques de la tuberculose et du rhumatisme? La réponse de Poncet est simple et claire :

« De même que chez un blennorragien, indemne d'une autre infection, une manifestation articulaire spontanée, quelconque, doit être considérée comme étant *a priori*, de nature blennorragique, toute arthrite chez un tuberculeux doit être aussi, et de la même façon, rapportée à la tuberculose. »

Et dès lors Poncet a fait établir par ses élèves des statistiques sur la fréquence des manifestations articulaires dites rhumatismales, avant ou pendant leur tuberculose, chez des tuberculeux médicaux ou chirurgicaux. Or, à Leysin, F.-O. Merson a trouvé 1 rhumatisant sur 5 malades: à l'Antiquaille de Lyon, Bouveyron note le rhumatisme articulaire chez 12 lupiques sur 30 : et Trebeneau, sur 100 tuberculeux médicaux et 100 chirurgicaux, a relevé chez 34 des arthralgies (19), des synovites aiguës, subaiguës ou chroniques (15). Tout cela, c'est de la tuberculose, baptisée à tort rhumatisme, dont on n'a plus qu'à étudier les formes en les comparant à celles du rhumatisme vrai, lequel en somme n'existerait pas chez les tuberculeux.

Pour les manifestations rhumatoïdes contemporaines d'une tuberculose principale, cutanée, chirurgicale, médicale, la démonstration est raisonnablement valable. Mais pour les atteintes préalables — ou même pour celles consécutives à la guérison, comme je vais en relater un exemple, — la discussion est permise. Où est la preuve qu'avant la lésion pour laquelle en ce moment nous le soignons, un malade était déjà par avance tuberculeux? Dites-le, si vous voulez, parce que dans les centres urbains nous le sommes à peu près tous, et tout le monde sait la fréquence des tubercules pulmonaires guéris à l'autopsie de malades morts de tout autre chose; mais alors, cela nous mènerait bien loin. Poncet part de cette idée que « l'identité de nature, de phénomènes pathologiques multiples chez un même malade, chez un même infecté, est presque une loi clinique ». Or, là est sans doute l'exagération, car les associations microbiennes, favorisant ou empêchant les infections mixtes, ne sont plus à démontrer.

L'obscurité du débat est forcément grande, je le sais, parce qu'avant d'élucider complètement les rapports du rhumatisme, je ne dirai pas seulement avec la tuberculose, mais avec toutes les infections, il faudrait d'abord savoir au juste ce que c'est que le rhumatisme. Or, si nous connaissons bien cliniquement et thérapeutiquement le rhumatisme polyarticulaire aigu, nous sommes loin d'être fixés sur sa nature exacte ; malgré des efforts récents et fort intéressants, sa bactériologie n'est peut-être pas définitive ; et surtout nous ignorons quels sont ses liens diathésiques avec le rhumatisme chronique. Quant à ce dernier, les relations entre elles de ses diverses modalités sont encore discutées. En sorte que, tout en étant forcés d'admettre qu'il y a, chez un grand nombre de sujets que nous appelons « rhumatisants », un ensemble de phénomènes de nutrition que nous attribuons à « l'arthritisme », nous sommes non moins forcés de reconnaître que nos définitions sont bien vagues ; et cependant, pour déterminer les relations du rhumatisme et de la tuberculose, il serait bon de savoir d'abord ce que c'est que le rhumatisme.

Nous le savons cliniquement, je vous le répète, pour le rhumatisme articulaire aigu, et pour celui-là je pense qu'on aurait tort de nier son existence chez les tuberculeux, d'attribuer toujours à la tuberculose les polyarthrites aiguës dont ils peuvent souffrir, à l'inverse de nos devanciers, qui alors, quel que fût l'état du sujet, diagnostiquaient toujours un rhumatisme.

L'erreur, certainement, n'est pas rare, car nous ne sommes pas fixés sur tous les détails cliniques, et elle l'était moins encore avant les travaux répétés de Poncet. Je l'ai sûrement commise plus d'une fois, et voici un cas où elle me paraît bien probable. Il y a longtemps déjà, en 1894, j'ai publié dans le *Bulletin médical* une leçon sur les arthrites rhumatismales des vertèbres cervicales, et à côté d'observations non contestables, il en est une où l'évolution ultérieure n'a pas confirmé mon diagnostic premier [1].

---

1. Voy. 1re série, leçon XXI. p. 309.

C'est celle d'une jeune fille de quinze ans, chez laquelle, après un début assez vif, s'était constituée une arthrite chronique, déformante et ankylosante, portant sur presque toute la hauteur de la colonne cervicale. Il n'y a pas eu, de ce côté, des phénomènes tuberculeux caractéristiques, en particulier aucun abcès ne s'est collecté, il n'y a pas eu de compression de la moelle ou des racines rachidiennes, et pendant les deux ou trois ans que j'ai surveillé la jeune fille, je n'ai même pas senti de fongosités, il ne s'est pas formé de gibbosité. Mais le rachis devint de plus en plus raide, et je n'ai pas été autrement surpris quand, il y a trois mois, la sœur de la malade m'a appris qu'elle était morte phtisique depuis déjà assez longtemps.

Dans un cas de ce genre, où les allures cliniques à elles seules m'avaient déjà inspiré des doutes, la phtisie ultérieure me semble démonstrative. Mais voici, par contre, un fait où une arthrite rhumatismale aiguë chez un tuberculeux chirurgical me paraît presque certainement n'avoir pas été tuberculeuse.

Il y a juste un an, j'ai été appelé assez brusquement auprès d'un garçon de douze ans que j'avais soigné deux ans auparavant pour une coxalgie survenue quelque temps après une inoculation disséminée de nodules lupiques, et chez lequel avait débuté depuis la veille une douleur lombaire vive et subite. Le moindre mouvement arrachait des cris à l'enfant, qui venait de passer une nuit sans sommeil, et je trouvai tous les signes et symptômes d'une arthrite vertébrale inférieure ; le sujet ne pouvait se baisser et se relever qu'en prenant appui sur les genoux, et j'éveillai une vive souffrance en exerçant une pression localisée sur l'articulation entre la troisième et la quatrième vertèbres lombaires. La température était à 38°5.

Vous jugez si j'eus peur ! Le garçon, sans doute, depuis plus d'un an allait fort bien : de sa coxalgie, traitée avec rigueur dès le début, il ne restait plus trace : de son lupus, traité pour certains placards par l'extirpation, pour d'autres par la cautérisation ignée, quelques nodules seulement étaient en activité, et même presque éteints. Mais cela ne me rassurait qu'à moitié, car nous voyons trop souvent ces reprises bacillaires à longue échéance, et

je vous ai dit d'autre part, dans une de nos dernières leçons, que
l'acuité, même fébrile, du début est une probabilité mais non une
certitude contre la nature tuberculeuse d'une arthrite[1]. Et combien
les antécédents parlaient en sens contraire ! Néanmoins, je prescrivis 4 grammes de salicylate de soude par jour, et j'eus le plaisir
de voir la douleur cesser en quelques heures. Au bout de quatre ou
cinq jours, la souplesse et l'indolence étant parfaites, je suspendis
le médicament : en moins de douze heures, les accidents avaient
récidivé, pour céder tout de suite à la reprise du salicylate. Récidive qui me remplit d'aise, car elle doublait la valeur de l'aphorisme hippocratique : *naturam morborum ostendunt curationes*. Et
malgré la prudence avec laquelle nous devons admettre les
superpositions pathologiques, cette action merveilleuse du salicylate exige l'entrée en jeu du rhumatisme vrai. Quant à m'incriminer d'une erreur de diagnostic, pour une coxalgie guérie *sans
trace*, je le veux bien ; mais si l'arthrite coxo-fémorale ancienne a
été rhumatismale, cela ne change en rien à la question, en raison
d'un lupus évident, pour lequel mon diagnostic a été vérifié par
des confrères plus compétents que moi en la matière. J'insiste
sur cette observation, en partant de la phrase soulignée par
Poncet dans sa récente monographie : dans le rhumatisme tuberculeux aigu, le *traitement salicylé est sans action* ; et je conclus
que mon malade, lupique et coxalgique, a bien eu un rhumatisme
aigu surajouté. En sorte que l'existence de douleurs articulaires,
plus ou moins vives et plus ou moins fugaces, chez les tuberculeux — phtisiques, lupiques ou autres — n'est pas un argument
suffisant pour établir que ces troubles des jointures furent
d'essence tuberculeuse. Et je me demande, au risque de passer
pour rococo, si l'on doit envoyer parmi les vieilles lunes l'opinion
ancienne sur l'évolution lente et fibreuse de la tuberculose chez
les rhumatisants ; si mon petit malade — d'hérédité tuberculeuse
nulle et de souche arthritique — n'a pas dû à sa diathèse rhumatismale, plus tard manifestée, l'évolution bénigne de deux lésions
si volontiers graves, un lupus à foyers multiples et une coxalgie.

---

1. Voy. leçon XII, p. 184.

BROCA. — Leçons cliniques, 2e série.   11

Nous voici donc à l'arthritisme, ce qui nous conduit au rhumatisme chronique et à ses diverses variétés. C'est pour celui-là surtout que tous les auteurs français et étrangers, anciens et modernes, ont étudié la fréquence relative, la marche spéciale de la tuberculose concomitante, et c'est surtout aussi pour celui-là que Poncet me paraît exagérer quand il conteste l'association possible des deux maladies, et rapporte tout à la tuberculose si celle-ci, à un moment donné, a été avérée.

VII

Mais l'exagération est le propre des apôtres, et à tout prendre, les recherches de Poncet ont été particulièrement fécondes ; elles ont précisé des données cliniques souvent méconnues, et surtout elles ont eu le mérite de grouper en un faisceau des faits pour la plupart connus, mais jusque-là épars, de les interpréter avec sagacité en clinique aussi bien qu'en pathogénie. Certes, la théorie est encore en partie hypothétique, et je vous ai dit pourquoi la nature exclusivement toxinaire d'une arthrite ne pouvait pas, avec nos moyens actuels d'investigation, être établie de façon absolue. Mais la part de l'hypothèse doit toujours être notable dans les recherches scientifiques et dans l'espèce elle est tout à fait justifiée, puisqu'on se borne à appliquer à l'homme, sans démonstration possible, il est vrai, des données solidement étayées sur l'expérimentation.

Je me permettrai cependant une critique, à propos de la dénomination adoptée par Poncet, car je crois défectueux d'employer le mot : *rhumatisme tuberculeux*. Querelle de mots, sans doute : elle a son importance, car il y a plus de lien qu'on ne le pense souvent entre une nomenclature et nos conceptions. L'histoire du rhumatisme articulaire aigu est des plus instructives à cet égard.

Pendant bien des années, on a qualifié de rhumatismales toutes les lésions, toutes les douleurs articulaires, et un nombre considérable de lésions et de douleurs abarticulaires. Toutes les arthrites aiguës multiples étaient du rhumatisme articulaire aigu, et l'époque est toute moderne où peu à peu on a cherché, parmi ces polyarthrites, à isoler le vrai rhumatisme articulaire aigu, à en séparer ce que, sous l'inspiration de Bouchard, mon ami Bourcy a décrit sous le nom de « pseudo-rhumatismes infectieux ». A dater de ce jour, grâce à la bactériologie, un grand progrès a été accompli, et bien vite est tombé en désuétude le nom de « pseudo-rhumatisme », pour faire place aux arthrites à pneumocoques, à streptocoques, à staphylocoques, à gonocoques, etc., portant sur une ou plusieurs articulations et pouvant ou non se compliquer d'autres manifestations séreuses, cardiaques, méningées ou pleurales par exemple. Et tout cela une fois retiré, il reste une maladie, dont la bactériologie est peut-être moins bien fixée qu'on ne l'a cru, mais dont l'évolution clinique est nette : le vrai rhumatisme articulaire aigu.

Parallèlement à ces recherches, on en entreprenait d'autres sur les épanchements « rhumatismaux » des grandes séreuses, sur les pleurésies séreuses et les ascites dites *a frigore* ou rhumatismales : et l'on démontrait leur nature presque exclusivement tuberculeuse. Rhumatisme, pseudo-rhumatisme : pour ces lésions, les deux termes n'existent plus dans la nomenclature.

Bien avant cela, tuberculose, syphilis, blennorragie, avaient empiété sur le territoire des arthrites aiguës, subaiguës, chroniques, mono ou polyarticulaires, attribuées en partie au rhumatisme. Ainsi on a parlé de rhumatisme blennorragique : et tant que ce nom a été d'usage courant, on n'a pu se débarrasser de théories erronées : on y est parvenu grâce au « pseudo-rhumatisme » qui servit de pont pour arriver à la dénomination actuelle : arthrite blennorragique. De même que — sans que cette fois le rhumatisme fût en cause — les discussions furent interminables sur les « tumeurs blanches syphilitiques », jusqu'au jour où, après intermédiaire de la « pseudo-tumeur blanche syphilitique », on se mit à décrire les « arthrites syphilitiques ».

Après avoir bien individualisé et rattaché à la scrofule, puis à la tuberculose, la vieille « tumeur blanche » dans sa forme habituelle, on a observé des formes où, pendant une durée variable après un début anormal, la marche fut celle d'un « rhumatisme »; et l'on a d'abord supposé qu'il y avait eu transformation d'une arthrite rhumatismale en arthrite bacillaire : manière comme une autre de ne pas s'avouer à soi-même une erreur de diagnostic.

Aujourd'hui, grâce à Poncet, nous faisons un pas de plus : à nos connaissances sur les débuts aigus, sur les hydarthroses tuberculeuses, nous ajoutons cette notion capitale qu'une maladie articulaire peut être tuberculeuse quelle qu'ait pu être, à un moment donné, son analogie avec une manifestation rhumatismale ; cela est vrai, même pour les polyarthrites aiguës, noueuses ou ankylosantes ; cela est également vrai pour des arthrites qu'autrefois on n'aurait jamais crues tuberculeuses parce qu'elles guérissent vite et bien.

Et cela nous permet de crier une fois de plus aux médecins praticiens : Surtout chez un enfant, ne prenez jamais à la légère les « rhumatismes », les « douleurs rhumatismales », c'est trop souvent le masque d'une lésion tuberculeuse au début. N'est-ce pas une cause de confusion, que de parler alors de « rhumatisme tuberculeux » au lieu de « tuberculose à allure rhumatismale »? Vous voulez une transition dans la nomenclature : dites « pseudo-rhumatisme tuberculeux », car une arthrite tuberculeuse ne sera jamais un *vrai* rhumatisme, et pensez que vous avez créé un vocable destiné à disparaître vite, comme ont disparu les autres « pseudo-rhumatismes ».

Mais, est-il bien utile de discuter plus longuement ? Voici, en effet, le titre de la dernière monographie où Poncet et Mailland ont exposé d'ensemble la question : « Rhumatisme tuberculeux », et en sous titre : « pseudo-rhumatisme d'origine bacillaire »[1]. Or,

---

1. Au début, Poncet a employé le nom : pseudo-rhumatisme tuberculeux. Il préfère actuellement celui de rhumatisme tuberculeux, parce qu'« on dit rhumatisme blennorragique, puerpéral, etc., et non pseudo-rhumatisme blennorragique, etc. ». C'est précisément ce sacrifice à une terminologie ancienne, que depuis une vingtaine d'années on cherche à modifier, qui ne me paraît pas heureux, si l'on veut tirer tout profit, pour la tuberculose aussi bien que pour les autres infections, de la loi si exacte posée par Bouchard, développée par Bourcy et si souvent invoquée par Poncet : toutes les maladies infectieuses peuvent présenter, parmi leurs manifestations contingentes, des déterminations articu-

c'est un rhumatisme *ou* un pseudo-rhumatisme, mais non pas les
deux à la fois; et étant donné que les mots rhumatisme aigu,
rhumatisme chronique paraissent avoir, jusqu'à nouvel ordre, un
sens clinique précis, je conclus au *pseudo*-rhumatisme tuberculeux. Ce *pseudo*, comme ses aînés, tombera en désuétude, puis il
nous restera à remercier Poncet de nous avoir enseigné, dans ce
Protée qu'est la tuberculose, à reconnaître les si diverses formes
rhumatoïdes de la tuberculose articulaire, et même abarticulaire.

laires, distinctes du vrai rhumatisme, avec lesquelles elles se confondent cliniquement, et relevant de l'infection générale de l'économie, que cette infection
soit la maladie première ou une infection surajoutée.

ONZIÈME LEÇON

COXALGIE SUBAIGUE ET ARTHRITES NON
TUBERCULEUSES DE LA HANCHE

I. — Signes et symptômes d'une arthrite de la hanche, avec flexion et abduction.
La boiterie et le « signe du maquignon ». Limitation des mouvements. Douleur à la pression localisée.

II. — Début aigu. Diagnostic avec l'ostéomyélite. Diagnostic entre l'arthrite rhumatismale et la tuberculeuse.

III. — Douleurs de croissance, parfois difficiles, à la hanche, à différencier d'un
début de coxalgie. Nécessité d'une observation prolongée.

La hanche est une articulation profonde, peu propice à un
examen direct, par la palpation, et dont les maladies se révéle-
ront souvent à nous, dès lors, par des symptômes indirects que
nous devrons apprendre à interpréter. C'est à cette étude que me
servira, d'abord, notre malade, sur lequel vous pourrez vérifier
très facilement les symptômes et signes d'une arthrite de la
hanche.

Une fois terminée cette analyse, commune à toutes les
arthrites de la hanche, la deuxième étape de notre diagnostic
devra consister à déterminer la nature de cette arthrite dont nous
aurons démontré l'existence. Car si la coxo-tuberculose est la
plus fréquente des arthrites de la hanche, elle n'est certes pas la
seule : comme dans les autres jointures, on peut observer ici des
atteintes rhumatismales, blennorragiques, infectieuses diverses,
tantôt séreuses, tantôt plastiques, tantôt suppurées. Je vais

mettre aujourd'hui de côté les arthrites suppurées, car le malade
que je désire vous présenter ne se prête pas aux considérations
cliniques et thérapeutiques qui les concernent. Mon but est de
vous expliquer surtout dans quelles conditions vous êtes en droit
de supposer qu'une arthrite non suppurée de la hanche n'est pas
tuberculeuse : c'est sous cette forme, en effet, que la question se
pose chez notre enfant.

Certes, l'erreur la plus fréquente et la plus préjudiciable consiste à ne pas reconnaître la tuberculose : d'où un traitement
désastreux. Mais si les conséquences thérapeutiques de l'erreur
inverse se réduisent à une perte inutile de temps, elles sont
cependant ennuyeuses pour le malade — et nuisibles aussi au
médecin le jour où le diagnostic est rectifié. Aussi, voudrais-je
vous mettre en garde contre l'excès de voir partout et toujours de
la tuberculose.

I

Voici le sujet tout nu devant vous : regardez-le d'abord debout
et immobile. Ce qui vous frappe dès le premier coup d'œil, c'est
qu'il se met *toujours* à l'appui sur la jambe gauche. De ce côté,
il incline le bassin et il raidit en extension tout le membre inférieur, dont les saillies musculaires et les méplats se dessinent
fortement, tandis qu'à droite, cuisse et genou sont fléchis, et le
pied, en équinisme léger pour corriger le raccourcissement dû à
cette flexion, ne fait que toucher le sol par la pointe. Cette attitude est assez prononcée pour qu'elle vous apparaisse quand vous
regardez le sujet de face; mais il est évident que dans les cas
légers vous devrez regarder le sujet de profil pour voir que le
genou fléchi est sur un plan antérieur à celui de l'autre côté, la
flexion étant assez médiocre pour que la plante du pied pose à
plat sur le sol.

De cette attitude, considérée en soi, vous n'êtes pas en droit de
conclure grand'chose. Non seulement elle ne vous permet pas de
préciser le siège de la lésion dans le pied, le genou ou la hanche,
mais elle ne vous autorise même pas à affirmer que le membre

malade soit le droit et non le gauche. Supposez, en effet, que, rien n'étant douloureux dans l'un ni dans l'autre, les deux membres inférieurs soient d'inégale longueur : si la différence de longueur est faible, le sujet trouvera la facilité maxima d'équilibre en se portant sur le membre plus court et en corrigeant par un certain degré de flexion l'excès de longueur de l'autre membre : si la différence est plus grande, le plus simple devient de rallonger par l'équinisme le côté le plus court. Le premier mode de station est, par exemple, celui des luxations congénitales de la hanche peu accentuées et bien appuyées; le second est celui des luxations plus éloignées.

Cela dit pour vous mettre en garde contre une erreur quelquefois possible, nous devons tout de suite écarter l'hypothèse à laquelle je viens de faire allusion : d'abord, tout paraît extérieurement normal dans le membre gauche; ensuite, et surtout, le membre droit n'est pas en flexion directe, mais avec la flexion existe un notable degré d'abduction et un peu de rotation externe. Or, la flexion compensatrice d'un raccourcissement simple est toujours directe, et j'ajouterai même que cette position en abduction est l'indice à peu près certain d'une lésion inflammatoire de la hanche. Car une modification notable de la forme serait extérieurement visible s'il s'agissait d'une arthrite du genou en attitude de flexion et rotation externe; et d'ailleurs il n'y aurait pas abduction de la cuisse, ce qui est ici le cas.

Je passe, pour aujourd'hui, sur les signes qui, du côté de l'épine rachidienne, de la fesse et du pli fessier, démontrent les déviations compensatrices du bassin et de la colonne vertébrale : ils ne sont pas utiles à notre diagnostic actuel et vous tirerez plus grand profit de leur étude le jour où nous examinerons ensemble des coxalgies arrivées à la période d'attitude vicieuse.

La seule inspection de l'enfant debout et immobile vous fait donc penser à une lésion douloureuse de la hanche droite : opinion vite confirmée par l'analyse de la marche.

L'enfant boite, et boite bas; à chaque double pas, il escamote, pour ainsi dire, l'appui sur le membre droit. Solidement campé sur le membre gauche, il soulève timidement le droit, le porte

en avant à courte distance, appuie le talon sur le sol qu'il
semble toucher à peine et s'élance en soulevant le haut du
corps, les bras écartés en ailes de pigeon, pour retomber brusquement sur le pied gauche. De là, lorsque le sujet marche chaussé
sur le sol dallé de l'amphithéâtre, un bruit fort inégal à la fois
dans son rythme et dans son intensité : il est bien plus faible
quand le pied droit vient frapper le sol et en outre, l'intervalle
est bien plus court entre le son faible et le son fort, qu'entre le
son fort et le son faible. Le malade prend un temps de repos
avant de recommencer le demi-pas douloureux. C'est là ce qu'on
appelle le « signe du maquignon ». Car dans les boiteries peu
prononcées, où l'oscillation inégale du corps est à peine appréciable à l'œil, la différence de sonorité existe : une boiterie
légère s'entend mieux qu'elle ne se voit, et elle s'entend d'autant
mieux qu'on distrait moins les impressions auditives par les impressions visuelles. Aussi les maquignons ont-ils coutume, dans
les cas douteux, de tourner le dos au cheval qu'on fait trotter,
ferré, sur le pavé. De même vous, dans les cas douteux, vous
écouterez l'enfant marcher sans le regarder, et cela pourra vous
être d'un grand secours si l'enfant est chaussé avec un talon, et
marche sur la dalle ou sur le plancher.

Tel est, exactement, le signe du maquignon ; *c'est donc un
signe de boiterie quelconque et non de coxalgie seulement.* Avec
une différence de sonorité et d'intervalle aussi énorme que chez
notre malade, vous devez affirmer que le membre droit est
malade, mais avec une différence moindre, cela pourrait fort bien
vouloir dire, tout simplement, que, le membre gauche étant plus
court, la chute est sur lui plus forte. Le hasard fait que mon
infirmière, qui a accompagné ici le malade, boite elle aussi : et
chez elle, vous entendez que le son le plus fort est celui de l'appui
du membre inférieur droit. Or, ce membre est atteint d'une luxation congénitale de la hanche. Les deux sujets, l'infirmière et
l'enfant, boitent donc de la hanche, et appuient plus fort : la
première, le membre malade; le second, le membre sain. C'est
que la première ne souffre pas et que le second souffre.

Notre malade, à l'œil et à l'oreille, boite du membre droit;

l'inspection du sujet debout et immobile nous a fait admettre, en raison de l'abduction, que la hanche est malade. Vérifions cela par l'examen local.

Les moyens dont nous disposons pour explorer une articulation sont les suivants : l'examen direct par l'inspection, la palpation, les pressions localisées; l'examen indirect par l'étude des mouvements communiqués et de leur amplitude. L'importance relative de ces divers modes d'examen dépend, pour beaucoup, du siège plus ou moins superficiel de la lésion. En principe, bien évidemment, toutes les explorations directes et immédiates sont les plus précieuses. Aussi doivent-elles être au premier rang pour les articulations superficielles comme le genou, le coude, le poignet, où les moindres gonflements nous sont tout de suite révélés par l'inspection et la palpation. A la hanche, la profondeur du squelette fait qu'il n'en saurait être ainsi : nous commencerons par l'étude des mouvements communiqués, et nous préciserons par la palpation et la pression les renseignements qu'elle nous aura fournis.

Dans toute arthrite, le premier trouble fonctionnel est une limitation des mouvements; limitation qui, pour chaque jointure, se fait dans un sens déterminé. A la hanche, dont nous nous occupons aujourd'hui, elle porte d'abord sur la flexion et sur l'abduction, et c'est de ce côté que je vais vous apprendre à porter vos investigations. Vous ne tirerez des conclusions valables dans les cas pathologiques que si vous connaissez la physiologie des mouvements de la hanche.

Pour étudier l'attitude et les mouvements de la hanche, votre premier soin doit être de coucher le sujet bien à plat sur une table, le bassin tout à fait droit. La rectitude du bassin est, dans notre cas actuel, tout de suite obtenue parce que, la hanche étant fort peu déviée, de lui-même le sujet se couche à peu près droit sur le dos : aussi voyez-vous que, la cuisse étant en flexion et abduction légère, la région lombaire repose à plat sur la table et que les épines iliaques font de chaque côté une saillie égale et symétrique par rapport à la ligne médiane. Cette rectitude vous saute aux yeux parce que l'enfant est tout nu sur une table, et non sur un lit : car dans les creux du matelas tout se cache, tout se perd, et les modifications légères — d'autant plus importantes qu'elles sont plus légères —- de l'attitude et de la mobilité vous échappent.

A l'état normal, chez l'enfant couché à plat sur le dos, la flexion de la hanche permet à peu près le contact entre la face antérieure de la cuisse et le plan antérieur du tronc; l'abduction peut être poussée à peu près à l'angle droit. Mais ces à peu près sont insuffisants pour que vous puissiez en faire la base d'une appréciation exacte : la souplesse des articulations varie trop d'un sujet à l'autre, même chez l'enfant, pour que vous soyez autorisés à prendre un semblable point de départ. Vous ne reconnaîtriez ainsi que les limitations assez considérables des mouvements. Aussi, avant de rien rechercher du côté que vous soupçonnez malade, devrez-vous étudier quelle est l'amplitude des mouvements du côté sain : vous aurez ainsi, par comparaison, une base exacte d'appréciation. Et à quel moment pourrez-vous affirmer que le mouvement étudié sera au bout de son excursion ? quand il sera transmis au bassin, que vous sentirez se déplacer sous votre main.

Donc, je me mets à gauche de l'enfant, de la main gauche je saisis la jambe gauche et de la main droite je prends la racine du membre, le pouce sur l'épine iliaque antérieure et supérieure, les quatre doigts sous la fesse. Je suis certain de percevoir ainsi le moindre mouvement transmis par le fémur au bassin.

Je fais fléchir le genou, puis la cuisse, bien exactement dans le plan vertical : c'est seulement quand la cuisse est près de toucher l'abdomen que je sens l'épine iliaque s'enfoncer sous mon pouce, s'effacer en basculant en arrière. Je m'arrête alors et je reviens sur mes pas, de façon à mettre la cuisse à peu près à angle droit sur le bassin, et à ce moment, de la main droite, je la fais rabattre de dedans en dehors, le genou étant fléchi et le bord externe du pied reposant sur la table; ma main gauche embrasse la racine du membre droit, le pouce sur l'épine iliaque : la face externe de la cuisse vient au contact de la table, sans que mon pouce ait été soulevé par l'épine iliaque droite.

Je passe maintenant à droite du sujet et je répète à la hanche droite les mêmes manœuvres : flexion directe imprimée par la main droite, la main gauche tenant l'épine iliaque droite ; abduction imprimée avec la main gauche, la main droite tenant l'épine iliaque gauche. Je sens tout de suite que le membre est moins souple, résiste un peu plus à la main qui le déplace ; et le bassin commence à bouger quand la flexion dépasse à peine l'angle droit, quand l'abduction arrive à peu près à 45 degrés. Pour cette dernière, il est facile de faire sauter aux yeux la différence des deux côtés : les deux membres étant pliés de façon que les talons joints touchent le périnée, on communique l'abduction aux deux à la fois, et lorsque, le bassin restant tout à fait droit, les épines iliaques symétriques, le membre gauche, sain, repose sur la table, le membre droit reste en l'air ; et cela vous permet de mesurer combien le mouvement a perdu d'amplitude.

Ce mode d'exploration, quoique indirect, est à peu près pathognomonique, et en particulier il fait établir tout de suite le diagnostic entre une arthrite de la hanche et une contracture du psoas. Le membre est dans ce dernier cas en flexion et abduction, mais la limitation des mouvements porte sur l'extension et l'adduction tandis que la flexion et l'abduction sont normales[1].

Je suis donc presque en droit de vous affirmer qu'il s'agit d'une arthrite de la hanche : mais je dois confirmer cette opinion par la palpation directe. Or, je constate, en prenant des deux côtés successivement à pleine main les muscles de la cuisse, que le quadriceps fémoral est atrophié. En outre, la pression localisée sur l'articulation éveille de la douleur : car, si vous savez vous y prendre, vous pouvez interroger directement la jointure, malgré sa profondeur. Cherchez en effet les battements de l'artère fémorale au-dessous de l'arcade, puis juste en dedans du vaisseau pressez avec l'index : vous appuyez sur la tête fémorale, en cet endroit superficielle, et sur la partie correspondante de la synoviale. A gauche, cette manœuvre est indolente ; à droite, elle provoque une grimace et l'enfant accuse de la souffrance. Mais cela ne

____
1. Voy. leçon IX, p. 131.

suffit pas à votre diagnostic, car en cette région existent sous vos doigts quelques ganglions, qui peuvent, s'ils sont enflammés, être douloureux pour leur propre compte : d'où une cause d'erreur qui précisément existait chez notre malade le jour de son admission. La température était à 39°, 4; dans l'aine on trouvait quelques petits ganglions engorgés, et il semblait y avoir à la jambe un certain degré de lymphangite ayant eu pour porte d'entrée trois ou quatre phlyctènes — des engelures probablement — dont on voyait au pied la trace cicatrisée. Car vous savez tous qu'un adéno-phlegmon se déclare quelquefois après cicatrisation de sa porte d'entrée, et même assez longtemps après cette cicatrisation. Et comme, en outre, la partie externe du pli de l'aine, en dehors des vaisseaux, était soulevée par un gonflement, sur lequel j'aurai à revenir, vous voyez que le doute était justifié. Mais les petits ganglions roulaient bien sous le doigt, ils ne paraissaient pas plus volumineux que ceux du côté opposé : il en est de même aujourd'hui, mais pour éliminer cette cause d'erreur, cela doit nous engager à explorer la jointure en arrière.

Je fais donc coucher l'enfant sur le côté sain et je mets le membre malade en flexion à angle droit, avec adduction et rotation en dedans. Ce mouvement fait saillir en arrière la tête fémorale, dont une assez grande étendue se trouve alors à découvert, hors de la cavité cotyloïde. Je me repère sur le bord supérieur du grand trochanter, en dedans et au-dessus duquel j'appuie sur la vague voussure formée par la tête dans cette attitude : et à chaque pression j'éveille de la douleur. Ainsi se trouvent éliminées toutes les causes de souffrance pouvant relever des parties molles antérieures : de toute nécessité cette douleur simultanée au pli de l'aine et à la fesse est d'origine ostéo-articulaire, et plus spécialement d'origine coxo-fémorale.

Nous voici parvenus à la première étape de notre diagnostic : il existe une arthrite coxo-fémorale. Demandons-nous, maintenant, quelle est la nature de cette arthrite [1].

1. Pour ces arthrites aiguës, suppurées ou non, et leurs relations avec l'ostéomyélite, voy. A. BROCA, E. DELANGLADE et P. BARBARIN. *Rev. d'orthop.*, 1902, p. 257. 351 et 413.

II

Dans mon préambule, je vous ai énuméré quelques causes d'arthrite qu'un simple coup d'œil nous fait ici écarter : il n'y a pas de blennorragie, il n'y a pas de maladie infectieuse récente. Le débat se trouve dès lors circonscrit entre la tuberculose, l'ostéomyélite subaiguë et le rhumatisme, et c'est le mode de début des symptômes qui nous dirige dans cette discussion diagnostique.

Quand une arthrite de la hanche s'installe insidieusement, sans douleur ou à peu près, s'accompagne d'un engorgement des ganglions et d'une atrophie musculaire hors de proportion avec l'intensité de l'inflammation articulaire, vous devez d'emblée admettre la tuberculose, mais ce ne fut pas ici le cas.

Lorsque l'enfant fut admis dans mon service, il y a six jours, le 9 mars dernier, il avait joué toute la journée de la veille et, dans la nuit, il avait été pris brusquement d'une violente douleur dans l'aine du côté droit; et l'augmentation en fut assez rapide pour que, d'urgence, on conduisît l'enfant à l'hôpital dès le matin. La température, au moment de l'entrée, fut trouvée à 39 degrés, et, d'autre part, il existait sous l'arcade de Fallope, en dehors des vaisseaux fémoraux, un empâtement douloureux, très nettement appréciable à la palpation et accompagné d'un développement exagéré de la circulation veineuse à ce niveau. Aussi, après avoir songé, comme je viens de vous le dire, à la possibilité d'une lymphangite, nous sommes-nous demandé s'il ne s'agissait pas d'une ostéomyélite.

Il est bien connu, en effet, que les ostéomyélites de l'extrémité supérieure du fémur retentissent très vite, et avec une intensité variable, sur l'articulation coxo-fémorale. Certaines d'entre elles, même, se compliquent presque immédiatement d'arthrite suppurée de la hanche, ce que nous expliquent les rapports du cartilage conjugal avec la synoviale qui l'entoure de toutes parts. D'autres, moins aiguës et surtout gagnant plus vers le col que vers la tête, ne provoquent dans l'articulation qu'une inflammation modérée, qui ne suppure pas si l'on draine à temps le foyer osseux initial. Il y a enfin des ostéomyélites presque chroniques ou même tout à fait chroniques, au cours desquelles la hanche se raidit, s'ankylose sans avoir jamais eu tendance à suppurer.

Dans l'espèce, l'acuité des accidents était grande : douleur dans le genou, impossibilité de la marche, souffrance provoquée par les moindres mouvements de la hanche, tout cela nous donnait à réfléchir. Mais la douleur à la pression n'avait pas l'intensité extrême de celle de l'ostéomyélite, l'état général ne témoignait pas d'une infection grave, la langue était bonne, de sorte que nous nous prononçâmes pour l'expectation, tout en étant prêts à intervenir à la moindre aggravation de la tuméfaction locale. L'enfant fut donc mis au repos, le membre simplement enveloppé dans un large pansement humide.

Le soir, la température monta à 39°4, mais l'état local était plutôt amélioré, en sorte que mon interne continua à s'abstenir. Il fit bien, car le 10 au matin la défervescence avait eu lieu, la tuméfaction locale avait presque complètement disparu et les signes étaient à peu près ce qu'ils sont aujourd'hui, avec cette différence toutefois que la douleur, plus vive, rendait encore la marche à peu près impossible. Néanmoins, elle avait considérablement diminué et depuis elle a continué à s'amender, en sorte qu'aujourd'hui l'enfant ne souffre plus

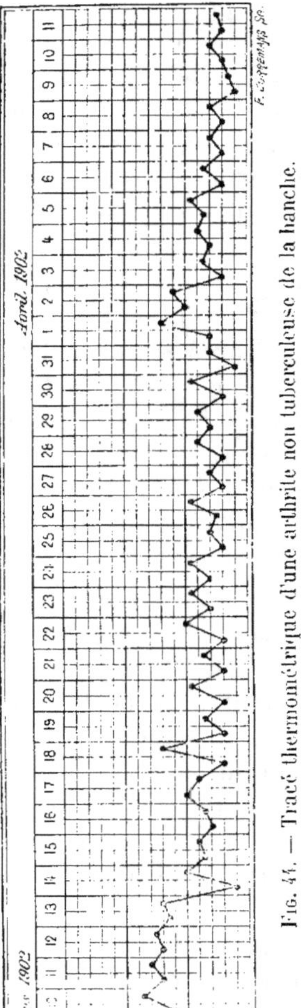

Fig. 44. — Tracé thermométrique d'une arthrite non tuberculeuse de la hanche.

spontanément. Comme, de plus, tout gonflement a disparu, nous devons écarter l'idée d'ostéomyélite — au moins dans le sens chirurgical du terme, comme je vais vous l'expliquer — et circonscrire nos doutes entre la coxo-tuberculose et une de ces arthrites mal déterminées que l'on appelle rhumatismales. Un mot sur celles-ci va vous faire comprendre comment se pose le problème.

Demain va sortir guéri de mon service un garçon de quatorze ans qui y est entré le **20** février, au dixième jour d'une arthrite de la hanche gauche ayant débuté, sans cause connue, par une douleur au genou, au creux poplité, à la face antérieure de la cuisse vers la région des vaisseaux et à la fesse vers la tubérosité sciatique. Je reconnus l'arthrite de la hanche à la boiterie, à la position hanchée sur le membre droit, à la limitation de l'abduction, à la douleur par pression sur la tête fémorale; et je redoutai la tuberculose malgré l'absence de ganglions et d'atrophie musculaire. Or, tout cela se calma très vite par le repos; pendant les huit premiers jours, l'enfant eut de la fièvre le soir entre 37°5 et 38°3, puis il devint apyrétique; depuis huit jours il marche sans aucune gêne, et je ne trouve plus aucun signe ou symptôme anormal du côté de la hanche.

Ce n'est pas un motif pour être sûr de l'avenir; la coxalgie au début est coutumière de ces accalmies plus ou moins longues, en apparence complètes. Cependant un observateur exercé trouve quelques restes suspects; ici, de plus, il y a eu la fièvre : d'où la probabilité d'une de ces arthrites mal déterminées, subaiguës, mono-articulaires, que faute de mieux on appelle rhumatismales et qui sont peut-être en relation avec la croissance, avec un léger degré, je ne dirai pas d'ostéite, mais d'irritation du cartilage conjugal.

Les arguments que je viens de vous donner en faveur de cette hypothèse n'ont rien d'absolu. Seule l'observation prolongée pendant plusieurs semaines — ou même pendant plusieurs mois — donnera de la certitude au diagnostic; remarquez, toutefois, que les coxalgies à début aigu [1], avec douleur brusque et avec fièvre,

---

1. Voy. leçon XII, p. 18.

celles, par conséquent, qui prêtent à l'erreur spéciale dont je vous entretiens en ce moment, sont précisément celles où ces périodes d'intégrité apparente sont les plus rares. Je serais néanmoins loin d'être rassuré si je n'avais par devers moi l'histoire de plusieurs malades suivis durant longtemps.

Dans mes fiches d'hôpital, j'en ai trouvé quelques-unes dont je ne puis faire état, faute de renseignements définitifs. Je les ai étiquetées « arthrites subaiguës », probablement non tuberculeuses, en raison du mode de début et parce qu'en peu de jours l'extension continue a amené une sédation telle des symptômes, que l'enfant a quitté l'hôpital sans que rien d'anormal existât dans les hanches. Pour la plupart d'entre elles, je suis à peu près sûr de n'avoir pas fait d'erreur de diagnostic; mais elles n'ont évidemment pas la valeur démonstrative de celles où, le diagnostic ayant été ainsi posé, au bout de plusieurs mois la guérison se maintenait. Parmi celles-là, je relève une fille qui, entrée à l'hôpital Trousseau le 14 novembre 1899, avec 39°2 de température, en sortit le 30 novembre et fut revue absolument guérie le 21 février. Trois mois et demi, c'est peu pour une coxalgie; mais voici un garçon de sept ans que je soignai à l'hôpital Trousseau du 7 au

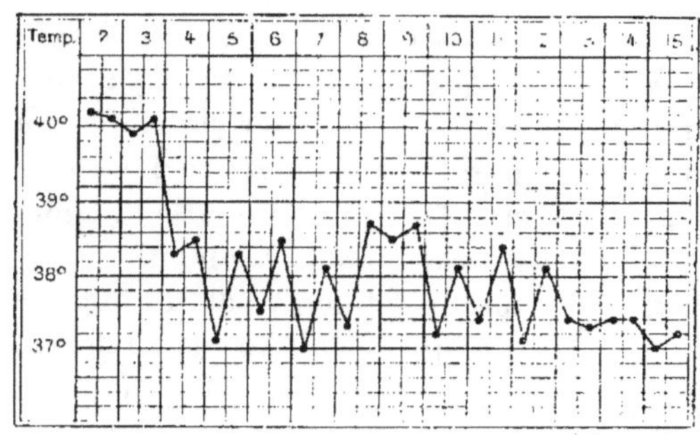

Fig. 45. — Arthrite non tuberculeuse de la hanche.

20 janvier 1896 et qui ne présentait aucun trouble de la hanche en février 1900.

En voici enfin un autre que je suis jour par jour depuis 1893

jusqu'à aujourd'hui. Le 30 septembre 1893, cet enfant, alors âgé de quatre ans, aurait reçu à la cuisse un coup dont il ne lui restait aucune trace, et le 1er octobre, il dissimula, pour ne pas manquer une promenade projetée en forêt, une légère douleur à la hanche. En descendant du train, il dit qu'il avait mal à la jambe, puis se mit à courir sans boiter; mais au bout de trois quarts d'heure, il se plaignit, cette fois avec persistance, et boita, en accusant une douleur dans le genou. Pour la seconde moitié de la promenade, il fallut le porter sur les épaules, et, dès qu'il fut rentré à la maison, je constatai les signes évidents d'une arthrite aiguë de la hanche, immobilisée en flexion et abduction. La douleur resta vive le 2 octobre, puis s'atténua à partir du 3 et devint nulle à partir du 7. Mais il y eut un état fébrile qui dura du 2 au 25 octobre, se prolongeant par conséquent bien après la cessation de tout phénomène articulaire. Je n'ai jamais eu peur de l'ostéomyélite parce que la fièvre ne dépassa pas 38 degrés, parce que l'état général resta excellent, sauf pendant le premier jour de douleur vive, parce que jamais je ne constatai localement de gonflement phlegmoneux. Mais avec le mode de début que j'avais constaté, c'est de ce côté et non vers la coxalgie que s'étaient orientées mes craintes. Ce dont je suis sûr, c'est que depuis ce jour le gamin n'a jamais rien ressenti dans cette hanche, quoiqu'il la soumette à de dures épreuves. Pourquoi cette arthrite? Faut-il faire intervenir le rhumatisme, ou des phénomènes de croissance? Et pourquoi cette fièvre ayant duré plus de trois semaines? Je ne puis répondre à ces questions. Mais je puis vous apprendre que cette année, du mois de juillet aux premiers jours

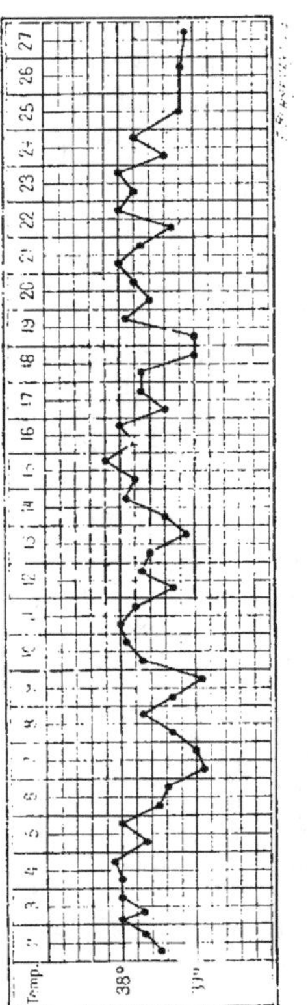

Fig. 46. — Arthrite non tuberculeuse de la hanche.

de janvier, le même enfant a eu de la fièvre tous les soirs, presque
sans exception, entre 37°8, et 38°,5 en même temps qu'il ne gran-
dissait pas, que son poids restait stationnaire, et que depuis deux
mois, au contraire, il a repris son essor.

III

Les observations précédentes vous font bien comprendre ce que
sont à la hanche ces arthrites subaiguës, non tuberculeuses, qui
d'ailleurs existent dans toutes les articulations et sont cliniquement embarrassantes quand elles sont mono-articulaires.

Est-ce ainsi qu'il faut interpréter l'histoire du malade que je
vous ai fait examiner aujourd'hui? Je l'espère, mais ne l'affirme
point. Plus encore que chez ceux dont j'ai rappelé l'observation
sans avoir eu la consécration du temps, des réserves s'imposent.
Car s'il y a eu un début brusque, fébrile et douloureux, dans la
nuit du 8 au 9 mars, si cela a été assez net pour justifier un transport d'urgence à l'hôpital, le passé est plutôt inquiétant. Nous
avons en effet appris, en interrogeant l'enfant de plus près, une
fois les accidents calmés, que depuis huit mois déjà il ressent de
temps à autre dans la hanche droite une douleur très vive, durant
quelques heures et après laquelle il traîne un peu la jambe.

Cela n'est évidemment pas en contradiction abolue avec le diagnostic que j'ai porté le jour de l'admission. Dans certains cartilages conjugaux superficiels, par conséquent faciles à explorer
par la palpation, par la pression localisée, au calcanéum, par
exemple, au grand trochanter, à la tubérosité antérieure du tibia
surtout, les chirurgiens d'enfants connaissent bien ces douleurs
survenant spontanément après la marche, provoquées par la
pression en un point limité, souvent associées à un peu d'hyperostose et quelquefois un léger engorgement des parties molles.
Quand la lésion est symétrique, ce qui n'est pas rare, et mieux
encore quand elle coexiste avec d'autres douleurs de croissance,
le diagnostic rassurant est tout de suite porté ; quand un seul

os est atteint, un observateur non averti peut s'y tromper, même pour la tubérosité antérieure du tibia. Cette lésion, bien démontrée pour certaines épiphyses superficielles, est évidemment possible sur toutes les autres; mais pour une épiphyse profonde, comme celle de la tête fémorale, réagissant vite sur une synoviale qui l'enveloppe de toutes parts, lorsque les signes d'arthrite sont par conséquent les seuls que nous puissions constater, on conçoit que l'interprétation pathogénique de ces signes doive rester douteuse.

L'inconvénient serait grand, en effet, à déclarer aux parents que la tuberculose n'est pas en jeu, à leur faire prévoir une guérison rapide, alors qu'il y en a pour des mois et des années; à laisser s'aggraver, faute de soins, une ostéo-arthrite pour laquelle la précocité du traitement est la condition principale du succès. Et, d'autre part, votre réputation périclitera si vous annoncez une grave et chronique coxo-tuberculose et si, les parents refusant de se soumettre au traitement rigoureux que vous aurez prescrit, au bout de quelques semaines tout est rentré dans l'ordre.

Aussi, dans les cas de ce genre, la sagesse consiste-t-elle à savoir hésiter, à faire part de vos doutes à la famille et à diriger le traitement en conséquence. Tandis que pour les arthrites aiguës ou subaiguës à diagnostic net, le repos au lit suffit, aidé par l'extension seulement s'il faut calmer les douleurs, ici, quoique le malade ne souffre plus quand il est au lit, je vais le soumettre à l'extension continue. Cela me renseignera d'abord sur la rapidité avec laquelle vont céder les signes d'arthrite, avec laquelle les mouvements vont reprendre toute leur souplesse et toute leur amplitude. Si dans une quinzaine il reste quelque chose d'anormal, il me paraîtra bien probable que cet état parfait entre les crises douloureuses dont nous parle l'enfant est au moins problématique. S'il ne reste rien du tout, je ferai marcher l'enfant avec précaution, en vérifiant régulièrement pendant les premiers jours ce que deviendra l'articulation, en surveillant ensuite attentivement pendant assez longtemps, de semaine en semaine, s'il n'y a pas récidive de la douleur à la pression, de la limitation des mouvements. Il me faudra au moins six semaines ou deux mois pour que, tranquillisé moi-même, je tranquillise à leur tour les parents. Mais je leur ai dit tout de suite qu'il y a un peu d'espoir contre la coxo-tuberculose, car au bout de huit mois une coxalgie traitée par le mépris devrait être plus raidie que cela, avec plus d'atrophie musculaire, avec engorgement ganglionnaire, avec un peu d'empâtement profond dû aux fongosités.

Reverrai-je l'enfant assez souvent pour pouvoir donner sur lui des renseignements précis lorsqu'il aura quitté l'hôpital. Ce n'est pas sûr, car, en clientèle hospitalière surtout, la patience n'est pas la vertu dominante des parents. Si je le puis, je vous tiendrai au courant de son histoire, qui m'a paru instructive quel que doive être le diagnostic définitif[1].

1. L'évolution a été certainement celle d'une arthrite non tuberculeuse. Quelques jours d'extension ont tout fait cesser, et à la fin d'avril j'ai vu l'enfant qui marchait depuis un mois sans trouble aucun. La fièvre, aux environs de 38 degrés, a duré environ trois semaines.

DOUZIÈME LEÇON

RÉSECTION DE LA HANCHE CHEZ L'ENFANT

I. — Coxalgie à début aigu et à évolution rapide. Diagnostic avec l'arthrite aiguë non tuberculeuse, avec l'ostéomyélite. Traitement vicieux par la résection précoce.

II. — Résultat défectueux de cette opération. Hanche en flexion à angle droit et en adduction. Raccourcissement fonctionnel énorme. Les soins consécutifs les mieux dirigés ne permettent que très difficilement de lutter contre cette attitude vicieuse. Absence d'ankylose. Luxation iliaque presque inévitable du moignon de col. Atrophie du membre. Peu d'arrêt d'accroissement du fémur en longueur.

Au début de la période antiseptique, enhardis par des succès opératoires inconnus à leurs devanciers, les chirurgiens se sont vivement attaqués aux tumeurs blanches. Grâce aux patientes et multiples expériences d'Ollier, ils connaissaient les ressources importantes que leur fournissait la méthode sous-périostée pour la régénération des articulations réséquées; grâce aux méthodes modernes créées par Pasteur et Lister, ils étaient en droit d'appliquer cette méthode à l'homme sans danger; et les résections devinrent, pour bien des lésions, une de nos plus belles conquêtes. Mais, comme vous allez le voir, la médaille eut son revers, et si je voulais aujourd'hui vous résumer en une phrase claire, trop absolue il est vrai pour être tout à fait exacte, les indications de la résection franche pour les tumeurs blanches de l'enfant, je vous dirais : ces indications sont nulles, il ne faut jamais réséquer une jointure, chez l'enfant, pour ostéo-arthrite tuberculeuse. La hanche et le genou surtout doivent être respectés.

Cette conclusion, de toutes parts, dans tous les pays, les chirurgiens spécialement voués à la pédiatrie y sont arrivés, et c'est à peine si l'on compte encore, dans le monde entier, une demi-douzaine de résécomanes attardés. Après une orgie initiale, — dont l'Amérique, l'Allemagne et surtout l'Angleterre furent le théâtre, — les plus chauds partisans de la résection se sont attiédis, puis refroidis, et ils se sont réduits, depuis dix ans au moins, à quelques rares échantillons, dont les résultats ont ceci de bon qu'ils sont, en moyenne, déplorables avec assez d'évidence pour vous mettre en garde contre toute velléité de nouvelles tentatives. Car je voudrais vous expliquer, à l'aide de deux malades que je vous amène aujourd'hui, comment et pourquoi le résultat orthopédique final *doit* être mauvais, et pourquoi, dès lors, la résection, parfois si remarquablement efficace chez l'adulte, est déplorable chez l'enfant.

Que cherche-t-on, par la résection franche? à supprimer tout le foyer morbide en supprimant l'articulation malade. A tout âge on y parvient en général assez bien : non pas toujours et très bien. Mais là n'est pas la question : supposez des résultats heureux à cet égard comme c'est le cas peut-être pour un des sujets que je vous présente ; et cependant, pour la hanche et le genou tout au moins, le résultat fonctionnel aboutira trop souvent à un désastre tel que vous aurez voué définitivement à l'usage de béquilles des enfants qui, traités autrement, auraient presque sûrement marché sans canne. Et cela parce que vous aurez méconnu des lois physiologiques que vous n'êtes pas en droit d'ignorer.

I

Laissez-moi d'abord vous narrer l'odyssée de notre premier réséqué; elle est moins longue que celle d'Ulysse, puisque nous en sommes au huitième mois seulement, mais elle est déjà passablement variée et désagréable pour être instructive, et d'ailleurs notre malheureux n'est pas encore au bout de ses peines.

Le début du mal remonte au 15 mars dernier seulement, et est attribué à un trauma — chute d'une chaise — dont l'importance étiologique me laisse d'ailleurs fort sceptique, car nous n'y trouvons pas les circonstances topiques que je vous conseille d'exiger avant de croire à autre chose qu'à une influence révélatrice sur une lésion préexistante. Au genou survint une douleur subite qui empêcha la marche : dès le 27 mars, l'enfant devait s'aliter et était admis dans un hôpital de Paris.

Autant que j'en puisse juger par les renseignements assez peu précis fournis par la famille, — la mère est domestique et ne s'occupe pas elle-même de son enfant, — il semble y avoir eu un état fébrile accompagnant ce début brusque, et peut-être vous demandez-vous si le diagnostic de coxalgie est exact, ce qui d'ailleurs ne changerait rien aux conclusions orthopédiques que je tirerai tout à l'heure. Une courte digression clinique est donc nécessaire avant d'entrer dans le vif de mon sujet.

Bien certainement, la coxalgie, comme toutes les ostéo-arthrites tuberculeuses, est coutumière du début lent, insidieux, contre lequel je vous mets en garde toutes les fois que j'en ai l'occasion, pour vous supplier de ne jamais prendre à la légère, comme je le vois trop souvent faire, ces claudications légères, d'abord intermittentes, dont un clinicien avisé doit connaître, et redouter, la valeur séméiologique. Mais il n'est pas de règle sans exception : et parfois une tumeur blanche se découvre à nous, sous les apparences d'une arthrite aiguë, très aiguë même. De temps à autre, je vois des cas de ce genre, assez typiques par leur évolution ultérieure pour que le doute devienne finalement impossible.

Il y a quelques jours (octobre 1903), j'ai été appelé auprès d'un enfant dont le médecin traitant eut quelque peine à se laisser convaincre par mon diagnostic, parce que le mal, vieux de six semaines seulement, avait commencé brusquement avec une fièvre de 40 degrés environ pendant quelques jours, puis avec des exacerbations vespérales vers 38 degrés, parfois 38°5, depuis ce moment; avec cela, douleurs très vives dans la hanche, qui se

mit en flexion, abduction et rotation en dehors. Après une quinzaine de repos au lit, tout cela tomba, mais l'enfant continua à
boiter, et quand il revint de la campagne, un trajet de 15 kilomètres
en voiture suffit pour provoquer une nouvelle crise aiguë, horrible-
ment douloureuse, et la température rectale s'éleva encore à 38°5
le soir. Malgré cette acuité et la vivacité initiale, l'état médiocre
intermédiaire aux deux poussées aiguës me fit conclure à la tuberculose, diagnostic corroboré par un engorgement ganglionnaire
volumineux de l'aine et de la fosse iliaque. Aussi pus-je prédire
à peu près à coup sûr ce qui allait se passer : en deux ou trois jours
l'extension continue devait calmer les souffrances et faire cesser
l'attitude vicieuse en flexion et abduction, mais à ma deuxième
visite, quinze jours plus tard, j'étais bien sûr de trouver encore
la raideur, l'atrophie musculaire, l'adénopathie, la douleur à la
pression caractéristiques d'une coxalgie. C'est ce qui eut lieu, malheureusement; et j'en étais sûr, car j'ai été instruit par bien des
cas analogues, dans lesquels, au début de ma carrière, je me
suis trompé. Je me souviens surtout d'un petit juif russe, misérable, que j'ai soigné à l'hôpital Trousseau, en 1892, pour une
arthrite suppurée, aiguë de la hanche, et que je croyais bien atteint
d'ostéomyélite : il succomba en quelques mois, par méningite
tuberculeuse, après avoir eu localement des lésions qui ne laissèrent pas place au doute.

Aussi vous donnerai-je le conseil de toujours rester sur la
réserve dans les cas de ce genre. Sur le petit garçon dont je viens
de vous parler[1], il est bien probable que si j'avais été convoqué
dès la première crise, je n'aurais pas diagnostiqué ferme la
coxalgie, comme je l'ai fait à la deuxième, renseigné que j'étais
sur la première et les troubles intermédiaires aux deux, mais j'aurais sûrement fait des réserves, — et j'entends M. Pinard, qui me
fait l'honneur d'être resté à mes côtés, murmurer à mon oreille :
« Ma petite concierge. »

Le 11 mars dernier, cette fillette, âgée de 5 ans 1/2 et de très
bonne santé habituelle fut atteinte d'une arthrite coxo-fémorale

1. Cet enfant a eu, à la hanche, un abcès à évolution rapide, et est mort de
méningite tuberculeuse en avril 1904.

très aiguë, dont M. Pinard s'occupa d'abord lui-même avec le bon
cœur que nous lui connaissons; puis il pria notre ami commun
L. Guinon de soigner l'enfant. La température dépassa 40 degrés,
deux jours de suite survinrent des frissons inquiétants, et dès
lors, craignant une grave ostéomyélite, MM. Pinard et Guinon
me mandèrent. Je trouvai les signes évidents d'une arthrite très
aiguë, avec flexion et abduction, mais aucun empâtement, aucun
œdème, aucune menace d'abcès, et, repoussant toute idée d'intervention opératoire immédiate, je conclus à une arthrite rhumatismale, en ajoutant que j'avais vu des coxalgies débuter de la sorte,
et que la question allait se juger en quelques jours si, après action
certainement efficace de l'extension continue, il persistait au bout
de quelques jours des phénomènes locaux suspects. Cette crainte,
heureusement, ne se réalisa pas et aujourd'hui l'enfant est en
santé parfaite, pas même une trace de raideur à la hanche ; et j'ai
seulement observé une fois de plus ces arthrites coxo-fémorales
non tuberculeuses dont déjà je vous ai parlé[1].

C'est ma réserve pour coxalgie qui surprit un peu M. Pinard et
M. Guinon, et je ne m'en repens pas, quoiqu'ici l'événement
n'ait pas tourné en ce sens, car, je vous le répète, j'y ai été pris,
pour toutes les jointures et à tous les âges, quoique sûrement ce
soit encore plus rare chez l'adulte. Mais en avril dernier j'ai soigné
une dame de trente-cinq ans environ qui, à la suite d'un coup
violent, prétendait-elle, souffrait d'une arthrite de l'épaule,
devenue très vive en peu de jours, avec raideur et atrophie rapide
du deltoïde, douleur intense à la pression sur toute la synoviale.
Le salicylate de soude à l'intérieur fut de nulle action ; les badigeonnages au salicylate de méthyle valurent un peu mieux ; et
malgré tout le respect qu'on doit à une comtesse, je flairai le
gonocoque. Hélas ! je ne suis pas artilleur et mon flair était mauvais : au bout de six semaines à deux mois, les phénomènes per-
sistaient, chroniques, avec douleur à la pression sur la tête fémorale vers la coulisse bicipitale, tandis que le reste de la synoviale
était redevenu indolent et je devais admettre l'ostéo-arthrite

1. Voy. leçon XII.

tuberculeuse. Je me préparais à annoncer la chose à la famille, lorsqu'on se priva de mes soins : j'avais annoncé au début une guérison rapide et complète, et n'oubliez pas qu'en clientèle les erreurs de pronostic sont les seules qu'on ne pardonne pas[1].

Faut-il, dans les cas de ce genre, employer le nom de « rhumatisme tuberculeux », je ne le pense pas, malgré toute l'estime scientifique que j'ai pour mon vieil ami Poncet (de Lyon). Mais je m'expliquerai une autre fois sur ce point[2], car me voilà loin du sujet que je vous ai annoncé en exorde, et j'y reviens, après un petit détour encore si vous voulez bien.

Car je vous ai seulement nommé, en courant, l'ostéomyélite fémorale ; or vous devez penser à elle, et de très près, dans ces « coxalgies » aiguës, et vous demander si telle ne fut pas la lésion chez notre petit malade d'aujourd'hui. Vite, en effet, à l'hôpital il fut opéré pour un abcès, nous dit la mère, et là les péripéties s'accumulent : pneumonie, albuminurie, anasarque, eschares, il subit tous les assauts, et finit par prendre la teigne. Quinte, quatorze et le point : et pour protéger ses voisins, je lui offre maintenant une capote.

N'est-ce pas là l'histoire d'une ostéomyélite aiguë, suivie de complications infectieuses ? Je ne le crois pas, car je vois aujourd'hui, à la région trochantérienne, une typique cicatrice linéaire de résection. L'incision fut petite et non grande, avec traces de contre-ouvertures, comme cela est à peu près inévitable, si l'on veut guérir les ostéomyélites aiguës, en haut du fémur surtout. En outre, il me semble bien qu'actuellement existent encore dans l'articulation des fongosités en voie d'évolution. En sorte que le plus probable me paraît d'admettre des complications septiques post-opératoires, dont le malade a guéri, lorsque, au bout de trois mois de séjour à l'hôpital, il fut repris par sa famille.

En ce moment, il lui reste deux lésions graves : la teigne et une hanche difforme au point d'être inutilisable.

---

1. Cette malade m'est cependant revenue, en juin 1914, avec une raideur simple de l'épaule, le point d'ostéite humérale étant à peu près guéri, sans formation d'abcès.

2. Voy. leçon X, p. 154.

Qu'importe la teigne, direz-vous? Elle n'a rien à voir avec l'évolution d'une tuberculose quelconque. Erreur, car dans l'état actuel de nos ressources hospitalières, elle est un obstacle au placement de l'enfant soit dans un service de chroniques, soit à Berck-sur-Mer. On redoute la contagiosité, et on a raison, et pour tout Paris on dispose d'une quarantaine de lits, à l'hôpital des Enfants-Malades, pour soigner les teigneux malades d'autre chose. Je peux bien recevoir cet enfant dans mon service pour quelques jours, pendant lesquels il va avoir la tête embobinée dans une cuirasse de tarlatane amidonnée; mais dès que la hanche sera redressée et appareillée, je vais être obligé de le renvoyer chez lui, où il sera soigné Dieu sait comme! En sorte que la teigne est un facteur d'aggravation — parfois même de mort — pour les tuberculoses chirurgicales: et il en sera ainsi jusqu'au jour — lointain sans doute, car la solution est assez simple — où l'on aura installé à Berck, avec l'isolement voulu, une division de teigneux.

Voilà terminés les hors-d'œuvre. Arrivons au plat de résistance : l'attitude du membre.

II

Lorsque l'enfant est dans son lit, il a tendance à se coucher sur le côté droit, sain, et vous le voyez les reins un peu cambrés, la cuisse gauche fléchie, reposant sur la droite. Ce n'est pas le moment de vous expliquer le mécanisme des attitudes vicieuses de la hanche et des déviations pelviennes compensatrices. Et, couchant le sujet sur le dos, je me borne à vous faire constater l'existence d'une ensellure lombaire considérable; je vous montre que si je mets le bassin bien droit, les épines iliaques au même niveau, le dos reposant à plat sur le plan de la table, la cuisse est fléchie à angle droit sur le bassin et est en adduction telle que la verticale passant par la rotule tombe en dehors du membre sain.

Cette position est incompatible, malgré compensation par inclinaison pelvienne, avec un fonctionnement à peu près convenable du membre.

Pour se tenir debout, l'enfant doit se contorsionner d'une façon extrême et encore, après avoir ainsi imprimé au bassin un mouvement d'abaissement et de rotation en arrière, il ne peut toucher le sol que de la pointe du pied. Le bassin étant horizontal et la plante du pied à plat, celle-ci reste à 17 centimètres du sol : ce chiffre mesure le *raccourcissement fonctionnel* du membre. C'est-à-dire, en fait, le seul qui nous intéresse.

Je ne veux pas discuter en ce moment les indications possibles de la résection de la hanche pour coxalgie, chez l'enfant, comme opération de pis aller, et chercher à déterminer si dans l'espèce — ce que je ne crois d'ailleurs pas — l'acuité insolite de l'évolution locale ne l'a pas justifiée. Tout ce que je veux vous faire constater, c'est que notre sujet est actuellement un infirme, ne pouvant marcher sans une béquille, et je vous dirai que je ne sais pas si je parviendrai à le remettre sur pieds, si, malgré tous mes efforts, l'attitude vicieuse ne récidivera pas. Mais n'est-ce pas un cas particulièrement malheureux, dû aux complications que je vous ai racontées, dû à ce que l'enfant, repris prématurément par une famille affolée, n'a pas été soumis avec assez de suite aux soins assidus sans lesquels une résection, quelle qu'elle soit, est incapable de donner un résultat fonctionnel satisfaisant? Hypothèse erronée, comme vous le démontre l'histoire du deuxième enfant que voici :

Chez celui-là, le traitement fut prolongé, car il a onze ans, et depuis sept ans on le soigne. C'est à l'âge de quatre ans qu'il fut atteint d'une coxalgie dont le début — attribué comme toujours à un vague trauma sur le genou — ne paraît pas avoir été anormal. À cette époque, il entra à l'hôpital, y fut d'abord mis dans un appareil plâtré, puis fut réséqué et fut rendu à sa famille au bout d'un an et demi seulement. Mais un mois plus tard, il devait être admis de nouveau, et subissait un grattage pour des trajets fistuleux de la cicatrice : nouveau séjour de six mois; puis, en 1902, nouveau séjour de huit mois. Donc, cet enfant, pris au début, n'a jamais été perdu de vue par son chirurgien; il n'en est abandonné que depuis quelques semaines, et alors on m'a demandé de recueillir l'épave.

Or, l'attitude est exactement la même que dans le cas précédent : le raccourcissement fonctionnel est de 20 centimètres, c'est-à-dire que l'on doit mettre 20 centimètres sous le pied, pour que, le bassin étant droit, la plante repose à plat; et la situation s'aggrave de ce fait qu'au bout de sept ans, il y a encore une fistule fongueuse sur la cicatrice. Terrible au point de vue orthopédique, la résection n'a donc même pas eu l'avantage de couper court à l'évolution de la tuberculose locale, comme elle semble l'avoir fait chez notre autre malade. Je n'en suis pas surpris, et je vous dirai un autre jour pourquoi la résection de la hanche ne saurait prétendre à l'exérèse radicale. Mais aujourd'hui je ne veux vous parler que du résultat orthopédique, et je vous montre que dans les deux cas la difformité locale est identique, telle qu'un chirurgien attentif n'en observe pour ainsi dire jamais quand il soigne une coxalgie dès le début, et avec régularité. Certes, dans la classe ouvrière, nous avons sur ce point trop souvent des déboires; nos malades sont ballotés d'hôpital en hôpital, et en pâtissent: j'en ai des miens, qu'après absence, plus ou moins longue, on me rapporte un beau jour en piteuse posture. A aucune méthode donc, on ne peut reprocher un mauvais résultat de temps à autre; mais soit à l'hôpital, soit, il y a six ans, à la consultation orthopédique de l'Hôtel-Dieu, j'ai vu des réséqués de hanche un peu de toutes les paroisses, et tous ceux qui n'avaient pas la hanche ballante, ou à peu près, étaient dans l'état que vous constatez en ce moment. J'entends les réséqués dès l'enfance et pour coxalgie, et je n'entends nullement instruire le procès de la résection de la hanche en général, quoique, même chez l'adulte, les résultats *pour coxalgie* soient souvent, eux aussi, assez médiocres, à la fois pour les fistules et pour la solidité du membre.

A quoi tient cette défectuosité grave et à peu près constante des résultats définitifs? A l'absence habituelle d'ankylose dans les cas de ce genre. Le périoste tuberculeux ne fait pas d'os, dit avec raison Ollier; le cotyle fongueux ne peut pas être entièrement nettoyé, et souvent, en outre, son bord postéro-supérieur est déjà éculé. En tout cas, le fait est que l'ankylose n'est jamais certaine après résection de la hanche, qu'elle est encore plus aléatoire si la coxalgie est en cause ; qu'enfin elle est tout à fait exceptionnelle, si l'opéré est un enfant, et cela d'autant plus que l'enfant est plus jeune.

Or, tous les auteurs sont d'accord sur ce point : une résection coxo-fémorale ne donne un bon résultat fonctionnel que si elle est suivie d'ankylose dans la rectitude. Alors seulement le sujet marche avec solidité, sans avoir besoin de recourir à la canne.

A toute règle, il est des exceptions, et de temps à autre on rencontre un réséqué de hanche qui se sert très bien d'une néarthrose mobile, restée à la fois solide et en bonne position. Mais on doit mettre à part ces raretés, et professer avec Ollier que, sous l'influence du poids du corps et de la contracture musculaire, l'ascension du moignon cervical dans la fosse iliaque est à peu près inévitable : le sujet se trouve finalement dans l'état où il aurait été si sa coxalgie, abandonnée à elle-même, avait abouti à la luxation iliaque. C'est précisément là qu'en sont les deux enfants que je vous présente ; et la résection précoce à laquelle ils ont été soumis n'a eu pour effet que rendre obligatoire une attitude vicieuse, évitable à peu près à coup sûr à l'aide d'un traitement orthopédique bien dirigé. On conçoit combien la décapitation du fémur favorise ces difformités, une fois que l'os, réduit à l'état de baguette de tambour comme sur la radiographie ci-jointe (fig. 49), n'a même plus un crochet capable d'arc-bouter dans le cotyle. Or, je vous répète qu'en cas de coxalgie, la tendance à l'ossification est à peu près nulle, et dès lors l'absence d'ankylose est à peu près fatale. Aussi, après avoir réséqué beaucoup de hanches pour coxalgie, et tout en conservant à cette opération des indications à mon sens trop nombreuses, Ollier était-il arrivé à la considérer comme une dernière ressource, donnant presque toujours un résultat fonctionnel inférieur à celui d'une ankylose en bonne position.

Le fait est que tous les enfants réséqués de hanche que j'ai rencontrés avaient le fémur luxé dans la fosse iliaque et devaient se servir quelquefois d'une canne, plus souvent d'une béquille.

Comment se produit cette luxation et pourquoi la résection la favorise-t-elle? Vous le voyez sur les radiographies.

Voici celle de l'opéré récent (fig. 47) : le col est conservé presque entier et seule la tête proprement dite a été supprimée. Or, ce col n'est pas dans le cotyle, mais à cheval sur le bord postéro-supérieur qui paraît encore assez fortement saillant, tout à fait capable de maintenir une tête sous son toit: et, avec la formidable contracture en flexion et adduction que vous constatez, vous êtes certains que peu à peu cette position instable va se transformer en un passage franc dans la fosse iliaque. Là, en frottant, le col va s'user peu à peu et, dans quelques années, vous aurez sous les yeux les lésions de nos figures 48 et 49, avec disparition de la tête; et le mouvement ascensionnel s'arrêtera quand le grand trochanter sera sous la crête iliaque ou à peu près. Peu à peu l'os deviendra grêle, effilé de bas en haut; mais j'ajoute tout de suite que souvent les coxalgies non réséquées et mal soignées donnent la même image radiographique.

A mon réquisitoire vous répondrez, peut-être, que j'exagère les choses; que l'on connaît à la résection quelques bons résultats, même chez l'enfant. On en trouve, par exemple, assez grand nombre dans le livre d'Ollier. Mais à quel prix sont-ils obtenus? Il faut *des années* d'immobilisation, des appareils multiples d'abord inamovibles, puis permettant la marche; il faut, en moyenne, plus de temps et plus d'ennuis que pour guérir une coxalgie même suppurée par le seul traitement orthopédique, et l'on arrive, en moyenne, à un résultat moins bon. Comme le seul avantage du traitement des tumeurs blanches par la résection est dans la rapidité relative du traitement orthopédique après suppression radicale des foyers tuberculeux, je ne vois pas bien ce qui peut plaider en sa faveur.

De toutes les difformités et attitudes que je viens de passer en revue résulte un *raccourcissement fonctionnel*, que vous calculez comme je viens de vous montrer à le faire, en mesurant la distance comprise entre le sol et la plante du pied bien horizontale, la cuisse étant dans l'attitude nécessaire pour que le bassin soit droit, la colonne vertébrale étant rectiligne. Ce raccourcissement

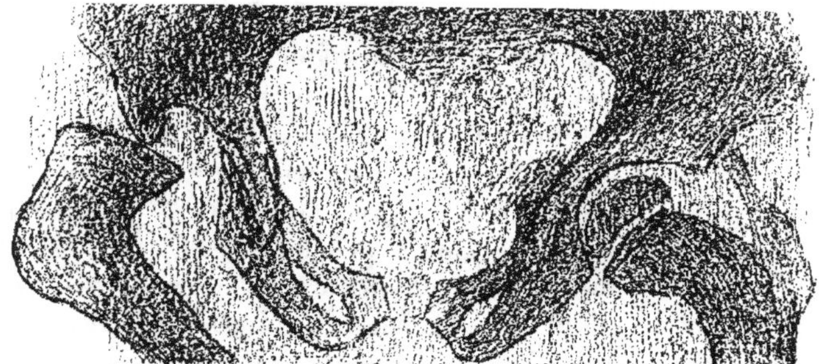

Fig. 47. — Résection récente. Début de chevauchement.

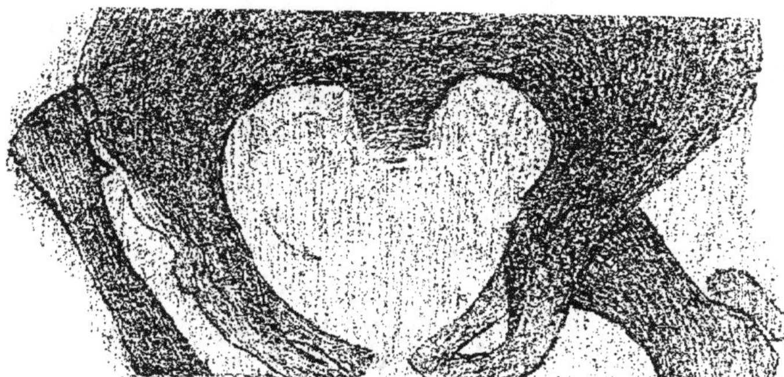

Fig. 48. — Résection de sept ans. Usure presque complète de la tête.

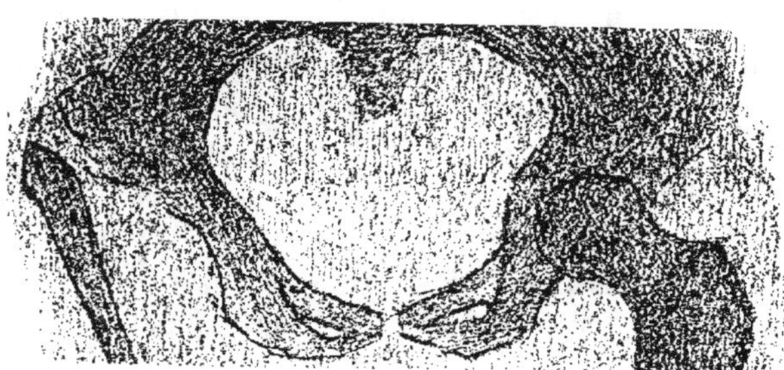

Fig. 49. — Résection ancienne. Usure et ascension complètes de la tête.

Broca. — Leçons cliniques. 2ᵉ série.   13

est corrigé par le sujet lui-même à l'aide de deux compensations : 1° l'abaissement du bassin ; 2° l'équinisme de la pointe du pied.

De la flexion du membre, sans aucune luxation, peut résulter un raccourcissement fonctionnel considérable, alors qu'en réalité, mesurée du fond du cotyle à l'interligne du genou, la longueur de la cuisse est égale des deux côtés. Question à étudier, indépendamment de toute résection, à propos des attitudes vicieuses de la coxalgie ; de même pour ce qui a trait au *raccourcissement réel*, soit du membre, le fémur gardant sa longueur, par ascension de la tête fémorale dans la fosse iliaque, soit du fémur lui-même, troublé dans son développement.

Lorsque le membre est fléchi, vous constatez que ce raccourcissement réel ne prend que peu de part au raccourcissement fonctionnel total ; l'attitude vicieuse domine tout, que le membre ait été réséqué ou non. L'ascension fémorale elle-même passe en second rang.

Malgré cela, il est bon que le raccourcissement réel du membre soit aussi petit que possible, et, cela étant, nous devons nous demander si la résection y peut être coupable de quelque chose. Oui, pour l'ascension fémorale, en ce que la suppression du crochet cervical le favorise ; non, en ce qu'une fois produite, elle se comporte comme une luxation de coxalgie non réséquée.

Et l'inégalité de longueur des deux diaphyses, mesurées du bord supérieur du grand trochanter à l'interligne du genou? Chez le premier de nos malades elle est nulle, la longueur étant de 27 centimètres des deux côtés. Chez le second, elle est, par 30 et 33 centimètres, de 0m03 au préjudice du membre malade. Cette différence entre les deux cas tient à l'ancienneté du second, et dans cinq ou six ans le premier sans doute en sera là. Mais, malgré le discrédit où je crois utile de jeter la résection de la hanche, je ne pense pas qu'il faille ici l'incriminer. L'atrophie, en effet, à la fois des téguments, des muscles, des os, est constante et grave au cours des coxalgies mal soignées, raidies en position vicieuse : la résection n'agit pas parce qu'elle rend cette position à peu près inévitable.

Quant à la longueur de la diaphyse fémorale, au-dessous du

grand trochanter, il semble au contraire que la résection de la
tête soit capable de l'augmenter plutôt un peu, et de compenser en
partie cette atrophie, la suppression de l'épiphyse supérieure ayant
pour effet d'accroître l'activité de l'épiphyse inférieure. En outre,
de cette suppression peut résulter, dans le segment sous-jacent
du membre, une hyperplasie conjugale compensatrice aboutissant
à ce qu'Ollier a appelé « allongement atrophique ». Je m'en tiens à
cette courte mention, car l'étude détaillée de tous ces phénomènes
physiologiques et de leurs conséquences chirurgicales sera mieux
placée quand, la semaine prochaine, je vous ferai toucher du
doigt les méfaits de la résection du genou. Alors je tâcherai de
vous expliquer ce qu'est le raccourcissement tardif et progressif
observé chez l'enfant à la suite des résections : retenez seulement
aujourd'hui qu'après la résection de la hanche, vous n'avez guère
à compter avec cette nouvelle cause d'ennuis. Heureusement, car
j'espère vous avoir démontré que nos deux petits infirmes en ont
leur suffisance.

Comme conclusion de tout ce qui précède, nous devons arriver
à nous demander quelle doit être notre action thérapeutique chez
nos deux malades.

Il n'y a, vous ai-je dit, que peu de perte réelle de la longueur
du levier osseux; le fémur est raccourci de ce qu'on a réséqué, et
ce raccourcissement n'est pas voué à l'aggravation progressive. Il
n'y a donc pas cette lésion contre laquelle je vous dirai que nous
sommes radicalement désarmés après la résection du genou. Le
fémur dévié et luxé en haut peut être redressé, et même en grande
partie abaissé, puisqu'il n'est pas ankylosé. En fixant bien le bassin et en mobilisant avec précaution la néarthrose, soumise au
besoin pendant quinze jours ou trois semaines à l'extension préalable, il sera possible, et même probablement assez facile, d'immobiliser le membre en abduction à l'aide d'un appareil plâtré,
puis on reprendra le traitement comme à l'origine.

On doit se méfier un peu de ces manœuvres de redressement
dans les foyers tuberculeux mal éteints. Aussi ne vais-je y recourir tout de suite que chez un des malades, insistant d'abord sur
l'extension continue chez celui dont la région trochantérienne est

fistuleuse; d'autant plus que chez ce dernier l'appareil plâtré rendrait plus difficile les pansements nécessaires.

Mais que pouvons-nous espérer de ce traitement? Quelque chose de médiocre, car la réalisation de l'ankylose osseuse en bonne position est plus que douteuse, et sans elle la récidive des déviations est à peu près fatale. Elle sera probablement légère si l'appareillage est continué avec persévérance et minutie jusqu'à la fin de la croissance : nos petits infirmes ont encore de beaux jours à voir, et ils en auraient moins connu s'ils n'avaient pas été réséqués.

TREIZIÈME LEÇON

RÉSECTION DU GENOU CHEZ L'ENFANT

I. — Observations déjà anciennes d'arrêt dans l'allongement du membre après
résection du genou. Lois de l'accroissement des os en longueur; rôle des
cartilages conjugaux; épiphyses fertiles; leur rendez-vous au genou. Condamnation de la résection ultra-épiphysaire; raccourcissement quelquefois
énorme.

II. — Tentatives de résection intra-épiphysaire. Inconvénients de la conservation partielle des cartilages conjugaux. Absence d'ankylose. Déviations
secondaires en flexion, en varus, en valgus; arrêt de développement encore
sérieux. Aggravation pendant les poussées de croissance.

III. — Pathogénie des déviations secondaires. Elles sont à peu près inévitables
chez l'enfant. Radiographie.

IV. — Fille atteinte de raccourcissement énorme, avec genou ballant.

Quand j'ai étudié avec vous, la semaine dernière, les méfaits
de la résection de la hanche dans le traitement de la coxalgie chez
l'enfant, je vous ai expliqué que là étaient seulement à considérer le défaut de solidité de l'articulation opérée et les déviations
secondaires qui en résultent.

Au genou, les mêmes inconvénients existent, vous ai-je dit,
mais ils se compliquent de troubles graves dans l'accroissement
du membre et dans sa direction, troubles dus à l'évolution physiologique du cartilage conjugal : c'est ce que je désire vous
exposer aujourd'hui.

Pour cela, nous avons à examiner une fille qui a eu le malheur
de subir la résection des deux genoux. En outre, pour vous faire

voir les diverses formes des déviations complexes ici possibles, je puis vous présenter les photographies et radiographies de plusieurs autres malades.

I

Lorsque, il y a déjà d'assez longues années, on a commencé à pratiquer la résection du genou, on a d'abord, comme pour toutes les opérations de ce genre, été fortement retenu par les complications septiques à cette époque fréquentes. En sorte qu'à tous les âges et pour toutes les jointures, les résections étaient exceptionnelles. Quant à celle du genou en particulier, on n'a pas tardé à se rendre compte que chez l'enfant, et toute question de mortalité mise à part, il fallait y renoncer tout à fait, au moins avec la technique jusqu'alors adoptée. Car, dès 1859 un chirurgien anglais, Pemberton, observait un garçon de seize ans qui, réséqué six ans auparavant, avait vu le membre opéré se raccourcir peu à peu, jusqu'à être de 24 centimètres plus court que celui du côté opposé : on ne lui avait retranché opératoirement que 7 cent. 5 de longueur.

Les faits de ce genre se sont peu à peu multipliés, et l'on n'a pas tardé à comprendre qu'ils étaient non pas accidentels, mais obligatoires, liés à des lois inéluctables de physiologie, sur lesquelles ont insisté presque en même temps, dès 1861, Ollier en France et Humphry en Angleterre.

Un os long se développe en longueur par apposition de couches osseuses successives à la face diaphysaire des cartilages de conjugaison ; et malgré une opinion soutenue il n'y a pas bien longtemps encore en Allemagne, l'accroissement interstitiel est nul. Si l'on plante deux clous dans un os long chez un animal qui grandit encore, on constate qu'ils restent toujours à la même distance s'ils sont tous deux diaphysaires, tandis qu'ils s'éloignent l'un de l'autre, si l'un seulement est diaphysaire, l'autre étant fiché dans une épiphyse. A la fois par ce procédé, qui remonte à Duhamel et dont Ollier surtout a su tirer parti, ou en mesurant dans les divers os longs l'épaisseur de la couche d'ossification des cartilages conjugaux et la distance entre ces cartilages et les trous nourriciers, comme P. Broca l'a fait dès 1851, on est arrivé à établir définitivement deux principes :

1° La face diaphysaire d'un cartilage conjugal est infiniment plus active que la face épiphysaire ;

2° Des deux cartilages conjugaux d'un os long, un surtout sert à l'allongement, avec prédominance considérable ; et si nous considérons les grands os des membres, nous voyons que cette *épiphyse utile* est située loin du coude au membre supérieur, près du genou au membre inférieur.

Ollier a tiré de ces données physiologiques leurs conséquences chirurgicales en nous montrant, à la fois chez les animaux et chez l'homme, que si l'on supprime un cartilage d'accroissement, on diminue l'accroissement ultérieur de tout ce qu'aurait fourni ce cartilage.

Au raccourcissement immédiat, dû à la résection elle-même, s'ajoute donc un raccourcissement progressif par manque d'allongement, d'où, entre les deux membres, une différence légère quand on a sacrifié l'épiphyse stérile, importante au contraire quand il s'agit de l'épiphyse utile.

Déjà à l'épaule et au poignet les résections ultra-épiphysaires de l'humérus et du radius sont suivies de raccourcissements très prononcés : et cependant on n'a attaqué qu'un cartilage ; de plus, Ollier a montré que dans ces conditions le second cartilage du membre réséqué et ceux du segment de membre voisin sont capables de fournir un certain allongement compensateur. Au reste, il n'y a guère alors en jeu qu'une question esthétique, car l'égalité de longueur des membres supérieurs est accessoire dans leur fonctionnement.

Au membre inférieur, il n'en est pas de même et de là les conséquences tout spécialement graves de la *résection ultra-épiphysaire* du genou, car on y sacrifie les deux cartilages fertiles.

On sait cela depuis longtemps, et, outre le cas de Pemberton, il est facile de citer plusieurs observations anciennes de résection pratiquée dans l'enfance et suivie d'un raccourcissement formidable. Malgré ces avertissements, les chirurgiens ont recommencé à réséquer des genoux, il y a quelque vingt ans, sans se dire que, la mortalité mise à part, les causes d'échec de l'opération étaient de celles que l'antisepsie était incapable de modifier. Et les cas autrefois isolés sont devenus légion; et l'on a vu de nouveau ces membres qui, raccourcis de 4 à 5 centimètres par l'opération, ce qui est fort admissible, perdaient d'année en année quelques centimètres sur leur congénère du côté opposé, jusqu'à des différences de 20 à 30 centimètres, différences d'autant plus grandes que le sujet, opéré plus jeune, aurait dû pousser davantage. Un mémoire de Hoffa, en 1885, a mis ces faits en évidence.

Sans doute, je vous répète que les expériences d'Ollier ont démontré qu'après suppression d'un des cartilages d'un os long, l'autre produit un peu plus, pour remplacer l'absent jusqu'à un certain point. Mais voyez comme la Providence veille sur les lois établies : si l'on supprime l'épiphyse stérile, l'autre s'excite parfois assez pour rendre l'os un peu plus long que du côté opposé, tandis que, dans le cas inverse, le coup de fouet donné au cartilage conservé est insignifiant.

Quant à demander quelque chose à « l'allongement atrophique » du segment de membre sus ou sous-jacent, comme je vous l'ai dit pour l'épaule et le poignet, il n'en saurait être question ici, puisque les deux segments superposés sont intéressés, et tous deux dans leur épiphyse utile.

On aurait enfin pu mettre quelque espoir dans les nodules cartilagineux néoformés qui, dans les épiphyses reconstituées chez les animaux jeunes, donnent à l'os une certaine capacité d'accroissement : et c'est en effet, comme Ollier l'a montré, important pour le modelage des néarthroses consécutives à la résection sous-périostée; mais pour servir à l'allongement, c'est bien faible, bien passager, bien irrégulier.

II

La résection ultra-épiphysaire étant ainsi condamnée sans appel, on a cherché à réaliser l'exérèse radicale du foyer, os et synoviales, par une *résection intra-épiphysaire*, en faisant passer le trait de scie en plein tissu spongieux épiphysaire, en évidant partiellement l'os au niveau des foyers tuberculeux, en conservant tout ce que l'on pouvait du cartilage d'accroissement, quand il était par places attaqué.

De là, d'abord, avec trop de fréquence, des ablations incomplètes, des fistules, des plaies mettant des mois à se fermer. En outre et surtout, le membre manque de solidité, et il est presque toujours atteint de déviations secondaires, possibles parce que la consolidation osseuse, élément essentiel de succès chez l'adulte, fait défaut chez l'enfant.

Je ne sais pas avec précision si, après résection ultra-épiphysaire chez l'enfant, on obtient, comme chez l'adulte, une ankylose solide dans la rectitude : même si le membre devait être toujours droit et rigide, il serait trop raccourci pour être utilisable. Aussi les plus entêtés des réséqueurs y ont-ils renoncé, et une fois seulement j'ai pu observer un enfant auquel on avait fait une résection ultra-épiphysaire du fémur, le tibia ayant été respecté. Il en était résulté une pseudarthrose flottante, avec une fistule conduisant sur l'extrémité du fémur : en sorte que, après bien des mois d'attente, pendant lesquels je n'arrivai à rien, je dus me résoudre à amputer la cuisse.

Ce cas ne doit donc pas entrer en ligne de compte dans l'histoire de la résection ultra-épiphysaire du genou, et tous ceux dont j'ai à vous parler maintenant sont des résections intra-épiphysaires.

Or, de leur étude résulte d'abord cette notion qu'après cette opération on n'obtient pas l'ankylose solide, définitive et rectiligne, sans laquelle le résultat orthopédique final est mauvais. La conservation partielle du cartilage conjugal est presque aussi nuisible que sa suppression.

La fillette de neuf ans que voici debout devant vous est un exemple net d'attitude vicieuse, assez légère du côté gauche, nulle en ce moment à droite; mais la photographie que je vous fais passer sous les yeux vous prouve qu'il y a quelques semaines la difformité était à droite fort accentuée. Des deux côtés il y avait une forte incurvation en varus, bien plus marquée à droite qu'à gauche, avec jambes en cerceaux telles que la flèche entre les deux genoux était de 15 centimètres. Aux genoux, d'ailleurs, il ne restait rien d'articulaire, mais seulement des tiges rigides, avec cicatrices en U assez irrégulières, adhérentes à l'os. D'après l'examen local actuel, il semble que l'extrémité inférieure du fémur soit relativement peu déformée et que le tibia surtout ait souffert: sur lui portait la déviation, oblique en bas et en dedans au-dessous de ce qui répondait à l'interligne articulaire. Lors de l'admission, la prolongation de la crête tibiale droite tombait en dedans du bord interne du pied; et pour que la plante pût reposer sur le sol, le pied était fortement dévié en valgus. Aussi ai-je redressé ce genou le 26 août dernier, et vous le voyez en ce moment à peu près droit.

Cette déviation a-t-elle eu lieu faute de soins consécutifs ? Ici encore nous ne pouvons admettre cette hypothèse.

Bien portante jusqu'à l'âge de vingt-deux mois, c'est à ce moment que, commençant à peine à marcher, l'enfant se mit à boiter de la jambe droite en souffrant du genou : et à ce moment elle fut mise dans un appareil plâtré ; peu après, ce fut le tour du genou gauche, qui lui aussi fut appareillé. Au bout de quatorze mois, les appareils furent retirés, les deux genoux réséqués, et un séjour de treize mois à l'hôpital fut suivi, en 1892, d'un séjour de neuf mois à Berck. A ce moment, l'enfant ne souffrait pas, mais déjà sa jambe droite était courbée. Trois mois après son retour de Berck, elle se rompit le genou gauche dans une chute, d'où un nouveau séjour de sept mois à l'hôpital, et on en profita pour redresser le genou droit, fortement incurvé. De là jusqu'en 1902 la marche se fit assez bien, avec des appareils maintenant la rectitude des jambes. Mais quand ces appareils furent retirés, le varus recommença et en un an environ arriva au degré dont la photographie vous rend témoins : de guerre lasse, la mère vint me trouver pour voir si en changeant de chirurgien elle changerait de résultat. J'ai dû lui dire, comme je vais vous le dire, que ce n'était pas probable, et si, aujourd'hui, l'aspect est assez bon, quelques mois de liberté suffiraient pour que la récidive eût lieu.

Cette déformation en varus n'est pas la seule possible ; elle est moins grave et malheureusement moins fréquente que la flexion progressive, ici absente, mais dont les photographies ci-jointes vous font voir des exemples. De plus, chez ces malades l'opération a été unilatérale, en sorte qu'elle nous permettra d'apprécier à quel degré, parfois sérieux, de raccourcissement secondaire peut mener le trouble de l'ossification conjugale, même quand la résection a été intra-épiphysaire. L'arrêt de développement, quoi qu'on en ait dit, est loin d'être négligeable ; le cartilage pousse médiocrement, même quand le trait de scie est resté assez éloigné de lui, et Ollier fait remarquer que si, en moyenne, la perte secondaire de ce chef n'est guère que de 2 à 7 centimètres, parfois cela peut aller à bien plus, en augmentation, cela va sans dire, de la longueur supprimée au moment de l'opération.

Cela ne se manifeste en général que tard, au moment d'une poussée de croissance, ainsi que cela est, par exemple, évident chez un garçon de douze ans qui fut hospitalisé dans mon service du 12 février au 16 mars 1903. Chez lui, — cinquième enfant d'une lignée de onze dont sept enlevés en bas âge par la méningite, — la tumeur blanche débuta, au genou gauche, à l'âge de vingt-deux mois; elle augmenta peu à peu et fut, au bout de huit mois, traitée par la résection. Les suites furent d'abord assez ennuyeuses, puisque pendant cinq ans il fallut faire des pansements ; cela indique une suppuration, dont l'irrégularité de la cicatrice nous est d'ailleurs un autre témoin. Puis, vers l'âge de huit ans, l'enfant fit à Berck un séjour de sept mois.

De là à l'âge de dix ans, il fut en assez bon état local et général, marchant bien, avec une jambe modérément raccourcie et en rectitude. Mais alors il se mit à grandir rapidement, et à partir de ce moment sa jambe se raccourcit — ou plutôt resta en retard sur l'autre — et s'incurva en dedans. Quant à la différence de longueur, elle était en février dernier de 11 cent. 5 déjà, les distances entre l'épine iliaque antéro-supérieure et la malléole externe étant de 58 centimètres à gauche et de 69 cent. 5 à droite; j'ai redressé, sous chloroforme, l'incurvation en varus, mais cela fait il a persisté 9 centimètres d'écart entre les deux plantes des pieds mises bien à plat ; et n'oubliez pas que cette différence va augmenter à mesure que s'allongera le membre droit.

Le genou gauche de cet enfant est assez solide — quoique le varus progressif et la possibilité de le redresser démontrent qu'il n'y a pas ankylose osseuse complète — et la flexion secondaire ne s'est pas produite, tandis que, sous l'influence de la croissance également, elle se manifesta dans un cas dont je vous ai déjà entretenus le 28 mars dernier. Je vous rappelle qu'il s'agissait d'un garçon de quinze ans, dont la tumeur blanche du genou droit, ayant débuté à l'âge de six ans, semble avoir suivi de près une rougeole avec bronchopneumonie consécutive, et une fois de plus, chez ce sujet dont l'hérédité est bonne, — père, mère, six frères et sœurs bien portants, — je vous signale l'influence nuisible de la rougeole sur les tuberculoses chirurgicales, soit comme cause secondaire d'inoculation, soit comme cause d'aggravation. Au début, M. de Saint-Germain fut responsable du traitement, qui consista en applications de teinture d'iode, sans appareil plâtré. Puis mon ami F. Brun prit la suite du service, et pratiqua un redressement sous anesthésie; enfin il se décida à la résection. Cela vous démontre que la résection peut être parfois indiquée, malgré ses inconvénients, quand ceux-ci nous paraissent devoir être la moins mauvaise des solutions. Car je sais pertinemment que Brun, le chirurgien précis et sensé par excellence, était en principe adversaire déclaré des résections pour tumeur blanche chez l'enfant.

Donc Brun réséqua, probablement pour une attitude vicieuse dont il ne pouvait venir à bout autrement. Le foyer opératoire paraît bien n'avoir pas suppuré, ce qui entre les mains de Brun continue à être naturel; l'enfant fut rendu à sa famille au bout de deux mois, puis il marcha pendant un an avec un appareil et des béquilles. Après quoi, il boita peu et conserva la jambe rectiligne.

Succès éphémère, car depuis un an il travaille, caseur de rouleaux de papiers peints et obligé de monter incessamment des escaliers. Pour comble de malheur, il s'est mis à grandir depuis environ six mois, et sous ces deux influences le genou, devenu par moments douloureux à la suite des fatigues, s'est fléchi à 120 degrés environ (fig. 50). La différence de longueur, quand je vis l'enfant, était de 18 centimètres au total, mesure prise de l'épine iliaque antéro-supérieure à la malléole externe, soit 0^{m}82 à gauche et 0^{m}64 à droite. Raccourcissement fonctionnel, où une petite part revient à l'atrophie générale du membre, puisque le péroné, non réséqué, est de 0^{m}34 à gauche, de 0^{m}32 à droite ; où le reste se partage par moitié à peu près entre la flexion et le raccourcissement réel par défaut d'accroissement en longueur. En tout cela, rien de spécial : je rapproche seulement ces deux cas l'un de l'autre pour vous montrer qu'un résultat convenable pendant plusieurs années peut devenir mauvais sous l'influence de la fatigue et de la poussée de croissance. Ce genou aussi fut redressé sous chloroforme et j'obtins la rectitude à peu près complète ; depuis, l'enfant marche avec un appareil plâtré que je surveille, que je fais changer de temps à autre. Grâce à ces soins attentifs, il reste en bonne position, et, comme le sujet a quinze

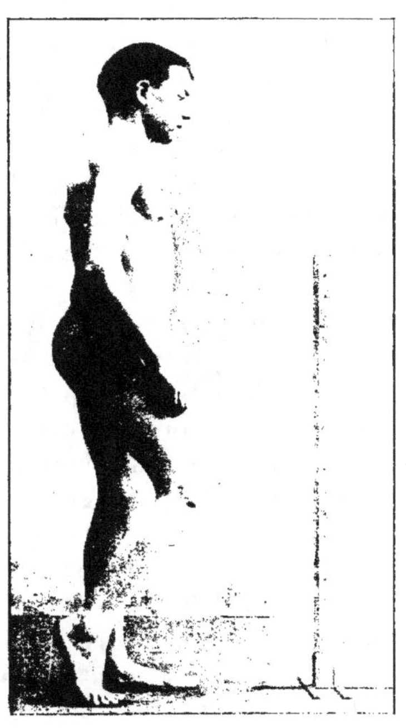

Fig. 50. — Résection du genou.

ans passés, on peut espérer qu'il franchira la période de croissance en n'en subissant, comme ennui, qu'un défaut d'allongement du membre : et cela n'arrivera pas au degré incompatible avec la marche des béquilles, car la résection a sûrement été intra-épiphysaire. Voyez fig. 54 la radiographie du genou réséqué.

Je vous signalerai en passant que quand je fis le redressement manuel, en date du 30 mars, il en résulta pendant huit jours une poussée fébrile où les températures vespérales montèrent de 38 degrés à 38°8. Cela ne correspondit à aucune évolution tuberculeuse locale et doit être rapproché des hyperthermies consécutives aux fractures et aux hémarthoses[1].

Dans les cas précédents, la résection semble avoir été intra-épiphysaire, mais portant sur les deux os, et le trouble d'ossification dans les deux cartilages à la fois a causé un raccourcissement notable. On peut espérer mieux si l'on peut ne réséquer qu'un des os : or ici encore, le raccourcissement ne saurait être négligé.

Voici la photographie d'un jeune homme de quinze ans que j'ai soigné à partir du 13 mars 1902 et que j'ai présenté ici même à ma leçon du 12 avril, après avoir redressé son attitude vicieuse en valgus léger et en flexion à 130 degrés. Son histoire est toujours la même : réséqué à quatre ans, environ un an après le début du mal, il est resté quinze mois à l'hôpital, où d'après l'aspect et la multiplicité des cicatrices il a sûrement suppuré ; puis il a été à Berck. Après quoi, il a paru guéri, avec un bon résultat fonctionnel, en marchant bien avec un membre peu raccourci et ankylosé en rectitude. Puis, à treize ans, il a commencé à la fois à travailler et à grandir, et en même temps la jambe s'est fléchie et tournée en dehors, avec lenteur d'abord, avec rapidité depuis deux mois. Le raccourcissement fonctionnel brut est de 18 centimètres, c'est-à-dire qu'il faut mettre sous le talon gauche cette épaisseur de registres pour que, le bassin étant bien horizontal, la plante du pied le soit également ; et dans ce total la part du défaut de longueur osseuse est de 8 centimètres pour le fémur (0^m42 et 0^m50), de 2 centimètres pour le tibia (0^m33 et 0^m35). La radiographie démontre, en effet, que le tibia n'a guère été abrasé, car on y voit environ 1 centimètre d'os au-dessus de la ligne conjugale conservée. Mais le fémur a sûrement été réséqué bien davantage, quoique son cartilage paraisse avoir été respecté au moins en majeure partie, et l'on voit que la résection intra-épiphysaire du fémur presque seul aboutit à un raccourcissement relatif de 10 centimètres, le membre étant remis dans la rectitude.

Chez un autre garçon, que j'ai présenté ici en même temps que le précédent, le raccourcissement est moindre, car il n'est que de

<hr>

1. Voy. leçons II et IV de la 1re série.

6^{m}5 entre l'épine iliaque antéro-supérieure et la tête du péroné conservée, saillante, facile à repérer; et la radiographie montre que l'os nouveau, intermédiaire aux surfaces réséquées, ne correspond qu'à une faible hauteur du fémur, tandis que le plateau tibial semble avoir été enlevé, comme le prouve d'ailleurs la saillie de la tête péronière. Mais de la flexion progresssive avec léger varus résulte un raccourcissement fonctionnel d'environ 15 centimètres; et cette fois encore la déviation fut tardive (fig. 51 et 52).

Malade depuis l'âge de trois ans, à la suite d'une chute, prétend-on, l'enfant fut d'abord présenté à une consultation d'adultes, où l'on déclara qu'il n'avait rien ; mais un an plus tard, dans un service d'enfants, on reconnut une tumeur blanche, qui fut d'abord soignée par la teinture d'iode, les pointes de feu, l'appareil plâtré. Au bout d'un an environ, le sujet, en bonne attitude, fut dirigé sur un sanatorium maritime (ce n'est pas celui de Berck) où il est resté deux ans, et d'où il est revenu avec un genou fléchi et

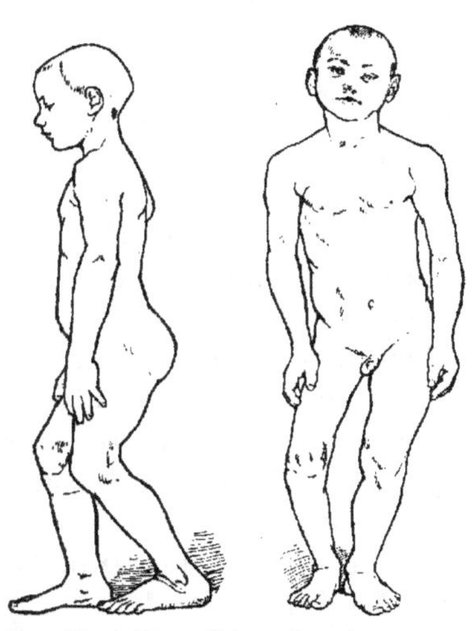

Fig. 51 et 52. — Résection du genou.

des béquilles : je souligne ce fait, car il est déplorable de voir que dans bien des établissements maritimes on se fie à l'atmosphère seule pour procurer une guérison qu'on se refuse à demander à l'immobilisation et à l'orthopédie.

Quoi qu'il en soit, on pratiqua cinq mois plus tard la résection, suivie d'une bonne année de suppuration locale. Mais enfin le patient guérit, avec un membre dans la rectitude. Cela ne dura pas bien longtemps, car l'enfant a maintenant dix ans, et depuis cinq mois a débuté une flexion d'abord lente, plus rapide depuis trois semaines, tandis qu'en même temps la pointe du pied se portait de plus en plus en dedans.

Et regardez maintenant ce membre atrophié, ce genou couvert de cicatrices adhérentes, où le seul os reconnaissable, dans une masse difforme, est la tête du péroné ; voyez cet enfant qui pour se tenir debout est obligé de fléchir le genou sain et cependant d'être en outre scoliotique. A trois reprises, en avril, en juillet, en mai 1902, je l'ai endormi, j'ai redressé le membre ; j'ai corrigé bien l'extension, mais non le varus et la rotation de la pointe du pied en dedans, et la récidive de la difformité est certaine si l'enfant, perdu de vue au bout de six mois environ, n'a pas continué à être appareillé avec grand soin. (Radiographie, fig. 56.)

La déviation progressive, dont nous venons de voir de si nombreux exemples, n'est pas le seul accident que puisse permettre le défaut d'ankylose. Chez la fillette par l'examen de laquelle j'ai commencé cette leçon, nous avons trouvé dans les antécédents l'histoire d'un faux pas avec incurvation brusque de l'articulation mal ankylosée. A propos d'un accident de ce genre fut amené l'an dernier dans mon service un garçon de quatorze ans qui, réséqué en juillet 1895, semblait assez solidement en rectitude et marchait cahin-caha malgré environ 10 centimètres de raccourcissement ; mais en descendant un trottoir, le 15 juin 1902, il ressentit dans le genou opéré une violente douleur et fut apporté à l'hôpital avec un genou tuméfié jusqu'à mi-jambe, en flexion, valgus et rotation en dehors ; et la radiographie démontra une luxation incomplète du fémur en avant (fig. 53), qui fut facilement redressée sous le bromure d'éthyle. Ce garçon a quitté le service un mois après, muni d'un appareil plâtré, que depuis cette époque il a la prudence de nous faire renouveler de temps à autre.

Déviation lente, déviation brusquement traumatique, peu nous importe : les deux nous démontrent que l'ankylose osseuse n'a pas été obtenue, et c'est pour cela que le résultat orthopédique est mauvais. Il me reste à vous expliquer les causes de cette défectuosité.

III

Les radiographies prouvent que toutes les observations dont je vous ai entretenus ont trait à des résections intra-épiphysaires, et cependant, j'y reviens, plusieurs d'entre elles vous offrent des exemples de raccourcissement notables arrivant à 8 et 10 centi-

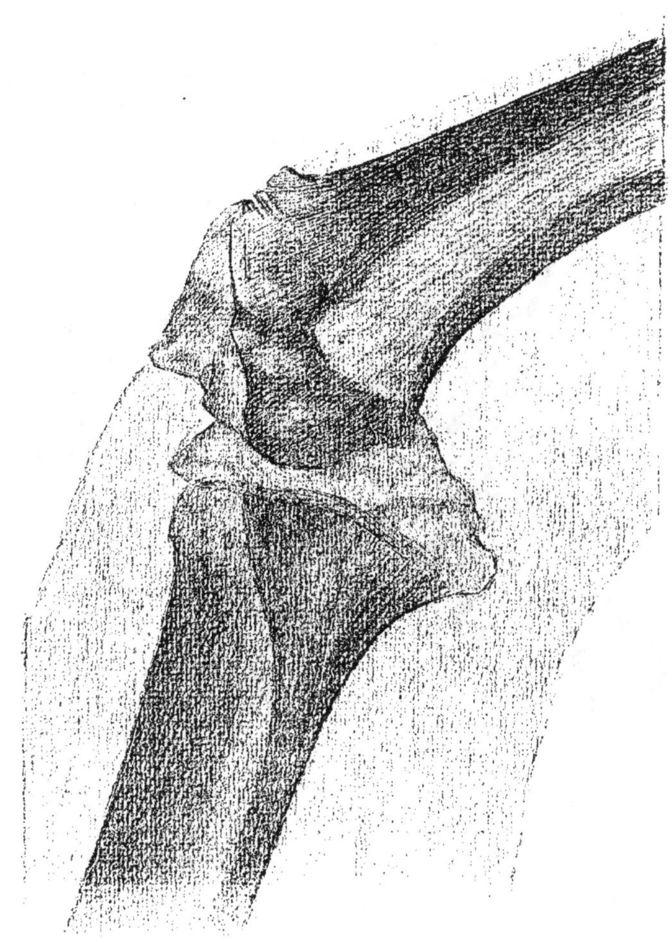

Fig. — Résection intra-[illegible] n. Luxation brusque.

mètres, et gênant beaucoup [illegible] sans toutefois parvenir à ces degrés terribles dont je vous ai parlé à propos de la résection intra-épiphysaire. Sachez néanmoins que parfois l'arrêt d'accroissement peut être suffisant pour causer une différence de 16 centimètres, ainsi que Petersen l'a constaté.

Mais là n'est pas le vrai motif de proscription : il est dans les déviations secondaires et dans le raccourcissement fonctionnel qui en résulte, et les histoires cliniques que je viens de vous raconter vous démontrent plusieurs faits :

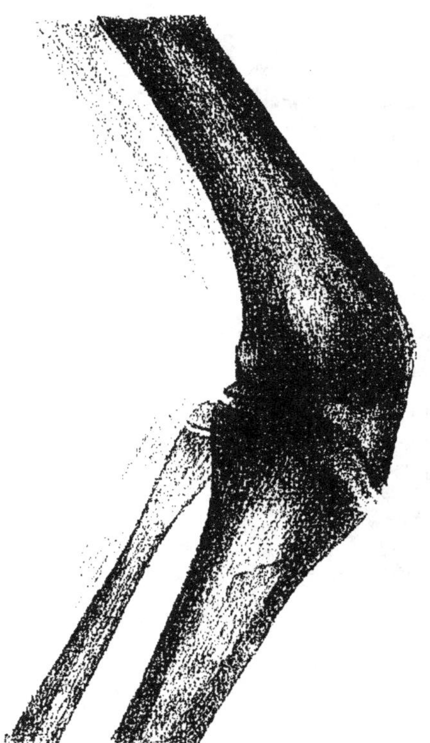

Fig. 54. — Résection intra-épiphysaire du genou.

1º Les déviations, quelquefois brusques et traumatiques, sont d'ordinaire progressives et souvent tardives : il n'est pas rare qu'après plusieurs mois ou même plusieurs années de rectitude la jambe se mette à s'incurver, d'abord lentement, puis plus vite ; et en particulier, cette complication paraît liée volontiers soit à une poussée de croissance, soit à la fatigue quand l'enfant commence à travailler.

2º La ressemblance est grande avec la position vicieuse où tend à aboutir la tumeur blanche du genou non soignée : la flexion, en effet, est ici aussi la dominante, mais souvent en outre elle est associée à plus ou moins de rotation de la jambe, d'inclinaison en valgus ou en varus. D'après les auteurs qui se sont occupés de la question, le valgus est plus fréquent que le varus, quoique dans notre série actuelle nous observions l'inverse.

Dans l'étude pathogénique où nous sommes arrivés, il convient de considérer séparément la flexion d'une part, le varus et le valgus de l'autre.

La flexion peut s'observer à tout âge : affaire de fréquence seulement. Elle est due, en presque totalité, à la double action du poids du corps et de la contracture musculaire, semblable en cela à ce qu'elle est dans les tumeurs blanches du genou non soignées. Et, comme dans celles-ci, elle est *inévitable* si la jointure n'est pas solidement ankylosée dans la rectitude. Le plus petit degré de flexion favorise l'action des fléchisseurs, et par conséquent prépare une flexion plus grande ; et celle-ci une fois réalisée, point n'est besoin d'être grand clerc en mécanique pour savoir qu'elle rend l'aggravation de plus en plus rapide, jusqu'au moment où la jambe sera à angle droit sur la cuisse. Aussi cette difformité n'est-elle pas rare chez l'adulte qu'on laisse marcher trop tôt et qu'on ne maintient pas assez longtemps dans un appareil à tuteurs ; elle

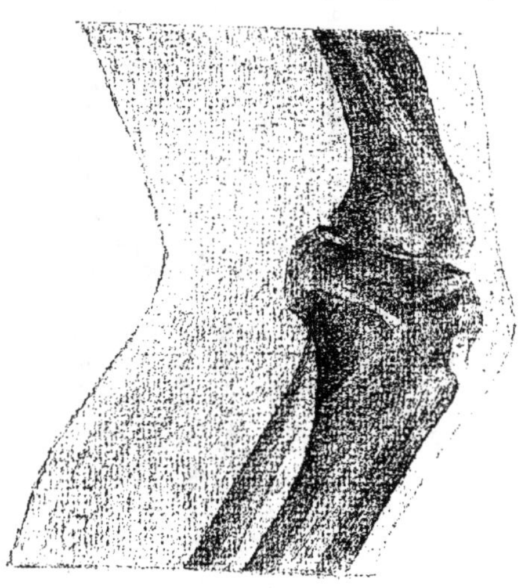

Fig. 55. — Résection intra-épiphysaire du genou.

devient exceptionnelle, au contraire, si le traitement orthopédique consécutif est soigneusement dirigé ; et cela fait, au bout de quelques mois on est à l'abri de sa venue. La différence, au détriment de l'enfant, est que chez celui-ci plusieurs années de rectitude n'en garantissent point : cela peut survenir, à très longue échéance, tant que la croissance n'est pas terminée.

D'où vient, chez l'enfant, cette flexibilité persistante ? Depuis assez longtemps des autopsies tardives nous l'ont appris : d'abord, la soudure osseuse est rare entre les surfaces avivées, où souvent on a dû passer dans de l'os sinon malade au moins graisseux, pour ne pas dépasser le cartilage conjugal: en outre, les cartilages conservés se laissent également fléchir, à supposer que l'interligne articulaire réside. Regardez maintenant les radiographies que j'ai apportées, et vous allez comprendre quel doit être, pour céder aux muscles et au poids du corps, le rôle de ces lames fibreuses et cartilagineuses irrégulières, marquées en clair sur l'épreuve.

Donc, dans la résection intra-épiphysaire le cartilage conjugal conservé est d'abord nuisible mécaniquement, parce qu'il n'est pas résistant. Si, d'autre part, comme c'est la règle, il n'est conservé que partiellement, il devient de plus nuisible en raison même de sa fonction ostéogénique.

Voici une tumeur blanche où, après avoir enlevé une tranche fémorale ou tibiale, on voit, comme c'est fréquent, un foyer caséeux qui affleure au cartilage, qui même le perfore : on

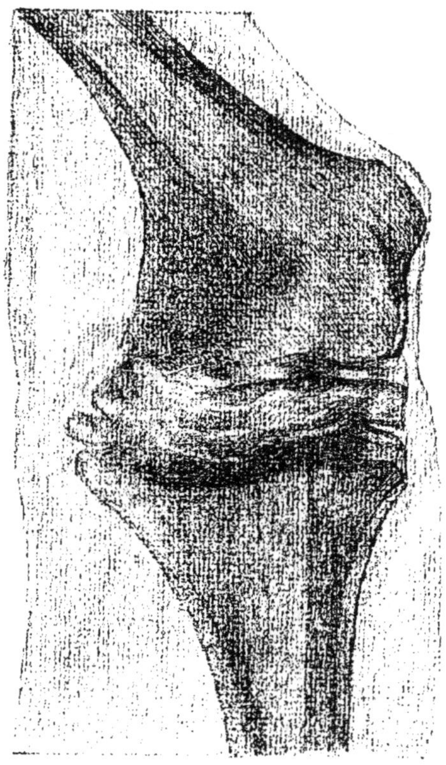

Fig. —. — Résection intra-épiphysaire du genou.

l'évide et on fait, [illegible] plus ou moins le cartilage. Mais ailleurs [illegible] plus régulièrement, par appo[illegible], et, en augmentant de hauteur [illegible] plus que de l'autre, les blocs cartilagineux erratiques, p[illegible] forceront la jambe à s'incliner sur l'axe, [illegible] le côté qui n'allonge pas, en valgus ou en varus, exceptionnellement en *genu recurvatum*. Et là aussi, quand le cartilage persiste plus épais en avant qu'en arrière, peut être une cause aggravante de la flexion : d'autant mieux que, sous l'influence de la flexion déjà existante, le cartilage, quand il est conservé en arrière, y est soumis à une compression anormale qui l'entrave dans son développement, tandis que sa partie antérieure, déchargée au contraire, pousse plus vigoureusement.

Telle est la pathogénie des déviations secondaires après la résection du genou ; telle est l'explication d'un fait démontré par l'observation clinique : leur lien avec la croissance. Et la nature des choses est telle que bien certainement la résection intra-épiphysaire du genou doit être proscrite chez l'enfant presque au même titre que l'ultra-épiphysaire, doit être considérée comme une opération de pis aller, réservée aux cas où sans elle la difformité serait plus mauvaise encore, à ceux où sans elle il faudrait amputer.

En principe, en effet, puisque nous savons que presque jamais les lésions épiphysaires ne seront compatibles avec une section osseuse bien horizontale, les irrégularités d'ostéogenèse sont fatales ; et quand, par hasard, on n'aura pas à compter avec elles, restera la flexibilité, plus ennuyeuse encore.

Mais les principes, même les plus physiologiques en apparence, doivent toujours céder le pas à l'observation clinique, et dès lors nous devons nous demander si je n'ai pas eu l'occasion de faire défiler devant vous des malades nombreux sans doute, mais constituant une proportion faible parmi les réséqués. Les statistiques dressées il y a quelques années par ceux des opérateurs qui se sont laissés entraîner au début, mais étaient tout de même clairvoyants, ne nous permettent pas d'adopter cette hypothèse favorable. Gross (de Nancy) et son élève André ont en effet réuni une série de 643 cas et ils ont compté les pourcentages suivants d'attitudes vicieuses secondaires :

Sujets réséqués.	Proportion des déviations.
De 1 à 10 ans	52,86 p. 100.
De 10 à 20 ans	30,48 —
Après 20 ans	8 —

Ces chiffres, empruntés en particulier à la pratique d'hommes comme Championnière, Bœckel, etc., se passent de tout commentaire.

Sur des choses aussi claires, d'où peut venir un désaccord? D'un jugement trop hâtif.

La manière habituelle dont les choses se passent prouve qu'avant de considérer un résultat comme bon, il faut attendre longtemps, jusqu'à la fin de la période de croissance : les déviations tardives doivent nous rendre prudents dans nos appréciations, et c'est faute sans doute de les avoir attendues que certains partisans de la résection s'obstinent dans leur erreur. D'autant mieux que souvent ces enfants grandissent tard; ils s'y mettent à partir du moment où ils ont définitivement repris le dessus, la bacillose les frappant de déchéance jusqu'au jour où elle est guérie.

Reste une dernière objection, à laquelle certains opérateurs ont tenté de se raccrocher il y a une quinzaine d'années : atrophie du membre, positions vicieuses, arrêt dans l'ostéogenèse, tout cela n'est pas la conséquence de la résection intra-épiphysaire, mais bien de la tumeur blanche elle-même. La résection, au contraire, serait à ce point de vue favorable, en mettant fin plus vite au processus tuberculeux, ou en permettant un retour plus rapide du membre à l'activité.

Cette opinion est erronée au point qu'elle ne mérite même pas réfutation. Oui, les membres inférieurs frappés en bas âge d'une tuberculose du genou avec attitude vicieuse sont grêles, atrophiés et jusqu'à un certain point raccourcis; oui, presque toujours le pied lui-même, par exemple, est un peu plus court que celui du côté opposé. Mais je vous répéterai exactement ce que je vous ai dit pour la hanche : ces troubles de nutrition — *sauf le raccourcissement progressif et les inclinaisons latérales* — sont à peu près les mêmes chez les réséqués et chez les sujets guéris sans opération en attitude vicieuse; mais ils n'existent pour ainsi dire pas dans les ostéo-arthrites tuberculeuses soumises avec une précocité suffisante à un traitement orthopédique régulier.

Pour terminer, je dois vous indiquer les moyens d'action que nous possédons : cela ressort des observations que je vous ai racontées. Le sujet étant endormi, on peut, en une ou plusieurs séances, redresser le membre. Jusqu'à présent j'ai toujours bien corrigé la flexion, presque toujours le varus et le valgus. Mais cela ne consolide pas l'ankylose : et sachez que les malades sont voués à la surveillance, à l'appareillage pendant toute leur période de croissance. Après quoi, si l'on obtient enfin la soudure osseuse, le raccourcissement continuera, presque toujours, à rendre la prothèse indispensable.

Ici donc, comme dans toute la chirurgie osseuse de l'enfance, il faut se méfier de ces conservations partielles du cartilage conjugal, et savoir, quand on s'y résoud, qu'on expose à des ennuis prolongés, à des déviations graduelles et tardives contre lesquelles on devra lutter jusqu'au jour où les soudures épiphysaires seront achevées et qui ont jusque-là une tendance invincible à la récidive dès qu'on n'immobilise plus le membre rigoureusement dans un appareil rigide. La chose se manifeste avec clarté à l'extrémité inférieure des os de la jambe ou de l'avant-bras, quand se trouve compromis le cartilage d'un seul des deux os. Il m'est arrivé il y a quelques années, pour une ostéite tuberculeuse fort grave de l'extrémité inférieure du tibia, d'être obligé d'évider l'os et d'attaquer le cartilage d'accroissement, ce que je fis sans trop de scrupules, car j'étais à l'épiphyse stérile. Mais le cartilage péronier continua à fournir de l'os, et malgré des redressements successifs le pied fut notablement refoulé en adduction, jusqu'au jour où je me décidai, comme l'a indiqué Ollier, à réséquer ce cartilage sain mais devenu mécaniquement nuisible.

On pourrait sans doute pratiquer une opération de ce genre dans un genou autrefois réséqué, pour y enlever les restes cartilagineux cause des déviations latérales secondaires. Mais la chose est plus facile à conseiller qu'à réaliser, car la conservation initiale s'est faite la plupart du temps comme on pouvait, sans régularité ; en outre, cela ne parerait pas à la flexion, au défaut habituel d'ankylose osseuse.

IV

Dans une de mes dernières leçons, je vous ai dit que je ne savais pas ce que produisait, au point de vue de l'ankylose en rectitude, la si désastreuse résection ultra-épiphysaire des deux os : je n'avais pas encore eu l'occasion d'en observer. Or, en prenant le service le 1er décembre à l'hôpital des Enfants-Malades, j'ai trouvé, dans la salle des teigneuses, une victime de cette opération, une malheureuse fille de treize ans, que j'ai pu conduire ici.

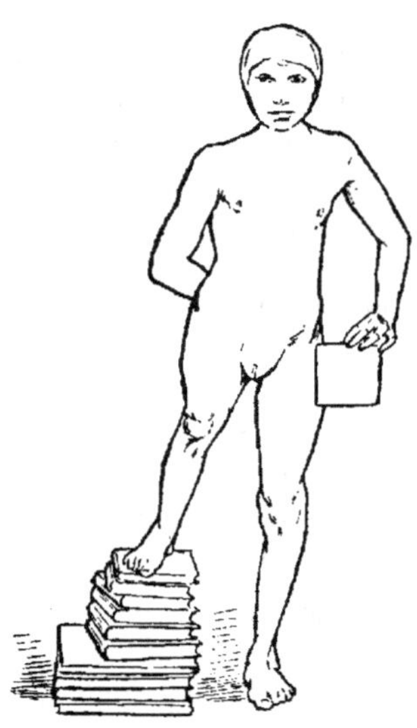

Fig. 57. — Résection du genou.

A trois ans débuta chez elle une tumeur blanche du genou droit, pour laquelle pendant huit mois elle resta au repos, sans autre traitement. A ce moment, soit vers l'âge de quatre ans, on lui a réséqué le genou, main tenu ensuite pendant quatre ans dans un appareil plâtré; et, durant cette période, on a dû ponctionner six ou sept fois des abcès. Puis elle prit la teigne, et fut alors transférée dans la salle spéciale affectée aux chroniques teigneux, et conserva encore son appareil pendant dix mois.

Elle en est donc débarrassée depuis environ quatre ans, et ne présente plus ni fongosités, ni abcès, ni douleur spontanée ou à la pression. Mais la différence de longueur entre les deux membres inférieurs est de 24 centimètres : notez que la taille totale de l'enfant est de 1m38 centimètres, que la longueur du membre inférieur sain est de 74 centimètres; soit, sur la première, une perte de 17.3 p. 100, pour le second, de 32.490. L'enfant n'a que treize ans et grandira encore.

Mais court ou long, son membre ne lui servirait en tout cas à
rien ; car il y a absence totale de consolidation. Au-dessous de la
cuisse, la jambe pend flasque et ballante. Avec un peu de flexion
volontaire, sans force on peut lui communiquer une flexion qui
va à peu près à l'angle droit, et dans cette position porter comme
l'on veut le pied en dedans ou en dehors.

ABCÈS FROID COSTAL POSTÉRIEUR

Description clinique et diagnostic de l'abcès froid. Élimination du mal de Pott. Discussion sur l'origine costale ou pleurale. Douleur à la pression sur l'angle de la 10ᵉ côte. Probabilité d'une poche intra-thoracique concomitante. L'incision franche est préférable à l'injection iodoformée. Utilité de la résection costale; doctrine erronée de la périostite externe.

La fille de huit ans que je vous présente porte dans la région dorsale, à droite de la ligne médiane, une tumeur allongée, assez fortement saillante, qui est limitée en dehors par la verticale de l'angle de l'omoplate, qui reste en dedans à environ deux travers de doigt de la ligne épineuse, et qui s'étend, de haut en bas, du niveau de la 7ᵉ côte à celui de la 10ᵉ. Cette tumeur est recouverte d'une peau normale à tous égards, à la fois comme couleur, comme consistance, comme épaisseur et comme mobilité sur les plans profonds. À l'inspection, et surtout à la palpation, on reconnaît qu'elle est formée de deux bosselures: une plus volumineuse, verticale, ovoïde, prolongée en bas et en avant par une saillie plus petite, qui descend le long de la 10ᵉ côte jusque vers son angle; et là on trouve dans la profondeur une tendance à l'empâtement.

Sur ces deux bosselures, la surface est lisse; et d'autre part, sur toute l'étendue de la masse, on trouve une fluctuation évidente. Déjà cette netteté de la sensation de flot est bien plus grande que dans le lipome, dont vous connaissez la consistance souvent fluctuante; et surtout vous ne vous arrêterez pas à l'idée de lipome en raison de l'état lisse de la surface, car dans le lipome il est de règle que cette surface soit d'un grenu spécial. D'ailleurs, chez un enfant de cet âge, le lipome est exceptionnel, et dès lors nous concluons à l'existence d'une tumeur liquide.

Cette tumeur, quelle est-elle? En l'absence de toute réaction inflammatoire, et abstraction faite du kyste hydatique, trop rare pour que vous y pensiez, vous ne pouvez hésiter qu'entre deux diagnostics : un kyste congénital et un abcès froid.

De ce que la lésion n'est connue que depuis trois semaines, vous ne devez pas éliminer d'emblée le kyste congénital, séreux, car on peut rencontrer de ces kystes qui, réduits sans doute pendant des années à l'état d'un petit lymphangiome inaperçu, prennent à un moment donné, et sans qu'on sache pourquoi, un développement plus ou moins considérable : je me souviens d'en avoir vu un exemple en 1885, alors que j'étais interne de Verneuil, à la région pectorale d'une fille de vingt ans. Mais à la paroi thoracique cette lésion est d'une grande rareté, et quand je l'y ai observée, c'était toujours sous forme de kystes multiloculaires et non du grand kyste monoloculaire qui serait ici réalisé. En sorte que nous arrivons à affirmer, avec presque certitude, qu'il s'agit d'un abcès froid. Et cela va bien avec le mode de début insidieux, il y a trois semaines à un mois, par un point de côté siégeant vers l'extrémité antérieure des deux côtes flottantes, survenant surtout quand l'enfant toussait, riait; et il y a quinze jours la mère s'aperçut qu'il existait une tumeur, peu à peu accrue. Est-ce bien là le début? n'y avait-il rien auparavant? Vous savez avec quelle prudence nous devons fixer ces dates pour les abcès froids, bien souvent reconnus seulement plusieurs mois après le début réel.

Toutefois, je ne crois pas qu'il faille attribuer grande valeur à l'assertion de la mère qui se demande si, depuis près d'un an déjà, elle n'avait pas remarqué une irrégularité dans le développement des deux côtés du thorax : cette lenteur d'évolution à partir du moment où l'asymétrie est appréciable à la vue, n'est pas dans les habitudes des abcès froids thoraciques.

Il est inutile de discuter longuement sur la nature de cet abcès froid : nous savons aujourd'hui qu'il s'agit d'une lésion tuberculeuse. Le seul point étiologique à débattre est de déterminer l'origine de cette suppuration tuberculeuse.

Nous sommes en droit d'éliminer plusieurs hypothèses autrefois émises : les abcès froids du tissu cellulaire n'acquièrent jamais un semblable volume ; la suppuration des bourses séreuses de glissement entre les plans musculaires a été, malgré l'autorité de Verneuil, rejoindre dans le néant les idées de Larrey sur le rôle des frottements exercés par les pièces d'équipement sur les thorax des jeunes soldats. Encore ces derniers peuvent-ils avoir une action localisatrice. En fait, trois origines seulement sont possibles, avec les données actuelles de la science : une lésion osseuse, vertébrale ou costale, une lésion pleurale.

Avec un siège semblable de la collection en dehors de la verticale passant par l'angle de l'omoplate, on est parfaitement en droit de penser au mal de Pott et avant d'aller plus loin nous devons chercher les signes propres à cette affection. Or, ces signes n'existent pas ; l'enfant se baisse avec une souplesse parfaite pour ramasser un objet à terre, et d'autre part aucune gibbosité, aucun point douloureux ne se sont trouvés par la pression localisée sur la ligne épineuse ou sur les lames adjacentes. Par contre, sur la 10ᵉ côte, vers son angle, là où je vous ai signalé tout à l'heure une bosselure diverticulaire avec une tendance à l'empâtement profond, la sensibilité à la pression est nette, je dirai même qu'elle est assez vive. Cet examen vous prouve donc que le rachis doit être mis hors de cause, et qu'il faut nous tourner du côté de la paroi thoracique proprement dite : et là, je vous le répète, on a invoqué soit une lésion costale, soit une lésion pleurale.

Ce débat pathogénique sur les « abcès froids des parois thoraciques » n'est pas neuf, et dès 1865, Leplat leur attribuait une origine pleurale, en se basant sur ce fait que très souvent, cliniquement ou anatomiquement, on constate des lésions concomitantes chroniques de la plèvre, des adhérences surtout, au voisinage du foyer purulent. Depuis longtemps, sans doute, on a reconnu qu'à ce niveau une côte était malade, dénudée ou même profondément cariée : mais, comme cela était classique il y a une cinquantaine d'années, la plupart des auteurs voyaient là une propagation secondaire, que le point de départ fût à la plèvre, comme le voulait Leplat, où dans un plan conjonctif quelconque.

A mesure que l'on a mieux connu les tuberculoses chirurgicales, et surtout la tuberculose osseuse, on est arrivé à admettre que, dans la grande majorité des cas, les collections froides en relation avec une lésion osseuse sont sa conséquence et non sa cause, et devaient être assimilées, par conséquent, aux abcès par congestion. On a été amené ainsi à étudier la tuberculose costale : je m'en tiens là pour le moment, car c'est pour l'étude thérapeutique que je crois bon de réserver les notions anatomo-pathologiques à retenir sur ce sujet.

Ces deux opinions sont-elles exclusives l'une de l'autre? Depuis quelques années, on arrive à conclure que non, mais je reste convaincu, tout en admettant la réalité des abcès par pachypleurite caséeuse externe, qu'ils sont moins fréquents que les abcès d'origine costale.

Les études sur les relations causales de l'abcès avec la plèvre ou avec les côtes ont eu ceci de bon qu'elles ont attiré notre attention sur ce qui se passe à la face interne de la cage thoracique en même temps qu'évolue à leur face externe la collection extérieurement accessible. Presque toujours, — j'y reviendrai au point de vue opératoire, — il y a un petit clapier intra-thoracique, et si, dans la grande majorité des cas, cela est inappréciable cliniquement, quelquefois au contraire, en raison d'un signe que vous devez systématiquement rechercher, cela peut être diagnostiqué, comme chez notre malade actuelle.

Mettez, en effet, la main à plat sur la tumeur, et dites à l'enfant de tousser : à chaque secousse vous allez sentir une expansion de la poche, et cela doit vous faire conclure qu'à l'intérieur du thorax existe une collection par l'intermédiaire de laquelle le choc pulmonaire, au moment de l'effort, est transmis jusqu'à votre main ; néanmoins la tumeur est irréductible et, cela étant, vous devez, avant d'aller plus loin, envisager une autre hypothèse de diagnostic : celle d'une pleurésie purulente avec un abcès migrant vers l'extérieur, ce que l'on appelle empyème de nécessité.

Car on observe, de temps à autre, des pleurésies purulentes

négligées au point d'en arriver là, où il est malheureux d'avoir à dire que parfois un médecin est responsable de cette méconnaissance[1]. Dans l'espèce, il n'en est rien, car, par la percussion autour de l'abcès, par l'auscultation on ne trouve aucun signe d'épanchement pleural. Et par contre, on relève un signe qui va nous faire prendre parti en faveur de l'origine costale ; une douleur à la pression très nette sur la 10e côte, vers l'angle, dans cette région un peu empâtée dont je vous ai déjà dit un mot. Là existe une lésion osseuse manifeste qu'il est plus raisonnable, à mon sens, de croire primitive que secondaire.

Que faire chez cette malade ? Deux méthodes sont en présence : l'injection modificatrice et l'incision franche avec résection costale.

Ce n'est pas le lieu de vous parler en détail du traitement des abcès froids par les injections modificatrices, des motifs qui m'ont fait, parmi les substances proposées, donner la préférence à l'éther iodoformé à 1/10e, des ressources précieuses que nous fournit cette méthode dans bon nombre de cas. Mais pour ces abcès froids de la paroi thoracique, tout en reconnaissant qu'elle m'a donné des succès, je ne la considère pas comme le procédé de choix. Il est facile, ici, d'arriver sur l'os malade, et de le traiter par la résection franche et non pas par les curettages forcément incomplets qui, dans le tissu spongieux des grandes épiphyses, des corps vertébraux, ouvrent la porte à l'infection mixte, avec toutes ses graves conséquences, dans les foyers étendus de la tuberculose osseuse ; et le fait est que par l'intervention chirurgicale large on obtient presque à coup sûr une guérison rapide et radicale. La réunion immédiate est la règle, et la fistule qui suit l'ablation du drain n'est presque jamais durable.

La résection franche de la côte malade est une pratique encore discutée, et en particulier, certains auteurs, avec Gangjot, avec Duplay, pensent que souvent, dans ces conditions, la lésion tuberculeuse n'atteint pas le tissu osseux proprement dit, mais seulement les couches superficielles du périoste, en sorte que le simple grattage suffirait pour venir à bout de cette périostite externe.

---

1. Voy. leçon XXVI de la 1re série.

D'après ce que j'ai observé, je ne crois pas que cette opinion soit exacte, au moins chez l'enfant. Après nettoyage de la poche superficielle et résection aux ciseaux courbes de la plus grande partie possible de la paroi, il n'est pas rare, sans doute, qu'on voie au fond de la plaie un périoste continu sans dénudation osseuse appréciable. Mais ce n'est qu'une apparence : comme dans tous les abcès froids ossifluents, il est fréquent que la migration du pus ait lieu à travers une éraillure aponévrotique recevant à peine le stylet et bouchée par une fongosité violacée. En cherchant attentivement ce pertuis, après curettage et hémostase par compression, on le trouve pour ainsi dire toujours ; son siège le plus habituel est contre le bord inférieur de la côte, dont la partie dénudée est alors à la face interne. Là existe un petit amas de fongosités, capable de devenir une vraie poche intra-thoracique d'abcès en bissac ; dans ce dernier cas, il est de règle que la communication soit large, comme cela a certainement lieu chez notre malade, puisque la poche extérieure subit l'impulsion de la toux.

Donc, partez de cette idée qu'en explorant avec soin la côte, vous y trouverez un point dénudée conduisant sur un foyer d'ostéite proprement dite. Cela étant, puisqu'il s'agit d'un os qu'on peut sans inconvénient sacrifier sur une grande longueur, recourez à la résection franche, après dénudation à la rugine, et non pas au curettage.

La résection costale est une opération facile et sans danger : son seul accident possible est l'ouverture de la plèvre, tout à fait exceptionnelle entre des mains exercées.

Je vous répète que le résultat est presque toujours rapide et complet, au moins dans la région qui nous occupe aujourd'hui : car on a plus d'ennuis, plus de fistules persistantes, plus de retouches à faire pour les abcès thoraciques antérieurs, où la carie osseuse s'étend dans le tissu spongieux du sternum.

Le pronostic local est donc bon, malgré l'existence certaine d'une poche intra-thoracique notable. Quant au pronostic général, il ne me paraît pas mauvais. Personnellement, malgré quelques bronchites hivernales, la fillette se porte en général bien ; elle n'a aucune autre lésion tuberculeuse ancienne ou en évolution ; en particulier, ses poumons sont sains. Quant à son hérédité, elle n'est pas parfaite, mais on ne saurait dire qu'elle est mauvaise : si le père a eu au régiment de l'adénopathie cervicale, bacillaire, actuellement il ne tousse pas, et la mère est indemne ; de quatre autres enfants, un frère est mort de méningite, en bas âge, mais trois sœurs plus âgées sont bien portantes.

N.-B. — J'ai opéré, le 9 février, l'enfant dont je vous ai entretenus la semaine dernière. Il existait, en effet, une poche intra-thoracique, grosse comme une pomme d'api, et communiquant largement avec la poche extérieure au-dessus et au-dessous de la 10ᵉ côte, dénudée sur toute sa circonférence, de l'angle au col. L'opération n'a d'ailleurs rien de particulier qui mérite de vous être signalé.

QUINZIÈME LEÇON

ARTHROPATHIES DES HÉMOPHILES

I. — Histoire clinique d'une entorse avec épanchement brusque dans un genou anciennement malade. Diagnostic initial : tumeur blanche. Ponction blanche. Hémorragies viscérales faisant soupçonner l'hémophilie. Antécédents personnels et héréditaires; hémophilie des trois frères. Hyperthermie par hémarthrose.

II. — Danger de toute thérapeutique opératoire. Désagréments du pronostic local; les trois périodes d'hémarthrose, d'arthrite, d'ankylose. Intégrité des os. Danger pour la vie, par le fait de l'hémophilie. L'arthropathie est d'ordinaire liée aux cas de moyenne intensité.

III. — Ossification du brachial antérieur et ankylose du coude consécutive à un hématome périarticulaire chez le frère du malade précédent.

Des épanchements sanguins intra-articulaires, que l'on dénomme souvent « arthropathies », et même parfois « arthrites », quoique ce dernier terme soit à l'origine vicieux, se produisent assez fréquemment chez les hémophiles, et ils méritent de nous arrêter un instant, puisque d'une erreur de diagnostic peut résulter une thérapeutique nuisible. A côté d'eux, une place doit être faite à des épanchements péri-articulaires.

De ces deux lésions, je vais pouvoir vous instruire, à propos de deux frères entrés simultanément dans notre service. L'arthropathie surtout vous intéressera, car de son histoire vous retiendrez la confusion possible, et assez souvent faite, avec une tumeur blanche. Confusion telle que, paraît-il, on observe de temps à autre, à l'hôpital de Berck-sur-Mer, des malades qu'on y

envoie parce qu'on les croit atteints de tuberculose articulaire ; et,
dans mon cas actuel, j'avoue qu'il m'a fallu cinq jours pour
découvrir la vérité.

La fréquence relative de nos fautes de diagnostic vient de ce
que les arthropathies hémophiliques n'ont pas de caractères
objectivement spécifiques. A la première atteinte, c'est une hémarthrose dont la spontanéité seule est suspecte. Aux récidives, on a
tendance à rattacher à la tuberculose, moins volontiers à la syphilis,
au rhumatisme chronique, à la blennorragie, cette arthrite chronique dépourvue de personnalité clinique. On ne reconnaît l'hémophilie que si on y songe. Or, si, dans les pays du Nord, chez
les anglo-saxons, cette maladie est fréquente, parmi nous elle est
assez rare pour que nous ne la recherchions pas de parti pris. Et
ce sera souvent le hasard qui, nous faisant reconnaître l'affection
causale, nous mettra à l'abri d'ennuis et même de désastres opératoires que les chirurgiens n'ont pas toujours su éviter.

I

Le 4 mai 1904, à la visite du matin, nous avons trouvé au n° 34
de la salle Molland un garçon de douze ans admis d'urgence la
veille, par l'interne de garde, pour une lésion du genou. Était-ce
bien une lésion réellement aiguë ? Tout de suite j'en doutai, et
d'après ce que me raconta la mère, je conclus à une complication
brusque dans une vieille tumeur blanche.

Quel était, à l'entrée, l'état du genou ?

Nous le trouvâmes demi-fléchi, dans la position dite de Bonnet,
telle que la réalise l'injection forcée de liquide dans la synoviale,
le membre reposant sur la face externe. La région, dans son
ensemble, était globuleuse, tendue, avec peau luisante et blanche,
non œdémateuse, sillonnée de quelques grosses veines bleues
anormalement développées. La tuméfaction portait principalement sur le cul-de-sac tricipital, très saillant, et des bosselures se
soulevaient aussi sur les côtés du tendon rotulien, au-dessous de
l'interligne. L'articulation était douloureuse spontanément, à la

pression, à la moindre tentative de mouvement communiqué surtout; l'enfant affirmait ne pouvoir appuyer sur le membre, et nous ne pûmes l'examiner que couché. Aucune souffrance n'était provoquée par la pression directe sur le squelette.

A la palpation, je ne pus provoquer le choc rotulien, mais, néanmoins, la sensation de fluctuation, de rénitence, me fit admettre un épanchement liquide, situé sûrement dans la synoviale d'après la forme du gonflement; et je n'ai pas besoin de vous répéter que le choc rotulien ne peut être obtenu lorsque l'épanchement est très abondant, très tendu.

L'interrogatoire de la mère me fit d'abord penser à une entorse, avec hémarthrose, hémo-hydarthrose, ou hydarthrose. En effet, il nous fut affirmé que le début du mal remontait à quatre jours seulement, et avait été brusque, à l'occasion d'un effort en lançant une balle : hémo-hydarthrose, plutôt que vraie hydarthrose, puisque le genou, où l'enfant avait accusé une douleur en rentrant de l'école, n'avait gonflé que pendant la nuit. Le 31 avril matin, la tuméfaction était à son maximum, les souffrances vives le genou fléchi, l'impotence complète, et comme cela persista, on apporta l'enfant à l'hôpital.

L'histoire paraissait classique. Cependant un fait éveilla mes doutes. Une atrophie musculaire considérable du mollet et surtout de la cuisse, au niveau du triceps fémoral principalement. Je n'ignore pas avec quelle rapidité pâtissent les muscles autour d'un genou malade; je sais aussi que l'entorse du genou est à cet égard très fâcheuse. Mais tout de même, en quatre jours, une semblable fonte des muscles était bien invraisemblable. Et tout de suite la mère nous confirma qu'en effet cette jointure avait un long passé.

Depuis trois ans environ surviennent de temps à autre, sans cause bien déterminée, tous les mois ou tous les deux mois, des accès analogues à l'actuel : le genou droit devient douloureux et enfle; le garçon a un peu de fièvre, et il ne peut quitter le lit, pendant une huitaine de jours; son appétit diminue. Puis il peut se lever, marcher sans peine, le genou restant encore volumineux pendant à peu près une semaine; au bout de ce temps toute boiterie disparaît.

Mais en serrant un peu les questions, nous apprîmes que jamais, entre ces sortes de crises, bizarres par leur acuité et leur répétition, le genou n'a repris un volume identique à celui du genou sain. Et comme nous constatons tous les jours combien sont sujettes à caution les affirmations, soit des parents, soit des enfants eux-mêmes sur l'absence complète de boiterie, dans l'espèce il me parut que le fonctionnement parfait dont on nous parlait était douteux. La persistance d'un gonflement net avec une arthropathie vieille de trois ans, accompagnée de grave atrophie musculaire, me fit diagnostiquer une tumeur blanche du genou, tumeur blanche bénigne, surtout synoviale, avec une poussée d'hydarthrose due à une entorse légère.

En ce moment même, examinez l'enfant en dehors de tout autre renseignement. La tension est beaucoup moindre, en sorte que le membre est dans la rectitude, mais l'épaississement de la synoviale est manifeste ; tous les méplats normaux ont disparu, le cul-de-sac tricipital est globuleux et pâteux, mais non fluctuant : et vous diagnostiquerez presque sûrement une tumeur blanche synoviale, à évolution lente.

Or, vous vous tromperez, comme pendant cinq jours je me suis trompé.

De mon diagnostic résulta la thérapeutique que je fis appliquer par mon interne : immobiliser le membre dans une gouttière plâtrée postérieure, après redressement, évacuer par ponction le liquide épanché, et injecter dans la synoviale de l'éther iodoformé.

Le lendemain matin, toutefois, j'eus une première surprise : mon interne me dit n'avoir obtenu aucun liquide par la ponction ; il avait néanmoins injecté 5 centimètres cubes d'éther iodoformé, ce en quoi je l'approuvai. Et je me demandai si, malgré la rareté du fait dans une tumeur blanche, l'épanchement n'était pas exclusivement hématique et coagulé.

Mais le 8, à la visite, nouvel étonnement ; depuis la veille au soir, le malade pissait du sang, et il avait eu dans la nuit une selle sanglante, ou plutôt il avait rendu par l'anus du sang pur. L'hématurie, causée par une tuberculose jusqu'alors latente des voies urinaires, passe encore : mais l'entérorragie? En tout cas, la maladie prenait par certains côtés une tournure médicale ; et je soumis le cas à mon ami Marfan, qui voulut bien s'en occuper tout de suite.

L'hémorragie intestinale avait cessé, et d'ailleurs elle ne s'est pas reproduite ultérieurement, mais l'hématurie persistait, et Marfan crut y reconnaître les caractères de l'hématurie hémophilique : hypothèse qui dès le lendemain fut corroborée par la mère, convoquée pour supplément d'informations.

Mon rôle n'est pas de vous donner de longs détails sur la pathologie de l'hémophilie : c'est affaire au médecin. Mais l'utilité est grande pour le chirurgien de connaître les faits cliniques principaux, sans quoi il s'expose à quelques aventures navrantes.

Nos questions, en pareille occurrence, doivent d'abord nous permettre de déterminer si le sujet lui-même a coutume de saigner facilement. Ici, la réponse ne fut pas d'une évidence parfaite : nous apprîmes seulement que vers l'âge de trois ans un abcès du cuir chevelu — développé, dit-on, dix mois après une contusion sans plaie? — avait dû être incisé et qu'il en était résulté, pendant toute la journée, une hémorragie assez forte pour mettre les jours en danger; en second lieu, il paraît que le sujet saigne souvent du nez et perd beaucoup de sang quand il se coupe : enfin, il y a trois ans, hémorragie gingivale sérieuse après une chute ayant fracturé une dent.

Ces renseignements sont à peu près caractéristiques d'une hémophilie de moyenne gravité ; joints à l'histoire articulaire, ils prennent une valeur presque absolue. Cependant, à eux seuls ils ne m'auraient peut-être pas suffi pour rapporter exclusivement à l'hémophilie la lésion du genou. Car si l'on observe l'hémophilie sporadique dans des familles tout à fait saines, c'est une forme relativement rare ; et l'on sait que cette singulière maladie — sur la nature de laquelle, au fond, nous ne savons rien — est dominée par l'hérédité.

La loi formulée par Grandidier, depuis longtemps déjà, est que l'hémophilie, maladie familiale et héréditaire, ne frappe les filles que dans la proportion de 1/13, mais peut se transmettre par une femme elle-même indemne ; on sait, d'autre part, que l'hérédité peut sauter une génération.

Au premier abord, pas d'hérédité chez notre malade ; père et mère sont bien portants, ne semblent pas hémophiles. Mais il y a sûrement quelque chose de familial, car tous les enfants sont atteints. Ils furent cinq nés vivants, dont deux morts en bas âge ; les deux dernières grossesses aboutirent à des fausses couches ; il reste trois garçons, tous trois hémophiles.

Le plus jeune, âgé de quatre ans et demi, et que vous pouvez observer dans nos salles pour une lésion dont je vous dirai un mot tout à l'heure, naquit après une couche dystocique par volume de la tête, paraît-il, et fut rendu pendant deux mois exophtalmique par de volumineux épanchements sanguins orbitaires, soignés aux Quinze-Vings ; et depuis, dès qu'il se cogne, il se fait une « bosse » — il en porte d'ailleurs en ce moment une au front —, fréquemment il saigne du nez sans cause connue. Le troisième enfin, âgé de dix ans, est facilement couvert d'ecchymoses ; il y a quelques jours il s'est fait au front une plaie qui a saigné beaucoup et s'est compliquée d'un hématome volumineux, avec infiltration ecchymotique des paupières ; de plus il est sujet, nous dit la mère, à des « rhumatismes » dans le genou, le coude et l'épaule droits.

Assistons-nous au début de la diathèse dans une famille ? ou bien y a-t-il un grand-parent responsable à l'insu de la génération actuelle ? Je n'en sais rien, mais nous trouvons néanmoins ici les caractères familiaux de l'hémophilie vraie.

Et la lésion articulaire pour laquelle l'enfant a été admis à l'hôpital est bien une hémarthrose, car au septième jour, lorsque la tension a commencé à diminuer, j'ai senti la crépitation sanguine passagère due à l'écrasement des caillots.

Je vous ferai remarquer, en terminant cet exposé clinique, que la lésion s'est accompagnée d'un léger état fébrile, sans autres symptômes infectieux d'ailleurs. La température s'éleva vers 38 degrés les 4 et 5 mai, pour atteindre 39 degrés le 6 mai au soir ; du 7 au 10, elle est restée en plateau à 38 degrés ; du 10 au 17, elle fut de 37°5 à 38 ; depuis le 17, enfin, elle est redevenue normale. Cette hyperthermie, notée par quelques autres observateurs au cours de poussées articulaires chez des hémophiles, est identique à celle qui accompagne souvent les hémarthroses traumatiques ordinaires, et sur laquelle j'ai attiré l'attention il y a longtemps déjà, en l'attribuant à la résorption du sang épanché[1]. Notion ici utile, pour n'en pas conclure, en raison de l'acuité d'un début souvent sans cause connue, à une arthrite aiguë nécessitant l'arthrotomie : car la différence capitale avec l'hémarthrose ordinaire est que l'incision, inutile dans cette dernière chez l'enfant, mais non point nuisible, peut être tout à fait dangereuse chez un hémophile.

II

De notre diagnostic rectifié, en effet, notre traitement fut la conséquence ; immobiliser en rectitude dans une gouttière plâtrée, comprimer, ne pas même masser. Toute plaie, toute écorchure peut être, chez un hémophile, la source d'un suintement hémorragique incoercible et mortel ; toute contusion, tout effleurage peut être l'origine d'un hématome.

Croyant à une tumeur blanche, deux fois König réséqua le genou, et ses deux malades ont succombé. Morts aussi plusieurs de ceux auxquels on a pratiqué l'arthrotomie ; morts encore quelques autres qui avaient subi une banale ponction ; mort enfin, à la suite de simples pointes de feu superficielles, un malade dont Poncet (de Lyon) a publié l'histoire en 1871.

Ponction, incision même, n'ont point fatalement pareille conséquence. On en a vu guérir, après une hémorragie dont la gravité insolite mit le chirurgien sur la voie du diagnostic. On en a même vu qui ne saignèrent pas du tout, et c'est ce qui eut lieu chez mon malade ; rien ne s'écoula par le trocart, ce qui vous prouve une fois de plus que du sang épanché dans un genou se coagule ; rien ne suinta de la petite perforation cutanée. Mais

1. Voy. leçon II de la 1re série.

soyez assurés que si j'avais reconnu au premier abord la nature exacte du mal, je me serais abstenu de toute piqûre.

Le malheur est que le diagnostic d'emblée, par l'examen objectif, est à peu près impossible; seule la connaissance d'autres accidents hémophiliques permet de l'établir.

Donc, je n'ai rien prescrit d'actif, et voici le malade à peu près dans l'état où il se trouvait avant la crise : synoviale épaissie, contenant sûrement des caillots assez denses; os paraissant normaux, musculature fortement atrophiée. Et je ne saurais, comme pour une hémarthrose ordinaire, conseiller le massage, capable de provoquer un nouvel épanchement intra-articulaire.

Dans quelques jours le malade va se lever, reprendre doucement sa vie habituelle, de lui-même mobiliser peu à peu sa jointure : et au moindre choc, peut-être sans cause connue, — on en a vu se produire au lit, — il est exposé à des récidives multiples, dont les exemples foisonnent dans l'histoire des hémophiles. La quarantaine est un chiffre fréquent, et souvent dépassé : il le serait sans doute presque toujours ,si bien des malades ne mouraient jeunes.

Encore notre garçon doit-il compter avec la multiplicité habituelle des arthropathies hémophiliques. Son genou seul est malade, mais ses autres jointures sont menacées : sur 32 cas, la multiplicité est notée 28 fois, l'atteinte du genou étant constante et presque toujours initiale. Malgré trois ans écoulés depuis le début, il serait imprudent de considérer notre cas comme une exception à la règle. Est-il exact que ces rechutes sur place, ces attaques multiples, soient favorisées par le froid et l'humidité, soient plus fréquentes au printemps ou à l'automne? Influences possibles, mais non démontrées, dont vous ferez bien toutefois de tenir compte dans les conseils que vous donnerez au malade, en même temps que vous lui recommanderez surtout d'éviter les efforts, les entorses et les heurts.

Ces arrêts multiples, au moment des épanchements aigus, sont déjà fort désagréables. Mais cette répétition des hémarthroses est, en outre, localement nuisible, et l'on observe ici, au plus haut degré, les troubles qui rendent parfois si pénible le pronostic

d'une hémarthrose traumatique, dans un genou sain : atrophie
définitive du triceps fémoral, épaississement de la synoviale, ecchymotique, dépolie, infiltrée de sang, persistance de caillots fibri-
neux, plus ou moins ocreux, un peu d'hydarthrose permanente,
craquements articulaires, induration fibreuse des tissus périarticulaires. Vous concevez combien cela doit se produire facilement
quand l'hémarthrose récidive une dizaine de fois par an, et même
moins.

Ces lésions ont été constatées anatomiquement à l'autopsie des
malades opérés par erreur de diagnostic: chez quelques-uns, plus
heureux, au cours de l'arthrotomie simplement. Elles portent sur
les seules parties molles, les os restant sains. Cette intégrité du
squelette me paraît cliniquement évidente chez notre malade. J'ai
pris soin de la vérifier, dans la limite du possible, par la radiographie, et sur les clichés que je vous présente, vous voyez les os
pareils des deux côtés; la présence de caillots persistants du côté
malade donne seulement aux ombres des parties molles une
teinte générale plus foncée et un aspect plus flou.

Malgré ces altérations définitives des parties molles, l'articulation de notre sujet ne tardera sans doute pas à récupérer, à la
vigueur musculaire près, un fonctionnement à peu près convve-
nable. Quoiqu'en dise la mère, je doute qu'entre les accès, l'amplitude des mouvements redevienne normale, et je suis presque
sûr qu'en l'explorant chirurgicalement, je les trouverais un peu
limités : mais de cela le patient ne s'aperçoit guère à l'usage[1].

Cet état est celui que Kœnig a décrit en disant qu'à l'hémarthrose a succédé l'arthrite. Les choses peuvent-elles aller plus
loin, et y a-t-il une troisième période d'ankylose? On l'a dit.
Wickham Legg, Bowlby ont parlé d'ostéophytes; Linser, d'ankylose osseuse. Mais ces faits sont douteux. D'après Sandelin, au
contraire, il y aurait tendance à l'atrophie osseuse, et, radiogra-
phiquement, Gocht a constaté, en effet, qu'à la fin, les os sont moins
volumineux et poreux; que les cartilages conjugaux sont den-

<hr>

1. Lorsque le malade a quitté le service, je lui ai trouvé un genou globuleux,
à mouvements très limités, à synoviale épaissie. Cet état, stationnaire à ce
moment depuis plusieurs jours, est celui qui persiste entre les crises.

telés, irréguliers, sans que d'ailleurs on ait jamais noté chez ces malades un trouble dans l'accroissement du membre en longueur.

Ces quelques altérations atrophiques, tardives d'ailleurs, et absentes dans notre cas, n'ont rien à voir avec l'ankylose osseuse, bien au contraire, et celle-ci n'a en somme été prouvée ni autrefois par des pièces, ni de nos jours par la radiographie. Tout à l'heure, je vais vous montrer une jetée osseuse ankylosante, mais elle est périarticulaire, musculo-tendineuse certainement. L'articulation peut perdre ses mouvements, mais par raideur simple, par dépoli des cartilages, par induration fibreuse, et non par ankylose osseuse. Vous savez, au reste, que ces raideurs mal soignées peuvent être fort ennuyeuses, surtout si le membre se met en mauvaise position; mais cette dernière, — d'autant plus sérieuse qu'ici un redressement brusque expose à un épanchement sanguin grave — ne se produira guère que si vous ne savez pas la prévenir par un appareillage méthodique, et c'est pour cela que j'ai prescrit, sitôt le gonflement un peu détendu, d'immobiliser le genou en rectitude dans un appareil plâtré.

Tel est le pronostic local : mais par l'hémophilie la vie est menacée, et d'après les relevés de Litten, 60 p. 100 de ces malades meurent avant huit ans; 11 p. 100 seulement dépassent vingt-deux ans. Ces saigneurs de moindre importance vivent pour propager la race, et l'on a remarqué leur fécondité habituelle dans les pays du Nord, où la diathèse est fréquente. Pour cela on peut compter aussi sur les femmes qui, par elles-mêmes, vous ai-je déjà dit, sont rarement hémophiles, et surtout rarement atteintes de formes graves, mais transmettent néanmoins le mal à leurs descendants mâles. Quelques-unes, toutefois, ont été arrêtées dans cette fonction par une hémorragie hyménéale mortelle, le jour où, pour la première fois, elles s'étaient livrées à l'acte initial de la propagation héréditaire.

Cela concerne le pronostic de l'hémophilie en général, mais des catégories sont à établir entre les cas graves, moyens et légers. Les cas graves, mortels dans l'enfance, se reconnaissent à ce que les manifestations hémorragiques débutent de bonne heure, parfois même très vite après la naissance : ceux-là se compliquent

peu d'arthropathies, car ils causent la mort avant quatre ou
cinq ans, âge habituel pour le début des épanchements sanguins
articulaires. Dans les cas légers, les gros hématomes sont rares, et
c'est pour ce motif que les arthropathies sont exceptionnelles chez
les filles hémophiles, atteintes la plupart du temps de formes bénignes : les filles sont 1/13 des hémophiles, et sur 32 observations
d'arthropathies, réunies récemment par Piollet, une seule, due
à Combemale, les concerne.

Donc, les arthropathies appartiennent aux cas moyens d'hémophilie et alors elles sont d'une fréquence relative considérable, on
peut presque dire qu'elles n'y manquent guère. En fait, notre
malade a déjà douze ans, et il n'a pas encore subi d'accidents très
menaçants. Sous nos yeux, cependant, — et peut-être l'absorption
d'éther iodoformé y est-elle pour quelque chose — il a présenté
des hémorragies viscérales, entérorragie passagère, hématurie
assez persistante. Est-ce l'entrée dans la période fatale ? Nous
devons nous en méfier, et savoir qu'alors nous sommes désarmés.
Sur le conseil de Marfan, j'ai tâché de combattre l'hématurie par
des injections d'adrénaline, et le résultat a été nul, des accidents
toxiques m'ayant d'ailleurs obligé de suspendre la médication au
bout de trois jours. Tous les médicaments ont échoué jusqu'à ce
jour, et nous sommes impuissants contre l'hémophilie.

III

Chez le malade dont je viens de vous entretenir, il s'est agi
d'un hématome purement intra-articulaire, qui s'est même résorbé
sans coloration ecchymotique des téguments. Dans d'autres cas,
il y a épanchement périarticulaire, c'est-à-dire un banal hématome
avec ecchymose, plus ou moins volumineux, dont je n'ai pas l'intention de vous donner une description complète.

Mais quelquefois des hématomes profonds, surtout dans certaines régions, dont le coude, provoquent l'évolution d'ostéomes
bizarres, occupant certains muscles et tendons. Or, c'est ce qui
s'est produit chez le jeune frère de notre premier malade.

Profitant de l'admission de l'aîné dans nos salles, la mère nous a fait examiner son dernier, dont le coude est ankylosé.

A l'examen, vous sentez dans le pli du coude une saillie volumineuse, de consistance osseuse, faisant corps avec l'extrémité inférieure de l'humérus. Pronation et supination sont normales. Mais l'articulation est immobilisée à angle droit, avec peut-être quelques petits mouvements d'extension à partir de là. Région postérieure normale.

Ma première impression fut en faveur d'une fracture sus-condylienne non réduite, avec fragment huméral saillant en avant : et comme à ce moment j'ignorais l'hémophilie, je proposai la résection de cette pointe. Le lendemain, j'étais renseigné sur la diathèse hémorragique, et j'avais dès lors renoncé à toute tentative opératoire. Mais la radiographie m'avait montré une lésion fort curieuse, et d'une netteté remarquable (fig. 58).

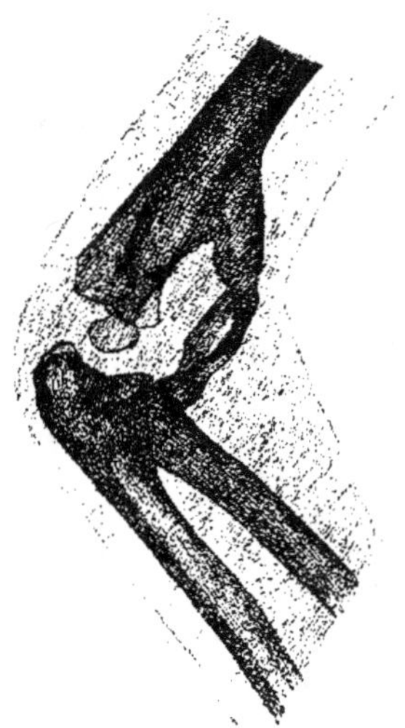

Fig. 58. — Ossification du brachial antérieur.

Les os sont intacts, n'ont jamais été fracturés, et la cause de l'ankylose est un pont osseux anormal, jeté entre l'extrémité inférieure de l'humérus, au-dessus de l'insertion capsulaire, et l'apophyse coronoïde du cubitus. C'est certainement une ossification du brachial antérieur et de son tendon ; de par la radiographie, le biceps n'est pas en cause, ce que confirme cliniquement l'intégrité des mouvements de pronation et de supination.

Je ne vous signale cette lésion qu'en passant, et ne veux pas vous parler longuement de ces myosites ossifiantes sur lesquelles nos idées sont loin d'être fixées : mais nous savons qu'elles succèdent souvent à des hématomes, et en cela notre malade est intéressant, en ce qu'il nous montre la possibilité de cette rare évolution après un hématome d'hémophile, sans grand trauma, à peu près sûrement sans déchi-

rure périostique. Peut être doit-on interpréter ainsi les ostéophytes consécutifs aux arthropathies que certains auteurs ont
signalés.

En principe, il faudrait enlever cette anse osseuse. En pratique,
je n'en ferai rien, car on ne doit toucher à un hémophile que pour
une lésion menaçant directement la vie. D'autant mieux qu'ici le
pronostic de l'hémophilie est par lui-même grave : dès la naissance, vous ai-je dit, il y a eu des épanchements hémorragiques
orbitaires, et les sujets à manifestations précoces n'ont pas coutume de rester pour graine.

ARTHRITE SUPPURÉE
DE LA HANCHE CHEZ UN NOUVEAU-NÉ PRÉMATURÉ
OSTÉOMYÉLITE JUXTA-ÉPIPHYSAIRE DU COTYLE

I. — Signes et symptômes d'une arthrite aiguë de la hanche avec abcès péri-articulaire. Ostéomyélite originelle probable. Quelques mots sur l'ostéomyélite aiguë des nourrissons. Pronostic défavorable.

II. — Autopsie. Ostéomyélite à staphylocoques du fond du cotyle.

Quand on étudie l'ostéomyélite aiguë, on est d'abord frappé, malgré une assertion encore classique, de sa grande fréquence relative chez l'enfant du premier âge; et l'on remarque, en outre, qu'à cette période de la vie, elle offre quelques particularités, intéressantes à la fois pour le pathologiste, pour le clinicien et pour l'opérateur.

Une de ces particularités est une tendance plus grande qu'à un âge plus avancé, à infecter l'articulation voisine; une autre est que la localisation au niveau du cotyle iliaque ou de la tête fémorale est certainement moins rare que chez l'enfant plus âgé, d'où une arthrite aiguë suppurée de la hanche.

D'autre part, on observe chez le nourrisson des arthrites suppurées assez spéciales, survenues sans cause connue, dont l'origine paraît être souvent un point limité et superficiel d'ostéomyélite. Cette lésion, de nature encore discutée et discutable, est surtout

fréquente au niveau du genou, mais elle existe aussi à la hanche
où je peux vous en montrer aujourd'hui un exemple intéressant
à divers points de vue.

I

Vous avez sous les yeux un enfant pâle, amaigri, squelettique,
à figure mince et souffreteuse, chez lequel la seule lésion extérieurement appréciable occupe la partie supérieure de la cuisse
gauche. Cette région, comparée à celle du côté opposé, a au moins
triplé de volume; mais la tuméfaction n'est pas uniforme, elle est
divisée en plusieurs bosselures. Une de ces saillies soulève la
partie antéro-interne de la cuisse, en dedans des vaisseaux fémoraux, une autre, située au-dessous de l'arcade de Fallope et
parallèlement à elle, s'étend de l'épine iliaque antéro-supérieure
à la racine de la verge, et sur celle-là on voit une petite cicatrice,
longue de quelques millimètres, vestige d'une incision faite il y a
six semaines et rapidement fermée. Ces deux bosselures sont douloureuses à la pression et fluctuantes individuellement, sans qu'on
puisse renvoyer le flot de l'une à l'autre. La peau de la région
fémorale antérieure n'est ni rouge, ni empâtée, la température
rectale n'atteint que 38 degrés, et cependant il est certain que ces
saillies fluctuantes sont pleines de pus, car en haut de la cuisse,
en arrière, existe un orifice par lequel sort du pus épais et inodore.
Toute la fesse et la moitié supérieure de la cuisse sont le siège
d'un gonflement mou, fluctuant, qui efface le pli fessier. Dès
qu'on appuie sur la région, on fait couler par la fistule du pus en
abondance; et cette grande poche postérieure communique sûrement avec les deux antérieures, car la compression de celles-ci
provoque de même l'écoulement du pus. Cet orifice postérieur est
le résultat d'une incision, — mieux vaudrait dire d'une ponction
— faite il y a 8 jours.

Il s'agit donc d'un gros abcès juxta-articulaire, caractérisé par
ce fait qu'il y a du pus à la fois en avant, en arrière, en dedans;
les loges ne communiquent pas assez largement entre elles pour

qu'on obtienne la fluctuation de l'une à l'autre, mais elles communiquent certainement. Pour expliquer ces poches purulentes, entourant la hanche de toutes parts, la seule hypothèse raisonnable à l'avance est d'attribuer leur origine à quelque chose qui soit au milieu des trois à la fois, c'est-à-dire à la hanche. Vous trouvez, en effet, les signes d'une arthrite de cette jointure : le fémur est immobilisé sur le bassin en flexion modérée et les tentatives de mouvements communiqués arrachent à l'enfant des cris révélateurs de souffrance.

Cet examen local n'a probablement pas été exécuté avec assez de précision dans le service d'accouchements où, après ses relevailles, la mère a rapporté d'abord l'enfant quand il a commencé à devenir malade : d'où une perte de temps fort préjudiciable avant l'institution du traitement chirurgical. Car la maladie est déjà ancienne, et les deux incisions que je vous ai signalées au cours de mes descriptions ne méritent pas le nom de chirurgicales.

La mère nous raconte que, sortie de l'hôpital au onzième jour, elle s'aperçut dès le lendemain, en démaillotant l'enfant, que le membre inférieur gauche était augmenté de volume; elle ne s'inquiéta pas tout de suite, parce que la santé générale était bonne et que le nourrisson tétait comme de coutume. Au troisième jour, elle le présenta dans le service d'où elle sortait, et on diagnostiqua un abcès de l'aine, dans lequel on donna un coup de pointe. Peut-être aurait-on dû avoir l'attention éveillée par ce fait qu'il sortit, nous dit la mère, « une grande quantité de pus, » et si les signes d'arthrite ne sautaient pas aux yeux comme aujourd'hui, cela aurait pu inciter à leur recherche. Surtout il est certain, malgré la cicatrisation rapide de la première incision, qu'il y avait encore quelque chose en avant quand fut faite la seconde moucheture, qu'il eût fallu, par conséquent, drainer largement le membre de part en part, comme je vais le faire tout à l'heure.

Au reste, c'est un principe immuable, particulièrement chez le nourrisson, que les abcès profonds doivent vous inspirer grande méfiance sur ce qui se passe du côté des os et des articulations. Il y a, certainement, des abcès volumineux et chauds, tout à fait indépendants du squelette sous-jacent; vous en avez eu récemment deux exemples coup sur coup, pour des nourrissons atteints de gros abcès, l'un au-dessous du milieu de la face interne de la jambe, l'autre derrière le coude et en haut de l'avant-bras. Dans la crainte d'une ostéomyélite j'ai, après incision large, exploré l'os, qui était tout à fait sain ; mais je vous avais fait part de mes doutes, et au cas échéant je vous conseille d'en avoir également. A plus forte raison si, comme ici, vous trouvez du pus dans plusieurs directions à la fois autour d'une articulation.

Sur notre enfant, le diagnostic doit donc être : arthrite suppurée de la hanche, avec suppuration périarticulaire. Mais d'où vient cette suppuration? De la synoviale seulement ou d'un point d'ostéomyélite? C'est à cette dernière hypothèse que je me rallie de préférence, tout en reconnaissant que je ne puis vous donner en ce moment la démonstration absolue de mon opinion, ainsi que je vous l'ai dit il y a quelques mois à propos d'une arthrite suppurée du genou, survenue sans cause connue chez un nourrisson. Mais je pense — et en cela je ne suis pas seul de mon avis — que ces arthrites ont souvent pour origine un point superficiel d'ostéomyélite épiphysaire, dont on ne peut s'assurer dans les cas qui guérissent, mais qu'on trouve d'ordinaire quand on a l'occasion de faire une autopsie.

Ici, on peut, il est vrai, contester que l'arthrite soit « spontanée », c'est-à-dire de cause interne, car nous apprenons par l'interrogatoire une histoire de piqûre à la face interne de la cuisse par une épingle à maillot, dans les premiers jours après la naissance. Mais on a eu tort d'ajouter foi à cette étiologie. Quelquefois une aiguille pénètre profondément et va porter dans un genou des germes infectieux; j'en ai publié des exemples[1]. Mais c'est une aiguille, et non une épingle de nourrice, laquelle est beaucoup moins piquante et d'autre part ne peut s'enfoncer si loin en raison de sa double tige: mais c'est le genou, articulation superficielle, et non la hanche, articulation profonde. Je ne puis admettre, en principe, ce transport direct des germes pyogènes dans la hanche par le pointe d'une épingle de nourrice. Je n'admets pas

<hr>

1. Voy. leçon III de la 1re série.

davantage la piqûre de l'os à une pareille profondeur. Car si, comme je le pense, il y a ostéomyélite, il s'agit d'une ostéomyélite de la hanche, c'est-à-dire de la tête fémorale, ou plutôt du fond du cotyle. Je rapproche ces deux lésions sans chercher à établir entre elles un diagnostic, car elles sont fort analogues l'une à l'autre et fort différentes, au contraire, des autres ostéomyélites soit du bassin, soit de l'extrémité supérieure du fémur: leur manifestation clinique principale et commune est l'arthrite aiguë suppurée de la hanche, laquelle, par contre, est inconnue, au moins comme manifestation primitive, aux ostéomyélites des autres parties du même os. Fait bien naturel pour qui se souvient des connexions de la synoviale avec les épiphyses de la tête fémorale et du cartilage en Y. Quand, avec une lésion osseuse peu étendue, l'arthrite est assez précoce et assez intense pour prendre le pas, quand, en outre, une fusée purulente entoure de toutes parts la capsule, il devient impossible de préciser par la palpation, par la pression localisée, lequel des deux os est malade dans la jointure: c'est ce qui, à mon idée, a eu lieu ici, et c'est pour cela que je reste jusqu'à un certain point dans le vague en diagnostiquant une ostéomyélite de la hanche.

Cette lésion n'est pas faite pour nous surprendre, car l'ostéomyélite dûment vérifiée par l'opération ou par l'autopsie est fréquente chez le nourrisson: des relevés faits en 1895 par mon élève Braquehaye sur les malades de mon service, il résulte même qu'à la première année de la vie correspond le maximum de fréquence. J'ai même recueilli plusieurs observations chez des enfants âgés de quelques jours seulement, et dans ces conditions vous devez procéder à une enquête étiologique spéciale. Car il existe alors un lien entre l'ostéomyélite du nouveau-né et l'évolution d'accidents puerpéraux chez la mère: la preuve clinique en est souvent fournie, et elle rend compte de ce fait que le streptocoque est un agent pathogène fréquent pour l'ostéomyélite des nourrissons, rare au contraire pour celle des enfants plus âgés. J'ai donc interrogé la mère dans ce sens, mais la réponse a été très nettement négative: après ses couches, elle n'a pas eu de fièvre, elle n'a souffert d'aucun accident léger ou grave, et elle était fort bien portante lorsque, au onzième jour, elle a quitté l'hôpital.

Je n'en suis pas très surpris, quoique la lésion ait débuté chez l'enfant dès le douzième jour, car l'ostéomyélite à streptocoques, surtout chez l'enfant en bas âge, et plus encore quand elle se complique de suppuration dans une grande jointure, est en général très aiguë, compromet très vite la vie du malade, si on ne fait pas une opération large et précoce. Les cas relativement plus bénins, à moindre acuité, dépendent plutôt du staphylocoque ou, chez le nourrisson, du pneumocoque. Cette règle n'est pas absolue, mais elle est assez habituelle pour que j'en fasse état aujourd'hui, chez un enfant malade depuis dix-neuf jours déjà et soigné par des incisions que l'on peut considérer comme nulles. De plus, le pus qui s'écoule par la fistule est épais et crémeux, tandis que le pus à streptocoques est plus volontiers séreux et grisâtre.

La conséquence du diagnostic qui précède est qu'il faut opérer, pour donner largement issue au pus, et c'est ce que je vais faire séance tenante : il n'a déjà été perdu que trop de temps. Mon plan opératoire est d'inciser largement chacune des poches que je vous ai décrites et de drainer de l'une à l'autre, autour de la hanche, avec de gros tubes en caoutchouc. Du doigt, de la sonde cannelée, j'explorerai avec soin, pour déterminer s'il n'y a pas un point osseux dénudé. Si j'en rencontre un, je l'éviderai à la curette, mais je n'ai pas l'intention de trépaner l'os de parti pris. D'abord, au cas où, ne trouvant rien au fémur, je croirais à une lésion cotyloïdienne, cela me conduirait à réséquer la tête fémorale pour aborder la région du cartilage en Y ; intervention grave, d'un pronostic fonctionnel à longue échéance très médiocre, et mal justifiée par le peu de profondeur habituel des lésions intra-articulaires d'ostéomyélite chez le nouveau-né.

Mon pronostic, quoique je fasse, est mauvais, surtout en raison de certaines conditions propres à notre malade d'aujourd'hui. Car, si on envisage dans son ensemble le pronostic des ostéomyé-lites aiguës et des arthrites suppurées du nourrisson, on est sur-pris de leur fréquente bénignité : ou bien le sujet succombe en quelques jours, ou bien il guérit complètement, avec une rapidité remarquable. La forme où l'arthrite suppurée est prédominante, au point d'être le seul phénomène cliniquement appréciable, guérit même la plupart du temps, au moins au genou qui est, d'après ce que j'ai vu, son siège de prédilection. L'âge tout à fait jeune du sujet, pris quand il avait quelques jours seulement, n'est pas un motif pour désespérer : je me souviens de deux nouveau-nés à peu près analogues qui ont surmonté le danger d'une ostéomyélite aiguë, l'un à l'écaille du temporal, l'autre au condyle du maxillaire inférieur.

Mais tous deux étaient nés à terme et ont été traités tout de suite chirurgicalement, par l'incision large et précoce, avec évidement de l'os malade. Or, je vous ai déjà dit que sur notre enfant un temps précieux a été perdu, pendant lequel s'est infectée toute la région périarticulaire : et cela confirme mon assertion précédente sur la bénignité relative de cette lésion qui n'a pas réussi à tuer en trois semaines un prématuré. Je garderais même aujourd'hui quelque espérance si l'enfant était né solide et à terme. Mais, malheureusement, dans la cachexie actuelle de ce sujet pâle, maigre, squelettique, une bonne part me semble revenir à l'insuffisance de gestation ; car l'enfant est né à huit mois, d'une mère albuminurique pendant les derniers jours de sa grossesse. En tout état de cause, un nourrisson semblable est à la merci de la moindre anicroche. Or, même dans sa forme la plus bénigne, une arthrite suppurée mérite mieux que ce nom, et dans sa forme actuelle, avec fusées périarticulaires déjà anciennes, elle me paraît devoir être mortelle. Je vais donc intervenir chirurgicalement, parce que c'est la seule planche de salut, mais je ne vous cache pas que la planche me paraît vermoulue.

II

Vous vous souvenez sans doute des quelques mots que je vous ai dits il y a huit jours quand j'ai opéré d'urgence devant vous un nouveau-né atteint d'arthrite suppurée de la hanche. Sur chacune des bosselures, j'ai tracé une incision longitudinale et j'ai passé deux gros drains, l'un de dehors en dedans, en avant du col fémoral, l'autre d'avant en arrière, sous le col. Je n'ai senti aucun os dénudé, ce qui n'a aucunement changé mon opinion sur la probabilité d'une ostéomyélite originelle : l'événement m'a donné raison, et à notre conférence d'aujourd'hui je peux vous montrer une pièce démonstrative. Car mon pronostic, hélas ! s'est lui aussi vérifié, quoique l'enfant ait résisté plus que je l'espérais. Je m'attendais presque, quand j'ai passé le lendemain matin dans nos salles, à ne plus trouver mon opéré à la crèche, où je l'avais reçu avec sa mère. Or il y était, apyrétique, calme, tétant bien ; et il est resté dans cet état pendant trois jours et demi. Je l'ai opéré le 11 février à la visite du matin et il est mort dans la nuit du 14 au 15 ; il s'est éteint doucement, sans présenter de nouveaux accidents ni de nouvelles localisations ; à l'autopsie, tous les organes étaient sains, sauf la hanche. J'ai pu enlever la pièce comprenant le fémur et la moitié correspondante du bassin : regardez les résultats de la dissection.

Toutes les fusées périarticulaires sont drainées à sec, réduites au trajet des drains : j'en étais certain, car avant la mort le gonflement avait cessé, il n'y avait pas de rougeur, la suppuration était très modérée. Cela vu, j'ai ouvert la capsule en avant et luxé l'articulation : quelques gouttes de pus seulement dans la synoviale, mais assez pour prouver que j'avais eu raison de diagnostiquer une arthrite suppurée de la hanche. Dans cette articulation, le cartilage de la tête fémorale n'est nulle part érodé, mais il a, tout en restant lisse, perdu sa sphéricité parfaite et il est comme vallonné. Quant au cotyle, il présente une lésion manifeste. Sur sa région iliaque, et près de la branche ilio-pubienne du cartilage en Y, le cartilage diarthrodial est détruit sur l'étendue d'une lentille où l'os est noirâtre et dénudé ; il se termine par un bord frangé, aminci, décollé, sous lequel s'étend la dénudation, large au total comme une pièce de vingt centimes.

Pour apprécier la profondeur de la lésion, j'ai fait une coupe : je l'ai pratiquée au couteau et non à la scie, qui garnit la tranche de poussière d'os, en sorte qu'on ne voit plus rien. La moitié environ de l'épaisseur de l'os est enflammée, grisâtre, s'effritant sur

la pointe du scalpel ; la face pelvienne est saine, son périoste n'est
pas décollé.

Des coupes en divers sens sur la tête, le col et le corps du
fémur n'ont rien décelé d'anormal.

L'unique point dorénavant discutable est l'ordre de succession
des lésions, et certains auteurs verront peut-être dans l'érosion
osseuse une conséquence de la suppuration synoviale. Je sais qu'il
est difficile de réfuter sans réplique cette opinion: mais depuis
que les chirurgiens d'enfants ont appris à connaître l'ostéomyélite,
ses formes, ses conséquences, ils ont presque tous conclu que la
lésion osseuse est causale et non consécutive : ils ont pris sur le
vif ces migrations vers le cartilage diarthrodial bientôt rongé,
perforé ; ils ont vu la série décroissante de ces lésions, depuis la
grave ostéomyélite profonde, avec séquestres, jusqu'à la simple
érosion articulaire superficielle.

Quand vous examinez notre pièce actuelle, vous comprenez
avec quelle facilité la lésion osseuse échappe au clinicien ou à
l'opérateur. Une ostéite limitée du fond du cotyle n'est diagnosti-
quée que si elle a pris toute l'épaisseur de l'os, si elle a produit à
la face interne du bassin un abcès, tout au moins une infiltration
sous-périostique accessible au toucher rectal. Même après incision
large, l'exploration du squelette avec le doigt ou avec le stylet ne
permet pas d'arriver jusqu'au fond du cotyle, dont on est séparé
par toute l'épaisseur de la tête. Quant aux lésions fémorales, si
une fois la tête ossifiée on peut facilement sentir si elle est dénudée, chez un nouveau-né elle est trop cartilagineuse pour cela,
et l'on passe aisément à côté d'une petite dénudation du col.

L'examen de notre pièce vous fait espérer que cette méconnaissance du foyer osseux initial peut n'avoir pas un grand inconvénient. Car tandis que chez l'enfant plus âgé l'ostéomyélite exige
presque toujours des trépanations larges, des évidements profonds de l'os, il est vraisemblable qu'un petit foyer étroit et superficiel comme celui-ci a des chances pour se cicatriser de lui-
même, par exfoliation insensible ou après élimination d'une
mince lamelle séquestrée. C'est pour cela qu'après incision large
je n'ai pas songé à mettre à jour le cotyle, ce qui eût exigé la ré-

section de la tête fémorale : chez un enfant du deuxième âge ou chez un adolescent, je ne dis pas que je l'aurais fait de parti pris, mais j'y aurais sérieusement songé car cette thérapeutique radicale est quelquefois indiquée.

En résumé, donc, ce fait confirme l'opinion de ceux qui attribuent volontiers une origine osseuse aux arthrites suppurées du nourrisson, mais qui, malgré cela, concluent opératoirement en faveur de l'arthrotomie simple. Cette thérapeutique donne en moyenne des résultats remarquables, à la fois pour sauver la vie de l'enfant et pour rétablir dans la jointure un fonctionnement normal, ainsi que vous avez pu l'observer il n'y a pas longtemps pour une arthrite suppurée du genou. A la hanche, le pronostic immédiat est, sans contredit, plus sérieux, mais il reste encore assez bon ; notre échec d'aujourd'hui est dû à un concours de circonstances fâcheuses, que je vous ai exposées avant d'opérer ; mais de l'autopsie résulte que la lésion locale allait bien et que j'ai eu raison de ne pas réséquer la tête fémorale.

Un mot, pour terminer, sur la nature de l'infection. Dans le pus, M. Cahen a trouvé le staphylocoque, dont nous ignorons la porte d'entrée.

TUBERCULOSE OSSEUSE MULTIPLE ET INFILTRANTE
DES NOURRISSONS

I. — Bouffissure considérable et bilatérale de la région orbito-malaire chez un garçon de dix-huit mois. Gros abcès au dos d'une main et d'un pied. Infiltration d'aspect néoplasique autour de l'extrémité inférieure d'un péroné.

II. — Diagnostic entre cette tuberculose infiltrante et l'ostéosarcome. Fréquence de cette forme chez le nourrisson.

III. — Multiplicité habituelle des lésions à cet âge. Leurs principales localisations. Pronostic mauvais.

La tuberculose chirurgicale des nourrissons affecte parfois dans ses localisations, dans sa marche, dans son aspect clinique, certaines particularités qui, sans doute, ne sont pas absolument spéciales aux enfants de cet âge, mais sont pourtant assez caractéristiques par leur fréquence et surtout par leur association.

De là résultent, pour les observateurs non avertis, quelques difficultés de diagnostic, dont je peux vous entretenir à propos d'un enfant opéré ce matin même devant vous et chez lequel avait été commise, à un moment donné, une confusion avec un sarcome à localisations osseuses multiples.

J'ignore complètement pourquoi l'âge du sujet, pendant la première enfance, possède cette influence, mais les faits cliniques sont assez nets pour vous être exposés, et chez notre petit malade ils sont d'une clarté parfaite. Sur lui, en effet, coexistent des lésions à diagnostic évident à côté de celles qui peuvent prêter à l'erreur.

I

Ce garçon de dix-huit mois nous est présenté avec un aspect de la face qui, du premier coup, attire l'attention.

Des deux côtés, un peu plus à droite qu'à gauche, mais presque symétriquement, la moitié externe de la paupière inférieure est soulevée par une tuméfaction violette, grosse comme une forte noisette. Tout autour, la région est gonflée, œdématiée, et ces modifications, avec coloration violacée progressivement dégradée, portent surtout sur la commissure des paupières et la moitié externe des paupières supérieures.

La bouffissure est telle que les yeux sont constamment clos. Toute la partie supérieure de la face est œdémateuse et pâle. Mais ce gonflement des paupières, faciles d'ailleurs à écarter, ne répond à rien de pathologique du côté des conjonctives et des globes oculaires.

A la face, l'inspection nous révèle encore l'existence, à la région parotidienne gauche, d'une ulcération cutanée, large comme une lentille, recouverte de quelques squames impétigineuses, entourée d'une zone violette large comme une pièce de 50 centimes.

En palpant cette région, on apprend que cette infiltration occupe la peau, mais qu'elle tient par son centre dans la profondeur. Et si de là on remonte vers les régions palpébro-temporo-malaires, on a une sensation de tuméfaction diffuse et élastique, sans œdème proprement dit, gardant l'empreinte du doigt ; sur les deux bosselures violettes , la fluctuation est évidente, avec amincissement déjà avancé de la peau.

Des lésions semblables existent en d'autres régions.

Le bord cubital de la main droite est presque quadruplé d'épaisseur par une saillie hémisphérique d'un rouge assez animé, occupant la face dorsale au niveau des quatrième et cinquième métacarpiens. Tout autour l'œdème est notable au dos de la main, qui dans son ensemble a pris une forme globuleuse. La région rouge est très largement fluctuante : on sent autour d'elle une infiltration élastique diffuse.

Même état, avec tumeur beaucoup moins grosse, sur le dos du pied gauche, au niveau de la moitié postérieure du troisième métatarsien : la bosselure rouge et fluctuante n'est pas ici plus volumineuse qu'une noisette.

Enfin, l'extrémité inférieure du péroné droit est, elle aussi, malade, mais ici rien n'est fluctuant, rien même n'est ramolli : la malléole et le tiers inférieur de la diaphyse sont noyés dans un gonflement diffus, élastique, sans changement de couleur à la peau, qui efface tous les méplats, qui cache toutes les saillies. Ce gonflement fait corps avec l'os, au moins triplé de volume.

Il n'y a pas, et il ne paraît pas y avoir eu de fièvre.

II

Ceux de vous qui ont commencé, du premier coup d'œil, par voir le dos de la main droite et du pied gauche, ont sauté sans discussion sur le diagnostic : abcès par tuberculose d'un métatarsien et d'un métacarpien. En ces régions, en effet, l'aspect est identique à celui que nous observons quotidiennement, pour cette localisation qui, sans que nous sachions pourquoi, est fréquente chez les enfants jeunes : la grosseur relativement considérable de l'abcès, la rougeur assez vive de la peau, amincie sur une large surface, sont des caractères ici habituels.

L'étendue de la poche suppurée et de l'infiltration qui l'entoure est seulement gênante si nous voulons préciser par la palpation et la pression localisée quel est le siège exact du mal sur tel ou tel os de la main ou du pied. La douleur à la pression, toutefois, nous permet, à la main, d'incriminer plutôt la moitié supérieure du quatrième métacarpien : au pied, le troisième métatarsien est sûrement en cause.

Ce diagnostic une fois fermement établi, l'interprétation des autres lésions est claire : nous devons, de même, les rapporter à la tuberculose. D'abord, en principe, parce que la superposition de deux maladies différentes est toujours peu probable ; ensuite, parce que, dans le cas particulier, tous ces foyers sont à peu près contemporains et ont évolué en deux mois environ, de façon identique, sous l'influence d'une cause évidemment unique.

Cependant je dois reconnaître que, pour un observateur non averti, l'aspect de la face peut prêter à l'erreur. Sans doute aujourd'hui, l'amincissement de la peau est tel, au pôle de la saillie palpébrale droite, qu'au centre de la tuméfaction violette transparaît une couleur blanche, indicatrice de pus sous-jacent. Mais, à gauche, la bosselure symétrique n'en est pas encore là : elle est molle plutôt que certainement fluctuante, et quelques tumeurs sarcomateuses ont parfois cette consistance. Aussi ne serez-vous pas trop surpris si je vous dis qu'hier encore un médecin d'enfants, des plus distingués, se croyait en présence d'un sarcome de la face : et comme le cas lui paraissait d'un aspect clinique assez curieux, il avait pris, par surcroît, l'avis d'un chirurgien, lequel, d'ailleurs, ne s'occupe que par accident de pédiatrie.

L'erreur, en ce moment, vous paraît grosse : j'estime qu'il y a dix jours, lorsque notre collègue vit l'enfant pour la dernière fois, elle était plus excusable, et vous en tomberez d'accord si vous revenez, un instant, à l'examen du péroné droit.

Est-ce dans les habitudes de la tuberculose osseuse, ce gonflement diffus, élastique, peu douloureux à la pression, faisant corps avec l'os cylindriquement entouré par lui sur son tiers inférieur ? Syphilis ou ostéosarcome — ce dernier surtout, — ont bien volontiers cet aspect, dans les conditions habituelles au moins, car chez les enfants du premier âge de semblables infiltrations tuberculeuses ne sont pas rares.

A diverses reprises j'en ai vu, soit au crâne, soit aux membres. Tout récemment est venu à notre consultation un garçon de quinze à dix-huit mois ainsi atteint symétriquement, au niveau des fosses temporales. Plusieurs fois, il y a quelques années, des lésions de ce genre sur les os longs des membres — je me souviens en particulier d'un humérus et d'un radius — m'ont fait songer à la syphilis ou à la tumeur, et j'ajouterai que, dans un cas, la radiographie a montré autour de l'os un manchon opaque, cylindrique, d'os sous-périosté, dont vous savez la rareté relative au cours de la tuberculose osseuse. Le plus souvent, les tissus sont transparents autour de la diaphyse.

Au début de ma pratique, ces cas m'ont d'abord dérouté : la plupart du temps un abcès froid, plus ou moins rapide, m'a éclairé, ou bien la venue d'une autre localisation. Aussi concevez-vous qu'on s'y trompe lorsqu'on n'en observe pas souvent. Or, il y a dix jours, sur l'observation qui m'a été communiquée, on note presque exclusivement — outre l'ulcération cutanée de la joue gauche — un gonflement temporo-zygomatique, à peu près symétrique, dur, ne gardant pas l'empreinte du doigt, avec bouffissure des paupières, sans bosselure fluctuante, avec une coloration presque partout normale de la peau, sauf un début tout récent de tache violacée à la paupière inférieure droite. L'état devait être, en somme, à peu près identique à ce qu'il est, en ce moment, au péroné droit.

Tout cela n'avait que deux mois de date, avait débuté par l'œil droit ; bien vite après s'étaient pris l'œil gauche, puis le dos de la main droite et du pied gauche, et enfin il semblait que, depuis fort peu de temps, la malléole externe tendît à être atteinte. Or, comme à la fin de janvier un « abcès » avait été ouvert à la région parotidienne, à la suite duquel s'étaient formées l'ulcération et la plaque violacée qui l'entoure, on pouvait fort bien admettre qu'il s'agissait là d'une sarcomatose cutanée, avec généralisation osseuse à marche rapide.

Hypothèse peu vraisemblable, je le concède, car, par opposition aux divers foyers secondaires, la lésion première serait bien anormalement bénigne, peu envahissante, peu indurée. En tout cas vous trouvez, sans doute, qu'aujourd'hui tous les doutes sont levés ; mais je dois vous dire que pendant dix jours l'enfant ne fut pas revu et que ce laps de temps fut suffisant pour des modifications locales caractéristiques. Et d'autre part, vous savez combien nous restons facilement influencés, en clinique, par nos constatations du premier jour. Quant à trouver absurde de croire sarcomateuses ces bosselures violettes, à marche si rapide, à évolution indolente, malgré leur fluctuation, vous auriez tort ; j'ai soigné, il y a une quinzaine d'années, une vieille femme chez laquelle survinrent aux pieds, au niveau du tarse, d'énormes masses que, jusqu'à ponction blanche, je pris pour des abcès froids, et qui étaient des cancers osseux consécutifs à un petit carcinome latent de l'utérus.

Mais nous tombons ainsi dans les raretés, auxquelles je vous conseille toujours de ne songer que s'il vous est impossible de faire autrement. Et si vous pensez que la marche si rapide de ces foyers multiples, suppurant en quelques jours, est contraire aux habitudes de la tuberculose, retenez que chez le nourrisson cet argument devient caduc ; je vous l'ai déjà fait voir pour la tuberculose testiculaire[1], je vous le répète pour la tuberculose osseuse.

À la vitesse près, toutefois. L'évolution n'est pas à vrai dire aiguë, en ce sens qu'il ne se fait sur place aucune réaction phlegmoneuse proprement dite, qu'il ne se fait pas plus de réaction fébrile générale que dans une tuberculose osseuse quelconque. En fait, notre enfant actuel est apyrétique et semble toujours l'avoir été, dans les limites, au moins, où une famille apprécie la fièvre sans le secours du thermomètre.

III

Multiplicité, infiltration périostique diffuse quasi néoplasique, abcès rapide et volumineux, tels sont les caractères principaux que vous avez besoin de connaître, dont notre malade vous offre un si bel exemple. Il est encore intéressant en ce qu'il nous montre des localisations relativement fréquentes chez les enfants en bas âge, sur les os du rebord orbitaire, à la région temporo-malaire, sur les petits os longs de la main et du pied.

Les tout petits foyers superficiels, appelés « gommes scrofu-

1. Voy. leçon XXIII. p. 339.

leuses » cutanées ou sous-cutanées, sont encore une des lésions
les plus banales chez les nourrissons, et, par une prédilection
d'ailleurs inexpliquée, elles occupent surtout les membres inférieurs. Vous connaissez ces petits grains durs, enchassés dans le
derme, qui s'élargissent peu à peu, envahissent la peau devenue
violette, se ramollissent, se fistulisent et enfin ont coutume de
guérir — même plus souvent qu'on ne le croit, par résorption
sans fistule — sans avoir dépassé le diamètre d'une pièce de
50 centimes, et vous savez quelle valeur diagnostique considérable possèdent ces lésions pour établir qu'un nourrisson est
atteint de tuberculose.

Est-ce de cela qu'il s'agit chez notre enfant, à la région parotidienne ? Je ne le pense pas. La lésion cutanée extérieurement
visible, a tout à fait l'aspect de ces gommes scrofuleuses, mais son
ulcération centrale repose sur un petit ganglion parotidien. Cette
origine ganglionnaire, avec étalement sous-cutané en une sorte
de bouton de manchette, à tête large et violette, est la règle à la
face, même lorsque la lésion occupe le centre de la joue : elle
repose alors sur un de ces tout petits ganglions géniens dont
Poncet et ses élèves nous ont fait voir, depuis assez longtemps
déjà, toute l'importance pathologique.

Quant à l'origine de cette tuberculose ganglionnaire parotidienne, elle nous reste inconnue. Peut-être est-elle dans la tuberculose orbitaire aujourd'hui évidente et qui, sans doute, est restée
latente pendant assez longtemps, avant de se manifester ainsi
par un gros abcès à marche rapide. L'adénopathie, connue depuis
janvier, semble première en date, mais cela ne prouve rien.

Le pronostic local de toutes ces tuberculoses disséminées n'est
pas beaucoup influencé par l'âge du sujet : la rapidité avec
laquelle se forme l'abcès n'indique pas, en général, une tendance
plus grande que de coutume à un envahissement étendu ; après
fistulisation, ici inévitable, l'infiltration diffuse que je vous ai
décrite se résorbe d'ordinaire assez bien. Aux deux rebords orbitaires, même, c'est un des sièges où la tuberculose osseuse aboutit
plus souvent qu'ailleurs à la formation d'un séquestre, ce qui est,
après extraction, bien plus favorable à la cicatrisation que l'ostéite

raréfiante. Comme petite conséquence spéciale de cette tuberculose du rebord orbitaire, gagnant plus ou moins vers le plancher
de l'orbite, sachez qu'après guérison la cicatrice adhère à l'os et
dévie en ectropion la paupière inférieure.

Mais j'estime que chez notre malade nous n'avons pas à nous
occuper de cet inconvénient ; les chances de survie sont bien
minimes, car l'enfant est guetté par deux complications d'autant
plus fréquentes qu'il est plus jeune, la broncho-pneumonie et la
méningite.

Son hérédité n'est pas mauvaise, quoique son père, en ce
moment bien portant, ait eu une pleurésie, mais lui-même —
que son inoculation soit ou non d'origine paternelle — toussaille,
a de la fièvre sans cause connue depuis une pneumonie dont il a
souffert à l'âge de sept mois. Son tube digestif fonctionnait bien
et fonctionne encore bien, ce qui est une planche possible de
salut. Mais l'état général était médiocre lorsque débuta, il y a
deux mois, l'éclosion des foyers osseux multiples, à marche
rapide.

Maintenant il souffre toujours un peu, est grognon ; il ne paraît
pas avoir beaucoup maigri, mais il est d'une pâleur inquiétante :
mon pronostic, au total, est donc mauvais.

Les abcès ont dû être incisés, et non traités par l'injection iodoformée, impossible sans fistulisation à peu près immédiate en
raison de l'étendue sur laquelle la peau est rouge et amincie ; et
nous savons en outre, qu'elle ne réussit pas dans les abcès à
marche rapide. Mais je n'aborde que tout à fait accessoirement
ces points de thérapeutique, d'étiologie, ayant eu pour but à peu
près exclusif de vous mettre dans l'esprit quelques particularités
cliniques, au premier abord un peu déconcertantes.

OSTÉOMYÉLITES PROLONGÉES A FOYERS
MULTIPLES

I. — Notions théoriques générales sur l'ostéomyélite aiguë et prolongée.

II. — Hyperostoses chroniques du fémur et de l'humérus, avec fistule. Diagnostic avec la tuberculose osseuse ; intégrité des articulations voisines ; élimination spontanée de petits séquestres ; état infectieux du début.

III. — Formation de foyers secondaires presque simultanés pendant la période aiguë.

IV. — Évolution possible, à longue échéance, de foyers successifs torpides.

V. — Opérer d'urgence les ostéomyélites aiguës par trépanation mais non par résection de l'os. Ablation tardive des séquestres invaginés.

VI. — Résultat désastreux chez une femme traitée il y a douze ans par la résection immédiate.

Les deux malades que j'ai fait venir aujourd'hui souffrent d'ostéomyélites prolongées, l'un du tibia, l'autre du fémur, et ils présentent cette particularité commune d'avoir été atteints l'un dans les premiers jours de l'infection, l'autre tardivement, de foyers ostéomyélitiques secondaires.

Prolongation, foyers secondaires, tels sont les deux points que je veux mettre en relief. Mais pour bien saisir les détails, il est indispensable que vous ayez quelques notions générales sur l'anatomie pathologique de l'ostéomyélite. Je vais donc d'abord vous expliquer les rapports de l'inflammation avec le cartilage conjugal, puis la manière dont se comporte l'os mortifié.

I

Autrefois attribuée à une lésion du périoste, et nommée *périostite phlegmoneuse diffuse*, l'*ostéomyélite aiguë* est aujourd'hui rapportée à une lésion plus profonde, partant, sur le sujet en croissance, de la région appelée *bulbe de l'os* : qu'est-ce que ce bulbe ?

Tout os long est formé d'un corps ou diaphyse et de deux extrémités articulaires ou épiphyses ; et primitivement, pendant la période d'accroissement, dans chacune de ces trois régions est un point osseux spécial. On doit, en effet, au point de vue qui nous occupe, réunir en un bloc les points complémentaires dont l'union constituera chaque épiphyse. Entre la diaphyse et chaque épiphyse, la continuité est établie par un *cartilage* appelé *conjugal*, à cause de son rôle d'union, et c'est aussi un *cartilage d'accroissement*, si l'on veut, dans sa définition, mettre en vedette son rôle physiologique.

Car si l'os s'accroît en épaisseur par apposition de couches sous-périostées, il s'allonge par superposition de strates successives, horizontales, à la jonction entre l'os et le cartilage conjugal. Mais les expériences physiologiques ont démontré que le travail ossifiant est à peu près nul entre le cartilage et l'épiphyse, qu'il est vif au contraire entre le cartilage et la diaphyse : cette face diaphysaire du cartilage d'accroissement est le bulbe, prédisposé de par son activité fonctionnelle aux localisations d'infections pyogènes, ostéomyélitiques, aussi bien qu'aux localisations syphilitiques et mêmes néoplasiques.

Ce n'est pas tout : dans chaque os long, la presque totalité de l'allongement est fournie par un seul des cartilages. Au membre supérieur, les épiphyses utiles sont celles qui sont éloignées du coude, par conséquent la supérieure pour l'humérus, l'inférieure pour le radius et le cubitus. Au membre inférieur, au contraire, c'est auprès du genou que se donnent rendez-vous les deux cartilages fertiles. Dans ces épiphyses les points osseux apparaissent de meilleure heure, en outre ils se soudent plus tard à la diaphyse, en sorte qu'ainsi augmentée par ses deux bouts, la vie propre du cartilage épiphysaire est, à l'extrémité fertile de l'os, beaucoup plus longue qu'à l'extrémité opposée : activité supérieure, existence prolongée, voilà deux motifs pour que l'ostéomyélite de la croissance soit nettement plus fréquente sur les cartilages que je viens d'énumérer. Entendons-nous bien, je ne veux pas dire que l'ostéomyélite soit plus fréquente en bas du radius qu'en bas du tibia, mais que dans le radius elle est plus fréquente en bas qu'en haut : en haut qu'en bas, au contraire, dans le tibia.

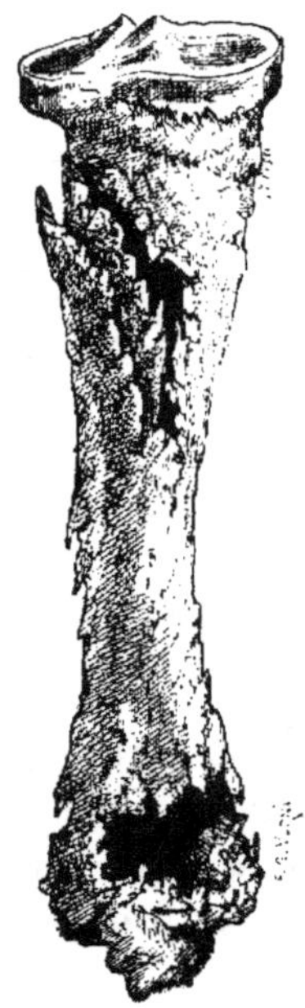

Fig. 59. — Os nouveau. Cavité séquestrale.

Partie du bulbe osseux, l'infection gagne tout à son aise la volumineuse moelle du canal médullaire central et quelquefois même l'envahit de bout en bout, d'où une *ostéite bipolaire* où les deux cartilages conjugaux sont pris. Mais la moelle n'est pas seulement dans le canal central : elle est partout où le tissu conjonctif mou à petites cellules entoure les vaisseaux, sous le périoste et dans les canaux de Havers. Ce tissu,

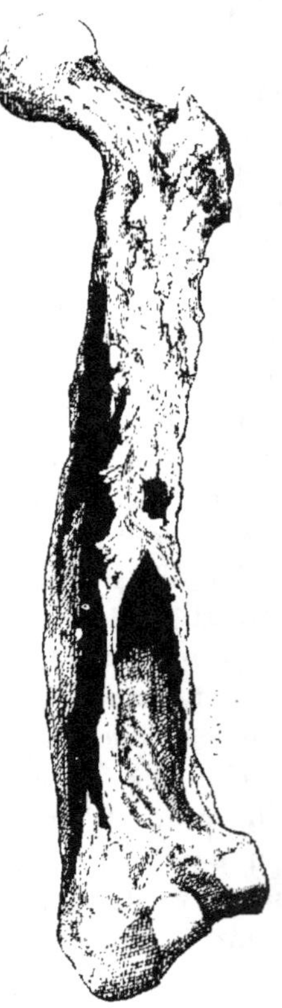

Fig. 60. — Os nouveau. Cavité séquestrale.

aux dépens duquel se nourrit par imbibition l'os calcifié, est seul susceptible de s'enflammer, et il gonfle en s'enflammant, il étrangle les vaisseaux nourriciers, en sorte que l'os privé de nourriture se mortifie ; la mortification de l'os s'appelle la *nécrose*.

Mais la nécrose n'a rien interrompu dans la continuité de la

diaphyse : c'est plus tard que, peu à peu, autour de la partie
nécrosée s'établit, comme autour de toute plaque de gangrène,
un sillon d'élimination où le tissu conjonctif proliféré ronge l'os
entre le mort et le vif. La partie morte se trouve ainsi libérée : à
la nécrose a succédé le *séquestre*. Mais en même temps le périoste
décollé et enflammé a réagi à sa ma-
nière, c'est-à-dire par ossification de
la couche sous-périostée, qu'avec Ollier les chirurgiens doivent, au point
de vue pratique, attri-
buer à la face profonde
du périoste plutôt qu'à
la face superficielle de
l'os. Cet *os nouveau
sous-périosté* entoure
l'os ancien, nécrosé,
en sorte que le *séques-
tre* se trouve *invaginé*.
Dans cette gaine qui
forme une *hyperostose*
plus ou moins volu-
mineuse, sont ouverts
quelques trous, les
grandia foramina de
Troja, par lesquels le
foyer infecté commu-
nique avec l'extérieur ;
mais ces orifices sont
insuffisants pour lais-

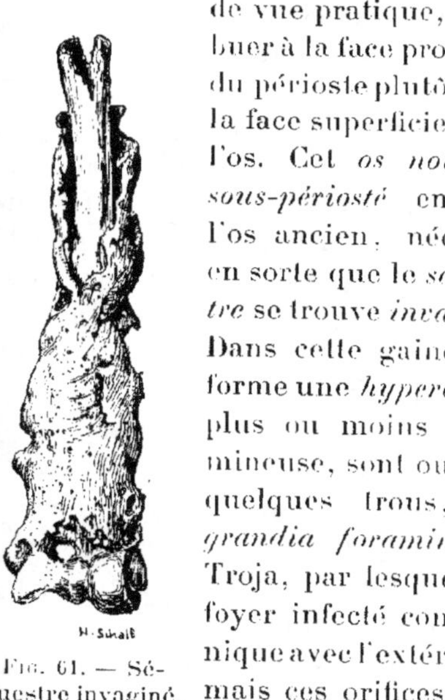

Fig. 61. — Sé-
questre invaginé.

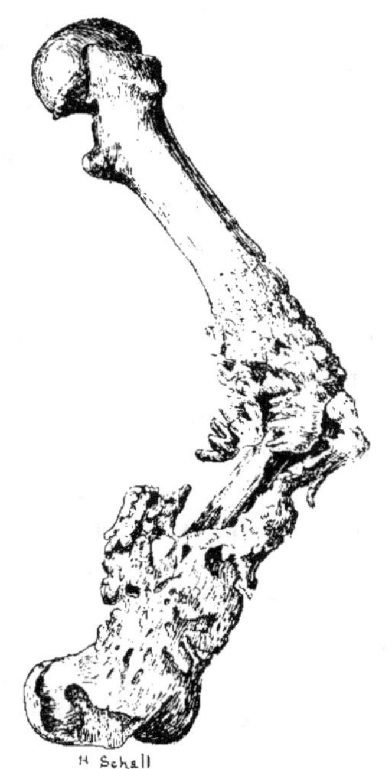

Fig. 62. — Séquestre invaginé.
Fracture de l'os nouveau.

ser passer autre chose que des parcelles osseuses, les gros
séquestres restent emprisonnés. D'où une impossibilité presque
complète de guérison spontanée par élimination de ce qui a été
malade ; d'où la nécessité, quand on opère, d'ouvrir d'abord
largement de nouveau pour avoir accès sur séquestres, pus et
fongosités, qui dépendent de l'os ancien.

A l'aide de ces données générales, nous allons comprendre

facilement l'histoire particulière des cas cliniques dont je veux vous entretenir.

II

Notre premier malade est un garçon de douze ans, qui porte une fistule ossifluente à l'extrémité inférieure du fémur droit, et, à l'extrémité supérieure de l'humérus gauche, une cicatrice soulevée par une bosselure fluctuante, à la place de laquelle existait une fistule il y a deux mois environ. Nous pouvons dire qu'il y a deux fistules, car dans quelques jours celle de l'épaule sera de nouveau ouverte.

Mais ne me suis-je pas un peu compromis en vous parlant sans discussion de fistules ossifluentes, avant toute exploration au stylet? D'une manière générale, cette exploration est inutile et sans elle vous avez le droit d'affirmer l'origine osseuse, quand vous avez sous les yeux l'aspect que vous présentent les lésions de notre malade.

D'abord, en effet, une fistule au niveau des membres ne peut guère venir que d'un os ou de ganglions : en haut et en arrière de l'humérus, en bas et en dedans du fémur, il n'y a pas de ganglions. Et par contre, tout de suite vous constatez que l'os est malade, car il est adhérent à la face profonde de la cicatrice déprimée sur laquelle s'ouvre la fistule, car, en second lieu, l'extrémité inférieure du fémur trahit à l'extérieur sa participation par une augmentation manifeste de volume.

Au premier abord, ce signe n'est pas très accentué, et je dois d'ailleurs reconnaître que, dans le cas particulier, il est relativement peu prononcé. Cependant, lorsque l'enfant est assis sur la table, bien en face de vous, les jambes pendantes, vous voyez que la cuisse droite est nettement plus grosse que la gauche, et quand à l'inspection vous faites succéder la palpation, vous sentez qu'à gauche, avant d'arriver au fémur, vous devez pincer entre vos doigts une forte masse musculaire, tandis qu'à droite vous n'êtes séparés de la surface fémorale que par une mince couche de quadriceps.

Enfin, même si l'hyperostose faisait défaut, nous pourrions être certains que les fistules viennent de l'os, car des deux sont sorties spontanément, à diverses reprises, des lamelles nécrosées qui sont un certificat d'origine incontestable.

Dès la première question, vous apprenez que ces deux fistules sont anciennes, correspondent à une lésion chronique : elles ont trois ans et demi de date. Aussi, vous devez envisager l'hypothèse d'une altération tuberculeuse du squelette, ce qui va bien avec deux données : chronicité, multiplicité. Mais en quelques secondes vous devez avoir renoncé à cette opinion.

D'abord, vous voyez, aussi bien au fémur qu'à l'humérus, que les incisions et fistules siègent nettement vers la diaphyse et non point vers l'épiphyse. A la cuisse gauche, il y a une incision en dedans, une en dehors, et celle-ci seulement est fistuleuse : elles sont toutes deux fort au-dessus des condyles. A l'humérus existe en arrière et en haut une cicatrice verticale soulevée par une bosselure grosse comme une noisette, rouge, fluctuante, douloureuse à la pression ; pour celle-là, quoique cependant elle soit au-dessous de la tête, vous pourriez hésiter ; mais en avant est une cicatrice arrondie, trace d'un trajet spontanément fermé, qui siège à peu près à la hauteur du V deltoïdien. Cela va bien avec ce que je vous ai dit, dans mon préambule d'anatomie pathologique, sur le siège initial des lésions à la face diaphysaire du cartilage conjugal, avec progression vers la diaphyse qui se nécrose. L'ostéite tuberculeuse, au contraire, affectionne plutôt les épiphyses et quand, auprès du genou, de l'épaule, existent de vieilles fistules, il est de règle que le processus ait envahi la synoviale voisine, qu'il se soit constitué une ostéo-arthrite fongueuse. Or ici les deux articulations sont parfaitement saines et souples : cette intégrité n'est pas constante au cours de l'ostéomyélite, mais quand vous l'observez, elle vous fournit, comme dans le cas actuel, un argument important pour l'ostéomyélite, contre la tuberculose.

De plus, vous avez sous les yeux les esquilles auxquelles ont donné issue les trajets fistuleux. Or l'élimination spontanée de séquestres, fréquente au cours de l'ostéomyélite, est rare dans la tuberculose : et en outre les séquestres sont des lamelles diaphysaires minces, blanches, dures, compactes, pointues, découpées et perforées en dentelle. Cet aspect ne laisse pas de place au doute : ce n'est pas celui des séquestres poreux, spongieux, grisâtres de la tuberculose, c'est celui des séquestres de l'ostéomyélite.

Voilà ce que vous voyez aujourd'hui, indépendamment de tout interrogatoire, et cela vous suffit pour une quasi-certitude : avec deux ou trois questions sur l'évolution du mal, votre certitude va devenir absolue, car vous allez apprendre que l'histoire du début a été, sans contestation possible, celle d'une ostéomyélite aiguë.

Le 24 avril 1898 l'enfant, délicat jusque-là, mais bien portant, est rentré de l'école en se plaignant d'une douleur au genou qui le faisait boiter ; le lendemain il a gardé la chambre, mais non le lit, et le surlendemain on l'a purgé. Déjà cependant il souffrait davantage ; puis la région a gonflé, est devenue douloureuse au toucher, la fièvre s'est allumée, l'appétit a disparu, et c'est après une nuit d'agitation, de délire, que le malade nous a été apporté, le 29 avril, à l'hôpital Trousseau.

Ce début fébrile rend le diagnostic assuré, et cela, joint à l'état local actuel, nous permet de remonter à l'origine vraie du mal, car tuberculose ou syphilis ont, sauf exception, un début insidieux, une évolution torpide, on ne peut préciser quel jour a commencé la lésion. Et, permettez-moi d'ajouter, rétrospectivement, qu'à cette période initiale un temps précieux a été perdu, faute, pendant les cinq premiers jours, d'un diagnostic précis. On semble avoir cru, d'abord, à une arthrite, à un rhumatisme peut-être, et si, dans l'espèce, le retard n'a pas eu de conséquence mortelle, souvent il n'en sera pas ainsi et vous ne sauverez la vie du sujet que si vous opérez dès les premières heures, si vous luttez de vitesse avec le mal. Or, le diagnostic avec le rhumatisme est aisé, au genou tout au moins, car la douleur à la pression est vive, en cas d'arthrite, sur l'interligne articulaire et sur la synoviale, en cas d'ostéomyélite, sur la ligne dia-épiphysaire : et au genou plusieurs centimètres séparent ces deux lignes, le cartilage conjugal étant franchement au-dessus des condyles. Et, dans cette étude de la douleur par pression localisée, ayez soin, pour éviter toute cause d'erreur, d'appuyer non pas seulement sur la région phlegmoneuse, mais au point diamétralement opposé, là où rien ne paraît extérieurement enflammé : le cartilage entier a subi, en effet, des altérations sérieuses; et quand vous trouvez, sur un os, une douleur aux deux bouts du diamètre, il faut bien que vous invoquiez, pour l'expliquer, quelque chose qui traverse de part en part; ce quelque chose ne peut être que le cartilage conjugal.

Lorsque je vis l'enfant, l'évidence clinique était parfaite : fièvre à 39°7 avec état infectieux des plus alarmants, délire continuel, gonflement du tiers inférieur de la cuisse, en dehors surtout, avec fluctuation à trois travers de doigt au-dessus du condyle externe; c'était plus qu'il n'en fallait pour reconnaître une ostéomyélite des mieux caractérisées, pour être conduit, par conséquent, à inciser l'abcès et à trépaner largement l'os, dont le canal médullaire contenait du pus. Et le pronostic devait être très réservé, car le pouls battait à 160, les urines étaient légèrement albumineuses.

Je passe sur ces questions de pronostic et de traitement, malgré leur importance capitale, car le but de ma leçon est avant tout d'attirer votre attention sur le foyer d'ostéomyélite qui s'est produit secondairement dans la tête de l'humérus gauche. En effet, immédiatement ou au bout d'un temps variable, ces ostéomyélites à foyers multiples prêtent à quelques considérations pratiques intéressantes. Le malade dont je vous ai parlé jusqu'à présent est un exemple d'infections multiples immédiates, où la lésion humérale a été contemporaine, ou à peu près, de la fémorale.

Après ma première opération, il y eut le soir et le lendemain matin une amélioration notable, avec température à 39°4 et 39 degrés, et cela persistait le 1er mai, quoique le thermomètre eût marqué 40°2 et 39°6. Puis, le 2 mai, le délire ayant repris, la langue étant sèche, une douleur se manifesta à l'épaule gauche; le 6 mai ce fut le tour de la jambe gauche en haut. Pendant ce temps la température avait un peu baissé : du 30 avril au 2 mai, elle avait atteint 39°8 le matin et 40°4 le soir; du 2 au 6 mai elle oscilla de 38°5 à 39°5, soit une différence moyenne d'environ un degré. Mais l'état général restait des plus graves. Malgré tout le soin que je mis alors à surveiller les points du squelette devenus douloureux, pendant tout ce temps je n'y trouvai ni gonflement, ni circulation veineuse exagérée, ni rougeur, ni œdème, ni empâtement, rien en un mot qui m'incitât à opérer, et c'est le 7 mai seulement qu'une double lésion se manifesta : un abcès gros comme une noix, fluctuant, sans réaction phlegmoneuse, soulevait la région scapulaire derrière la tête de l'humérus et il en sortit un pus épais, jaune, rougeâtre; en outre, aux deux bases, l'auscultation du poumon faisait entendre des râles sous-crépitants humides avec un souffle broncho-tubaire à droite. Ce fut, heureusement, l'apogée des accidents : le 8, au matin, la température était de 38°6 et elle y resta le soir; le 9, elle marqua 38°4 et 38°2; du 10 au 15 elle atteignit 38 degrés le soir, puis elle oscilla entre 37 degrés et 37°8 et elle en était là lorsque, en bonne voie de guérison, l'état général s'étant bien relevé et les plaies ayant bon aspect, le malade fut repris par ses parents.

En interrogeant une famille profane après plusieurs mois de maladie, vous n'obtiendriez certes pas des renseignements aussi précis que ceux de ma fiche hospitalière : mais il est impossible qu'une maladie semblable, et même moins aiguë, échappe à vos investigations. Je mets à part, pour aujourd'hui, les cas d'ostéomyélite chronique d'emblée, et je pense vous avoir fait comprendre comment, d'une fistule ossifluente chronique vous pouvez remonter à l'ostéomyélite aiguë initiale. Pour tirer de notre malade tous les enseignements qu'il comporte, j'ai à reprendre, dans l'histoire que je viens de résumer, ce qui a trait aux foyers infectieux secondaires.

III

L'ostéomyélite est, à vrai dire, une infection générale, pyohémique, capable de tuer un enfant en quelques jours, j'allais dire en quelques heures: et quand alors on pratique l'autopsie, il est fréquent, de règle même peut-être, que l'on trouve des foyers infectieux multiples, véritables infarctus pyohémiques dans les viscères, dans les séreuses, dans des os plus ou moins nombreux. Dans ces cas, qui seuls vont m'occuper, les lésions osseuses secondaires peuvent devenir aussi graves, aussi étendues que celle du point initial et principal, mais souvent aussi l'attaque est moins intense localement, s'accompagne de moins de réaction générale. La disproportion a été grande, chez notre enfant, entre l'état du fémur et celui de l'humérus, et un observateur peu familier avec les habitudes de l'ostéomyélite aurait volontiers cru à un abcès insignifiant des parties molles : de fait, la réaction osseuse a été assez légère pour que, chez un enfant qu'il fallait ébranler le moins possible en raison de la broncho-pneumonie, j'aie cru devoir m'en tenir à un simple coup de bistouri dans la petite collection, sans chloroformiser le sujet pour aller examiner l'os et le trépaner au besoin. Mais j'étais bien sûr que là-dessous l'os était malade : opinion démontrée exacte par la persistance de la fistule, par l'ouverture d'un trajet vers la pointe du V deltoïdien, enfin par l'élimination d'un petit séquestre, il y a deux mois environ. Cette élimination a été suivie de la cicatrisation de l'orifice qui suppurait depuis trois ans et demi : fermeture temporaire, car l'abcès actuel vous prouve que dans le fond tout n'est pas fini.

Il est certain que ces foyers secondaires exigent une intervention rapide, sitôt que du pus est formé dans l'os ou sous le périoste, mais la détermination opératoire est quelquefois délicate à prendre. Le début de ces embolies pyohémiques dans le squelette est marqué par une douleur vive et localisée, spontanée et à la pression. Mais si cette souffrance est bien révélatrice d'une menace d'ostéite, d'une *ostéomyélite larvée* comme disent, de façon peut-être un peu impropre, Poncet (de Lyon) et son élève Mialaret, cela ne veut pas dire qu'il faille, sur ce seul symptôme, trépaner l'os ; une opération toujours un peu longue, exigeant la chloroformisation, ne doit pas être entreprise à la légère sur un sujet gravement infecté, dont les reins fléchissent, dont le poumon est en imminence morbide, si même il n'est déjà enflammé. Or. vous avez appris, par l'histoire de notre malade, que l'embolie septique annoncée par la douleur est susceptible de résorption. Vous devrez donc surveiller attentivement la région de l'œil et du doigt, être à l'affût du moindre signe d'abcès, d'inflammation. Et que votre surveillance ne soit pas limitée aux points douloureux : car à côté de cette forme à début nettement marqué, il en est une autre où, sans douleur, sans rougeur, sans empâtement, se collecte un abcès presque froid, dont les symptômes légers sont d'autant plus facilement masqués que l'état général du sujet est plus gravement compromis.

Douloureux ou non, trahis ou non par une poussée thermique, ces abcès osseux secondaires se forment souvent avec une rapidité étonnante, comme ces *abcès soudains* que décrivait Delpech. Aussi, pour les déceler à temps, devrez-vous, chez tout sujet opéré d'ostéomyélite aiguë, passer matin et soir la revue de toutes les épiphyses accessibles à l'œil, à la pression, à la palpation. Examinez en même temps les urines, auscultez et percutez le cœur et les poumons, car sans cela vous méconnaîtrez les néphrites, pleurésies, pneumonies, endocardites, péricardites dont l'ostéomyélite se complique souvent.

Pour les lésions viscérales, c'est surtout une manière d'établir un pronostic raisonné, car il est bien rare d'arriver au succès après drainage d'une pleurésie et surtout d'une péricardite suppurées ; mais il y a quelques cas de guérison, donc vous devez opérer. Quant à l'indication opératoire, lorsque existent des foyers osseux multiples, elle est encore plus formelle : le pronostic est sévère, mais non désespéré. Notre malade a guéri après avoir eu deux os pris, les reins, le poumon ; et voici un exemple à foyers encore plus nombreux.

Le 30 septembre 1891, j'ai reçu, venant d'un service de médecine, où pendant vingt-quatre heures on l'avait soigné pour un rhumatisme articulaire aigu, un garçon auquel j'ouvris successivement des foyers sur l'extrémité inférieure du tibia gauche, sur la tête de l'astragale droit, sur le radius gauche en bas, sur le fémur droit en bas, sur la tête du péroné gauche, sur le deuxième métatarsien droit. Dans tous les foyers, on trouva le staphylocoque doré : et je dois ajouter que tous se fermèrent vite, avec des cicatrices non adhérentes, sans hyperostose ; seul le tibia gauche resta fistuleux et dut être évidé.

C'est encore pour un rhumatisme articulaire aigu de l'épaule —
vous voyez que même à l'hôpital l'erreur dont je vous parlais
tout à l'heure n'est pas rare — qu'une fille de douze ans fut
soignée au salicylate de soude du 6 au 9 novembre 1895; et, en
passant, notez ce fait intéressant, que cinq semaines auparavant
l'enfant avait eu de l'impétigo du cuir chevelu, que le 7 novembre
elle eut une angine aiguë à staphylocoques. Je lui trépanai l'extrémité supérieure de l'humérus, puis, le 12 novembre, la malléole externe droite, avec arthrotomie tibio-tarsienne. En même
temps existaient des douleurs, qui n'aboutirent à rien, aux deux
extrémités du fémur droit, puis à la partie antérieure de la crête
iliaque droite; en ce dernier point j'opérai le 18 novembre parce
qu'il y avait un peu de gonflement, mais je ne trouvai aucune
lésion de l'os.

Après cela, il n'y eut plus rien de neuf jusqu'à la fin de
novembre et l'enfant alla bien, fut presque sans fièvre. Mais vers
le 29 ou 30 novembre, elle commença à se plaindre d'une douleur de tête bien limitée dans la fosse temporale droite; et le
1er décembre la température monta à 38°6, pour y rester le
2 décembre matin, en même temps, la céphalalgie était vive,
l'état général mauvais. Mais localement un seul signe était appréciable : la douleur localisée à la pression, à la partie supérieure de
la fosse temporale.

Ce signe était-il une indication opératoire suffisante? En l'absence de toute autre lésion viscérale ou osseuse expliquant la
recrudescence des symptômes généraux, je me décidai pour l'affirmative, j'enlevai au crâne une large rondelle, quoique périoste
et os fussent extérieurement tout à fait normaux, et j'eus le bonheur de trouver une cuillerée à bouche de pus entre l'os et la
dure-mère. Le 18 juin 1896, l'enfant quittait l'hôpital guérie,
sans fistule, de ces ostéomyélites multiples à staphylocoques.

Ces quelques observations vous feront retenir de quelle utilité
est une surveillance attentive et très fréquente de tous les os
pour ouvrir vite les foyers successifs; et la dernière vous est un
exemple de ces abcès qu'il faut deviner à l'intérieur des cavités
viscérales. Là, j'ai eu le diagnostic heureux, mais je relève dans

mes notes deux cas où des foyers, venant de la face interne du bassin, d'une côte, furent des trouvailles d'autopsie.

<h1 style="text-align:center">IV</h1>

Cela dit sur les ostéomyélites aiguës à foyers multiples simultanés ou à peu près, revenons un peu sur les poussées douloureuses, localisées, d'ostéomyélite larvée. Car si les douleurs annoncent souvent une suppuration prochaine, si, au contraire, elles peuvent être l'indice d'une embolie osseuse destinée à la résorption spontanée complète, dans certains cas intermédiaires elles peuvent évoluer à longue échéance, soit sous forme d'une ostéomyélite secondaire, d'emblée lente et chronique, soit avec les allures d'une ostéite aiguë, mais très tardive. Le deuxième malade que je vais vous montrer est un exemple de ces foyers secondaires, à la fois tardifs et chroniques.

C'est un enfant de huit ans et demi qui, le 2 février 1901, me fut apporté à l'hôpital au dixième jour d'une ostéomyélite aiguë de l'extrémité inférieure du tibia droit, avec un gros abcès sous-périostique décollant presque toute la face interne, avec participation de l'épiphyse supérieure : je dus faire une incision longue de 30 centimètres, et trépaner l'os à ses deux extrémités. Pendant quinze grands jours la fièvre fut ardente et le pronostic des plus réservés, mais enfin tout s'arrangea.

L'enfant allait bien, était à peu près apyrétique, lorsque le 25 mars, soit deux mois après le début de l'infection, la température monta à 40 degrés, et le 27 survinrent des douleurs à l'extrémité inférieure du fémur droit. Le 12 avril elles étaient calmées, et l'os était resté normal : mais je m'aperçus alors qu'à la main gauche une tumeur dure, grosse comme un œuf de pigeon, douloureuse à la pression, faisait corps avec les faces dorsale et externe du cinquième métacarpien; et l'enfant, qu'aucune souffrance n'avait inquiété, ignorait la date exacte du début. Mais je ne crois pas que son ancienneté ait alors été bien grande, car sa découverte a coïncidé avec d'autres manifestations osseuses : après la fièvre du 25 mars et la douleur fémorale droite du 27 mars il y eut, du 19 au 25 avril, des douleurs semblables à gauche, sur la tête du péroné et sur le condyle interne du tibia. Je suis donc porté à admettre qu'une série d'embolies septiques ont été mises en liberté, sans qu'on sache pourquoi, pendant cette période, après plusieurs semaines de calme. Et j'ajouterai que ces disséminations, terminées ou non par suppuration, peuvent être plus tardives encore : voici trois observations à l'appui de cette assertion. Par un hasard singulier, toutes trois ont trait à des poussées secondaires au niveau du coude.

Un garçon de cinq ans entra le 25 novembre 1896 à l'hôpital pour une ostéomyélite tibiale inférieure datant du 15 octobre et spontanément ouverte après intervention non opératoire d'un médecin, d'un rebouteux, puis d'une rebouteuse ; après débridement large, j'enlevai un séquestre long de 12 centimètres. Le 26 janvier, soit au bout de trois mois, douleurs vives au coude droit, exaspérées par les mouvements communiqués et par la pression sur la face postérieure du condyle huméral. Du 10 au 12 février, l'articulation redevint indolente et libre, mais il y persistait des craquements dans les mouvements de pronation et de supination, lorsque, le 25 février, l'enfant nous quitta, guéri sans fistule de la lésion tibiale ; du 24 au 28 janvier avait eu lieu une légère poussée de fièvre, avec maximum à 38 degrés le 25 au soir.

Le délai fut de seize mois chez un garçon de douze ans auquel, le 18 juin puis le 17 octobre 1893, j'avais extrait des séquestres de l'extrémité inférieure du fémur droit, malade depuis septembre 1892 ; le 5 janvier 1894 se déclara dans le coude droit une poussée d'arthrite aiguë, calmée en huit jours sans avoir suppuré, mais réveillée du 1er au 10 février.

Chez un garçon de dix-huit ans, enfin, il s'écoula dix mois entre le début d'une ostéomyélite de l'extrémité inférieure du tibia droit et une arthrite subaiguë du coude droit, avec raideur progressive et hyperostose inégale de la région condylo-épicondylienne ; en dedans, sur l'épitrochlée, on voyait une cicatrice punctiforme, trace d'un orifice qui avait donné issue à un petit séquestre et n'avait, paraît-il, suppuré qu'un seul jour.

D'après l'histoire clinique de ces malades, j'admets volontiers des embolies tardives; mais je suis loin de rien affirmer, car voici une observation où vous saisissez le lien entre un foyer tardif et une embolie précoce. C'est celle d'un garçon de douze ans et demi que j'opérai le 18 janvier 1895, au sixième jour d'une ostéomyélite aiguë, à staphylocoques, de l'extrémité inférieure du tibia droit. Le 19 janvier, il souffre à l'angle inférieur de l'omoplate gauche et au coude droit, le 25 janvier au condyle interne du tibia droit. Le 2 février, une arthrite purulente du genou nécessite l'arthrotomie, puis le 11 février il faut évider le condyle tibial. Le 5 juin, je dois trépaner l'extrémité inférieure du tibia gauche, et enfin le 31 août, — c'est là que je voulais en venir. — le coude droit, silencieux depuis le 19 janvier, devient tout à coup douloureux, avec formation remarquablement rapide d'un abcès au fond duquel l'olécrâne était dénudé.

Cette dernière observation vous démontre qu'il n'y a aucune relation entre la rapidité de la suppuration et le temps pendant lequel, après une menace, un foyer secondaire est resté assoupi, latent même. Que le sommeil soit court ou qu'il soit long, l'inflammation terminale sera indifféremment chronique ou aiguë, produisant tantôt une simple hyperostose, tantôt un abcès torpide, tantôt de simples craquements articulaires, tantôt un abcès chaud et soudain.

Chez notre malade, l'ostéomyélite du 5ᵉ métacarpien est tout à fait froide. Je l'ai jugée telle dès le premier jour, et à ce moment je n'ai pas opéré : d'abord, parce que rien ne me démontrait qu'il y eût du pus; ensuite parce que, sans aucun danger pour le patient, je voulais voir ce qui allait se passer. Et j'ai vu, sans fièvre, sans douleur spontanée, l'os grossir peu à peu; sur lui se sont soulevées deux bosselures un peu sensibles à la pression localisée. Mais c'est à peine si, il y a huit jours, l'aspect différait de ce qu'il était en avril. Il y a quatre jours seulement, le 19 novembre, sur une des bosselures devenue fluctuante, la peau

a pris une teinte rouge violacé, et sous peu je vais intervenir
pour ouvrir largement l'abcès et évider l'os malade [1].

V

Ainsi, une fois reconnu et traité le foyer initial et principal
d'une ostéomyélite, tout n'est pas dit sur l'invasion du mal : non
seulement pendant les premiers jours vous devez rechercher avec
un soin extrême les embolies pyohémiques, osseuses ou autres,
mais encore pendant de longs mois vous ne serez pas en droit
d'affirmer que votre malade est à l'abri de toute lésion nouvelle.

Cela déjà doit faire réserver le pronostic, une fois passé le
danger de mort toujours à craindre pendant les premières
semaines. Mais le pronostic à longue échéance est surtout assombri
par les accidents de l'ostéomyélite prolongée. De ces accidents
je ne vous dirai que très peu de chose aujourd'hui; ils méritent
les honneurs d'une leçon. Mais les deux malades que vous venez
d'examiner prêtent à quelques considérations rapides.

Sur le second, atteint d'ostéomyélite du tibia, la cicatrisation
complète est aujourd'hui obtenue, et il est permis d'espérer — je
ne dis pas d'assurer — qu'elle se maintiendra. Cela a été long, car,
malade depuis le 2 février, l'enfant n'a été guéri qu'il y a quelques
jours : et c'est un cas relativement heureux.

Le traitement a été le suivant : le 2 février, j'ai d'*urgence, à
neuf heures du soir*, ouvert de bout en bout l'abcès sous-périosté
et trépané à ses deux extrémités le canal médullaire plein de pus
sur toute sa longueur : il y avait ostéite bipolaire. Je me suis bien
gardé de recourir à la résection immédiate de l'os dénudé, quoi-

---

1. Le 25 novembre, j'ai tracé sur le bord interne de la main une incision lon
gitudinale qui a ouvert deux bosselures contenant des fongosités violacées et
fort peu de pus. Dans les fongosités était en liberté un séquestre très étroit,
friable, long de 2 centimètres. La face dorsale du 5e métacarpien était dénudée
sur sa partie moyenne; l'os friable, rouge, a été à ce niveau effondré à la curette
et évidé. La cicatrisation a été rapide. Quelques mois après, j'ai soigné l'enfant
pour une poussée suppurée, mais bénigne, à l'extrémité supérieure du fémur
gauche.

qu'on ait prétendu que c'était le meilleur procédé pour parvenir, en peu de temps, à la guérison sans fistule. Cette pratique a le défaut que souvent on sacrifie de l'os dans lequel la vitalité peut revenir : mais dans ce cas particulier, j'étais à peu près sûr — et l'événement m'a donné raison — que toute la diaphyse tibiale était frappée de mort. Si donc je ne l'ai pas enlevée tout de suite, préférant exposer l'enfant aux ennuis d'une suppuration prolongée, dans un os qui toujours se vide mal, c'est parce que la résection immédiate donne, en fin de compte, de mauvais résultats fonctionnels.

Autour de la diaphyse nécrosée, vous ai-je dit dans mon préambule, tandis que s'opère la séquestration, le périoste décollé et enflammé réagit ; entre lui et l'os ancien se forme un os nouveau plus ou moins épais, qui sans doute a l'inconvénient d'enfermer dans la profondeur des produits septiques et des séquestres, de favoriser la prolongation des accidents inflammatoires dans l'os ancien, mais qui a le grand avantage d'assurer la continuité du levier osseux lorsque — ce qui n'est pas rare — la nécrose interrompt sur toute sa circonférence celle de l'ancienne diaphyse. Grâce à ce tuteur périphérique, le membre conserve toute sa solidité et toute sa longueur : mieux vaut une hyperostose, même avec quelques fistules, qu'un membre ballant. Or, après résection immédiate, chez l'enfant, il est de règle que la régénération osseuse n'ait pas lieu, et à plusieurs reprises j'ai vu des patients, opérés par d'autres chirurgiens, porteurs de membres flasques, incapables de tout service.

Il faut donc attendre que les séquestres se soient mobilisés, qu'autour d'eux se soit constituée l'hyperostose, ce qui demande au moins trois mois ; et l'on va alors, ouvrant une large gouttière dans l'os nouveau, évider aussi complètement que possible les parties malades, nécrosées, cariées, fongueuses de l'os ancien. C'est ce que j'ai fait le 28 juin dans le tibia de l'enfant ici présent : à cette date les séquestres n'étaient pas encore entièrement libérés, et le 19 juillet le bord externe du tibia s'est spontanément détaché. La gouttière ouverte occupait toute la longueur de la diaphyse, et aujourd'hui, en cinq mois par conséquent, la régénération osseuse est complète : le membre porte facilement le malade, et dans quelques semaines la boiterie sera insignifiante : il n'y a plus ni fistule ni point douloureux à la pression.

Une opération semblable est indiquée dans le fémur et dans l'humérus de notre premier malade, et même il y a longtemps qu'elle aurait dû être pratiquée : je n'ai revu qu'il y a quelques jours cet enfant, perdu de vue pendant trois ans et demi. Après-demain j'inciserai la cuisse sur sa face externe, en passant par la fistule, et j'éviderai l'os comme je viens de vous le dire. Mais, tout en sachant qu'après ablation de séquestres dans le bas du fémur la guérison peut être rapide et complète, je réserverai le pronostic bien plus que pour le tibia. Au tibia, en effet, l'ouverture large, tout le long de la face interne, est bien plus facile qu'au fémur. En outre, dans le fémur bien plus que dans le tibia, avec les séquestres coexiste, dans le bas de la diaphyse et dans l'épiphyse, un processus d'ostéite raréfiante, fongueuse : or, l'évidement de ce tissu spongieux infecté est loin d'être radical comme le nettoyage d'une cavité séquestrale diaphysaire. Un peu partout on peut observer de ces ostéomyélites incurablement fistuleuses : l'extrémité inférieure du fémur est leur lieu d'élection.

En toute occurrence, néanmoins, il faut opérer, parce qu'avec cette ostéite rebelle la coexistence de séquestres est la règle : et les séquestres ici sont parfois fort graves, car on en a vu causer la mort par hémorragie après ulcération de l'artère poplitée contre leur pointe saillante à travers les *grandia foramina*. D'autre part, dans le cas actuel, l'état local me permet de porter un pronostic relativement favorable. En effet, à l'humérus aussi bien qu'au fémur, l'hyperostose est légère, assez pour ne gêner en rien, par déformation des surfaces articulaires, le fonctionnement des jointures voisines. Je ne crois donc ni à une désorganisation fongueuse profonde de l'épiphyse, ni à une nécrose considérable de la diaphyse, dont l'hyperostose serait trop faible pour assurer la solidité. Et cela va tout à fait bien avec ce que nous a appris, lors de la poussée aiguë, l'examen bactériologique : l'infection était due au streptocoque. Or, j'aurai l'occasion d'y revenir quand je vous parlerai de l'ostéomyélite aiguë des nouveau-nés, si l'infection à streptocoques est plus sévère que celle à staphylocoques au point de vue du pronostic vital immédiat, elle est moins ennuyeuse au point de vue de ses conséquences locales éloignées : elle est caractérisée par moins d'hyperostose, moins de séquestres, moins de fongosités profondes. C'est ce que l'état de l'hyperostose me fait espérer chez notre malade [1].

VI

La femme que le hasard a amenée, pour ses couches, dans le service, et auprès de laquelle M. Pinard vient de nous conduire va, pour son malheur, servir de preuves à mes assertions de tout à l'heure.

D'abord, quoique l'élève du service chargé de prendre l'observation ait parlé de fracture ancienne, j'affirme qu'il s'agit d'une ostéomyélite, et cela va me permettre de vous expliquer un petit point de diagnostic.

La malade, invitée à raconter ce qui lui est arrivé, dit qu'il y a douze ans, à l'âge de neuf ans, elle a fait une chute de voiture, qu'elle s'est cassé la jambe et qu'on a dû l'opérer au bout de quelques jours. Et votre camarade a ajouté foi à ce récit. Mais la simple inspection du membre m'a mis en défiance.

J'ai vu, en effet, une jambe plus courte de 12 centimètres que celle du côté opposé, incurvée à concavité interne, parcourue dans toute sa longueur, en dedans et en avant, par une cicatrice longitudinale portant les traces transversales d'une suture qui a suppuré. A la palpation le tibia est absent, seul le péroné existe.

Un résultat semblable, après une fracture de jambe même très compliquée, chez un enfant, je n'en ai jamais ni eu ni vu, et tout de suite j'ai posé à la malade deux questions :

---

[1]. L'opération a été pratiquée le 25 novembre 1901. Je n'ai eu à traverser que 5 ou 6 millimètres d'os nouveau, sous lequel il n'y avait que de petits séquestres lamellaires, entourés de l'ancienne diaphyse éburnée, non nécrosée. A l'humérus, la fistule conduisait derrière le col dénudé, mais dur, que je n'ai pas cru devoir évider.

— Y a-t-il eu une plaie à la jambe au moment de la fracture?

— Avez-vous pu marcher après l'accident?

La malade m'a répondu qu'elle n'avait pas eu de plaie : donc l'hypothèse de nécrose après fracture compliquée devenait impossible. Elle a ajouté qu'elle avait, tout en souffrant, marché pendant quelques jours, puis que s'était déclaré de la fièvre, et qu'alors on l'avait opérée.

De la sorte tout s'éclaire : il n'y a jamais eu de fracture, mais une ostéomyélite aiguë, avec infection générale qui paraît avoir été grave. Cette ostéomyélite a été traitée par la résection de la diaphyse tibiale, et le résultat est désastreux. La malade marche, me dit-on, sans béquilles; elle a la chance que son péroné, tout en s'incurvant, ait assez de force pour supporter le poids du corps. Mais de régénération tibiale il n'y a pas trace, et cela concorde tout à fait avec ce que j'ai vu sur d'autres malades traités par ce procédé. Par la méthode, moins brillante mais plus sûre, que je vous ai recommandée, je n'ai jamais eu de résultat pareil.

Peut-être, malgré ce que je viens de vous dire, douterez-vous de mon diagnostic : regardez l'autre jambe, et tout de suite vont vous sauter aux yeux deux cicatrices blanches, arrondies, adhérentes à la face interne du tibia, l'une en haut, l'autre au milieu. Et la malade raconte que des abcès, qu'on s'est borné à ouvrir sans rien réséquer, sont venus en même temps que celui de l'autre jambe. C'est la signature indéniable de l'ostéomyélite à foyers multiples, et je regrette qu'on n'ait pas traité la jambe gauche comme la jambe droite.

DIX-NEUVIÈME LEÇON

OSTÉOMYÉLITE CONSÉCUTIVE A LA FIÈVRE TYPHOIDE

I. — Ostéite suppurée subaiguë de l'extrémité inférieure du tibia. Fièvre typhoïde douteuse il y a deux mois. Confusion possible avec l'état infectieux de l'ostéomyélite aiguë. La lésion osseuse est en général tardive, mais elle peut survenir dès les premiers jours de la dothiénentérie. Difficultés du diagnostic clinique lorsque l'ostéite survient au bout de plusieurs mois ou même de plusieurs années. Analogie fréquente avec un abcès froid ossifluent tuberculeux. Preuve bactériologique.

II. — Diagnostic entre l'ostéite et certaines lymphangites profondes chez les typhiques convalescents.

III. — Bénignité du pronostic local. Guérison sans accidents d'ostéomyélite prolongée. Possibilité de séquestres superficiels et d'extraction facile.

De tous temps les cliniciens ont connu, diagnostiqué et traité les complications osseuses de la fièvre typhoïde. Mais dans leurs descriptions ont persisté jusqu'à ces dernières années quelques contradictions, qui tenaient à deux motifs : d'abord à la confusion possible entre la dothiénentérie et certaines autres maladies infectieuses; ensuite, à la diversité possible de ces inflammations osseuses.

Du diagnostic de la fièvre typhoïde elle-même je vous parlerai tout à l'heure, et on est arrivé à l'établir de façon assez claire sans le secours de la bactériologie. Quant à la différenciation entre plusieurs variétés d'ostéomyélite, elle a, au contraire, exigé ce concours.

Il a fallu, en effet, que l'on connût la nature microbienne de l'ostéomyélite, que l'on commençât à avoir quelques notions sur les particularités propres à l'infection osseuse par tel ou tel microbe, pour que l'on pût individualiser l'ostéomyélite typhoïdique.

On a appris, alors, que toutes les complications de la fièvre typhoïde ne sont pas de nature typhoïdique, c'est-à-dire engendrées par le bacille d'Eberth, mais que la dothiénentérie peut être, comme toute autre maladie infectieuse spécifique, le simple prétexte à une infection secondaire, par un microbe pyogène banal.

Là précisément en sont les ostéites : et vous concevez dès lors qu'une certaine confusion ait été inévitable tant que l'on n'a pas connu les différences microbiennes auxquelles correspondaient certaines singularités cliniques. On a observé, par exemple, quelques ostéomyélites à staphylocoques consécutives à la fièvre typhoïde; elles n'ont pas l'allure spéciale des ostéomyélites à bacilles d'Eberth, d'ailleurs bien plus fréquentes.

De celles-là seules je veux vous entretenir, à propos d'un malade actuellement dans nos salles et grâce auquel je vais pouvoir vous démontrer que l'ostéomyélite éberthienne est cliniquement assez distincte pour que le diagnostic en soit parfois possible, même quand la fièvre typhoïde initiale est douteuse.

I

Au n° 38 de notre salle Molland nous avons admis, le 19 février dernier, un garçon de douze ans qui nous fut alors présenté avec une ostéite suppurée évidente de l'extrémité inférieure du tibia droit.

Qu'il existât une collection liquide, la chose était hors de doute, car une bosselure tout à fait fluctuante, grosse comme un œuf de pintade, se voyait et se sentait sur la face antérieure du tibia, à l'extrémité inférieure de la diaphyse, mais à un bon travers de doigt au-dessus de la ligne conjugale.

Ce liquide était du pus, car tout autour les téguments étaient rouges, épaissis, infiltrés. Ce pus venait de l'os, dont tout le tiers inférieur était hyperostosé au niveau de la diaphyse, l'épiphyse étant saine. Hyperostose manifeste, telle que le diamètre antéro-postérieur, pris entre le pouce et l'index et comparé à celui du côté opposé, était augmenté d'un bon tiers.

Était-ce de la tuberculose? Tout — même en dehors de l'anamnèse qui va venir à son heure — nous a empêché d'y penser. Car, chez les enfants de cet âge, les tuberculoses osseuses de cette étendue ne sont pas d'habitude exclusivement diaphysaires, mais tendent presque toujours à prendre l'épiphyse, à gagner vers la jointure; car la peau était chaude, avec un peu d'infiltration phleg-moneuse; car il y avait un peu de réaction inflammatoire générale, avec langue légèrement saburrale. Aucun de ces phénomènes ne permet, sans doute, d'éliminer la tuberculose, mais leur ensemble devait nous conduire à diagnostiquer une ostéomyélite suppurée, subaiguë.

Ce diagnostic, naguère suffisant, ne l'est plus aujourd'hui, et toujours nous devons tenter de préciser quel est le microbe causal. Souvent, sans doute, nous resterons en suspens jusqu'à l'examen bactériologique du pus. Mais, parfois aussi, nous trouverons dans l'étude clinique des arguments suffisants pour établir un jugement solide ; et c'est notre cas aujourd'hui.

La mère nous raconte d'abord qu'après avoir souffert pendant environ un mois d'un torticolis avec inclinaison de la tête à droite, son garçon fut pris en décembre d'accidents. fièvre, courbature, maux de tête, que l'on attribua à une fièvre typhoïde.

Voilà qui rend tout débat oiseux, pensez-vous peut-être. Ce n'est pas sûr, car les phénomènes furent mal caractérisés, il n'y eut pas de taches rosées et au bout d'une quinzaine, dans le service d'hôpital où l'enfant était soigné, on renonça à ce diagnostic. La fièvre typhoïde ne fut donc pas nettement caractérisée par ses signes cliniques, il est même plus que probable que la séro-réaction fut pratiquée et fut négative : or, il nous arrive souvent des malades, porteurs d'une ostéomyélite ordinaire, dont on fait, à tort. remonter l'origine à une fièvre typhoïde. Car l'ostéomyélite est marquée. au début. par un état infectieux plus ou moins grave, et vous savez que les médecins furent longs à individualiser avec quelque netteté la fièvre typhoïde au milieu de ces diverses septicémies ; vous savez même qu'il a fallu la toute récente séro-réaction pour faire cesser les dernières confusions.

Aussi trouverez-vous tout naturel que l'erreur de diagnostic ait été tout à fait courante il y a une cinquantaine d'années ; et, tout en ne trouvant plus que ce soit naturel, ne serez-vous pas trop surpris qu'aujourd'hui encore elle ne soit pas exceptionnelle. Il n'est pas rare, — et surtout il était assez fréquent lorsque j'étais interne, il y a vingt ans — que les enfants atteints d'ostéomyélite aiguë grave soient d'abord admis d'urgence dans un service de médecine, où de nos jours le diagnostic est presque toujours très vite rectifié.

A cela suffit un examen facile, car en cas d'ostéomyélite aiguë avec état général adynamique, d'aspect typhoïdique, le foyer osseux est initial, en sorte que s'il occupe un os des membres ou d'une autre région accessible, il est vite révélé par l'inspection, la palpation ou tout au moins la pression localisée : il est, en effet, contemporain de l'infection générale, tandis qu'au cours de la fièvre typhoïde c'est, en principe, un accident tardif.

A cette règle il est des exceptions : tous les médecins en ont vu ; pour ma part, j'ai publié en 1895 une observation où l'ostéomyélite typhoïdique, démontrée telle bactériologiquement, atteignit le tibia dès les premiers jours de la fièvre ; et par surcroît fut localement aiguë, seconde anomalie. Mais encore y eut-il quelques jours d'écart entre l'invasion morbide et sa détermination osseuse. Ce ne fut pas la simultanéité absolue de l'ostéomyélite proprement dite.

Cette étude chronologique mettrait avec certitude à l'abri de toute méprise, s'il n'existait des ostéomyélites où l'intensité de l'infection générale est telle, que le malade, ataxo-adynamique, n'accuse aucune souffrance locale et que le foyer osseux passe inaperçu s'il n'est pas recherché de parti pris, par exploration méthodique des membres. Les malades ainsi frappés meurent presque tous, et vite, si l'os n'est tout de suite trépané. Pas tous cependant, et si alors, au bout de quinze jours à trois semaines on voit pointer un abcès ossifluent, on peut croire, à tort, à l'existence d'une ostéomyélite typhoïdique précoce. Motif de plus pour que seule la bactériologie ait permis de mettre un peu d'ordre dans ces études.

Cela dit, reprenons l'histoire clinique de notre malade : elle va ruiner l'hypothèse d'ostéomyélite primitive. Vers le 10 janvier débuta une douleur, d'abord médiocre, dans toute la jambe droite : donc, environ un mois après le commencement de la fièvre. Puis la souffrance se localisa à l'extrémité inférieure du tibia. Tout en resta là pendant une bonne quinzaine de jours, sans fièvre apparente, l'enfant, qui d'ailleurs était retourné chez lui, mangeant et dormant bien. Puis dans les quinze derniers jours, sommeil et appétit diminuèrent, tandis qu'augmentait la douleur, que s'allumait la fièvre : et l'enfant nous fut amené le 19 février, dans l'état que je viens de vous décrire. L'aspect local, l'histoire d'évolution, la faiblesse de la réaction générale, l'âge du sujet, le siège du mal en pleine diaphyse et non juste contre le cartilage épiphysaire, tout cela concordait pour conduire à un diagnostic ferme : ostéomyélite typhoïdique; à affirmer, par conséquent, la réalité d'une dothiénentérie restée douteuse pendant sa période médicale. C'est la seconde fois que je vois le fait : la première, ce fut un abcès costal, mi-froid, mi-chaud, qui me permit de reconnaître une fièvre typhoïde dans un état fébrile mal caractérisé et à peine soigné, survenu quelques semaines auparavant. Chez ce malade comme chez l'actuel, le bacille d'Eberth existait en effet dans le pus.

Ces faits d'invasion osseuse pendant la convalescence, ou peu de temps après, constituent la règle. Je vous ai signalé, en passant, la précocité possible et les considérations diagnostiques auxquelles elle donne lieu. Aux antipodes, nous trouvons des faits, moins rares, où l'écart de temps est grand, extraordinaire même, et cela encore cause des erreurs profondes de diagnostic, mais dans un autre sens.

Voyez, par exemple, l'histoire d'une femme observée par Buschke : en examinant le pus d'un abcès ossifluent subaigu, presque chronique, on y trouva le bacille d'Eberth, et on apprit alors qu'en effet une fièvre typhoïde avait évolué sept ans auparavant. Sans l'examen bactériologique, on eût probablement rapporté, de nos jours, à la tuberculose, cette collection froide, remarquable toutefois par sa rapidité de guérison.

La clinique, cependant, peut être à elle seule démonstrative, et je peux, à ce propos, vous rappeler une observation publiée par Widal et ne prêtant pas au doute, quoiqu'elle soit antérieure à toute notion bactériologique. Elle fut recueillie, il est vrai, par un médecin sur lui-même : méditez-la pour apprendre à examiner avec autant de précision les malades que vous aurez à soigner.

Donc ce confrère, aujourd'hui mort, et qui fut notre collègue des hôpitaux, eut pendant son internat une fièvre typhoïde sérieuse, et il garda le souvenir de douleurs assez vives ayant occupé une côte, durant la convalescence. Souvenir qui fut matérialisé par la persistance d'une légère exostose, indolente d'ailleurs, au point qui avait été douloureux. Ce fut tout pendant quatre ans ; mais alors, après les fatigues inhérentes à la préparation d'un concours, un abcès se forma, sans grande réaction, fut ouvert et se fistulisa.

Sans le commémoratif précis que je vous ai raconté, tout le monde eût pensé, sans doute, à un abcès froid costal, tuberculeux : et telle est, en effet, l'erreur de diagnostic la plus facile à commettre pour cette forme torpide de l'ostéomyélite éberthienne, lorsque s'estompe dans la mémoire la trace d'une fièvre typhoïde ancienne. Ces réveils tardifs sont bizarres, et au premier abord même suspects : plusieurs examens bactériologiques modernes ne permettent plus de les tenir en suspicion, et dès lors, nous sommes en droit d'accorder une valeur probante à certaines observations anciennes, naturellement privées de ce supplément d'enquête.

II

Même lorsque la fièvre typhoïde est certaine, lorsqu'un abcès juxta-osseux survient dès le début de la convalescence, une erreur de diagnostic est possible : dans un autre sens, il est vrai, et consistant à rapporter au squelette une inflammation qui en réalité n'a rien à voir avec lui. A l'appui de cette proposition, retenez ce que vous avez vu il y a quelques minutes sur un malade que je viens d'opérer devant vous.

Chez ce garçon de sept ans et demi, la fièvre typhoïde, que soigna mon ami Richardière, est impossible à contester : cliniquement, rien n'y manque, et de plus la séro-réaction fut positive. La maladie fut bénigne, n'exigea point la balnéation, et tout semblait terminé lorsque le 28 février, soit six semaines après le début, un gonflement douloureux et profond occupa le mollet droit à mi-hauteur, en dedans, pointant entre le bord du tibia et celui du muscle jumeau interne. La température vespérale ne s'éleva qu'à 38°5.

On me montra l'enfant le 1er mars, et je lui trouvai au lieu précité un abcès modérément chaud, gros comme un petit œuf, situé sous le muscle jumeau. Inutile de vous en décrire les signes, tout à fait classiques : la seule discussion diagnostique possible portait sur l'origine qu'il fallait attribuer au pus.

Sur un adulte, la douleur initiale et profonde du mollet aurait pu faire songer à un début de *phlegmatia alba dolens*, mais chez l'enfant cette complication est bien exceptionnelle, et plus insolite encore serait, à tout âge, cette suppuration rapide et localisée, sans aucune inflammation veineuse à la cuisse.

Mais deux hypothèses restent en présence, même après l'opération, et de chacune je vais vous exposer le pour et le contre.

Dans l'histoire du malade, un fait est important à noter : du 16 au 26 février, la fièvre typhoïde étant guérie, se produisit une poussée de furoncles disséminés, en sorte qu'on peut se demander si de cette infection cutanée à staphylocoques n'est pas résultée une lymphangite profonde. De celle-ci on ne saurait rapporter l'origine à un furoncle, car il n'y en a pas eu au-dessous de la fesse, et une lymphangite rétrograde à semblable distance n'est pas admissible, mais sur cette peau qu'infecte sûrement le staphylocoque, il peut fort bien exister ou avoir existé il y a quelques jours une porte d'entrée imperceptible, une excoriation méconnue.

Un signe, toutefois, me fit envisager la possibilité d'une origine

osseuse : il me sembla que juste à la limite de l'abcès, le bord
postéro-interne du tibia et la partie voisine de la face interne sur
une petite étendue étaient un peu épaissis, un peu douloureux,
qu'il y avait peut-être là une petite pointe d'infiltration sous-
périostique. Vous comprenez que l'hyperostose, constatée si facilement chez notre premier malade sur l'accessible face interne du
tibia, échapperait à la palpation si elle était située en haut de la
face postérieure, sous de fortes masses musculaires elles-mêmes
soulevées par un abcès.

Or, après avoir opéré, je reste dans le doute, car la collection
que j'ai incisée il y a quelques minutes était directement au contact de la face externe du périoste enflammé. Je ne crois pas beaucoup aux périostites externes, mais à une semblable profondeur un
petit point dénudé échappe facilement. Aussi ai-je incisé le périoste
pour vérifier l'aspect de l'os : il m'a paru normal, mais d'abord je
n'ai pas poussé loin mes investigations; en outre, je sais combien
peut être limité et bénin un point d'ostéomyélite typhique.

J'attends donc, pour me prononcer, le résultat bactériologique :
le staphylocoque prouvera la lymphangite et le bacille d'Eberth
l'ostéomyélite.

Cette assertion est valable, parce que dans le tissu conjonctif
le bacille d'Eberth ne cause pas de semblables phlegmons. Et si,
comme je vous l'ai dit en commençant, on pouvait admettre, en
principe, une infection surajoutée avec ostéomyélite secondaire à
staphylocoques, l'ostéomyélite aurait alors un aspect différent,
une gravité locale immédiatement plus grande, même si la réaction générale restait légère[1].

Les lésions osseuses typhoïdiques, au contraire, sont localement
bénignes, la plupart du temps superficielles, capables même de
guérir par incision simple comme un banal phlegmon : et c'est
pour cela que, en dehors de l'examen bactériologique, l'évolution
de la plaie, sa rapidité de cicatrisation ne sauraient nous conduire
à une conclusion précise pour ou contre l'existence d'un point
d'ostéite sous-jacent à l'abcès.

1. L'examen bactériologique, pratiqué par M. Tessier, interne de M. Richardière, a prouvé que le pus contenait le seul *staphylococcus pyogenes aureus*.

De cette notion résulte le pronostic à longue échéance, toujours si important en cas d'ostéomyélite, et dont nous devons nous occuper pour notre premier malade ; chez lui, en effet, la lésion osseuse est certaine cliniquement et a été vérifiée opératoirement.

III

Malgré cette certitude, notre pronostic est bon : je suis persuadé qu'en cinq à six semaines la guérison sera complète et définitive, et en cela encore l'ostéomyélite éberthienne diffère beaucoup de l'ordinaire ostéomyélite primitive, c'est-à-dire de l'ostéomyélite à staphylocoques. Vous savez, en effet, combien celle-ci est rebelle, pendant combien de semaines et de mois restent trop longtemps fistuleuses ses énormes hyperostoses, malgré tous nos soins, même quand nous avons extrait des séquestres. Après avoir échappé aux dangers de l'ostéomyélite aiguë, le sujet reste trop souvent exposé à tous les ennuis de l'ostéomyélite prolongée.

Ici, rien de semblable : et si parfois la suppuration ne se tarit pas avec rapidité, la faute en est non pas à la lésion, mais au malade ou au chirurgien. Le grand séquestre diaphysaire invaginé, l'hyperostose énorme, la raréfaction fongueuse de l'os nouveau et du tissu spongieux ancien, tout cela n'est pas dans les habitudes de l'ostéomyélite à bacilles d'Eberth, tandis que c'est la cause d'une chronicité désespérante pour l'ostéomyélite à staphylocoques dans les grands os.

Dans notre cas particulier, après avoir incisé l'abcès, nous sommes arrivés, sur la face interne de la diaphyse tibiale, un peu au-dessus du cartilage conjugal, à une dénudation large comme une pièce de deux francs environ. Au-dessus et au-dessous, le périoste était soulevé par un os nouveau, friable, épais de 2 à à 3 millimètres, qui fut, sur une certaine étendue, abrasé à la curette, et sous lui la diaphyse apparut, normale de couleur, de sonorité. Je me suis borné à curetter sa face superficielle, et je suis à peu près sûr que la cicatrisation ne tardera point.

Certains auteurs en concluront qu'il y a eu, dès lors, périostite et non ostéite. C'est une question de mots sans grand intérêt. L'inflammation atteint avant tout la couche ostéogène située entre l'os et le périoste, et il est inutile de rappeler les querelles d'Ollier et de Sédillot sur l'attribution de cette couche à l'os ou au périoste. Pour l'opérateur, qui s'enquiert de la régénération osseuse, elle est périostique ; pour le pathologiste, qui s'inquiète des propagations inflammatoires, c'est de la moelle, en continuité avec celle des canaux de Havers.

De cela le clinicien doit être averti. Car si ces « périostites » de la fièvre typhoïde peuvent se résorber sans laisser de trace ; si, lorsqu'elles suppurent, une simple incision de l'abcès sous-périosté peut suffire à la cure, les ennuis locaux sont quelquefois plus grands lorsque sont infectées la couche superficielle de la diaphyse, ou même la moelle profonde. Et c'est ainsi que l'on observe parfois des fistules persistantes, sans que toutefois ce soit jamais comparable à l'ostéomyélite prolongée ordinaire.

Les causes qui entretiennent ces suppurations sont en effet faciles à supprimer chirurgicalement.

Les séquestres ne sont pas rares, mais presque toujours sous forme de lames superficielles, étroites et minces, ayant grande tendance à sortir toutes seules, après quoi la fistule se ferme en quelques jours.

Cette issue spontanée ne sera pas d'ailleurs attendue plus de quelques semaines. Le médecin des hôpitaux dont F. Widal a relaté l'observation n'en a bénéficié qu'au bout de six ans, à une époque, il est vrai, où la gravité des opérations chirurgicales justifiait bien des abstentions ; mais de nos jours nous devons, au bout d'un mois ou deux, aller à la recherche du séquestre. L'opération est facile puisque le séquestre est lamellaire et superficiel, et la fermeture définitive de la fistule a lieu, sans soins particuliers, quelques jours après l'ablation. Je me souviens en particulier d'un garçon de quatorze ans que j'ai ainsi guéri très vite, par extraction d'un séquestre du bord externe du cubitus, un peu au-dessous de sa partie moyenne : depuis près d'un an on avait, faute d'une opération, laissé persister une fistule.

Ces séquestres superficiels, ne sont pas rares : nous devons compter avec eux et c'est pour cela que vous m'avez vu, chez notre malade, abraser sur 3 ou 4 millimètres d'épaisseur la partie dénudée de la face interne du tibia. Je vous conseille cette pratique : elle n'aggrave en rien l'opération et met à l'abri d'une nécrose, douteuse il est vrai, mais possible, et capable alors d'exiger une intervention secondaire, plus ou moins éloignée.

Dans une autre forme à fistule persistante, aucun séquestre n'est sous roche, mais bien un foyer de fongosités : la grande diffé-

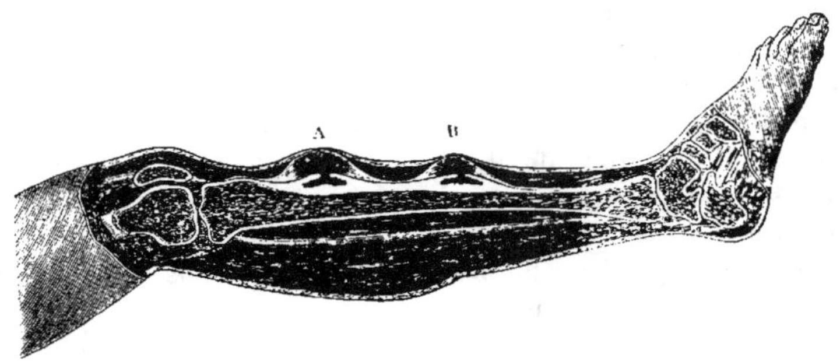

Fig. 63. — Deux foyers ostéo-périostiques A et B observés à la suite de la fièvre typhoïde (V. Cornil).

rence avec l'ostéomyélite ordinaire est que ce foyer, en général gros comme une noisette (fig. 63), occupe le tissu compact de la diaphyse et non le tissu spongieux tout contre le cartilage conjugal; c'est un petit amas violacé, assez consistant, entouré d'os sain, ne tendant pas à la diffusion, et l'on obtient la réunion par première intention quand on a largement réséqué les parties malades au ciseau et au maillet après avoir curetté la cavité.

Cette forme, dont Cornil nous a donné une bonne description histologique, a été observée par moi deux fois, à la clavicule et au tibia, dans des conditions d'anamnèse telles que le diagnostic est certain. On évitera ces prolongations si on a soin d'explorer attentivement l'os après avoir incisé l'abcès et d'enlever à la curette tout ce qui est friable, dépressible, raréfié.

Un jour, agissant de la sorte, j'ai enlevé sur le quart inférieur de sa hauteur la face interne de la diaphyse tibiale, et cette fois, par exception, je suis arrivé jusque dans le tissu spongieux du bulbe conjugal et jusque dans le canal médullaire, tous deux infiltrés de pus. Au premier abord, les lésions locales étaient aussi sévères que celles d'une ostéomyélite à staphylocoques, d'intensité moyenne; mais cette fois encore la guérison fut rapide, sans séquestre secondaire, sans fistule, sans hyperostose. Par cette bénignité ce cas, d'ailleurs vérifié bactériologiquement par Achard, rentre dans la règle, alors qu'il s'en écartait par l'acuité des accidents et leur début dès les premiers jours de la dothiénentérie.

Un grand séquestre diaphysaire, comme ceux de l'ostéomyélite ordinaire, se serait-il formé si je m'en étais tenu à l'incision simple du périoste décollé? Je l'ignore, naturellement, et le cas échéant je ferai encore tout mon possible pour rester dans cette ignorance. Mais le fait certain est que, même dans cette forme, où la profondeur et l'acuité de l'inflammation furent tout à fait exceptionnelles, l'évolution locale fut remarquablement favorable : et quand je lis des observations où l'on parle d'un grand séquestre diaphysaire et total, invaginé, consécutif à la fièvre typhoïde, je conclus qu'il y a eu, sur la nature des accidents infectieux initiaux, l'erreur de diagnostic dont je vous entretenais tout à l'heure.

VINGTIÈME LEÇON

OSTÉITE DES NACRIERS

I. — Signes et symptômes d'une ostéite subaiguë, avec volumineuse hyperostose, de l'angle de l'omoplate. Aspect ne rappelant ni l'ostéomyélite de l'adolescence, ni la tuberculose, ni le néoplasme.

II. — Il y a un an, ostéite analogue d'un métacarpien ; radiographie ; évidement. Récidive à l'autre main, puis à un pied.

III. — Le malade est tourneur de nacre. Description de l'ostéite des tourneurs de nacre d'après les chirurgiens viennois. Multiplicité. Rôle de l'âge et des cartilages de conjugaison. Tendance spontanée à la guérison.

IV. — Étiologie et pathogénie. Rareté en France.

V. — Bénignité du pronostic malgré les atteintes successives. Toute opération est inutile.

Lorsque l'on étudie les inflammations osseuses dans les chapitres de nos livres didactiques français, on trouve une courte mention sur la prédisposition créée, par la profession, chez les ouvriers tourneurs de nacre. Mais quelles sont les allures de cette ostéite des nacriers, comment et pourquoi survient-elle? A ces questions, nos traités classiques ne fournissent pas la réponse.

Or, il y a là plusieurs problèmes intéressants, à la fois pour le clinicien et pour le pathologiste. On ne s'en est pas occupé de façon spéciale en France, parce que l'affection y est rare : si bien que je crois être le premier à l'y avoir observée, une seule fois, avec netteté. Et quoique mon rôle, ici, ne soit pas de m'attacher aux raretés, il m'a semblé utile de vous faire examiner ce malade, que j'étudie depuis dix-huit mois.

I

Le malade est un jeune garçon de quinze ans et demi qui vient à notre consultation en se plaignant de vives douleurs dans l'épaule droite depuis environ trois semaines. C'est un sujet assez robuste, bien développé pour son âge, dont le teint coloré et le visage assez rond indiquent une bonne conservation de l'état général.

Déjà, au moment où il se déshabille pour nous montrer son épaule droite, nous remarquons la gêne avec laquelle il mobilise cette région pour enlever veste et chemise. Il laisse pendre autant que possible le bras droit parallèle au corps, évitant de le mettre en abduction, évitant même de soulever le moignon de l'épaule. Celle-ci étant enfin mise à nu au prix de quelques efforts, par quoi sommes-nous immédiatement frappés ?

Par le volume de la région ; celle-ci est en effet tuméfiée, mais non pas en masse, indistinctement en avant, en dehors, en haut et en arrière. Au contraire, les régions sus-claviculaire et sous-claviculaire sont normales, la région deltoïdienne offre seulement dans sa saillie une légère augmentation par rapport au côté gauche. Mais il n'en est pas de même de la partie postérieure de l'épaule, particulièrement de la région sous-épineuse ; celle-ci offre une tuméfaction considérable. Au-dessus d'elle, la fosse sous-épineuse présente certainement une voussure au lieu du plan ou même du semblant de gouttière qu'elle forme le plus souvent. Mais ce gonflement n'est rien comparé à celui qui se remarque au niveau des deux tiers inférieurs de l'omoplate. Il existe, en effet, une tuméfaction qui se détache avec évidence sur la courbe régulière de la cage thoracique et qui est plus nette encore lorsqu'on compare les deux régions droite et gauche. Cette masse se limite mal d'avec les régions voisines et, tout en siégeant au niveau d'une partie de l'omoplate, ne suit pas avec une netteté évidente les contours de cet os. Elle les suit à une certaine distance en dehors d'eux et en se fondant peu à peu à sa périphérie avec les régions voisines, saines; ceci revient à dire que, si dans la profondeur l'os ou les os sont atteints, les tissus superficiels, les parties molles sus-jacentes participent aussi à l'inflammation. Je viens de prononcer le mot inflammation : ne vais-je pas un peu vite, direz-vous peut-être, et ne devrais-je pas me montrer plus réservé? Ne pouvons-nous pas avoir affaire en effet à quelque chose autre qu'une inflammation; n'est-ce pas une fracture de l'omoplate, un néoplasme de cet os?

L'idée de fracture peut être immédiatement écartée, si nous nous enquérons auprès du malade de la manière dont les accidents ont débuté. Il n'a pas fait de chute, pas d'effort brusque, il n'a pas reçu à ce niveau de coup notable. Il n'existe d'ailleurs sur les téguments aucune trace de violence extérieure. En outre, la palpation rapide de la région nous révèle un gonflement en masse relativement dur, relativement résistant, douloureux dans son ensemble, sans point où la sensibilité soit plus vive.

Et, puisque nous voici arrivés à la palpation, cherchons à préciser les renseignements qu'elle nous fournit. La peau est un peu plus chaude que normalement, elle ne se laisse pas plisser entre les doigts et, sans adhérer aux plans profonds, elle ne glisse pas sur eux avec toute facilité; il semble qu'elle soit épaissie, infiltrée, on n'y provoque cependant pas de godet bien net par la pression du doigt; cette pression éveille d'ailleurs une vive douleur. Sous la peau, les plans musculaires paraissent participer à la tuméfaction, et sous eux, augmentée très nettement de volume, la main perçoit la portion sous-épineuse de l'omoplate. Je reconnais que cet os contribue, et pour la grande part, au gonflement de la région, au moyen d'un artifice très simple : je le mobilise par l'intermédiaire du bras, dont les muscles rotateurs de l'humérus le rendent solidaire par leur contraction. Ces muscles, dont le tissu œdématié résiste à l'élongation, se contractent en effet dès que l'on essaye de porter le bras en abduction ou de l'élever, et font que l'humérus et l'omoplate ne forment vite qu'un tout qui se mobilise d'une pièce. Et cette omoplate est bien mobile sur le gril costal, elle s'élève, s'abaisse, se porte facilement en arrière, moins facilement en avant et en dehors. L'articulation de l'épaule ne paraît pas être en cause, car sa palpation, en avant et en arrière, n'est pas douloureuse, non plus que celle de la tête humérale, facilement accessible dans le creux axillaire.

Une telle augmentation de volume de l'omoplate, avec des douleurs spontanées, peut-elle nous faire songer à un néoplasme de cet os? Sans doute; mais nous avons de bonnes raisons pour repousser cette idée. Tout d'abord, l'évolution rapide des accidents, qui ont débuté par des douleurs scapulaires il y a environ trois semaines seulement; le volume du gonflement qui, ayant débuté il y a une dizaine de jours, a plusieurs fois doublé l'épaisseur de l'os, en ce court espace de temps. La tuméfaction est douloureuse non seulement spontanément, ainsi que le sont souvent les néoplasmes osseux, mais encore à la pression et par les mouvements, et les parties molles participent à l'induration. En outre, la palpation ne nous révèle nullement la crépitation parcheminée qui se rencontre parfois dans les plus fréquentes de ces tumeurs, les ostéosarcomes. Enfin, vous savez que celles-ci sont beaucoup plus fréquentes sur les os longs, et se rencontrent surtout au membre inférieur.

Repoussant donc, après le diagnostic de fracture, celui de néoplasme du scapulum, nous sommes conduits à admettre l'existence d'une affection inflammatoire de celui-ci, et en effet, nous trouvons en faveur de cette idée la fièvre légère que le malade nous dit avoir éprouvée en ces jours derniers chaque soir; il a eu en plus de l'inappétence, ses urines étaient colorées, sa langue est blanchâtre; il a eu de l'insomnie, mais celle-ci est à mettre, il est vrai, sur le compte des douleurs spontanées et non sur celui d'un mauvais état général. Quant à l'étiologie de cette inflammation, les deux grandes causes qui peuvent être mises en avant, vous le savez comme moi, sont l'ostéomyélite et la tuberculose, le staphylocoque et le bacille de Koch.

Pour ce qui est de l'ostéomyélite aiguë, franche, il me semble, et vous penserez de même, que l'inflammation est relativement trop limitée à l'os lui-même, atteignant bien, il est vrai, les tissus voisins, mais dans une assez faible mesure: la tuméfaction de l'os est trop considérable par rapport à celle des parties molles adjacentes, et l'aspect de celles-ci ne rappelle pas l'état phlegmoneux que nous sommes habitués à trouver autour d'un foyer d'ostéomyélite vraie. Et remarquez que le début, signalé par les premières douleurs, remonte à trois semaines. Dans cet intervalle de plus de vingt jours, une poussée d'ostéomyélite serait arrivée soit à la suppuration, ce qui est presque la règle, soit, très rarement, à la résolution. En outre, la fièvre qui n'est que légère, l'état général resté bon, le fait que le malade n'a cessé son travail que l'avant-veille du jour où il vint nous consulter, tous ces arguments combattent l'hypothèse d'une inflammation vraie. Et, si nous n'avions pas si résolument écarté, il y a un instant, l'hypothèse d'un néoplasme de l'os, je serais presque tenté, maintenant que je viens d'examiner la possibilité d'une ostéomyélite, de revenir à cette première supposition. Ce n'est pas de l'ostéomyélite franche aiguë, ce n'est pas un néoplasme, mais c'est un processus qui, à bien réfléchir, semble se rapprocher plus de la néoformation que de l'inflammation proprement dite : cependant, on en observe parfois d'analogues dans certaines ostéomyélites chroniques d'emblée.

Nous ne nous arrêterons pas longuement à discuter la tuberculose : la marche rapide suivie par le gonflement osseux, le début par des douleurs préliminaires apparaissant avant toute tuméfaction appréciable ne font pas partie des traits sous lesquels nous sommes habitués à reconnaître cette maladie. Il en est de même des douleurs très vives, spontanées et à la pression, que nous observons actuellement chez notre sujet, ainsi que de la conservation du volume des masses musculaires sur le membre atteint. Nous repousserons donc encore cette dernière hypothèse, le jeune homme ayant passé l'âge de la tuberculose infiltrante, d'aspect néoplasique, parfois observée chez les enfants du premier âge[1].

Mais, dans ce cas, me direz-vous, que va-t-il vous rester maintenant? Rien. Eh bien, oui, rien : rien, du moins, que vous connaissiez, ajouterai-je, et si, après avoir discuté, ainsi que je viens de le faire rapidement devant vous, les différents diagnostics pos-

1. Voy. leçon XVII, p. 248.

sibles et les avoir successivement écartés, vous arrivez à un
aveu d'ignorance, je me garderai bien de vous le reprocher. Je
vous dirai, tout au contraire, que vous avez judicieusement examiné le malade et que, dans l'état actuel et probable de vos connaissances, vous ne pouvez pas conclure autrement. Et moi-
même, j'eusse fait comme vous jusqu'à ces derniers temps,
n'étant pas sur ce point beaucoup plus avancé que vous-mêmes.
Mais aujourd'hui, je suis en mesure de pousser plus loin le diagnostic et de vous dire ce que vous avez là sous les yeux. Pour
vous le faire comprendre, je vais vous faire parcourir rétrospectivement les différentes étapes par lesquelles je suis passé moi-
même avant de parvenir à la pleine vérité, jusqu'au jour où un
fait a éveillé dans mon esprit le souvenir d'anciennes lectures.

II

Le malade, âgé de quatorze ans, s'est présenté à ma consultation de l'hôpital Tenon le 15 novembre 1902 pour une tuméfaction douloureuse de la main gauche. Ce n'était pas pour moi
un inconnu; quelques mois auparavant, je l'avais opéré d'une
péritonite diffuse grave, consécutive à une appendicite gangre-
neuse. Malgré ces circonstances défavorables, il avait d'ailleurs
bien guéri, et avait même pu reprendre un travail manuel. En
novembre 1902 il revenait donc me trouver en se plaignant de la
main gauche. Celle-ci offrait un œdème volumineux au niveau
de la région dorsale, avec rougeur diffuse, sans fluctuation. Cette
tuméfaction était très saillante, ayant son maximum au niveau de
la base et du corps du troisième métacarpien; la palpation profonde était presque impossible, et très douloureuse. Début par de
vives douleurs spontanées quelques jours auparavant. Je diagnostiquai une ostéomyélite subaiguë, non suppurée. Au bout de
quelques semaines d'immobilisation, avec badigeonnages iodés,
l'œdème a disparu, mais il persiste au niveau de la face dorsale
de la main une tuméfaction évidente qui appartient au troisième
métacarpien; d'ailleurs la pression réveille sur toute la longueur

de cet os une certaine sensibilité. La radiographie montre une
sorte de cylindre osseux pas très dense, entourant en virole le
corps à contours très nets du troisième métacarpien, de la base
inclusivement à la région du cartilage dia-épiphysaire, au niveau
duquel il finit en s'amincissant. Cet étui d'os nouveau double le
diamètre de l'os. Le tiers supérieur du deuxième métacarpien et
les 2/5 du quatrième portent aussi une virole d'os néoformé, mais
dont la trace est moins évidente.

L'enfant recommença donc son travail, mais, au bout de
quelques jours, le gonflement phlegmoneux du dos de la main
ayant reparu, il revint me trouver. L'évolution des accidents et
l'aspect de la radiographie me firent repousser le diagnostic
de tumeur osseuse; j'écartai, avec moins d'assurance peut-être,
celui de tuberculose; et je me confirmai dans ma première idée
d'une ostéomyélite subaiguë, dont l'infection péritonéale aurait
peut-être été la porte d'entrée; dans ces conditions, l'évidement
de l'os semblait indiqué.

Aussi, le 10 décembre 1902, j'incisais la tuméfaction, sur le dos
de la main, parallèlement à l'axe du troisième métacarpien, et
j'arrivais sur l'os nouveau engainant l'os ancien. Celui-ci, friable
au niveau de sa base, se laissait effondrer facilement à la curette,
et j'évidai tout le métacarpien. Je fus assez surpris de ne point
trouver de pus, mais seulement des fongosités grisâtres assez
fermes, remplissant l'ancienne diaphyse, entourée d'os nouveau.

Pendant un mois, le malade ne ressentit plus rien, la plaie se
cicatrisait, et tous les accidents inflammatoires semblaient dis-
parus, quand se produisit à la même main gauche une tuméfaction
de la face dorsale, ayant son maximum au niveau du quatrième
métacarpien ; la région soulevée ne présentant ni rougeur, ni chaleur, était à peine douloureuse. Pas de fièvre. Au bout de quelques
jours apparut un œdème généralisé de la main, sans grands phénomènes généraux. Cette fois, je réformai mon diagnostic et il me
sembla bien qu'il fallait songer à une ostéite tuberculeuse en voie
de diffusion.

Aussi, le 4 février 1903, je trace une nouvelle incision sur la
cicatrice de la précédente opération, et je mets à nu un tissu

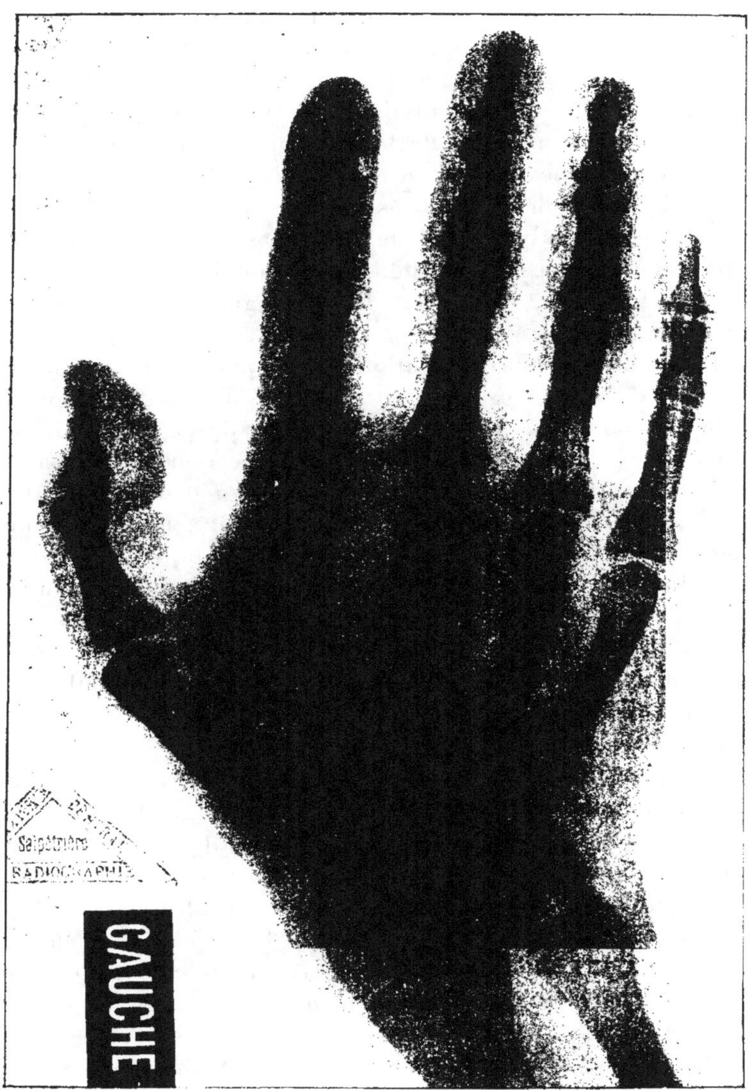

Fig. 64. — Périostoses des 2e et 3e métacarpiens.

osseux friable, et des fongosités, partie molles, partie fibreuses, qui remplissent le troisième métacarpien et atteignent aussi le deuxième et le quatrième ; mais comme dans la première opération. pas de pus, pas de matière caséeuse. et l'aspect n'est pas macroscopiquement celui de la carie tuberculeuse. Désireux de savoir la véritable nature de ces lésions, je fais faire l'examen histologique des débris enlevés. On me répond pouvoir affirmer les deux points suivants : il ne s'agit pas de tuberculose ; nous sommes en présence d'une ostéite raréfiante de cause inconnue. Il n'a pas été fait de recherches bactériologiques par cultures ou inoculations.

Rien à noter dans l'évolution de la plaie, qui se cicatrise rapidement, si ce n'est que cette activité de réparation ne concorde pas non plus avec l'idée de tuberculose. mais doit nous porter bien plutôt vers celle d'une affection inflammatoire. Quelques semaines après l'intervention, le malade reprenait son travail. Remarquez l'évolution de cette ostéite, qui, suffisamment intense et suffisamment aiguë pour nous conduire par deux fois à une intervention, guérit chaque fois en quelques semaines au point de permettre au malade de reprendre un métier manuel. Ceci est tout à fait en dehors des allures et de la tuberculose et de l'ostéomyélite, qui se contentent rarement d'une seule intervention, et qui, de toute façon, demandent de longs mois pour guérir.

Mais bien mieux ; le 18 mai 1903, le malade reparait, se plaignant de souffrir de la main droite et du pied gauche depuis une quinzaine de jours ; mais il n'a cessé son travail que l'avant-veille. Son attention fut attirée tout d'abord par le gonflement, qui s'accompagna presque aussitôt d'une douleur légère. Peu à peu douleur et gonflement augmentèrent, si bien qu'au bout de deux semaines il se décida à entrer de nouveau dans le service ; cependant, malgré la tuméfaction du pied gauche, il a pu marcher jusqu'à l'hôpital.

A la vue, la main droite présente un gonflement qui occupe sa face dorsale au niveau des premier et deuxième espaces interosseux et empiète sur le troisième métacarpien. Cette tuméfaction est assez régulièrement arrondie, la peau sus-jacente est un peu rouge. Rien au niveau des phalanges et du poignet, pas de veines anormalement dilatées.

Le pied gauche offre une tuméfaction uniforme, moins marquée et moins rouge que celle de la main, sur la face dorsale, au niveau des deuxième et troisième espaces interosseux et du troisième métatarsien; elle empiète un peu sur les deuxième et quatrième métatarsiens. Pas d'exagération de la circulation veineuse collatérale.

La palpation fournit, à la main droite, une sensation de rénitence sur toute l'étendue de la tuméfaction, surtout au niveau de la face dorsale des métacarpiens. La pression n'est vraiment douloureuse qu'au niveau du deuxième métacarpien qui paraît doublé de volume dans ses deux tiers supérieurs. La main, appliquée sur la région gonflée, y perçoit une sensation de chaleur à peine marquée au centre du gonflement.

Au pied gauche, la tuméfaction donne aussi la même sensation de résistance uniforme, plus marquée au niveau du deuxième métatarsien. C'est en ce point seulement aussi qu'elle est douloureuse, et le doigt reconnaît une notable augmentation de volume de l'os à sa partie moyenne. Les premier et deuxième espaces interosseux et les premier et troisième métatarsiens ne sont pas douloureux à la pression. Il existe, ici encore, une sensation de chaleur à peine marquée.

Les tuméfactions paraissent au pied, et, plus nettement encore, à la main, indépendantes des tendons extenseurs et sous-jacentes à ces derniers.

Les mouvements du poignet, des doigts, d'opposition du pouce sont faciles, indolores; de même, au membre inférieur, la flexion et l'extension du pied et des orteils sont faciles et sans douleur. Je vous ai déjà dit que le malade, bien que souffrant depuis une quinzaine, n'avait cessé son travail que depuis deux jours, et que d'ailleurs il avait pu venir à pied à l'hôpital.

Tandis qu'avaient lieu ces poussées nouvelles, l'ancien foyer de la main gauche ne s'était nullement réchauffé. Fallait-il donc opérer de même la main droite?

Je fis encore faire une radiographie et les épreuves nous montrent autour du deuxième métacarpien droit une ossification périostique de 2 à 4 millimètres d'épaisseur, qui débute, mince, au niveau de l'union de la base et du corps de l'os et s'étend jusqu'à quelques millimètres du cartilage de conjugaison. Nous retrouvons

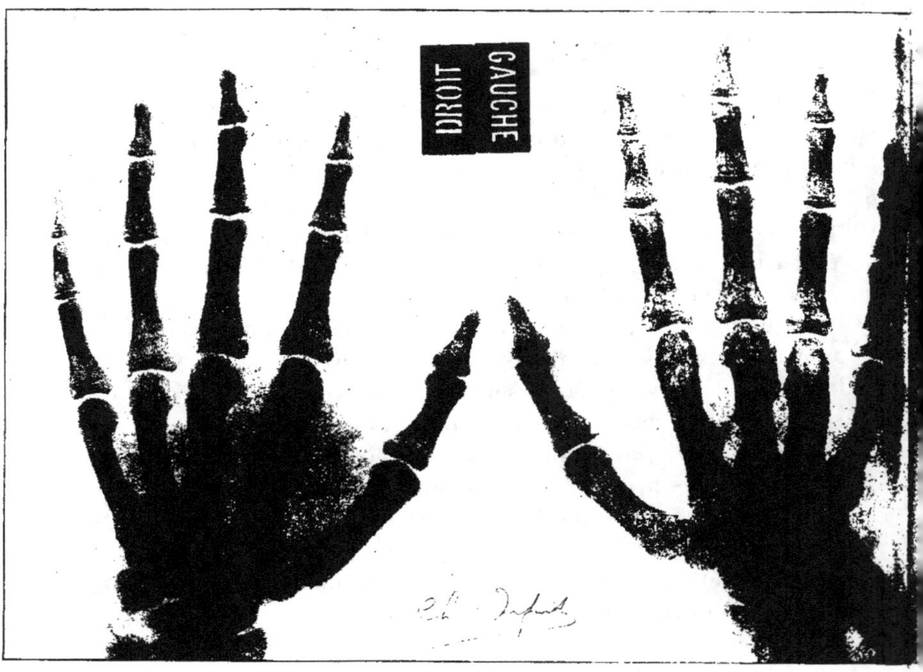

Fig. 65. — Périostose du 2ᵉ métacarpien droit.

Fig. 66. — La main gauche après guérison.

la même disposition, mais à peine appréciable, au niveau du deuxième métatarsien gauche. Il y a d'ailleurs une analogie parfaite entre cette épreuve et celle qui fut faite en décembre 1902 sur la main gauche. Le corps du troisième métacarpien de celle-ci se montre encore sur l'épreuve actuelle excavé en certains points et en d'autres, au contraire, soulevé par de véritables exostoses. Une

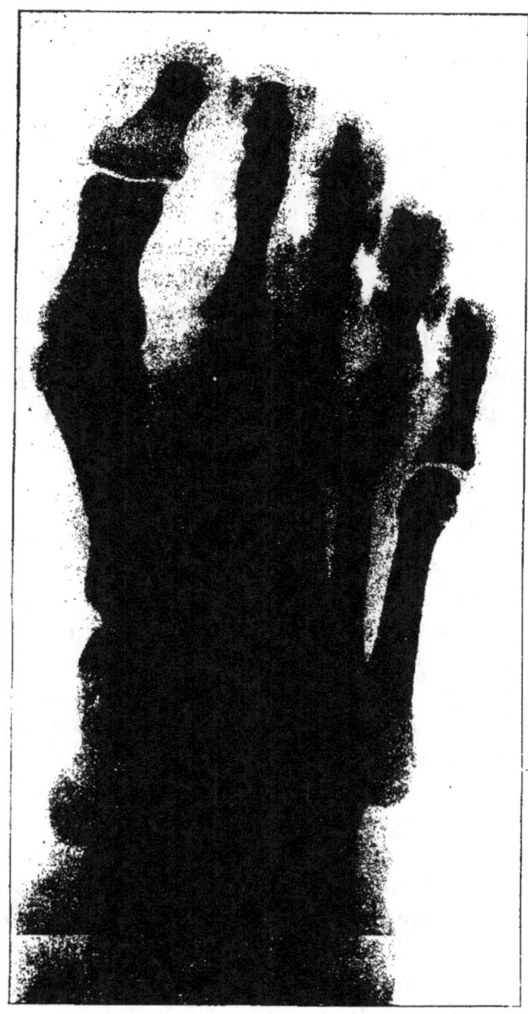

Fig. 67. — Très légère périostose du 2e métatarsien.

de celles-ci se montre aussi très développée, en forme d'épine, sur la face cubitale du corps du deuxième métacarpien gauche, qui est épaissi ainsi que la base de cet os. Le quatrième métacarpien également offre un épaississement de son corps. Le tissu propre de ces os apparaît en outre en une silhouette beaucoup plus opaque que normalement, comme s'il avait été le siège d'un processus actif d'ostéite condensante.

Je posai encore une fois, faute de mieux, le diagnostic d'ostéomyélite du deuxième métacarpien droit et des deuxième et troisième métatarsiens gauches. Néanmoins je faisais de grandes réserves, étant donnés les phénomènes observés au cours des interventions précédentes et les symptômes eux-mêmes, qui ne se rapportaient pas à une autre affection que l'ostéomyélite et qui, cependant, étaient loin d'en offrir le tableau parfait.

III

Désireux de m'éclairer le plus possible sur ce cas quelque peu insolite, j'avais prié mon interne M. Tridon d'étudier ce malade avec le plus grand soin et de rechercher tout ce qui pouvait apporter quelque lumière sur la question. Il vint à se demander si le travail du malade ne pouvait pas donner lieu à une fatigue spéciale, à une contusion légère mais répétée, qui aurait expliqué la localisation de l'infection, la porte d'entrée pouvant être trouvée dans la crise d'appendicite avec péritonite généralisée dont il fut opéré dans mon service en mai 1902. En se faisant expliquer le travail du malade, mon interne apprit donc entre autres choses que celui-ci tournait la nacre, et ces trois mots, lorsqu'il me communiqua le résultat de son enquête, éclairèrent pour moi brusquement la situation, jusqu'ici assez obscure.

Il s'agissait là de l'affection spéciale, décrite par Englisch, puis Güssenbauer. C'était bien, à n'en pas douter, « l'inflammation osseuse multiple et récidivante », mise en évidence par le premier de ces auteurs chez les tourneurs de nacre viennois, affection dont je connaissais théoriquement l'existence pour avoir lu les travaux des chirurgiens viennois. Mais je n'avais été jusqu'ici, et d'ailleurs aucun clinicien de notre pays plus que moi, à même de rencontrer un cas de ce curieux processus. Peut-être s'en est-il déjà présenté, mais ils auront alors passé inaperçus, soit par mégarde, soit par ignorance des travaux étrangers. Voici donc ce que nous apprennent ces derniers.

Le malade, nous disent les Viennois, est un jeune garçon apprenti, ou déjà compagnon tourneur de nacre, âgé de quinze à dix-huit ans, l'âge moyen étant de dix-sept ans et les extrèmes treize et vingt ans. Entre douze et quinze ans, il a commencé son apprentissage, et depuis ce moment il tourne, dix à douze heures par jour, travaillant dans de fétides ateliers peu ou pas ventilés, respirant la poussière de nacre, fine et abondante.

Il fréquente l'atelier depuis un an et demi, deux ans, lorsque brusquement, sans raison apparente, il ressent un jour, sur une des extrémités le plus souvent, une douleur sourde, dont l'intensité va croissant; mais comme elle est spontanée, comme elle n'augmente pas pendant l'effort local, le patient continue son travail pendant un temps qui varie suivant sa résistance, une dizaine de jours en général. Cette souffrance, qui se manifeste isolée, sans phénomène inflammatoire, est considérée comme le résultat d'une fatigue, ou comme une douleur rhumatismale. La teinture d'iode ou même seulement le mépris font tous les frais du traitement. Mais bientôt le tableau va se modifier, la douleur devient plus vive, rémittente et térébrante, répondant dans la profondeur à la situation des os. Elle est assez caractéristique pour que les malades ayant déjà subi une ou plusieurs attaques antérieures la reconnaissent d'emblée; elle leur signale l'apparition d'une nouvelle poussée.

La palpation à ce moment ne décèle aucune modification des parties molles, rien au niveau des os. Il est à remarquer, d'ailleurs, que le maximum de douleur siège toujours en des points bien déterminés, qui ne changent pas pendant les premiers jours d'une même poussée: en outre, chacun des os atteints est presque toujours frappé au même niveau chez les différents malades. Nous verrons que plus tard, au moment de l'apparition de nouveaux symptômes, la douleur se déplace cependant un peu au cours de la maladie.

Le sujet cesse donc son travail au bout de huit à dix jours, du fait de la douleur; mais son état général n'est guère altéré. Lorsqu'il s'observe avec soin, à l'occasion d'une récidive par exemple, il remarque tout au plus une fièvre légère, aux environs de 38°5, sans frisson. Quelques phénomènes généraux apparaissent mais peu marqués : inappétence, soif, sensation de chaleur alternant avec impression de froid, insomnie plus ou moins complète.

Lorsque les phénomènes douloureux ont existé ainsi pendant une quinzaine, presque seuls, un nouveau symptôme se montre, assez brusquement. C'est un gonflement qui occupe le point précis où a débuté la douleur, et qui siège sur les os.

Cette tuméfaction se développe, pour les os longs, à l'une des extrémités de la diaphyse, sans jamais occuper celle-ci, non plus une épiphyse. Ceux des os plats et courts où la maladie a pu être observée sont atteints au niveau d'un point déterminé et limité. Au début, pendant quelques jours, les parties molles adjacentes sont indemnes et la palpation dénote une tuméfaction nettement périostique, dont les limites sont très évidentes : elles sont dessinées par une arête appréciable sous le doigt du côté du corps de l'os et surtout du côté de l'épiphyse. Plus tard, et le malade que je vous présente en est à cette période, les parties molles peuvent participer à l'épaississement et occasionner ainsi une forte augmentation de volume du segment de membre atteint. Ce gonflement est très douloureux à la palpation la plus légère. Celle-ci dénote les premiers jours un gonflement mou. Plus tard, la consistance devient plus ferme, et rappelle même celle d'une hyperostose plus ou moins régulière.

Loin de se localiser au point tout d'abord envahi, le gonflement s'étend progressivement en quelques jours, souvent sur une grande partie de l'os, et s'avance toujours d'une extrémité de la diaphyse vers sa partie moyenne. Dans la plupart des cas, il ne dépasse pas celle-ci, et lorsque les deux extrémités de la diaphyse d'un os long sont envahies, elles l'ont été en général isolément, et à quelques jours ou quelques semaines d'intervalle. On peut ainsi voir sur un même os deux tuméfactions qui progressent l'une vers l'autre, et arrivent à se fusionner.

La plupart des os des membres, quelques-uns des os de la face et exceptionnellement du thorax peuvent être le siège des lésions. Chacun d'eux est généralement frappé d'une manière déterminée.

La clavicule est en cause 4 fois sur 26 observations. Sa partie externe est la première atteinte, le gonflement débutant à un centimètre en dedans de l'extrémité acromiale et la respectant dans son extension.

L'envahissement de l'humérus est rapporté dans 2 observations, débutant par l'extrémité inférieure.

Le cubitus et le radius sont très fréquemment atteints et souvent simultanément. Le cubitus est cité 12 fois, le radius 11 fois et je vois que 5 des observations relatent l'association des lésions des deux os de l'avant-bras. L'envahissement se fait aussi bien par l'extrémité inférieure que par la supérieure. Il semble cependant que, lorsque les os sont pris en même temps, les accidents débutent à la fois au niveau des extrémités en regard et plutôt au niveau des inférieures.

Les métacarpiens sont souvent frappés, dans 9 observations sur 26, et nous trouvons, à propos de l'envahissement de ces os, un des phénomènes les plus remarquables et, il faut le dire, les plus difficiles à expliquer en apparence, dans l'évolution de la curieuse affection qui nous occupe. En effet, le processus évolue sur ces os avec beaucoup de régularité, et même sur la série de ces os. C'est ainsi que l'on voit la douleur apparaître toujours au niveau de la base des métacarpiens, de même aussi que la tuméfaction qui la suit, et, l'une précédant l'autre, elles s'avancent vers la tête métacarpienne, qui reste d'ailleurs dans tous les cas indemne. En outre, le premier métacarpien n'est jamais frappé et les accidents débutent presque régulièrement sur la base du deuxième, puis peuvent envahir successivement les troisième, quatrième et cinquième métacarpiens, de telle sorte que le processus est presque éteint sur le deuxième métacarpien alors qu'il débute seulement sur le cinquième. Les accidents peuvent d'ailleurs respecter le deuxième métacarpien et débuter sur le troisième pour envahir ensuite les quatrième et cinquième. Cet ordre d'atteinte est toujours observé.

L'omoplate est souvent touchée, 9 fois sur 26 observations que nous avons pu rassembler, et notre malade d'aujourd'hui en est un nouvel exemple. Nous voyons, dans ces observations, le processus débuter presque toujours au niveau de l'angle inférieur de l'os ou de son bord spinal, rarement au niveau de la partie moyenne de l'épine, et se porter en haut, en dehors et en avant. Voici ce que nous dit Güssenbauer à propos d'un cas qu'il a personnellement examiné : « Il existait une tuméfaction arrondie, assez nettement limitée de tous côtés, très douloureuse sous la partie moyenne de l'épine du scapulum ; les parties molles n'y prenaient qu'une faible part. Les bords et les parties indemnes de l'os étaient indolores. » La description suivante, empruntée à une observation de O. Weiss, répond mieux au tableau ordinaire : « Depuis un mois, dit-il, est apparu un gonflement de l'angle inférieur et du bord interne de l'omoplate gauche, qui s'élève jusqu'à l'épine. L'angle inférieur fait une saillie sous les téguments normaux au niveau du dos, dure, grosse comme une petite pomme, douloureuse spontanément et à la pression. La rotation du bras faite avec quelque précaution est indolore, mais l'élévation de l'humérus au-dessus de 45 degrés est la cause de vives douleurs. » Le gonflement envahit souvent toute la fosse sous-épineuse, puis l'épine, et cesse sur l'acromion par une arête très douloureuse qui répond à la zone cartilagineuse interposée entre l'épine et la partie de l'acromion qui, se développant par un point accessoire, joue par rapport à l'épine le rôle d'une épiphyse.

Et nous retrouvons chez notre malade actuel, la plupart de ces traits. Nous avons déjà reconnu tout à l'heure le gonflement œdémateux et en même temps, si je puis dire, légèrement phlegmoneux des parties molles recouvrant la fosse sous-épineuse. J'ai démontré par la palpation l'existence d'une augmentation notable du volume de l'omoplate en cette région ; mais de plus, un examen plus approfondi va me montrer que certaines parties de la région sous-épineuse de l'os sont plus particulièrement tuméfiées :

le bord spinal, l'angle inférieur, points qui, nous l'avons vu, sont signalés déjà comme fréquemment atteints; c'est en outre, et ceci paraît plus rare, le bord axillaire. Je trouve en ces points un soulèvement considérable du plan osseux et une sensibilité très vive à la pression. L'articulation de l'épaule paraît indemne, la rotation de l'humérus sur son axe est indolore, mais l'élévation du bras atteint avec peine l'horizontale et ne peut la dépasser. Tout mouvement de force nécessitant le concours des muscles rotateurs de l'humérus est impossible en raison de la douleur vive ainsi provoquée. Vous remarquez d'ailleurs que la région deltoïdienne n'est nullement tuméfiée et que la pression assez forte que j'exerce sur la tête humérale, en avant et en arrière, n'amène aucune réaction douloureuse.

Continuons maintenant la revue rapide des différents os que nous voyons frappés dans les observations viennoises.

Au membre inférieur, l'ostéite envahit trois fois le fémur, et toujours son extrémité inférieure seulement, sans s'accompagner d'hydarthrose du genou, et sans rendre tout à fait impossible la station debout.

Le tibia et le péroné sont malades, l'un sept fois, l'autre deux fois, les lésions de l'un et de l'autre ne coïncident qu'une seule fois.

Sur le tibia, la tuméfaction apparaît au niveau de l'extrémité inférieure, sauf dans un cas où la partie moyenne a été la première prise. Quant au péroné, les deux cas concernent l'extrémité inférieure de cet os.

Au pied, une observation mentionne l'envahissement du calcanéum. Mais cinq cas sont cités où le métatarse est frappé, généralement au niveau de plusieurs os, simultanément ou à quelques jours d'intervalle. Tous les détails d'évolution clinique observés sur les métacarpiens se retrouvent ici.

Nous voyons à la face le maxillaire inférieur envahi quatre fois, sur lesquelles trois fois la lésion est bilatérale. La tuméfaction débute au niveau de l'angle de la mâchoire, et, s'étendant vers la partie antérieure, atteint le trou mentonnier, quelquefois la symphyse. Les dents sont en général saines; les observations ne nous disent pas ce qu'elles deviennent après la disparition du gonflement.

Enfin on signale une fois la localisation de la maladie à l'os malaire, au sternum, aux côtes.

L'évolution des phénomènes locaux, une fois le gonflement établi, reste assez simple : c'est ainsi qu'il ne semble jamais y avoir de tendance à l'ulcération, quoique la rougeur et la pseudo-fluctuation de cette masse d'apparence un peu phlegmoneuse puissent faire souvent penser à une collection suppurée. Je vous ai déjà dit que personnellement, au cours des deux opérations que j'ai faites sur notre malade, je n'ai pas trouvé de pus.

En général, ce que l'on observe, c'est l'induration de la tumeur qui débute lorsque le malade est mis au repos, deux à trois semaines après l'apparition du gonflement et qui donne au bout de quelques jours l'impression d'une hyperostose en masse de la portion d'os atteinte. C'est ce que nous pourrons constater dans quelques jours sur le malade que je vous présente ; il va bientôt atteindre cette période, où l'inflammation locale s'atténuera et laissera percevoir l'induration et l'épaississement du plan osseux profond. A partir de ce moment, la tumeur diminuera très lentement, en plusieurs mois. La régression va commencer, comme c'est la règle dans cette affection, au niveau des parties atteintes en premier lieu, ici, l'angle inférieur du scapulum et son bord spinal. Lorsque plusieurs os ont été le siège de douleurs et de gonflement, certains d'entre eux, plus tardivement lésés, présentent encore une tuméfaction en voie d'activité, tandis que d'autres n'offrent plus qu'un épaississement indolore et se réduisant peu à peu. En effet, à mesure que cessent les phénomènes aigus, chaleur, rougeur, œdème des parties molles, l'hyperostose qui apparaît au-dessous devient parfaitement indolore. Je vous disais que d'ailleurs elle se résorbe d'elle-même, mais ce processus est très lent. La disparition demande de longs mois et souvent n'est pas complète au bout de plusieurs années. L'épaississement reste quelquefois partiel, formant, sur les os qui furent atteints, des saillies irrégulières. Ce fait se voit, paraît-il, surtout au niveau des métatarsiens, vers l'extrémité antérieure de la diaphyse.

Ces reliquats d'ostéite ressemblent quelquefois, lorsqu'ils sont bilatéraux, à des exostoses symétriques. Une des radiographies de notre malade montre une disposition de ce genre.

Fait curieux, lorsqu'il s'agit d'une inflammation osseuse débutant au voisinage des épiphyses, il ne paraît jamais y avoir de retentissement sur les articulations voisines. D'ailleurs, l'envahissement de l'épiphyse elle-même n'est que rarement cité, et il ne se produit que lorsque celle-ci est soudée. Les articulations n'offrent même pas d'épanchement séreux, et l'amplitude normale de leurs mouvements est à peu près conservée, vous venez de le voir sur notre sujet, pour l'articulation scapulo-humérale. Toutefois nous ne pouvons arriver jusqu'au maximum d'amplitude physiologique, mais le fait est dû, soit au volume d'une tuméfaction qui arrête mécaniquement le jeu du squelette, soit surtout, comme ici, à la douleur provoquée par la contraction ou la distension des muscles œdématiés.

La fièvre légère, que je vous ai dit exister dans la plupart des cas, persiste tant que les lésions osseuses sont en activité; ses petites oscillations vont de 37°8 environ, le matin, à 38°6, le soir: elle peut durer ainsi pendant plusieurs semaines. Elle reparaît ou s'élève dans le cas d'envahissement d'un os jusque-là indemne.

On est frappé, à l'étude des observations, de la fréquence assez grande des lésions symétriques, qui constitue un fait intéressant dans la symptomatologie de l'affection. Quant à l'envahissement en série régulière des métacarpiens et des métatarsiens, je viens d'y insister comme il convenait.

Je vous ai fait remarquer aussi tout à l'heure, à propos de l'énumération rapide des os atteints, que pour chacun d'eux, l'affection se localise de préférence au niveau d'une extrémité diaphysaire déterminée. Mais, pour ce qui est de l'association des localisations sur différents os, il n'y a aucune règle. C'est ainsi que, par exemple, nous voyons atteints successivement dans l'observation V d'Englisch : le fémur droit, le tibia droit, le cubitus gauche; dans l'observation VI du même auteur : le tibia gauche, le métatarse gauche, le fémur gauche et l'omoplate droite. Il est rare de trouver une manifestation qui reste isolée. Vous avez vu que sur

notre malade, ont été pris : le métacarpe gauche, puis le droit,
le métatarse droit, l'omoplate droite.

Aussi lorsque le malade, à peu près guéri, a repris son travail,
après quelques semaines ou mois de repos, il est fréquent de voir se
développer, à quelques mois de là, une ou plusieurs localisations
nouvelles.

Je terminerai enfin cet exposé clinique en vous signalant deux
faits : on n'observe jamais de nouvelle atteinte après la soudure
complète des épiphyses, et passé la puberté, la maladie disparaît.
De plus cette ostéite, quelle qu'ait été son apparente gravité, n'est
jamais suivie de troubles dans la croissance des os. Après guérison en un point, elle prend d'autres os, mais ne récidive pas
sur place.

Pour ce qui est de l'anatomie pathologique, nous ne possédons
que des notions assez imparfaites, les accidents n'entraînant jamais
la mort, et guérissant même sans intervention. Ce que nous
savons de plus précis nous a été montré par les radiographies et
par le curettage du métacarpe que j'ai fait il y a environ un an,
lorsque, ne connaissant pas cliniquement cette affection, je l'ai
traitée comme une banale ostéomyélite.

IV

L'étiologie et la pathogénie ont été assez longuement étudiées
par Englisch et Güssenbauer. Nous ne nous arrêterons pas aux
considérations un peu théoriques d'Englisch sur l'immersion
fréquente des mains dans l'eau au cours du travail, sur le prétendu envahissement primitif constant de l'extrémité de la diaphyse vers laquelle se dirige l'artère nourricière.

Le seul fait qui paraisse hors de cause, c'est l'influence nocive
de la poussière de nacre, qui est très ténue et produite en abondance pendant le travail. Celui-ci, en effet, consiste à user la
matière première sur des meules à grain plus ou moins fin, ce
qui détache d'innombrables particules de nacre. Celles-ci sont si

légères, que dans les ateliers viennois, ceux d'il y a vingt ans
tout au moins, petits et mal ventilés, les vêtements se couvrent
en quelques minutes d'une couche grisâtre, qui va s'épaississant
rapidement. Et, si les expériences de Güssenbauer semblent prouver l'action nocive de cette poussière, ce fait est corroboré par
l'absence ou la rareté de la maladie en France, où nos ouvriers
travaillent dans de bien meilleures conditions hygiéniques.
Voici comment Güssenbauer comprend la pathogénie des accidents. La poussière de nacre pénétrant, grâce à sa ténuité, dans
le sang par les voies respiratoires, y perdrait ses sels calcaires, à
la faveur de l'acide carbonique dissous. La trame organique, la
conchioline de Frémy, resterait alors seule et, entraînée dans le
courant circulatoire, elle parviendrait ainsi aux différentes parties
du corps, entre autres, à la moelle osseuse ; là une disposition spéciale des petits vaisseaux, en entonnoir renversé, donne lieu à un
ralentissement de la masse liquide, qui laisse déposer les particules de conchioline. Celles-ci s'agglomèrent et forment embolie,
d'où œdème et inflammation de la moelle osseuse voisine. Je ne
puis vous garantir l'exactitude de cette théorie ; ce qui est certain, c'est que Güssenbauer n'a jamais observé d'ostéite sur les
animaux en expérience auxquels il faisait, en 1875, inhaler de la
poussière de nacre.

Je vous ai dit combien la maladie paraissait rare en France, et
je crois vous en montrer le premier cas indigène. Y a-t-il une raison à la fréquence relative de cette affection chez les Viennois, et
à sa rareté en France ? Oui, et j'y ai fait allusion il y a un instant,
quand je vous ai parlé de la poussière de nacre comme principal
facteur de la maladie.

Les ateliers viennois, tout au moins ceux que nous décrit encore
Otto Weiss en 1886, sont des pièces basses, obscures, petites, où
les ouvriers travaillent soit chez eux, soit chez de petits patrons.
Ils sont là, au nombre de trois à dix, dans une chambre encom-
brée par les tours, au milieu desquels ils peuvent à peine circuler
et ils travaillent dix à douze heures par jour, au milieu d'une
poussière fine et dense.

En France, les nacriers sont occupés surtout à la fabrication

des boutons, et constituent une corporation d'au moins 3.000 indi-
vidus; d'autres, moins nombreux, sont les monteurs de jumelles
et les fabricants de bibelots en nacre. Les tourneurs de boutons
n'habitent point Paris pour la plupart. Ils se trouvent dans le
département de l'Oise, aux environs de Beauvais. J'ai fréquenté
pendant plusieurs années, de 1873 à 1892, un village où cette indu-
trie s'exerçait, et bien que, pendant une dizaine d'années de cette
période, j'aie eu connaissance des travaux d'Englisch et de Güssenbauer, je n'ai pas rencontré une seule fois cette lésion. Mais
aussi, là, quelle hygiène meilleure que dans les ateliers viennois!

Certains ouvriers travaillent dans de vastes ateliers d'usines,
où, le terrain étant sans grande valeur, on n'a pas ménagé la
place. D'autres travaillent chez eux, et peut-être moins bien ins-
tallés, possèdent cependant de plus vastes emplacements que les
habitants des faubourgs de Vienne, et profitent de l'air plus pur
et de l'alimentation plus saine des campagnes.

En outre, à Vienne, le travail est ou était tellement insalubre
et désagréable, que les ouvriers sont presque toujours de jeunes
garçons. Arrivés à l'âge adulte, ils renoncent au métier spontanément, ou atteints d'accidents pulmonaires. Chez nous, l'hygiène
meilleure fait que les ouvriers continuent le travail jusqu'à quarante, cinquante ans, et nous avons vu que l'ostéite épargnait
les adultes. Nos ouvriers sont surtout décimés par l'alcool, car ils
boivent beaucoup en raison de la poussière.

C'est à ces différents faits que l'on doit, selon moi, attribuer en
France, la rareté de la maladie dont je vous entretiens actuellement.

V

Le pronostic est-il grave? Non, *quoad vitam*, tout au moins, et
même au point de vue fonctionnel, puisque toutes les observations montrent que la résolution a été spontanée, avec retour
parfait des fonctions du membre. Notre malade, dans ses deux
premières atteintes, en est un exemple frappant.

Mais il existe des éléments de gravité relative : ce n'est pas chose négligeable, dans la classe ouvrière, à laquelle appartiennent toujours les malades, qu'une immobilisation forcée durant des semaines, ou même quelquefois plusieurs mois. N'oubliez pas, non plus, la possibilité des nouvelles atteintes, qui, jusqu'à l'âge de vingt ou vingt-cinq ans, menacent l'individu s'il continue le métier. Ce dernier fait étant connu, direz-vous, tout sujet une première fois touché n'a qu'à cesser le travail de la nacre; il est toujours jeune encore, de par la nature même de la maladie, et peut prendre une autre occupation. Eh bien, il ne s'y résoudra presque jamais, croyez-moi.

Je ne vous parlerai pas du diagnostic, sur lequel j'ai suffisamment insisté au début de cette leçon; dans certaines villes, à Vienne par exemple, il est facile, la maladie y est connue. En France, où elle est tout à fait exceptionnelle, les symptômes peuvent passer pour ceux d'une ostéite tuberculeuse, ou surtout d'une ostéomyélite franche aiguë. L'erreur est dans ce dernier cas sans grande importance; cependant mieux vaut l'éviter, tant pour le bonheur de se rapprocher de la vérité que pour éviter une intervention opératoire, qui, si elle n'est pas nuisible, ainsi que le prouve le cas de notre malade, est tout au moins inutile.

Et ceci me conduit à vous dire un mot du traitement. D'après l'histoire de notre sujet, vous avez pu conclure déjà que le meilleur serait le plus simple, et, en effet, chez lui, lors de la deuxième atteinte, le véritable diagnostic ayant été porté, l'unique traitement a été le repos. Deux mois après le début des accidents, il était fonctionnellement guéri. Le voici atteint de nouveau, nous allons le mettre encore simplement au repos, et, dans quelques semaines, l'hyperostose sera en voie de régression et les mouvements seront redevenus faciles, du fait de la disparition de la douleur et du gonflement inflammatoire.

Je ne crois même pas utile de se servir, comme faisait Güssenbauer, des pansements chauds humides, et des frictions mercurielles, *loco dolenti*, non plus que de l'iodure de potassium qu'il administrait à faible dose à l'intérieur. Quant à Englisch, il préconisait au contraire la réfrigération locale par la vessie de glace. L'ostéite des nacriers est au fond une affection relativement bénigne, et si je puis dire « bon enfant », qui ne demande pour guérir que le repos et la suppression du travail de la nacre, s'accommodant aussi bien, pour le reste, du froid que du chaud.

Enfin, vous le devinez, nous engagerons notre malade à changer de métier, pour éviter le retour de pareils accidents. C'est un conseil que je lui ai déjà donné il y a quelques mois, lors de sa deuxième atteinte. Il n'en a rien fait, vous le voyez. Sera-t-il mieux convaincu cette fois, et se rendra-t-il à mes raisons? Commençant à connaître quelque peu l'esprit de la classe ouvrière, je me permets encore d'en douter.

N. B. — Cette leçon ayant été faite le 9 décembre 1903, le jeune homme a quitté mon service, guéri, environ un mois après. Il a repris le même travail, et je le soigne actuellement (mai 1904) pour une poussée volumineuse des radius et cubitus droits (moitié supérieure).

Au moment de mettre sous presse (15 septembre 1904) je revois le sujet avec une ostéite de l'extrémité inférieure du radius droit. Tous les os antérieurement malades sont redevenus normaux.

OSTÉOMALACIE INFANTILE. GENU VALGUM.
OSTÉOPSATHYROSIS

I. — Genu valgum considérable débutant à cinq ans chez une fille de neuf ans sans rachitisme. Examen physique d'un genu valgum.

II. — Exagération du genu valgum normal quand les os ne sont pas assez résistants. Le rachitisme. Le genu valgum de l'adolescence. Réserves pour l'avenir quand il ne s'agit d'aucune de ces variétés.

III. — Le genu valgum de la seconde enfance peut être le premier signe de l'ostéomalacie infantile, mortelle. Notre ignorance sur la cause et le traitement de cette maladie.

IV. — Fragilité osseuse congénitale ou ostéopsathyrosis.

I

Toutes les femmes sont cagneuses, c'est-à-dire qu'elles ont les genoux saillants en dedans, les jambes obliques en dehors et qu'elles ne peuvent pas, sans tricher, se mettre exactement à la position du soldat sans armes, les talons joints, les condyles internes au contact. Si leurs condyles se touchent, leurs talons s'écartent un peu. Cet angle obtus, ouvert en dehors, entre la cuisse et la jambe, existe d'ailleurs à l'état normal chez les hommes également, toutefois bien moins marqué que chez la femme.

Mais la fille de neuf ans que je vous présente exagère vraiment trop, pour être gracieuse, la conformation propre à son sexe.

Quand elle marche, elle est forcée de fléchir les genoux, et elle oscille de façon tout à fait déplaisante. Si nous la faisons arrêter debout devant nous, toute nue et immobile, les bords internes de ses pieds restent distants de 15 à 20 centimètres ; et tout de suite, il est évident qu'une partie de la difformité est masquée par un artifice d'attitude. En effet, les deux genoux sont encore un peu fléchis, les deux membres inférieurs sont dans la rotation en dehors et les deux condyles fémoraux ne se touchent pas selon leur axe transversal, mais l'un d'eux se met en avant de l'autre.

Couchons donc l'enfant, mettons la face postérieure des cuisses bien à plat sur la table, les rotules droit en avant, les condyles internes au contact par leurs pôles : et les deux jambes, à partir du genou, s'écartent presque à angle droit ; entre les deux talons, la distance est de 32 centimètres.

Cet état est celui que, dans le langage chirurgical, on désigne sous le nom de *genu valgum* ; et pour compléter l'examen local, deux ou trois menus faits doivent être relevés.

D'abord, vous remarquerez que, si je fais fléchir le genou, le talon vient, comme à l'état normal, toucher l'ischion : la jambe est alors bien parallèle à la cuisse, et la déviation en dehors a disparu ; la rotule, déjetée forcément en dehors dans l'extension, reprend peu à peu sa position normale. Il en est toujours ainsi, ce qui a donné lieu à plusieurs théories dont je n'ai pas à vous entretenir, mais ce qui vous explique pourquoi, la difformité étant ainsi diminuée, les sujets fléchissent le genou pour marcher plus commodément.

En second lieu, je recherche avec soin si dans les genoux non fléchis je peux communiquer des mouvements de latéralité, et je constate qu'il n'y en a pas. Fait important, car la mobilité latérale, très fréquente en pareille occurrence, est une cause de faiblesse persistante des membres après redressement de la déviation.

En troisième lieu, nous devons établir si la difformité tient à une incurvation du fémur, du tibia, ou des deux à la fois. Or, d'après la palpation et l'inspection, il me semble que le tibia est hors de cause et que la seule anomalie osseuse appréciable est ici

une saillie et un abaissement considérables du condyle interne
du fémur. De là une obliquité de l'interligne en bas et en dedans,
et l'axe du tibia, perpendiculaire à cet interligne, devient oblique
en bas et en dehors. L'inclinaison est bilatérale, mais nettement
plus accentuée à droite.

L'enfant étant debout, les deux pieds, déjetés en valgus, n'appuient guère que par leur bord interne, aplati. Comme la lésion
est bilatérale et que les deux membres sont à peu près d'égale
longueur, bassin et dos sont droits. Mais vous concevez que si
une seule des jambes est déviée, et par conséquent plus courte
que l'autre, il en résultera un abaissement du bassin et une scoliose de compensation.

Je viens de vous donner une description anatomique, dont les
traits principaux s'appliquent à tous les genu valgum. Mais nous
devons aller plus loin et, puisque le genu valgum est seulement
un signe extérieur, remonter à la cause pathologique de ce signe.

II

Le genu valgum, en effet, n'est pas une maladie, mais une
lésion. Prononcer son nom, ce n'est pas porter un diagnostic,
mais exprimer en latin, ce qui paraît plus médical, qu'un malade
est cagneux. Sa genèse, toutefois, quelle que soit la variabilité
possible de la maladie causale, est régie par une loi commune : la
résistance insuffisante des os.

Je vous ai dit que chez tous les sujets des deux sexes, et chez
la femme surtout, la jambe fait, avec l'axe prolongé de la cuisse,
un angle obtus ouvert en dehors, de 180 à 185 degrés en moyenne.
D'où la conséquence que le poids du corps n'est pas transmis
directement, du fémur au sol, selon l'axe longitudinal du tibia,
mais que la ligne de gravité tombe en dedans de cet axe, faisant
avec lui un angle aigu de 15 degrés environ.

En sorte que le poids du corps a tendance constante à augmenter cet angle, c'est-à-dire, en diminuant l'angle obtus exté-

rieur, à augmenter le genu valgum physiologique. Tant que muscles, os, ligaments sont normalement résistants, cela n'a pas lieu, tandis que le genu valgum exagéré, c'est-à-dire pathologique, se produit si le squelette est trop faible pour porter le poids du corps. Et l'on doit faire ici une remarque générale : l'insuffisance de solidité a coutume d'être avant tout osseuse, mais il est de règle qu'en même temps muscles et ligaments manquent aussi de vigueur.

Aujourd'hui, ne nous occupons pas d'eux, et parlons des os seulement. La plupart des genu valgum sont dus à leur flexibilité, c'est-à-dire à leur mollesse ; mais les causes de cette mollesse sont variables.

De ces causes, une nous est aujourd'hui bien connue : le rachitisme, maladie que nous pouvons à volonté produire et guérir, chez l'homme comme chez les animaux, en réglant mal ou bien l'alimentation du nourrisson, soit pendant l'allaitement, soit au sevrage. Ce rachitisme a une évolution bien définie, et il permet, à sa période d'état, sous l'influence d'actions mécaniques diverses, musculaires ou statiques, des déformations osseuses multiples, parmi lesquelles le genu valgum. Mais c'est une maladie du nourrisson ou du jeune sevré ; vers l'âge de cinq à six ans, elle tend à la guérison spontanée, et c'est avant cela que se produisent les difformités dont elle est responsable.

A côté du genu valgum rachitique, une place est due à une autre variété, dont je vous dirai les obscurités pathologiques, mais qui est cliniquement connue : j'entends le *genu valgum des adolescents*, bien mis en opposition, depuis de longues années déjà, avec le *genu valgum rachitique des enfants en bas âge*. Je n'ai pas souvent l'occasion de vous montrer le genu valgum des adolescents, car la plupart du temps il atteint des sujets au-dessus de quinze ans, qui ne viennent plus, par conséquent, dans mon service hospitalier. Mais vous vous souvenez peut-être que j'ai pu vous en faire examiner un à notre leçon du 12 décembre dernier. Laissez-moi reprendre brièvement ce qu'alors je vous ai dit.

Ce garçon de quatorze ans était atteint d'un genu valgum bilatéral, plus marqué à droite, avec écartement de 24 cent. 1/2 entre les deux talons, par 11 cent. 1/2 pour la jambe droite et 13 pour la gauche. Les deux tibias, rectilignes, étaient en légère rotation externe, les pieds, en léger varus compensateur. Il marchait les jambes fléchies, un peu comme dans un fauteuil, en fauchant pour que les genoux pussent se croiser sans se cogner. Aucun signe de rachitisme ailleurs, bonne santé, et je vous ai expliqué que c'était le type du genu valgum de l'adolescent. L'enfant était jeune pour être ainsi qualifié : il avait quatorze ans, et la lésion avait été reconnue huit à dix mois auparavant, ce qui nous conduit à lui attribuer facilement un an de date. Mais il était à remarquer que le garçon, jusque-là vigoureux, était un orphelin, élevé à la campagne, où depuis l'âge de dix ans on l'employait comme charretier, au lieu de l'envoyer à l'école.

Or, il est bien établi que le fait principal dans l'étiologie est ici la fatigue exagérée des membres inférieurs au moment du remaniement, de la poussée de croissance qui caractérise la puberté. On a invoqué tour à tour, pour expliquer le genu valgum, un relâchement des ligaments du genou, une force insuffisante des muscles, une altération de structure des os ; et, en fait, nous savons, depuis Mikulicz, que, histologiquement, on trouve dans le condyle interne du fémur des lésions semblables à celles du rachitisme. Il est, d'autre part, certain que le condyle est toujours déformé, plus volumineux et plus abaissé que l'externe : d'où obliquité de l'interligne, obligeant à l'obliquité de la jambe.

A mon sens, il faut admettre que l'insuffisance ligamenteuse et musculaire, toujours prouvée, comme chez notre malade, par les mouvements de latéralité du genou et par l'atrophie des masses charnues, permet une exagération de la surcharge imposée au condyle externe par l'obliquité physiologique de la jambe ; celui-ci s'aplatit sous cette action, tandis que s'hypertrophie et descend le condyle interne déchargé. Et ces déformations osseuses, qui rendent permanente la déviation de la jambe, sont possibles parce que les os, atteints de lésions bien décrites par Mikulicz, sont d'une trop grande malléabilité.

Les faits ainsi compris entrent en série avec d'autres déformations survenant vers la puberté ; et je vous expliquerai un jour ou l'autre quel lien la clinique nous fait trouver entre le genu valgum, la scoliose, la tarsalgie des adolescents. Mais cette altération osseuse, à laquelle vous voyez que je fais jouer un rôle étiologique prépondérant, devons-nous la qualifier de rachitisme tardif en raison de sa similitude histologique avec le rachitisme ? Je n'y vois aucun mal, pourvu que de l'identité de lésion vous ne concluiez pas à l'identité de maladie, celle-ci exigeant avant tout unité dans l'étiologie, dans la symptomatologie générale, dans la thérapeutique médicale, ce qui n'est point réalisé dans l'espèce.

Mais, dans un cas comme dans l'autre, la lésion est bénigne. Elle dépend d'une maladie à évolution temporaire aboutissant, à un moment donné, au raffermissement des os : alors la déviation de la jambe cesse de s'accroître et, la maladie causale, connue ou inconnue, étant guérie, nous corrigeons la difformité, efficacement et définitivement, par une opération orthopédique.

Telles sont les deux variétés banales de genu valgum. Dans laquelle de ces catégories devons-nous faire entrer notre malade actuelle ? Dans aucune, malheureusement.

Dans mes réserves, je ne vise pas l'état local.

A cette jeune fille je vais redresser les jambes par une ostéotomie fémorale sus-condylienne, selon le procédé de Macewen, procédé qu'une autre fois je vous décrirai. Car aujourd'hui l'intérêt du cas n'est pas dans la technique opératoire et dans le résultat local immédiat, mais bien dans le pronostic vital, que les jambes soient droites ou de travers. Je suis sûr de les mettre en rectitude ; je ne suis pas sûr qu'elles y resteront quand l'enfant va commencer à marcher ; et je suis, en outre, réellement inquiet pour l'avenir, car je me demande si nous n'assistons pas au début d'une maladie particulièrement sévère.

En effet, cette enfant, qui ne présente d'ailleurs sur le squelette aucune autre trace de rachitisme, qui a été nourrie au sein régulièrement par sa mère, jusqu'à dix mois et demi, qui a marché à un an, a commencé seulement à l'âge de cinq ans à devenir malade. Sans cause connue, les deux jambes se sont déviées en

dehors, et peu à peu la difformité, encore en voie d'accroissement
semble-t-il, s'est accentuée jusqu'au degré extrême que je vous
décrivais au commencement de cette leçon.

Si vous vous reportez aux explications précédentes, vous reconnaissez que le début est trop tardif pour que nous puissions penser au rachitisme vrai, qui d'ailleurs, dans un cas aussi grave,
aurait marqué son empreinte en d'autres points ; qu'il est trop
précoce, par contre, pour que nous puissions parler d'un genu
valgum de l'adolescence. Or, cette histoire me rappelle celle de
trois enfants qui m'inspirent très grande méfiance dans les cas de
ce genre.

III

On me présenta, le 7 février 1893, à l'hôpital Trousseau, une fille
de quatorze ans et demi, que mon prédécesseur et ami Jalaguier
avait soumise, en mars 1892, à une ostéotomie double pour genu
valgum très accentué. La difformité ne s'était pas reproduite,
mais l'enfant était dans un état général des plus lamentables, avec
grande faiblesse, avec impossibilité de la marche ; une cypho-scoliose droite très accentuée tordait rachis et thorax ; les phalangettes
étaient boursoufflées en baguettes de tambour. Et quand je
m'enquis de l'histoire morbide, j'appris que tout avait débuté à
l'âge de treize ans, chez une fille nullement rachitique, par des
douleurs dans les jambes, surtout dans les genoux, douleurs
exagérées par la marche, si bien que la malade était le soir exté-
nuée de fatigue. On diagnostiqua des douleurs de croissance,
auxquelles ne remédièrent ni le repos au lit, ni les bains sulfu-
reux, et un mois plus tard fut pratiquée l'ostéotomie.

Mais quand l'opérée quitta l'hôpital, en juillet 1892, elle ne pouvait se soutenir qu'avec des béquilles. Bientôt elle devait garder
le lit, et même dans cette position, les mouvements des membres
devenaient pénibles. En novembre apparut la cypho-scoliose, rapidement aggravée ; un peu partout les muscles s'atrophièrent, et je
jugeai qu'il s'agissait d'une ostéomalacie, d'une maladie médicale

par conséquent, pour laquelle j'adressai l'enfant à mon collègue et ami Sevestre. Elle fut admise par lui à l'hôpital, se cachectisa de plus en plus, et continua à souffrir dans les membres inférieurs. le 18 mai se fit à la cuisse droite une fracture sus-condylienne spontanée, se ratatina de plus en plus dans la gouttière de Bonnet devenue indispensable pour la mobiliser. et finalement mourut dans le marasme, avec eschares sacrées, le 12 mai 1903. J'emprunte ces détails finaux à la thèse de Meslay, dans laquelle vous trouverez en outre un examen histologique détaillé de ce squelette.

En quinze mois, donc, la maladie évolua, jusqu'à la mort. La rapidité fut moindre chez une autre fille qu'à diverses reprises j'ai soignée, au vieil hôpital Trousseau, puis à Tenon, l'an dernier encore, ce qui a fait, au bas mot, quatre ou cinq ans de durée : car, en raison de l'état cachectique que j'ai constaté l'an dernier, quand l'enfant me fut apportée à propos d'une fracture spontanée du tibia, il me paraît bien probable que tout doit être fini. Je ne saurais vous donner des dates précises sur la marche du mal, mais je sais que j'ai vu la fillette, âgée de sept à huit ans, pour des déviations sous-trochantériennes des fémurs à angle droit. consécutives à des ostéotomies pratiquées par un autre chirurgien ; que tous les os se sont ramollis, que plusieurs fois ils se sont fracturés.

Cette histoire incomplète n'est pas bien instructive pour vous, tandis que je puis vous en raconter une autre, où j'assiste depuis trois ans à des accidents dont je n'augure rien de bon.

Ce sujet, garçon de neuf ans et demi, m'a été conduit pour la première fois à l'hôpital Trousseau, le 12 janvier 1901. pour un genu valgum bilatéral et symétrique, avec 12 centimètres d'écartement des malléoles; peu de mouvements de latéralité dans le genou. lésion s'effaçant dans la flexion du membre. J'avoue qu'à cette époque le cas ne me parut pas suspect. et le 18 janvier je fis en une séance une double ostéotomie sus-condylienne. grâce à laquelle l'enfant partit pour Berck avec un redressement parfait à gauche, un peu moins bon à droite.

Dans la fiche prise à cette époque, je relève, il est vrai, que la

marche était lente et pénible, ce à quoi ne donne pas droit un
genu valgum de ce degré; que, d'autre part, une sœur, âgée de
douze ans et demi, avait été opérée dans un autre hôpital pour
genu valgum bilatéral, et que depuis elle s'était fracturé deux fois
la cuisse.

Or, vous savez que les fractures des rachitiques ne se produisent pas à un âge aussi avancé.

Mais, je vous le répète, je ne prêtai pas attention à ces renseignements, qui m'ont, au contraire, singulièrement frappé
lorsque je revis l'enfant en mai 1902, dans les conditions suivantes :

En juin 1901 il était revenu de Berck marchant bien, fatiguant
peu par l'exercice, et il resta en bon état jusqu'en avril 1902. A
cette époque, il se mit à traîner la jambe droite, à se plaindre de
douleurs dans la face antérieure des cuisses, à perdre l'appétit, à
digérer mal, à maigrir considérablement. Cela m'inquiéta. Je
serrai l'interrogatoire de plus près; j'appris que, sans trace de
rachitisme antérieur, le genu valgum n'avait débuté qu'à l'âge de
neuf ans, sans cause connue et n'avait été en rien amélioré par
un séjour de six mois à Hendaye. Quant à la sœur, dont mention
était faite sur l'ancienne fiche, elle avait été opérée à dix ans d'un
double genu valgum, récidivé depuis, et ne pouvait plus, en
décembre 1901, se tenir sur ses jambes.

En mai 1902, j'admis l'enfant dans mes salles : rien de chirurgical n'était indiqué, car tous les membres étaient droits, y compris les deux genoux que j'avais opérés seize mois auparavant,
mais la faiblesse des muscles, très atrophiés, était extrême; la
station debout vacillante, la marche sans appui, impossible.
Malgré l'amaigrissement, la mine n'était pas mauvaise. L'examen
du sang ne révéla rien d'anormal. Quant aux urines, on n'y dosa
pas les phosphates, mais seulement l'urée et le chlorure de
sodium. Pour une quantité quotidienne de 525 grammes avec une
densité de 1.030, on trouva 5 gr. 95 d'urée à 6 gr. 035 de chlorure de sodium.

Sous l'influence du repos au lit, les douleurs dans les membres
inférieurs diminuèrent, puis disparurent; les fonctions digestives

furent bonnes ; les forces revinrent peu à peu et le garçon pouvait marcher lorsque, le 28 juillet 1902, je l'envoyai, pour un nouveau séjour au bord de la mer, à Hendaye.

Il en revint en assez bon état, avec seulement un genu valgum assez accentué à droite, côté où je vous ai dit que le résultat de l'ostéotomie avait été assez bon, mais non parfait. En sorte que je me demandai si cette amorce de déviation n'avait pas été le prétexte à une aggravation au moment où, sous une influence inconnue, l'état général avait fléchi. Aussi me décidai-je à recommencer de ce côté, en date du 24 mars 1903, l'ostéotomie sus-condylienne. Cette fois, j'insistai sur le repos prolongé au lit, et le 10 juillet j'envoyai le malade à Berck, marchant bien, les deux jambes en rectitude, avec un peu de raideur des genoux.

J'en suis là avec lui, et malgré l'état satisfaisant où il était il y a neuf mois, je conserve cependant sur lui quelques craintes. J'espère que ces séjours multiples et prolongés au bord de la mer vont le modifier heureusement et définitivement. Mais les deux filles dont je vous ai parlé tout à l'heure me hantent le souvenir. Celles-là ont fini ostéomalaciques, malgré tous les efforts de la thérapeutique, l'une très vite, l'autre assez lentement ; pour mon garçon, je redoute quelque chose de semblable. Et je ne puis me défendre de pareille méfiance pour la fille que j'ai actuellement dans mes salles ; car son genu valgum, à marche rapide, a commencé trop tard pour être rachitique, trop tôt pour être le genu valgum de l'adolescence, car la difformité est devenue bien vite énorme et continue à s'aggraver.

Cette description appelle un diagnostic : ostéomalacie. Mais je ne vous cache pas que cela ne me satisfait pas l'esprit, car ce vocable revient à traduire en grec les mots : ramollissement osseux. Il a sans doute l'avantage d'avoir une allure scientifique qui permet de l'employer pour satisfaire les profanes, mais c'est bien tout. Certes, il y a une ostéomalacie que nous commençons à connaître, celle qui, plus fréquente sur les bords du Rhin, s'attaque aux femmes jeunes, affecte des rapports obscurs mais réels avec la grossesse, est susceptible de guérir à la suite de la castration complète. Mais quel lien entre elle et l'ostéomalacie infantile, parfois contestée, dont je viens de vous relater des exemples? Est-ce la même maladie? ce n'est pas probable. Et de l'ostéomalacie infantile nous ignorons tout, sauf notre ignorance totale en étiologie et en thérapeutique.

IV

Dans les observations précédentes, il a été question, chemin faisant, de fractures spontanées : comme dans le rachitisme, le ramollissement osseux s'accompagne de fragilité. A côté de cela, une mention est due à la fragilité des os, sans signes d'ostéomalacie, c'est-à-dire sans incurvation des os devenus flexibles.

Or, le hasard a fait qu'à notre consultation du 10 avril, deux jours par conséquent avant l'admission de notre fille au genu valgum, nous en avons observé un exemple chez un garçon de vingt-huit mois.

La veille, à midi, il était tombé sur le sol de sa hauteur et avait ensuite refusé de poser le pied à terre; et nous avons constaté les signes d'une fracture en rave, sans déplacement, du tibia gauche un peu au-dessous de la partie moyenne. Sitôt notre diagnostic énoncé, la mère nous dit qu'à l'avance elle s'y attendait, parce que le petit ne pouvait pas tomber sans se casser quelque chose : à quinze mois, dans une chute de sa hauteur, fracture du fémur droit; à dix-huit mois, même accident, fracture des os de l'avant-bras à la partie supérieure; à deux ans, même accident encore, fracture du tibia droit. L'évolution de toutes ces fractures a été normale et la consolidation obtenue dans les délais habituels, sans déplacement, sans cal actuellement appréciable.

Tout de suite, nous avons recherché, avec grand soin, les moindres traces de rachitisme, et nous n'en avons relevé aucune. L'enfant d'ailleurs a été nourri par sa mère régulièrement, au sein d'abord pendant cinq mois, puis à l'allaitement mixte; ses digestions sont bonnes et l'ont toujours été. Depuis la première fracture, il est fort bien alimenté et prend du glycérophosphate de chaux.

Nous devons donc reconnaître ici les caractères de la « fragilité osseuse idiopathique ». Mais comme un consultant serait mal vu dans le monde si, pour renseigner des parents, il se bornait à leur dire, ce qu'ils savent : « votre enfant a les os fragiles », nous devons être reconnaissants à Lobstein d'avoir baptisé le mal, à l'église grecque, du nom d'ostéopsathyrosis. Avouons cependant que, comme pour l'ostéomalacie infantile, nous ne connaissons rien de son étiologie, rien de sa thérapeutique.

Nous savons cependant, en étiologie, que la maladie est familiale, soit héréditaire, soit atteignant plusieurs frères et sœurs. Rien n'est appréciable chez les parents pour notre enfant actuel, qui d'autre part est un premier né. Mais en 1894, 1895 et 1896, j'ai observé au vieil hôpital Trousseau, deux sœurs qui, avant mon entrée en jeu avaient déjà eu l'une 7 et l'autre 11 fractures de jambe, et leur histoire a été publiée en 1894 dans la thèse de Moreau. Depuis, je leur ai soigné plusieurs fractures semblables, produites au moindre faux pas. Presque toujours, c'est un tibia qui s'est brisé; une fois cependant ce fut le bras et une fois la partie supérieure du fémur.

A la fin, les tibias étaient devenus gros, irréguliers, rappelant par certains côtés ceux de la syphilis héréditaire, mais les fractures ont toujours continué à se consolider aussi vite que dans des os sains. Puis, j'ai perdu ces filles de vue, et je ne sais si leur état général a fini par être compromis : il n'en était rien pendant les trois années que j'ai pu les suivre.

Dans ces cas, nous pouvons seulement prescrire le traitement habituel du rachitisme, mais en étant avertis de son inefficacité.

N. B. Cette lésion ayant été professée à la clinique Baudelocque le 16 avril, j'ai vu revenir en Juin le garçon dont il est question. Cet enfant est actuellement dans mes salles, cachectique, ratatiné, confiné au lit. Quant à la fille, elle a été opérée le 20 avril, et j'ai noté une mollesse extrême des fémurs, dans lesquels l'ostéotome a pénétré comme dans du beurre.

Néanmoins, en septembre, elle est en bon état, quoique à la radiographie ses os soient très clairs.

VINGT-DEUXIÈME LEÇON

LA PRONATION DOULOUREUSE DES JEUNES ENFANTS

I. — Fille de deux ans et demi atteinte d'impotence d'un membre supérieur sur lequel on a tiré. Instantanéité du symptôme. Diverses théories nerveuses, anciennes et modernes.

II. — Douleur constante à l'interligne radio-huméral, causant une impotence et non une paralysie. Plus grande fréquence chez les filles et à gauche. Lésion propre aux enfants de deux à cinq ans.

III. — Par supination et flexion brusques, on sent un claquement radio-huméral et l'impotence cesse instantanément.

IV. — Probabilité d'une subluxation de la tête radiale.

V. — Une théorie éclectique est inadmissible.

I

Je voudrais vous faire comprendre aujourd'hui quel inconvénient il peut y avoir à tirer brusquement sur l'avant-bras d'un jeune enfant. Cela pourra vous servir un jour quand vous donnerez des conseils à de jeunes mères. Cela vous servira sûrement si, le jour où vous serez appelés auprès d'un gamin qui, pour cette cause, ne se sert absolument plus de son bras, vous lui rendez en quelques secondes un fonctionnement complet.

La malade que nous allons examiner est une fillette de deux ans et demi qui, depuis deux jours, à la suite d'une chute survenue jeudi dernier, ne se sert plus de son membre supérieur gauche.

L'impotence est évidente.

Voici l'enfant devant vous : le membre pend inerte le long du corps, dans la pronation, le pouce sur la couture du pantalon, vous dirais-je, s'il s'agissait d'un garçon, le coude légèrement fléchi. L'épaule gauche est un peu abaissée, mais il n'existe pas, comme c'est la règle pour les fractures, une douleur suffisante pour que le sujet supporte avec la main droite le poids du membre gauche.

Quelques secondes d'examen suffisent cependant pour vous convaincre que la perte des mouvements n'est pas complète, car des mouvements partiels existent dans les doigts, dans le poignet même. Mais, quelles que soient mes sollicitations, l'enfant se refuse à fléchir le coude et à écarter le bras du tronc. Les mouvements communiqués sont douloureux, mais possibles, et au premier abord, à la rapide exploration à laquelle vous venez d'assister, ils vous semblent tous doués de leur amplitude normale. Vous croyez peut-être aussi qu'il n'existe dans le membre aucun signe révélateur d'une lésion ostéo-articulaire. Dans un instant, je vous dirai que c'est une erreur. Mais je vais d'abord vous exposer la thèse inverse, car, grâce à un parrainage important, elle a encore — quoique à tort — droit de cité dans les livres classiques.

Cet état est en effet exactement celui auquel, il y a une cinquantaine d'années, Chassaignac a attribué le nom de « torpeur douloureuse » ou de « paralysie douloureuse » des jeunes enfants.

Est-ce, comme semble le croire Bézy, Chassaignac qui le premier a décrit cet état clinique en 1856 ? Certainement non, car cette description est très nettement donnée, avec discussion pathogénique à l'appui, dans les traités et mémoires de Duverney, de Gardner, de Rendu, de Bourguet (d'Aix), de Malgaigne, etc. Si Chassaignac ne cite aucun de ces auteurs, c'est parce que, méconnaissant la nature de la lésion, qu'il attribue au système nerveux et non au squelette, il ne s'est pas reporté aux livres où l'on parle de luxations; il n'a trouvé qu'une observation analogue aux siennes, dans un mémoire, d'ailleurs extraordinairement confus, de Kennedy, et il aurait pu en lire quatorze identiques dans le travail, alors récent, de Bourguet (d'Aix).

Les caractères cliniques sur lesquels Chassaignac insiste à bon droit sont : l'*instantanéité* de l'invasion, *au moment d'une traction vive et soudaine sur l'avant-bras*, la perte des mouvements spontanés alors que les mouvements communiqués sont possibles. l'aspect du membre qui pend en pronation le long du corps. Mais il s'est trompé quand il a affirmé l'absence de tout désordre anatomique, en sorte que, tout en commençant son mémoire par de sages restrictions sur l'avenir réservé à ses opinions, il finit par conclure que, tout signe local faisant défaut, il convient d'incriminer le système nerveux. Il se demande s'il n'y a pas, à l'origine de cette « paralysie » ou « torpeur douloureuse », un ébranlement, une commotion, un tiraillement du plexus brachial, et il finit par établir une comparaison avec les paralysies du nerf circonflexe consécutives aux luxations de l'épaule. Avec des variantes, cette théorie nerveuse a été reprise, de nos jours, par Brunon (de Rouen), par Bézy (de Toulouse). Brunon, et son élève Bertrand, invoquent une paralysie par inhibition due au souvenir d'une douleur provoquée par la traction ; à la suite d'expériences instituées, à sa demande, par Abelous, par Charpy, Bézy conclut à un tiraillement des nerfs du plexus brachial, quelque chose comme un premier degré de ces paralysies radiculaires aujourd'hui bien connues.

II

A mon sens, toutes ces opinions sont insoutenables : depuis plus de dix ans que je suis chargé de services fort actifs de chirurgie infantile, j'ai observé un nombre considérable de cas semblables, et toujours — vous m'entendez bien, toujours — j'ai trouvé avec évidence une lésion ostéo-articulaire expliquant l'impotence du membre tiraillé.

Cette lésion pourra être, par exception, une entorse de l'épaule ou du poignet; par exception aussi une douleur à la pression, avec un peu de gonflement persistant pendant quelques jours au-dessus de la base de l'apophyse styloïde radiale, vous permettra de diagnostiquer une de ces faibles amorces de décollement épi-

physaire auxquelles Ollier donnait le nom d'entorse juxta-épiphysaire.

Mais — quoi qu'on en ait dit parfois pour cette dernière lésion
— cela est exceptionnel : dans ces cas, on peut dire que *c'est toujours au niveau du coude que l'exploration révèle des signes physiques* ; et parmi les impotences provoquées par traction sur le
membre supérieur, c'est *à celles-là seulement qu'il faut réserver le
nom de pronation douloureuse*.

Comment concilier cette assertion avec celle des auteurs qui
affirment l'absence fréquente de tout signe physique? Par une
erreur évidente de ceux-ci : pour Chassaignac parce que, peu
habitué à la chirurgie infantile, il n'a pas cherché à vérifier des
descriptions que certainement il ignorait, d'après son mémoire,
quoiqu'elles fussent en somme déjà classiques ; pour ses successeurs
parce que, avant tout médecins, ils laissent facilement passer
inaperçus des signes légers, qu'une main exercée ne méconnaît
pas.

La preuve de ce fait va sûrement vous être fournie par l'enfant
qui est devant vous : elle m'a été amenée ce matin par un de vos
jeunes maîtres les plus distingués, mais pas chirurgien, parce
qu'il ne pouvait s'expliquer cette impotence dont aucun signe
physique ne lui donnait la raison, et, au lieu de se payer de mots
en parlant d'une paralysie bizarre, il a préféré, confessant son
ignorance, soumettre la malade à l'examen d'un chirurgien spécialement voué à la pédiatrie.

Or, constatant l'attitude que je viens de décrire, jointe à l'absence de toute déformation du membre, de tout signe extérieurement appréciable au niveau du poignet, de l'avant-bras, du bras,
de la clavicule, je vous dis : Cette enfant ne bouge pas son bras
tout simplement parce qu'à tout mouvement elle en souffre, et
j'ajoute qu'elle en souffre au niveau du coude.

Elle en souffre : en effet, dès qu'on l'approche pour saisir le
poignet, elle commence à crier, quoique cela fait on puisse
appuyer sans provoquer de douleurs sur l'extrémité inférieure des
os de l'avant-bras. Mais si vous cherchez à soulever le membre,
pour faire plier un peu le coude, pour écarter le bras du tronc, un

redoublement de cris attire votre attention. Et la mère va vous raconter que la fillette, calme quand on la laisse tranquille, souffre dès qu'on lui touche le bras gauche, en particulier chaque fois que, l'habillant, on lui passe une manche de vêtement.

Donc, il y a quelque chose de douloureux dans le membre : dans tous les cas que j'ai observés, il en a été ainsi, et c'est pour cela que je n'ai jamais pu admettre la théorie de Chassaignac ou ses dérivés.

Quel est le siège précis de la douleur? Explorons par la pression localisée.

Depuis quelques secondes, après avoir fait crier l'enfant en soulevant un peu le membre, je suis resté immobile tout en vous parlant, et la douleur a sûrement cessé, puisque la fillette ne crie plus. Je vais en profiter pour appuyer de point en point sur le squelette, en finissant, bien entendu, par la région où je sais avec quasi-certitude que je vais trouver quelque chose. Vous me voyez donc, tout en causant et en donnant un bonbon à la malade, presser doucement les os l'un après l'autre entre le pouce et l'index; de l'avant-bras j'ai passé au bras en sautant le coude, puis à la clavicule. Sur tout cela, rien : et revenant maintenant au coude je ne trouve rien sur la palette humérale, rien sur le cubitus, mais quand j'arrive à la région externe du coude, vers la tête radiale, des cris m'avertissent que là est le siège du mal.

Pourquoi, sur cette enfant dont il y a dix minutes je ne connaissais pas l'histoire, pourquoi, après simple inspection du membre, étais-je certain d'être ainsi conduit sur la région radio-humérale? Parce que j'étais certain que le renseignement donné sur la nature du trauma était inexact.

La mère me disait : chute sur le coude. Or une fracture, une luxation, une contusion simple en cette région s'accompagnent d'un gonflement rapide et volumineux. Ici, pas de gonflement. Et cependant, la mère l'avait remarqué, c'était du coude que l'enfant souffrait. J'ai donc demandé si elle s'était relevée seule ou si on l'avait relevée; et j'ai appris qu'on l'avait remise sur pieds en la tirant par le bras gauche, qu'à ce moment ses cris avaient redoublé et que le bras après cela était retombé le long du corps où il pendait inerte.

Telle est, en effet, l'étiologie constante de l'accident que nous étudions aujourd'hui : une traction vive sur le bras chez un enfant âgé de moins de cinq ans, de moins de trois ans, même, dans la plupart des cas. Ce sera souvent produit, comme dans le cas particulier, en croyant venir à l'aide d'un enfant qui ne s'est rien fait dans une chute et qu'on blesse en le relevant. Plus souvent, le marmot marche, tenu par la main, au côté de sa mère : vienne un trottoir, un ruisseau, un escalier, et on l'enlève pour lui faire franchir l'obstacle, pour lui faire monter la marche ; ou bien, tandis que la mère va droit devant elle, il se fait tirer, regarde en arrière, butte dans les jambes maternelles et à un moment donné fait un faux pas, vite rectifié par une traction sur le bras. C'est pendant ces actes qu'un beau jour, brusquement, après un cri, preuve de douleur, le bras retombe inerte le long du corps.

Cette étiologie va nous expliquer un fait sur lequel je n'ai pas trouvé de documents autres que les miens : quelques auteurs spécifient, comme Chassaignac, que cette « torpeur douloureuse » siège indifféremment à droite ou à gauche ; la plupart ne soulèvent même pas la question. Or la fréquence est sûrement plus grande à gauche.

Voici, sur ce point et sur quelques autres, mes documents statistiques personnels.

Dans mes registres de consultations, depuis octobre 1892, je relève 208 cas de pronation douloureuse portant sur 137 filles et 70 garçons, avec 1 cas où le sexe n'est pas désigné.

Sur 189 cas où l'âge est spécifié, je trouve :

> De 0 à 1 an . . . . 15 cas.
> — 1 à 2 ans . . . . 74 —
> — 2 à 3 — . . . . 52 —
> — 3 à 4 — . . . . 22 —
> — 4 à 5 — . . . . 15 —
> Au-dessus de 5 ans . . . . 11 —

Pour le côté, mes renseignements sont moins complets, et je

regrette d'avoir une fois de plus à constater que cela tient à ce que l'inscription des diagnostics dépend des élèves en médecine, et non plus d'un infirmier. Sur 208 cas, il en est 78 où le côté n'est pas précisé ; les 130 restants se décomposent en :

A droite. 50
A gauche. 80

Ces relevés sont assez nombreux pour que je sois en droit de déclarer inexacte l'opinion des auteurs, qui avec Chassaignac considèrent le sexe et le côté comme indifférents, ou ne s'occupent même pas de ces conditions étiologiques.

D'abord, quelle est la raison de la prédominance à gauche ?

La raison en est que la plupart des mères donnent la main droite à l'enfant qu'elles conduisent dans la rue, lui prennent par conséquent la main gauche ; et sur ce point, j'ai fait quelques relevés statistiques.

En bloc, l'enfant est à la droite du conducteur dans la proportion de 2 contre 1. Mais si l'on regarde ceux que conduit un homme, on voit que c'est inexact : ceux-là sont presque toujours à gauche et d'autre part sont d'ordinaire, sauf le dimanche, des sujets âgés de plus de cinq ans. C'est avec la mère, allant au marché, que sort la marmaille en bas âge : et les femmes du peuple dans ces conditions donnent la plupart du temps la main droite, parce qu'à gauche elles portent un paquet, soit le panier à provisions, soit le dernier-né qui ne marche pas encore ; même en dehors de ces conditions, d'ailleurs, les femmes, dans la rue, portent très souvent des paquets, et la plupart du temps de la main gauche, pour garder libre la main droite. Celle-là leur sert à tenir l'enfant, qu'on lâche au besoin pendant une emplette, ou une conversation, durant laquelle il se cramponne à la jupe de sa mère, immobile. Tandis que l'homme, possesseur de poches dans ses vêtements, n'a pas besoin de s'encombrer la main gauche de paquets, et quand par hasard il mène promener le mioche, c'est celle-là qu'il lui donne pour garder libre, le plus possible, la droite, de laquelle, d'ailleurs, il tient assez souvent une canne.

Or, presque tous les enfants sont conduits dans la rue par des femmes, et voilà pourquoi la pronation douloureuse est plus fréquente à gauche qu'à droite, avec, cependant, une prédominance moindre que ne le ferait pressentir ma petite statistique de promenade : cela tient à ce que, pour relever un enfant qui vient de tomber, on lui tend la main droite, mais on prend celle qu'il tend, et celle-là est, je crois, plus souvent la droite, d'autant plus que les droitiers tombent plus souvent sur le côté gauche, plus faible, et dégagent moins vite la main gauche prise sous le corps.

Le côté n'a encore rien à voir dans l'affaire pour les cas où on produit les lésions en tirant sur le membre pour l'enfiler dans une manche d'habit. Ces étiologies sont encore assez fréquentes et font forcément baisser le pourcentage de la prédominance à gauche.

Pour l'âge, je confirme ce qu'ont vu tous les observateurs ; j'insiste sur la fréquence beaucoup plus grande d'un à trois ans, sur la décroissance rapide après quatre ans. Passé cinq ans, je trouve dans mes registres deux enfants de sept ans, un de huit ans, et c'est tout.

Le mécanisme exact de la lésion n'est pas absolument déterminé, quoique depuis plus d'un siècle divers auteurs s'en soient occupés. Nous apprenons tout de suite que le bras a subi une traction brusque : mais dans quelle direction? Est-ce une traction simple, comme le voulaient Duverney et Fournier ; ou faut-il y joindre un mouvement forcé de pronation, comme l'ont dit Bottentuit, Goyrand ; une adduction de la main comme le croyait Pinel ? Il faut reconnaître, avec Chassaignac, que l'on ne peut guère préciser ces détails et que d'ailleurs la main, lorsque l'enfant est conduit dans la rue, est d'ordinaire en position moyenne de pronation. Peut-être cependant faut-il dans l'attitude quelque chose de spécial puisque, sur la quantité incalculable d'enfants quotidiennement soumis à ce trauma, un très petit nombre seulement subit la lésion.

Quelle est au juste cette lésion : cela est utile à déterminer le plus exactement possible pour instituer un traitement convenable. Or, si nous n'avons pas la certitude, nous avons cependant quelques notions assez probables.

III

Conséquent avec ses idées pathogéniques, Chassaignac conseillait la simple mise du bras en écharpe, avec un peu d'ouate autour du membre ; et, de fait, il est de règle que de la sorte les
choses s'arrangent d'elles-mêmes au bout de trois à quatre jours,
jamais plus d'un septénaire, affirmait Chassaignac. C'est à la
même opinion que se rangent des auteurs modernes, tels que
Brunon (de Rouen), Bézy (de Toulouse), Piéchaud (de Bordeaux),
ces deux derniers dans des articles classiques que vous avez tous
entre les mains. Or, je m'élève de toutes mes forces contre cette
opinion, moins dans l'intérêt de l'enfant qui, en effet, guérit toujours tout seul, en quelques jours, que dans le vôtre : voyez ce
qu'une famille pensera de vous si, après que vous aurez conclu à
l'abstention, un autre médecin, mieux instruit, rend *séance tenante* au bras impotent, douloureux, une indolence parfaite et des
mouvements complets. C'est justement ce qui a lieu quand on
sait s'y prendre ; la guérison est instantanée, et je vous en donne
tout de suite la preuve, car sans en avoir eu l'air, tout en explorant l'enfant devant vous, j'ai pratiqué les manœuvres nécessaires à la cure : le bras vous semble encore inerte, mais en réalité il est guéri et n'est plus immobilisé que par le souvenir de
la douleur.

Tenez, regardez plutôt.

Je présente un bonbon à la fillette, et tout de suite elle avance
la main droite. Mais j'arrête cette main, et j'insiste pour l'emploi
de la gauche : voici quelques secondes d'hésitation, quelques
petits mouvements de poignet. Tiens ! Pas de douleur ! Et la
main gauche, enhardie, se porte en avant puis en haut, pour
saisir le bonbon et le mettre dans la bouche. Maintenant tout est
fini, les deux membres sont identiques et il n'y a plus aucune
douleur à la pression au niveau de la tête radiale.

Pour obtenir ce résultat, saisissant le poignet de la main gauche,
j'ai mis l'avant-bras dans l'extension, je lui ai imprimé un brusque

mouvement de supination, puis je l'ai fléchi, tandis que, du pouce droit, j'appuyais d'avant en arrière sur la tête radiale. A un moment donné, j'ai senti un obstacle à la supination complète, mais non pas, malgré l'expression de Saint-Germain, un obstacle « opiniâtre », car il m'a suffi de forcer un peu pour terminer le mouvement : à ce moment j'ai senti un claquement spécial, non pas une crépitation comme on dit parfois, rien qui ressemble à la crépitation d'une fracture, mais un claquement sourd, identique à celui qu'on perçoit en réduisant une luxation.

Ce claquement, qu'il appelle craquement, avait dès le début frappé Malgaigne, et avant lui Monteggia : en sorte que Malgaigne a d'abord admis, comme Monteggia, une fracture du col du radius. Il n'a pas tardé à renoncer à cette hypothèse, en présence du fait auquel vous venez d'assister : la cessation *instantanée* des symptômes après réduction.

Il y a eu réduction de quelque chose, le claquement en est l'indice. Mais de quoi ? Ici on discute.

IV

Dans un mémoire récent, Denucé a soutenu qu'il s'agit d'un pincement de la synoviale produit par le mécanisme suivant :

Lorsque l'on imprime à l'avant-bras des mouvements alternatifs de pronation et de supination, on constate que le ligament carré de Denucé père, lame horizontale allant du col radial au bord inférieur de la petite sigmoïde cubitale, s'enroule autour du col en arrière dans la pronation, en avant dans la supination. Dans la pronation avec extension, abduction et abaissement par traction, son bord antérieur descend en outre un peu au-dessous du bord inférieur correspondant du ligament annulaire et si, chez un enfant, on a insufflé la synoviale, on la voit faire hernie dans ce jour entre les deux ligaments, juste en dedans du radius. Denucé croit que les choses se passent de même chez le vivant ; si la pronation cesse brusquement, la partie herniée de la syno-

viale se trouve pincée dans la boutonnière, entre les deux ligaments. De là une douleur à chaque essai de mouvement, et par
conséquent l'impotence du membre ; de là aussi, au bout d'un ou
deux jours, une réaction inflammatoire de la synoviale et un léger
gonflement secondaire de la région.

Cette hypothèse de mon ami Denucé est fort élégante, et s'appuie sur des faits anatomiques exacts. Mais elle ne me séduit pas
beaucoup, pour plusieurs motifs.

D'abord, le gonflement notable des cas un peu anciens, étant
un signe d'irritation légère de la synoviale, pourrait se comprendre aussi bien en cas de subluxation qu'en cas de pincement.
En second lieu, est-il bien exact qu'il n'y ait *rien* primitivement
et que le gonflement soit toujours exclusivement secondaire
et inflammatoire ? Je vais vous dire que ce n'est pas certain.
Enfin, et surtout, dans cette hypothèse, que serait le claquement
que *toujours* j'ai perçu au moment de la réduction, au moment
précis où se produisait un ressaut sous le pouce qui appuyait
d'avant en arrière sur la région radio-humérale ? Cela éveille
invinciblement dans mon esprit l'idée d'un déplacement osseux
que l'on réduit : quant à la nature exacte de ce déplacement,
deux théories restent en présence, l'accrochement de la tubérosité bicipitale et la subluxation de la tête radiale.

Bourguet (d'Aix), dans son mémoire établi sur 17 observations,
s'est rallié à une théorie émise par Gardner, par Rendu : par pronation extrême, la tubérosité bicipitale passe en arrière du bord
externe du cubitus et ne peut revenir sans effort, d'où le claquement observé à la réduction parce qu'entre les deux os s'interpo-
sent des fibres du court supinateur, enroulées par la pronation
autour du radius. Ce mécanisme est bon à spécifier, car vous
pourriez lire, dans une leçon de M. de Saint-Germain, que Bourguet incriminait un diastasis de l'articulation radio-cubitale supérieure, ce qui n'a rien à voir avec la question.

L'opinion de Bourguet est en quelques points très défendable. Je
lui objecterai cependant le siège de la douleur localisée sur l'interligne radio-huméral ; le claquement, bien plus en rapport avec
une coaptation articulaire qu'avec le dégagement d'une tubéro-

sité bicipitale capitonnée par un muscle ; l'augmentation parfois constatée du diamètre antéro-postérieur du coude en dehors ; l'absence de preuve qu'une pronation *forcée* ait eu lieu lors de l'accident. Je remarquerai enfin que Bourguet lui-même est un des rares auteurs qui aient observé l'augmentation possible du diamètre antéro-postérieur du coude.

Cette constatation anatomique rend peu probable la *subluxation de la tête radiale par élongation* dont parlait Duverney à la fin du xvIIIᵉ siècle : en tirant sur le radius, on l'écarterait du condyle, et la tête resterait déplacée parce qu'elle aurait dégainé, au moins partiellement, du ligament annulaire.

Le plus vraisemblable, à mon sens, c'est la subluxation du radius, possible en avant par traction avec pronation, en arrière par traction avec supination, ce dernier cas étant dans l'espèce douteux ou tout au moins rare. Mais nous devons reconnaître que nous n'avons pas de certitude. Pour trancher la difficulté j'ai, au début de son emploi, songé à la radiographie, et je n'en ai rien obtenu : chose qui m'a paru toute naturelle, quand j'ai vu, chez ces enfants en bas âge, quelle épaisseur considérable avait sur le cliché la région transparente, en raison de la structure cartilagineuse du condyle huméral et de la cupule radiale.

Comme, d'autre part, il n'y a pas et il n'y aura jamais d'autopsie probante, nous en restons à l'hypothèse, et celle d'une subluxation radiale est à mon sens la plus vraisemblable parce que cela seul cadre avec l'augmentation, quelquefois constatée immédiatement, du diamètre antéro-postérieur. Chassaignac objecte qu'il n'y a pas d'ecchymose ; y en a-t-il dans la luxation en avant de la mâchoire supérieure ? On ne peut sentir avec précision l'os déplacé en avant : est-ce étonnant pour une petite saillie cartilagineuse et mousse cachée sous des muscles épais ? Et par contre j'ai la notion très nette que quelque chose file d'avant en arrière sous mon pouce qui appuie, quand, à un moment donné de la supination que je provoque, je perçois le claquement caratéristique de la réduction.

Mais quelle cause maintient le déplacement partiel de cette cupule cartilagineuse sur la sphère lisse du condyle ? Le mieux est d'avouer que nous n'en savons rien et de nous demander si une disposition anatomique spéciale, osseuse ou ligamenteuse, n'intervient pas, comme dans la genèse des luxations incomplètes du pouce, des luxations de la mâchoire. Peut-être aussi est-ce en raison de dispositions anatomiques spéciales que les enfants ne sont jamais atteints de cette lésion après cinq ans, rarement après quatre ans; à moins que ce ne soit parce que passé cet âge on ne les conduit plus par la main, en tirant dessus au moindre obstacle. Pourquoi encore la prédisposition des filles ? Je l'ignore.

Certains enfants, en tout cas, paraissent enclins à cette lésion, et tous les chirurgiens qui se sont occupés de la question signalent la possibilité d'une récidive dont, pour ma part, j'ai observé plusieurs exemples. Malgaigne en conclut qu'il faut pendant assez longtemps, pour que les ligaments reprennent leur force, maintenir après réduction le membre immobilisé en demi-flexion et demi-pronation, dans un appareil ouaté; les deux ou trois jours demandés par Duverney ne lui suffisent pas. Or je pense, avec tous les chirurgiens d'enfants, que même ces deux ou trois jours sont inutiles ; toujours le sujet sort de ma consultation guéri et sans appareil, et je ne puis trouver là une cause de récidive quand l'année suivante on me le ramène parce que, par une nouvelle traction brusque, on lui a de nouveau subluxé le radius

V

Est-il permis d'être éclectique, d'attribuer certains faits à chacune des lésions que j'ai énumérées, et même de faire une part, toute petite si vous voulez, à la torpeur, paralysie, inhibition, pour faire plaisir à mon ami Brunon et aux mânes de Chassaignac ? Cela me paraît impossible : l'unité clinique, l'identité thérapeutique sont telles que nous ne pouvons concevoir une diversité anatomique originelle. Partisan de cette théorie éclectique, Piéchaud, dans son article déjà cité, va jusqu'à dire, en parlant de cette lésion peut-être variable, que : « Très accentuée, accompagnée de mobilisation anormale, suivie de gonflement très marqué, elle devient une fracture juxta-épiphysaire ou un décollement épiphysaire. »

C'est une opinion que je ne puis admettre. Il y a, au membre supérieur, au poignet, au coude, à l'épaule, au radius, au cubitus, à l'humérus, à la clavicule, des lésions diverses, des entorses, des contusions, des décollements épiphysaires partiels ou complets, des luxations, des fractures, toutes lésions qui rendent le membre impotent, mais que vous *devez* différencier grâce à leurs signes physiques spéciaux : gonflement, ecchymose, déplacement, douleur à la pression localisée, etc. Quand aucun de ces signes n'existe, quand au contraire vous trouvez *à la région radio-humérale* ceux que vous venez de constater aujourd'hui, à la suite de la cause toujours la même que je vous ai exposée, alors seulement diagnostiquez la pronation douloureuse et une *guérison instantanée, par des manœuvres toujours les mêmes*, vous prouvera que vous aurez eu raison.

TUBERCULOSE TESTICULAIRE CHEZ L'ENFANT

I. — Début en apparence aigu; en réalité, poussée aiguë sur une lésion thoracique. Fréquence chez les enfants en bas âge.

II. — Signes habituels de l'épididymite tuberculeuse. Rareté des lésions prostatiques. Diagnostic différentiel : blennorragie, orchite par effort; funiculite ou épiploïte; syphilis.

III. — Pronostic relativement bénin; absence habituelle de lésions génito-urinaires profondes. Suppuration fréquente et rapide, mais souvent vite tarie. Atrophie possible du testicule.

IV. — Indications très rares de la castration. Incision des abcès; cautérisation des fistules au fer rouge.

L'enfant que je soumets aujourd'hui à votre examen est atteint de tuberculose épididymaire à droite. C'est une localisation bacillaire relativement rare avant l'âge adulte, mais dont néanmoins les traités classiques de pathologie infantile n'ont peut-être pas tenu assez compte, jusque dans ces temps derniers, et les quelques mentions succinctes que vous trouverez dans les leçons de Giraldès, ou dans les ouvrages spécialement consacrés à l'étude des maladies du testicule, ne doivent pas suffire à votre instruction.

L'histoire de cette lésion ne se borne pas, en effet, à enregistrer quelques observations éparses, à dire, avec D. Mollière et Augagneur que, sur 183 cas de tuberculose testiculaire, il y en a un qui concerne l'enfant. Les mémoires spéciaux, et plus ou moins développés, consacrés à cette étude par Launois (1883), L. Jullien (1890), Hutinel et Deschamps (1891), Félizet (1899), nous prouvent que la fréquence est plus grande que cela, et nous montrent, en outre, que l'âge du sujet imprime à la lésion certaines particularités[1].

Il est difficile d'apprécier cette fréquence de façon exacte, car la plupart de ces malades ne sont pas hospitalisés, et de là sans doute quelques désaccords, d'importance d'ailleurs médiocre. Ainsi, Jullien admet une proportion de 17 cas sur 5.566 enfants des deux sexes présentés à une consultation hospitalière; cela cadre bien avec le total de 58 cas sur lequel Félizet établit son étude.

Pour mon propre compte, dans mes registres de l'hôpital Trousseau et de l'hôpital Tenon, de 1892 à 1902, sur 46.000 enfants, je n'ai relevé que 44 cas de tuberculose testiculaire; j'en connais quelques-uns qui n'ont pas été enregistrés, mais il est certain que ma série est relativement moindre que celle de Jullien. Vous voyez cependant que je ne vous mets pas en présence d'une de ces raretés négligeables pour le praticien, mais qu'il vous sera utile de connaître les quelques données cliniques et anatomiques propres à la tuberculose de l'enfance. Je vais vous les enseigner, tout en vous exposant l'histoire de notre malade actuel.

I

Chez cet enfant, âgé de treize ans et demi, vous devez avant tout étudier les signes locaux qui vous conduisent au diagnostic par l'annonce duquel j'ai commencé cette leçon.

A droite, à l'inspection déjà, le scrotum vous apparaît plus gros qu'à gauche, et en outre le jour de l'admission il était coloré d'une rougeur assez vive, vite disparue sous l'influence du repos. A la palpation, je n'ai jamais senti d'empâtement des parties molles superficielles, d'adhérence de la peau, mais on trouvait une

---

1. LAUNOIS. — *Revue mens. des mal. de l'enf.*, Paris, 1883, p. 218. — L. JULLIEN, *Arch. gén. de méd.*, Paris, 1890, T. I, p. 120. — HUTINEL et DESCHAMPS, *Ibid*, 1891, T. I, p. 257 et 453. — FRAZIA, *Bull. et mém. de la Soc. de chir.*, Paris, 1899, 26 avril, p. 462.

tumeur aujourd'hui notablement diminuée, alors grosse comme
un œuf de pintade : cela pour vous dire tout de suite qu'il y eut
une poussée inflammatoire, vite calmée sous nos yeux. A mesure
que l'inflammation a diminué, les contours de la tumeur ont pris
plus de netteté, et vous trouvez maintenant des caractères qui
vous permettent de localiser exactement le mal.

Cette inflammation subaiguë avec gonflement rapide, a-t-elle
été réellement initiale? Beaucoup d'auteurs l'admettraient sans
plus ample informé, car dans les mémoires consacrés spécialement à l'étude de la tuberculose testiculaire infantile, on établit
une opposition avec ce qui se passe d'ordinaire chez l'adulte, en
montrant que dans le jeune âge la forme aiguë d'emblée prend
nettement le pas sur la classique forme chronique. Dans cette
opinion il y a du vrai, et je crois que la forme aiguë est relativement moins rare chez l'enfant. Mais je pense aussi qu'on a
peut-être exagéré, et notre malade actuel va vous faire comprendre pourquoi. Au premier interrogatoire, en effet, le jour où
je l'ai admis dans mon service, ses parents m'ont répondu que la
lésion avait débuté brusquement, trois jours auparavant, soit
exactement il y a aujourd'hui huit jours. Or quand nous avons
serré les choses de plus près, l'enfant nous a appris que déjà une
quinzaine de jours auparavant, il avait ressenti dans la même
région une douleur légère, ayant duré deux jours; cependant il
ne sait pas si à cette date existait une tumeur. Cela se conçoit,
car un adulte palpe tout de suite un testicule dont il souffre, compare avec l'autre côté : c'est un organe qu'il apprécie à sa juste
valeur. Un enfant ne fait pas cette enquête immédiate, et ses
parents pas davantage. Encore reconnaissent-ils quelquefois — et
ce fut le cas pour un enfant qu'on m'a apporté il y a quelques
semaines, à l'occasion d'un abcès rapidement formé — que l'organe était déjà plus gros que l'autre. N'allez pas, je vous prie, me
faire dire que je nie la forme aiguë d'emblée, que je conteste sa
fréquence plus grande chez l'enfant que chez l'adulte : les éléments font défaut pour établir une proportion précise. Je me
borne à vous dire que, sur les 19 observations personnelles à peu
près complètes que j'ai compulsées avant cette leçon, deux fois

seulement il s'agit de la forme aiguë ; et encore l'intégrité préalable du testicule n'est-elle pas expressément notée ; que trois fois, par contre, le testicule était sûrement gros avant la poussée inflammatoire aiguë.

La nature de ma statistique impose toutefois une réserve, car mes fiches complètes ne portent que sur les malades hospitalisés ; pour les autres, je n'ai que la brève note du registre de consultation, sans mention sur l'évolution du mal, et ceux-là contiennent une plus forte proportion de nourrissons, car les enfants de cet âge ne sont pas volontiers admis dans les salles. Or chez eux la tuberculose testiculaire est fréquente et plus souvent aiguë qu'à un âge plus avancé.

La poussée aiguë peut se calmer vite : chez notre malade, après quatre jours seulement de repos, le gonflement est déjà bien moindre qu'au moment de l'entrée à l'hôpital. Mais il est encore suffisant pour qu'à distance, l'enfant étant debout devant vous, vous voyiez que le testicule droit, gros comme une belle prune, est infiniment plus volumineux que le gauche. Le testicule droit : ce serait donc une exception à la règle, car Jullien, Hutinel et Deschamps ont constaté une prédilection marquée pour le côté gauche, et ont même donné une explication du fait. Voici les chiffres de Jullien : lésion à gauche 8, à droite 4, bilatérale, 5. Mais est-ce une proportion définitivement établie? Je n'en suis pas tout à fait sûr, car voici mes chiffres : lésion à droite 15, à gauche 7, bilatérale 5, côté non spécifié 17. Et j'ajouterai que, d'après Jullien, la prédominance à gauche ne se manifeste qu'à partir de deux ans, à partir du moment où, l'enfant commençant à marcher, les petits traumas auxquels le testicule gauche, plus déclive, est plus exposé, peuvent exercer leur action. C'est pour cela, dit-on encore, que la tuberculose n'atteint guère les testicules ectopiques, soustraits à ces petites injures répétées : ce qui n'est peut-être pas tout à fait sûr, car j'en trouve deux observations dans mes notes, et sur 58 cas, Félizet en a relevé une. Or je viens d'accuser ma statistique d'être partielle, précisément par suppression presque complète de détails sur les enfants en bas âge. Peut-être donc s'est-on trop empressé de trouver à un fait insuffisamment établi une explication inspirée de la philosophie des causes finales.

Voilà deux fois que je vous parle de la fréquence relative de la lésion chez les enfants du premier âge : cette donnée ressort, en effet, de tout ce qu'on a publié sur la question, et je puis sur ce point confirmer à peu près l'opinion de Jullien. Ce dernier auteur, parmi ses 17 malades, en compte 6 au-dessous d'un an, 6 d'un à deux ans, 8 de deux à treize ans ; voici mes chiffres, et ici ma statistique est complète :

	7 semaines.	1
	2 mois	1
De 0 à 1 an, 7 cas	6 mois	1
	9 mois	1
	10 mois	2
	1 an	1

D'un à deux ans 6 cas.

De deux à sept ans 15 cas, dont 10 de deux à cinq ans et 3 à cinq ans.

De sept à treize ans 7 cas.

De treize à quinze ans 9 cas.

Donc, les deux premières années de la vie sont celles où la lésion est nettement la plus fréquente. Mais ma proportion est moindre que celle de Jullien ; et surtout je ne puis admettre, malgré Félizet, que la tuberculose testiculaire soit tout à fait exceptionnelle de sept à quatorze ans : pendant cette période de l'enfance elle est moins fréquente que chez les nourrissons, mais il n'y a pas plus d'immunité pour les enfants de huit ans que pour ceux de cinq ans. Quant à vous donner le motif de cette préférence pour les nourrissons, vous me permettrez de garder le silence plutôt que de chercher une explication forcément un peu « cause-finalière ».

Mais de digression en digression, je m'aperçois que jusqu'à présent, je ne vous ai guère parlé que de théorie. Il est temps d'entrer dans le détail de l'examen clinique et du diagnostic.

II

Ainsi le testicule droit est gros et abaissé. Et l'inspection nous révèle encore sur la peau un reste d'aspect inflammatoire. Les veines n'ont jamais été dilatées ; les plis, effacés par distension, il y a quatre jours, reparaissent aujourd'hui que le gonflement est moindre ; mais il persiste, quoique moins vive, une rougeur manifeste.

Ce signe est le seul qui trahisse la participation éphémère des parties molles superficielles à l'inflammation. Car la peau est partout mince, souple, mobile, partout on peut la plisser, à droite aussi bien qu'à gauche et nulle part, même pas dans un point limité, elle ne présente une adhérence avec les plans profonds. Vous devrez toujours, en cas de tuberculose testiculaire, faire avec soin cette recherche, qui vous permet de reconnaître de bonne heure la tendance à la suppuration d'une bosselure qui migre vers la peau.

Ici, rien de semblable. Aucun empâtement superficiel ne nous gêne pour palper attentivement le testicule ; et voici ce que nous trouvons :

Dans la tumeur ovoïde, grosse comme un pruneau, qui remplace le testicule, nous sentons deux parties : en bas et en avant est une région lisse, souple, indolente, qui a la forme, les dimensions et la consistance du testicule gauche ; mais au-dessus et en arrière de cette glande est une masse dure, bosselée, douloureuse à la pression, grosse surtout à son extrémité antéro-supérieure, qui déborde un peu sur le bord antérieur du testicule. A ces caractères vous reconnaissez avec certitude l'épididyme, coiffant le testicule comme le cimier surmonte le casque, et en palpant successivement, par comparaison, les deux côtés, vous reconnaissez qu'à droite, glande et épididyme sont parfaitement sains.

Il y a quatre jours, le gonflement était plus fort : la tête de l'épididyme, surtout, débordait davantage en avant, gagnait sur le bord antérieur du testicule et on sentait mal les limites des diverses parties, en sorte que je me suis d'abord demandé s'il n'y avait pas inflammation de l'épididyme en inversion. Car si, presque toujours, l'épididyme est annexé au bord postéro-supérieur du testicule, quelquefois il longe le bord antéro-inférieur de l'organe, et dans ce cas le clinicien est à première vue dérouté pour conclure à la localisation sur l'épididyme ou sur le testicule proprement dit.

L'analyse plus minutieuse des sensations tactiles prouve qu'il n'y a pas de liquide épanché dans la vaginale et que l'inflammation ne remonte pas le long du cordon spermatique.

Le diagnostic anatomique ne saurait donc être discuté : cet enfant souffre d'une épididymite à poussée aiguë, vite calmée par quelques jours de repos au lit. Et nous n'avons plus qu'à rapporter cette épididymite à sa cause. Sur quoi donc me suis-je appuyé pour conclure à la tuberculose? Serait-ce sur l'hérédité, sur d'autres lésions en activité des organes génito-urinaires ou d'une région quelconque? Non. L'hérédité est nulle; cordon, vésicules séminales, prostate sont sains, viscères et squelette partout sont normaux; l'enfant est même de belle santé et de belle apparence.

Cela n'est point pour vous surprendre, et je crois inutile d'entrer dans de longs développements sur la fréquence relative de l'hérédité, d'autres lésions concomitantes, de la tuberculose primitive ou secondaire; de discuter si, comme le veut tel auteur, la tuberculose testiculaire est généralement secondaire ou si, comme le veut tel autre, elle se manifeste toujours d'emblée. Quand ces renseignements sont positifs ils sont intéressants, mais, depuis que nous avons appris à mieux connaître les diverses tuberculoses locales, nous savons que de leur absence nous ne pouvons tirer aucune conclusion; et j'estime qu'à cet égard, la tuberculose testiculaire de l'enfant rentre dans la règle générale. Mais le fait un peu spécial est, qu'à cet âge, vous aurez bien moins souvent que chez l'adulte le secours, pour le diagnostic, de lésions concomitantes de la prostate ou des vésicules séminales. Chez notre sujet, néanmoins, j'ai pratiqué le toucher rectal, et je vous conseille d'y toujours recourir, car Lannelongue, Jullien ont fait ainsi chacun une fois une constatation positive : mais certainement c'est l'exception, et pour ma part, je n'ai jamais rien trouvé de ce côté. Donc, vous appliquerez la règle valable pour tout sujet, d'un âge quelconque, atteint d'une lésion testiculaire quelconque : et vous explorerez du doigt prostate et vésicule, tout en étant avertis d'avance que vous n'en tirerez presque jamais rien. C'est précisément ce qui nous arrête en ce moment; et si je crois à la tuberculose, c'est que cela ne peut pas être autre chose.

Quelle est, en effet, la seule lésion qui puisse ressembler vraiment à l'épididymite tuberculeuse non suppurée, à la période aiguë ou subaiguë? C'est l'épididymite blennorragique; et sachez que chez l'enfant, la blennorragie urétrale existe, même bien avant treize ans et même contractée par ce qu'on doit, à cet âge, appeler le mauvais motif. Mais dans le cas particulier, il n'y a aucun écoulement par le méat, et je vous dirai en outre que, si j'ai déjà observé un bon nombre de blennorragies infantiles, je n'en ai jamais vu se compliquer d'orchite. D'autre part, le diagnostic entre la tuberculose et la blennorragie n'est pas difficile lorsque le canal est le siège d'un tel écoulement ; il ne l'est que pour ces orchites survenant au cours d'une vieille goutte militaire, par blennorragie chronique de l'urètre postérieur ; on méconnaît alors quelquefois l'urétrite et l'on conclut à une épididymite survenue sans cause extérieure connue, tuberculeuse par conséquent. Or, si j'ai déjà vu, plus souvent que vous ne le pensez peut-être, la chaudepisse chez l'enfant, jamais je n'ai observé la goutte militaire, et dans le cas particulier il n'y en a pas trace. Voilà pourquoi je vous dis que cette épididymite est tuberculeuse : parce qu'à tout âge une épididymite, même aiguë, survenant sans cause urétrale connue, est tuberculeuse.

Il n'y a pas longtemps encore, on donnait, dans ce groupe, une part importante à l'orchite par effort. On admettait que, dans un effort, une contraction brusque du crémaster pouvait attirer violemment le testicule en haut, et le confondre contre les piliers aponévrotiques de l'anneau externe. Il n'est pas rare, en effet, que les malades rapportent à un effort l'origine de leur orchite, et cette étiologie est également invoquée par quelques enfants. Or, nous

avons appris que ces orchites par effort, que même presque toutes
les épididymites naguère dites traumatiques, sont en réalité tuberculeuses : elles n'aboutissent pas à des résolutions franches
comme les vrais hématomes par contusion proprement dite. mais,
une fois calmée l'inflammation aiguë, on voit évoluer une tuberculose testiculaire ordinaire, chronique. L'effort, le coup. quand
ils sont réels, n'ont certainement pas déterminé la lésion. mais
ont provoqué une poussée aiguë dans un noyau préexistant
inconnu.

Plusieurs fois j'ai vu arriver à l'hôpital des enfants que les
parents ou même le médecin croyaient atteints de hernie et qui
portaient en réalité une tuberculose de l'épididyme et du cordon.
Vous concevez que la similitude puisse être assez grande avec une
épiplocèle enflammée dans le cas spécial où la lésion est limitée
au cordon et remonte dans le canal inguinal : mais ces conditions
sont nécessaires, car la souplesse de ce canal et l'induration de
l'épididyme se continuant avec celle du cordon empêchent toute
erreur. Avec un examen bien conduit, la confusion doit donc être
exceptionnelle, et en fait j'ai toujours rectifié très facilement le
diagnostic. Une seule fois le cordon était pris seul et de haut en
bas par une tumeur cylindrique, douloureuse à la pression. avec
fort peu de réaction péritonéale : dans le doute, j'ai opéré et j'ai
trouvé une épiplocèle enflammée.

Dans la forme subaiguë et diffuse, lorsque testicule, épididyme.
cordon forment une masse dure, un peu douloureuse à la pression.
où rien ne peut plus être distingué, il y a grande ressemblance
avec le sarcome et l'on doit songer à ce dernier, tout exceptionnel
qu'il soit. Jullien cite un cas où ce fut son premier diagnostic,
que l'évolution de la lésion ne tarda pas à contredire; et pour ma
part, il m'est arrivé une fois de pratiquer la castration, après
m'être trompé de la sorte. La faute est bien difficile à éviter
quand il n'y a aucune bosselure arrondie, fluctuante. adhérente
à la peau, quand le sujet ne porte aucune autre lésion tuberculeuse, cicatrisée ou en activité.

Ces considérations diagnostiques sont les seules auxquelles
prête la forme d'orchite tuberculeuse que vous avez en ce moment

sous les yeux : forme d'épididymite aiguë ou subaiguë, identique à celle qu'on observe chez l'adulte. A côté d'elle, mais sans insister davantage, je vous signalerai la forme chronique d'emblée, avec des noyaux épididymaires de volume variable, trouvés quelquefois par hasard, qui ne prêtent guère à l'erreur. Ces formes, semblables à celles de l'adulte, ne sont pas aussi exceptionnelles qu'on a bien voulu le dire, puisque j'en compte 14 observations sur mes 19 fiches.

Avec l'inflammation épididymaire, il est fréquent que, à une période variable de la maladie, un peu d'hydrocèle se forme dans la vaginale irritée; mais d'habitude, c'est un phénomène passager, auquel ne tardent pas à mettre fin des adhérences. Il est exceptionnel de rencontrer, comme cela m'est arrivé il y a quelques années, sur un garçon de quatorze ans, admis le 6 mars 1894 à l'hôpital Trousseau, une hydrocèle grosse comme une poire, transparente, lentement accrue et rapportée à sa cause parce qu'en arrière on sentait l'épididyme gros et bosselé. Chez le malade auquel je fais allusion, le liquide était assez peu tendu pour que j'aie pu, à travers lui, palper l'épididyme; dans le cas contraire, il vous serait facile, par une ponction préalable, de rendre la glande accessible à vos doigts.

Je suis loin de vous dire que dans cette forme, chez l'enfant aussi bien que chez l'adulte, le testicule lui-même, dans sa partie glandulaire, soit complètement intact : de nos constatations cliniques, nous ne sommes pas en droit de conclure à une intégrité anatomique réelle. Mais il nous est permis d'affirmer que nous pouvons établir notre diagnostic sur cette donnée que, sous un épididyme malade, nous trouvons un testicule en apparence sain. Or, si cela est chez l'adulte une règle à peu près sans exception, il n'en est pas de même chez l'enfant : dans le jeune âge, et d'autant plus, peut-être, que le sujet est plus jeune, il est relativement assez fréquent que les lésions testiculaires prennent le pas, ce qui change notablement l'aspect clinique.

C'est dans ces cas que l'on attribue volontiers soit à un néoplasme, soit à la syphilis, ce testicule dur, indolent, un peu bosselé, mais à surface lisse, surmonté par un épididyme souple et sain. Ainsi, le 3 mai 1893, j'ai pratiqué la castration à un garçon de cinq ans et demi dont le testicule, gros comme une noix, de consistance cartilagineuse, m'avait d'abord fait l'impression d'être syphilitique : le traitement n'eut aucune action et je me ralliai à l'idée d'un néoplasme. Ce n'était sûrement pas un sarcome, car la tumeur restait stationnaire depuis deux ans qu'elle était connue, mais je me demandai si ce n'était pas un tératome poly-kystique, comme on en rencontre quelques rares exemples. Or, le testicule enlevé était blanc, dur, fibreux, avec des points caséeux sur la coupe, et deux cobayes inoculées devinrent tuber-culeux.

Ce cas est le seul de ma série où l'épididyme ait été réellement intact. Dans les autres, il était pris en même temps que le testi-cule, la démarcation entre les deux régions n'étant pas toujours facile à marquer cliniquement; aussi est-il fréquent, si la lésion vient à suppurer, que la fistulisation se fasse en avant et non en arrière de la partie inférieure du scrotum. Or, vous savez que de ce siège des fistules en arrière ou en avant, vous tirez à première vue — toutes réserves faites sur la rare inversion — un argument important pour attribuer les lésions à l'épididyme ou à la glande, pour diriger votre diagnostic, sauf vérification, vers la tubercu-lose ou vers la syphilis. Aussi la confusion entre ces deux lésions paraît-elle devoir être plus facile chez l'enfant, que chez l'adulte. Je vous dirai seulement que je n'ai jamais vu chez l'enfant de gommes testiculaires suppurées; que, dans le second âge, la syphilis génitale d'une forme quelconque me paraît tout à fait exceptionnelle[1]; que chez le nourrisson, enfin, les testicules de la syphilis héréditaire ne sont pas rares, mais ne ressemblent pas à ceux de la tubercu-lose. Ils se voient presque toujours des deux côtés à la fois, chez l'enfant en général tout jeune, âgé de quelques semaines; ils sont plus durs, plus indolents, entourés d'hydrocèle, sont moins inflammatoires, avec moins de rougeur scrotale et moins de ten-dance à la suppuration, s'accompagnant enfin souvent des stig-mates divers de la syphilis héréditaire précoce.

1. Voy. leçon IV, p. 63.

III

Le pronostic, chez notre malade, me paraît relativement bénin, à la fois au point de vue local et au point de vue général. En quatre jours, le repos a suffi pour calmer la poussée : la rougeur, la tuméfaction, la douleur à la pression ont diminué ; les contours de l'épididyme deviennent plus nets, la tête n'empiète plus sur le bord antérieur du testicule et on sent à la palpation l'anse dégagée de la queue. D'autre part, je vous rappelle que la santé générale est bonne, que les antécédents de tuberculose personnelle ou héréditaire sont nuls. C'est pour juger du pronostic surtout que vous avez besoin de serrer de près cette anamnèse, d'examiner le patient sur toutes les coutures. Une tuberculose locale, quelle qu'elle soit, est toujours un mauvais son de cloche pour la tuberculose testiculaire de l'adulte, vous devez toujours vous méfier, même quand au toucher rectal vous ne sentez rien, des lésions profondes prostatiques et vésicales, inaccessibles à vos moyens d'action ordinaires, qui assombrissent notablement le pronostic. Chez l'enfant, ce deuxième facteur de gravité fait défaut la plupart du temps, c'est sur le premier seulement que vous devez vous fonder.

Sur ce point, il y a désaccord entre Hutinel et Deschamps d'une part, Jullien d'autre part. Les premiers, en effet, sur leurs 9 enfants, en ont vu 6 succomber rapidement, tandis qu'un autre quittait le service mourant et qu'un huitième était gravement compromis. De ses 17 malades, au contraire, Jullien en a suivi 9 pendant trois ans : tous les 9 ont été revus guéris ou en voie de guérison. D'où vient une semblable contradiction entre des auteurs également distingués et consciencieux ? De ce qu'ils n'ont pas observé dans les mêmes conditions. Une tuberculose limitée au testicule ou prépondérante à ce niveau est soignée par le seul chirurgien ; tandis qu'on voit dans un service de médecine des malades gravement atteints des viscères avant ou après l'invasion du testicule. C'est pour cela, je crois, que les malades vus en médecine par

Hutinel et Deschamps sont morts rapidement; que ceux de Jullien, au contraire, ont bien guéri ; que, de mon côté, je confirme l'opinion de Jullien. Car deux seulement des malades que j'ai hospitalisés avaient une tuberculose coexistante : mal de Pott chez l'un, adénopathie cervicale chez l'autre.

Hutinel et Deschamps admettent que la lésion testiculaire est assez souvent, par elle-même, une cause de généralisation tuberculeuse aux ganglions du mésentère et du médiastin. Pas plus que Jullien, je n'ai rien vu de semblable, et je crois, au contraire, que l'atteinte testiculaire est, chez l'enfant, une des moins mauvaises localisations tuberculeuses.

Il y a toutefois une cause de gravité un peu spéciale. Trois fois, en opérant des hernies, j'ai vu un foyer caséeux de l'épididyme ou du cordon ayant fait irruption dans le canal péritonéo-vaginal [1]; là était bien le maximum des lésions, d'autant plus discrètes qu'elles étaient plus rapprochées du collet. Et chez un des deux garçons atteints de tuberculose du testicule en ectopie, il y eut sous mes yeux, au début des accidents aigus, une poussée péritonéale qui pensa faire prendre la tumeur inguinale pour une hernie étranglée. A cela se bornent mes constatations sur les relations de la tuberculose du testicule avec celle du péritoine; je n'ai pas, d'après mes observations, confirmé l'opinion de Molière et Augagneur, d'après laquelle la tuberculose péritonéale ou intestinale préalable serait presque constante, ou tout au moins très fréquente, accordent Hutinel et Deschamps.

J'arrive maintenant au pronostic local : quel est l'avenir du testicule ? Bien entendu, malgré la rétrocession rapide de l'engorgement, je ne réponds absolument de rien ; on peut observer la résorption complète, mais tôt ou tard, même quelquefois très tard, la suppuration est possible, avec fistules consécutives aux abcès froids. Mon pronostic local est donc tout à fait ce qu'il serait chez l'adulte : il serait même plutôt un peu plus favorable, car si les abcès de cette forme chronique sont peut-être plus fréquents et

---

1. Voyez sur ce point le mémoire de mon élève R. PETIT. « La tuberculose péritonéo-vaginale chez l'enfant ». *Revue de la tuberculose*. Paris, 1891. p. 219.

plus précoces, ils m'ont paru avoir plus de tendance, quand ils sont
bien soignés, à la cicatrisation rapide et complète. Je n'ai observé
que chez le nourrisson la forme aiguë, à suppuration rapide, à envahissement diffus ; encore m'a-t-elle semblé céder plus facilement qu'on ne l'a dit à un traitement bien dirigé. Comme le pensent fort justement Hutinel et Deschamps, il m'a toujours paru que
les fistules sont moins nombreuses et moins bourgeonnantes que
chez l'adulte : je n'ai jamais vu ces scrotums ulcérés, en écumoire,
ces hernies testiculaires en fongus, ces clapiers sous-cutanés dont
l'adulte est quelquefois porteur. Nous savons que chez le nourrisson, les tuberculoses locales suppurent d'ordinaire plus vite
qu'à un âge plus avancé, mais aussi elles paraissent avoir moins
tendance à rester fistuleuses.

Parfois, après suppuration, le scrotum se vide complétement et,
au bout de quelques années, on trouve des enfants qu'on croirait
monorchides ou cryptorchides, si l'on n'avait le commémoratif
d'une suppuration prolongée, si on ne voyait sur la peau ridée
une cicatrice punctiforme, sous laquelle on sent profondément, à
la palpation minutieuse, un petit noyau induré. Tout comme
Jullien, j'ai constaté chez quelques-uns de mes malades cet état
qui paraît ne pas exister chez l'adulte : différence qui tient sans
doute à la fois à la prédominance plus fréquente des lésions sur le
testicule et à l'atrophie plus facile de la glande, rudimentaire avant
la puberté, si le canal épididymaire s'oblitère. Deux fois même
Jullien a vu des enfants chez lesquels s'est produite, sans fonte
purulente, une atrophie spontanée, comparable à celle de la syphilis testiculaire de l'adulte, et complète au point de simuler,
n'était le commémoratif, une cryptorchidie congénitale : cette
lésion si spéciale ne s'est jamais présentée à mon observation.

IV

Le traitement local — je mets à part le traitement général, qui
est celui de toutes les tuberculoses chirurgicales — de la tuberculose testiculaire infantile a été diversement envisagé : les uns

n'agissent pour ainsi dire jamais; les autres semblent volontiers partisans de la castration précoce. Je crois sage de rester à égale distance de ces deux extrêmes, et d'agir localement avec une énergie proportionnée à celle des lésions, mais en considérant la castration comme une ressource suprême, à laquelle on n'a presque jamais besoin de recourir.

Pourquoi a-t-on parlé ici de castration? Pour deux motifs : à cause de la tendance habituelle du processus à l'envahissement rapide de proche en proche; à cause de l'intégrité ordinaire des vésicules et de la prostate. Car la discussion théorique sur l'origine de la tuberculose génitale de l'adulte dans l'épididyme ou dans la prostate, offre un intérêt pratique considérable : les adversaires de la castration précoce chez l'adulte ne se bornent pas à contester que cette mutilation, moralement d'autant plus pénible qu'elle devra souvent être bilatérale, soit une sauvegarde bien grande contre l'infection générale, le foyer testiculaire leur semblant peu à craindre à cet égard; ils pensent, surtout, qu'il y a presque toujours dans la prostate, des lésions qui menacent le bas-fond de la vessie et contre lesquelles nous sommes désarmés. Cette argumentation tombe donc à faux pour l'enfant, et il ne reste plus qu'à nous demander s'il faut souvent couper court, par la castration, à un processus aigu, qui gagne vite de proche en proche, le long du cordon. Or, quoi qu'on en ait dit, cette manière de voir me paraît erronée.

Une seule fois, chez un enfant de neuf mois, pour une tumeur grosse, prenant le cordon, et que je croyais un sarcome, j'ai trouvé, après castration, une infiltration tuberculeuse diffuse, caséeuse, sans abcès collecté, et je n'ai pas eu regret d'avoir sacrifié l'organe. Si, en pareil cas, je portais le diagnostic exact, il est probable que de parti pris je châtrerais, sans grand espoir toutefois d'arrêter le mal propagé le long du cordon: chez mon malade, j'ai obtenu la guérison par première intention, puis j'ai perdu le sujet de vue; mais Hutinel a constaté la récidive dans le moignon de cordon chez un enfant qu'il avait fait opérer par F. Terrier. La forme aiguë diffuse est rare, et il n'est pas démontré que la castration y soit efficace. Quant aux trois autres castrations que j'ai pratiquées, l'une fut le résultat d'une erreur de diagnostic dont je vous ai parlé tout à l'heure ; une autre me sembla utile pour abréger la cure, mais je me garderai d'en affirmer la nécessité absolue. La troisième me parut prudente pour compléter la cure radicale d'une hernie avec tuberculose du sac. Encore n'en suis-je pas sûr, parce que dans deux cas semblables, avec lésions épididymaires un peu moins avancées il est vrai, mais cependant caséeuses, j'ai conservé le testicule et les enfants ont été revus guéris au bout de quatorze et de quinze mois.

Les indications de la castration sont donc exceptionnelles, et certes, je n'y songe pas aujourd'hui : je ne songe même pas à porter le bistouri ou le fer rouge dans cet épididyme, qui peut fort bien ne pas suppurer. Dans quelques jours, l'enfant quittera mon service muni d'un banal suspensoir, et c'est seulement si la lésion suppure que j'interviendrai. Dans un abcès un peu gros, je pousserais, après évacuation au trocart, quelques gouttes d'éther iodoformé ; je pourrais aussi bien inciser la poche et la nettoyer à la curette. De là, parfois, des cicatrisations rapides, surtout si l'abcès a évolué vite, avec des phénomènes inflammatoires de quelque acuité : le 13 août 1893, par exemple, j'ai incisé, cautérisé au chlorure de zinc et tamponné à la gaze iodoformée un abcès aigu, qui fut cicatrisé en dix-huit jours.

Mais souvent il n'en sera pas ainsi ; spontanée ou chirurgicale, l'ouverture reste fistuleuse. Alors le meilleur modificateur me paraît être le fer rouge, sous forme de pointes de feu profondes, au thermocautère.

Est-ce à dire que ces cicatrisations seront toutes définitives ? Hélas non ! Il persiste toujours un testicule volumineux, dans lequel, pendant très longtemps, restent à craindre des réviviscences du mal, tout comme, pendant des années, est à redouter la formation d'un abcès dans un épididyme qui, cependant, a d'abord été gros mais indolent, non enflammé. Il y a quelques jours, on m'a amené de nouveau, à l'hôpital Tenon, un garçon de quatre ans que j'avais guéri, par les pointes de feu, d'une fistule tuberculeuse du testicule gauche. Depuis le 27 octobre la plaie était complètement cicatrisée, lorsque, le 15 janvier, la fistule se rouvrit, à

la suite de la varicelle et de la rougeole. La fistule est toute petite,
elle suinte fort peu, et je suis persuadé qu'une séance de cautérisation suffira pour en venir à bout[1]. Mais retenez, à ce propos,
l'influence déplorable de la rougeole sur l'évolution de toutes les
lésions tuberculoses : en cela, il n'y a rien de spécial au testicule.

Au reste, ces rechutes sont banales dans l'histoire des tuberculoses chirurgicales ; pour le testicule, elles sont aussi fréquentes
chez l'adulte que chez l'enfant, et ce n'est pas là que nous devons
chercher une différence due à l'âge du malade. Cette différence, elle
est dans l'intégrité habituelle de la prostate, dans la prédominance
moins rare des lésions sur le testicule, dans l'acuité plus grande
de poussées inflammatoires plus fréquentes ; mais de ce dernier
fait on a eu tort de conclure à une gravité plus grande, locale et
générale, d'où une castration plus souvent nécessaire. La suppuration se prolonge plutôt moins que chez l'adulte et notre traitement doit être résolument conservateur.

1. C'est ce qui a eu lieu ; aujourd'hui 10 mars, la fistule est fermée depuis quinze
jours, le testicule est atrophié.

VINGT-QUATRIÈME LEÇON

VARICOCÈLE

I. — Caractères cliniques du varicocèle. Confusion avec une hernie commise par un bandagiste. Coexistence avec un petit kyste de la tête de l'épididyme. Siège à gauche; absence de tumeur rénale. Causes provocatrices diverses souvent crues à tort efficientes; le début a lieu d'ordinaire dans le jeune âge. Possibilité d'une prédisposition congénitale.

II. — Bénignité habituelle. Complications possibles : volume; douleurs; phlébite; atrophie testiculaire.

III. — Traitement : le suspensoir; la résection du scrotum; la résection des veines.

Je vais, aujourd'hui, vous parler du varicocèle. Vous en êtes peut-être surpris, car vous pensez, sans doute, que c'est une lésion propre aux gens relativement âgés, aux adultes en tout cas. Et vous avez raison si vous tenez compte du nombre relatif des malades que vous pourrez observer dans un service de chirurgie d'enfants ou dans un service d'adultes; si vous tenez compte, surtout, de l'âge des sujets que vous verrez opérer. Il est certain, en effet, que, dans mon service hospitalier, j'opère rarement des varicocèles.

Pour vous exposer les accidents possibles et en déduire les indications opératoires, je serai forcé de faire appel à la pathologie de l'adulte, car vous ne pourrez trouver chez l'enfant que le plus léger degré de ces accidents à leur début; mais il me sera facile de vous rappeler plusieurs observations caractéristiques publiées il y a quelque soixante-dix ans par Landouzy père, par Vidal (de

Cassis), à une époque où ces auteurs cherchaient à soutenir que parfois la gravité de la lésion justifiait une thérapeutique active.

Mais cela prouve-t-il que ce ne soit pas une lésion bonne à connaître en chirurgie infantile? Nullement. Il est fort possible que nous soyons en présence d'une lésion remontant au jeune âge, à l'adolescence, à l'enfance même, et ne se manifestant que plus ou moins tard, après avoir été aggravée par des causes diverses. C'est précisément ce que je pense, et voilà pourquoi, malgré sa rareté apparente chez l'enfant, je profite d'un malade aujourd'hui dans mon service pour vous montrer comment on diagnostique un varicocèle, vous expliquer de quoi il s'agit et vous faire comprendre comment on le traite.

I

L'exposé clinique sera bref. L'enfant étant tout nu devant vous, vous voyez que des deux côtés le scrotum est très long, très flasque, très pendant, et que cela est accentué à gauche surtout. De ce côté, il est piriforme, fortement renflé en massue à sa partie inférieure. Sa coloration est normale, mais sa forme est bosselée, et sous lui apparaissent des saillies serpentines. Prenez cette masse entre vos doigts, faites-la glisser à plusieurs reprises entre votre pouce et votre index : elle est molle et vous donne, au premier abord, l'impression d'un paquet de ficelles, ou mieux d'un paquet de vers. Sous la pression un peu énergique, elle est indolente et diminue considérablement de volume, surtout si en même temps on soulève le fond du scrotum. Mais l'anneau inguinal externe est étroit et le doigt n'y sent pas d'impulsion à la toux.

Ces signes physiques sont, sans discussion diagnostique possible, ceux du varicocèle. La seule différence avec les cas typiques est qu'au-dessous de la masse variqueuse, au-dessus du testicule de volume et de consistance normaux, vous sentirez une tumeur lisse, arrondie, fluctuante, grosse comme une noisette, siégeant vers la tête de l'épididyme. Il y a là — je vous en dirai deux mots en passant — quelque chose de surajouté : faites-en abstraction, et vous avez entre les doigts le type du varicocèle.

C'est, cependant, comme atteint de hernie que l'enfant fut présenté, il y a quelques jours, à mon ami le D' Barbarin — qui me l'adressa après avoir rectifié le diagnostic. Dans la tumeur que je viens de vous décrire vous trouvez, en effet, tous les signes du varicocèle et aucun de ceux de la hernie.

Cette masse pâteuse, bosselée, ressemble bien, si l'on veut, à une épiplocèle. Mais une épiplocèle de cette consistance n'est, d'ordinaire, pas réductible du tout; et quand elle l'est, on la reconnaît vite à un signe déjà indiqué par A. Cooper. Laissez, après réduction, votre index sur l'orifice inguinal externe : la tumeur se reproduit tout de même, mais de bas en haut ; tandis que — ce qui peut arriver — si une épiplocèle ressortait, elle se reformerait de haut en bas.

En fait, la confusion n'est excusable qu'entre un varicocèle atteint de phlébite et une épiplocèle adhérente, enflammée. Dans les cas comme le nôtre, elle n'est pour ainsi dire jamais commise par les médecins; mais elle est quotidienne pour les profanes, parmi lesquels les bandagistes. A ceux-là les malades ont coutume de montrer, sans avis préalable du médecin, tout ce qu'ils peuvent avoir de gros dans les bourses ou dans l'aine : presque à coup sûr, et quelle que soit la lésion, ils sortent de la boutique garnis d'un bandage. C'est précisément ce qui est arrivé à notre malade il y a environ un an, lorsque sa « hernie » s'est « reproduite » sous l'influence d'un effort pour soulever un fardeau.

La hernie, vous dis-je, se serait reproduite. Car il est bien possible, et même probable, qu'il en ait existé une dans la première enfance, survenue après une chute les jambes écartées, et pour laquelle un bandage a été porté de l'âge de deux ans à l'âge de neuf ou dix ans. Puis il y eut trois ans de guérison; mais il est est naturel que, sentant une grosseur après un effort dans ses bourses endolories, le malade ait cru que la hernie récidivait.

Aussi avons-nous à rechercher avec soin si une pointe de hernie n'accompagne pas le varicocèle; or, non seulement il n'y a, dans le canal inguinal, aucune impulsion à la toux, mais l'anneau externe n'est même pas dilaté. L'enfant prétend que parfois quelque chose grossit quand il tousse; depuis plusieurs jours qu'il est dans mes salles, je n'ai rien pu constater de semblable.

Le diagnostic entre le varicocèle et la hernie inguinale est le seul dont je crois utile de vous entretenir. Quand à développer, à ce propos, une étude différentielle avec les diverses tumeurs du cordon, avec les lipomes spécialement, c'est, en général, plutôt oiseux et, d'ailleurs, le cas particulier est de ceux où ce serait plus oiseux encore que d'habitude.

Dans l'analyse de l'état local, le seul point qui mérite examen est l'existence de la masse arrondie, régulière, grosse comme une forte noisette, qui se détache de la partie inférieure de la tumeur, au pôle antéro-supérieur du testicule, au niveau de la tête de l'épididyme. Cette tumeur est lisse, certainement fluctuante; c'est donc un kyste. Elle me paraît indépendante à la fois du testicule proprement dit et du varicocèle, en sorte que j'en fais un kyste de la tête de l'épididyme. Ces kystes, assez intéressants malgré les obscurités de leur pathogénie, ne peuvent que vous être signalés aujourd'hui. C'est la première fois que j'en vois un compliquer un varicocèle; et vous voyez qu'il n'en résulte pas une bien grande difficulté clinique. Il est vrai qu'ici le testicule, de volume normal, est très nettement séparé du varicocèle qui le surmonte et que la localisation de ce kyste serait moins claire si, comme cela est possible, la glande et l'épididyme se perdaient au milieu d'un lacis veineux plus volumineux.

Négligeons ce kyste surajouté, qui pour moi n'est pas du tout d'origine veineuse; nous devons, sans discussion différentielle, diagnostiquer un varicocèle. Mais nous ne devons pas nous en tenir là, car depuis quelques années, grâce surtout à Guyon, nous avons appris qu'à côté du varicocèle proprement dit, formant à lui seul toute la lésion, une place doit être faite au varicocèle symptomatique des tumeurs du rein.

Comment ces tumeurs agissent-elles pour causer la dilatation des veines du cordon? Nous ne sommes pas bien fixés sur ce point. Car, si on a parlé de compression sur la veine rénale avec stase dans les veines spermatiques qui s'y jettent, cette opinion va mal avec ce fait que le varicocèle symptomatique est précoce, complique les tumeurs rénales dès leur début, quand elles sont encore petites et non compliquées d'engorgement ganglionnaire. C'est même pour cela que le varicocèle est intéressant, pour attirer l'attention du clinicien sur une tumeur qu'en dehors de lui rien ne révèle. Aussi ai-je avec soin palpé la région rénale; mais je n'y ai rien senti d'anormal et, tout en sachant qu'à son début une petite tumeur échappe facilement à nos recherches, je ne fais pas de réserves à ce point de vue.

J'en ferais davantage si le varicocèle siégeait à droite; il est bien connu, en effet, que le varicocèle idiopathique occupe presque toujours le côté gauche. Vidal (de Cassis) a même été jusqu'à prétendre que le varicocèle à droite, sans participation du côté gauche, impliquait une inversion des viscères. Proposition excessive, mais vous frappant assez l'esprit pour vous faire retenir la prédominance extrême à gauche. Sur une statistique de 7.599 cas, K. Nebler, par exemple, a donné les chiffres suivants :

A gauche, 91,97 p. 100;

Bilatéral, 4,02 p. 100;

A droite, 4,01 p. 100.

A quoi tient cette localisation si remarquable ? Les explications n'ont pas manqué dans ces cas, naturellement cherchées dans les différences anatomiques de la région dans les deux côtés du corps. On a dit, par exemple, que le sang est prédisposé à la stase dans les veines gauches parce que leur tronc se jette perpendiculairement dans la veine rénale, ce qui est moins favorable à l'écoulement que l'embouchure oblique, dans le sens du courant, de la veine droite dans la veine rénale. Mais, à supposer le varicocèle plus fréquent à droite, n'aurait-on pas invoqué, en s'appuyant sur l'appareil de Giffard, l'action d'entraînement exercée par le courant horizontal sur le courant verticalement ascendant? On a dit, encore, que l'S iliaque, chez les constipés surtout, — chose fréquente chez les varicocéleux, — comprime les vaisseaux spermatiques, quand il est plein de matières; mais n'est-ce pas oublier, pour les besoins de la cause, que le cæcum en peut faire autant à droite ?

Au total, nous ignorons pourquoi le varicocèle est plus fréquent à gauche. Mais la simple constatation de cette fréquence doit, d'autre part, nous mettre en garde contre la valeur étiologique attribuée à certaines dispositions anatomiques bilatérales, telles que la déclivité des veines, leur longueur, leur coudure sur l'arcade pubienne, l'insuffisance ou même la nullité de leurs valvules. Et puis, ces dispositions anatomiques existent chez tous les hommes, tandis que le varicocèle est le lot d'une faible minorité; et l'on ne peut, d'ailleurs, considérer que comme accessoires et non comme réellement causales ces données d'ordre anatomique, simple constatation des conditions dans lesquelles le testicule vit à l'état normal. Enfin, qu'est-ce que tout cela, sinon des causes de stase veineuse? Or, il faudrait prouver — ce qui ne l'est pas et probablement n'est pas exact — que le varicocèle est produit par la stase, et n'est pas seulement aggravé par elle. C'est de cette manière qu'il convient d'envisager les causes souvent attribuées au varicocèle.

Voyez ce qui s'est passé chez notre malade : il fait remonter la lésion à un effort pour soulever un fardeau. Ailleurs on incrimine un coup, la danse, l'équitation, la striction par un pantalon trop serré. Tout cela peut-il créer un varicocèle? Je ne le crois pas; cela ne peut que l'aggraver, ou le rendre douloureux, ou attirer l'attention sur lui. Parmi ces causes provocatrices, l'action compressive exercée par un bandage herniaire, porté à tort ou à raison, paraît une de celles qu'on peut le plus raisonnablement invoquer; et pour ceux qui admettent le rôle de cette gêne à la circulation en retour, notre malade pourra servir de preuve, avec l'histoire que je vous racontais il y a un instant. Mais si vous réfléchissez à la rareté des varicocèles consécutifs à une hernie maintenue par un bandage, si vous songez à la prédilection presque exclusive pour le côté gauche, vous devez conclure que même alors il s'agit tout au plus d'une cause seconde et non de la cause première. Ce qui me fait revenir à une proposition que j'ai émise d'abord pour les varicocèles symptomatiques des tumeurs du rein, puis pour le varicocèle idiopathique : le varicocèle n'est pas une lésion causée par la stase veineuse

Il y a, enfin, un argument contre toutes ces hypothèses étiologiques : ces causes n'agissent guère dans le jeune âge, et le varicocèle est une lésion du jeune âge. Cette assertion est tout à fait contraire à l'opinion émise autrefois par Delpech, que le varicocèle atteint les gens âgés. Mais toutes les observations faites depuis ont donné tort à Delpech. En particulier, le varicocèle est assez souvent constaté chez les recrues; d'après les dépouillements de Forgue et Reclus, de 1875 à 1884, il fut le motif de 3 p. 1000 des exemptions : et notez bien que cela concerne seulement les varicocèles volumineux ou gênants, car les autres sont inconnus à la fois du porteur et du conseil de revision. Quand commence un varicocèle? D'ordinaire nous n'en savons rien, et nous ne pouvons que rapporter son origine à une cause déterminante. C'est pour cela que le varicocèle des enfants est, en général, méconnu, d'autant mieux qu'il est rarement volumineux comme celui que je vous montre en ce moment. Il n'est même pas prouvé, quoique cela soit en principe vraisemblable, que le début du varicocèle soit en relation avec celui des actes génitaux, leur usage et leur abus. On accuse les excès vénériens, quelquefois; mais la virginité ne rend pas indemne. On peut alors se rabattre sur sa compagne à peu près inséparable, la masturbation. N'est-ce pas, cependant, une de ces étiologies banales qu'on trouve toujours quand on le veut? Je n'ai pas cru utile d'interroger sur ce point mon malade actuel, mais, avec ou sans aveu, je suis bien sûr que ce garçon de quatorze ans n'a rien à apprendre sur ce point. Les actes sexuels, en somme, sont, dans leurs diverses variétés, communs à tous les hommes, et quant à établir une démarcation entre l'usage et l'abus pour servir à une étiologie sérieuse, cela ne me paraît pas très aisé.

Aussi une manière raisonnable de comprendre la question est-elle de se demander, avec Spencer, avec Charpy, dont Escat nous a transmis la pensée, si la prédisposition anatomique n'est pas due à une persistance anormale de veines trop nombreuses, dérivant du corps de Wolff. Cela va bien avec la possibilité déjà signalée de l'hérédité, avec le début inconnu dans le jeune âge, avec la poussée contemporaine de la puberté, et surtout avec ce fait anatomique que dans ces veines dilatées on ne trouve pas, pendant fort longtemps au moins, les lésions des varices. Les parois restent souples et minces, ne présentent pas de dilatations ampullaires, pas de thromboses phlébitiques; il s'agit là de complications inconstantes et tardives, non point de lésions plus ou moins intenses, mais fondamentales, comme c'est le cas pour les varices. Quand je vais opérer notre malade, je trouverai des veines nombreuses et grosses, mais d'apparence normale, et il est bien probable que leur structure sera normale, ou à peu près. Mais pourquoi, dira-t-on, cette prédilection pour le côté gauche? Pourquoi, doit-on répondre, la prédominance de la hernie congénitale et de la luxation de la hanche à droite, du bec-de-lièvre à gauche? Mieux vaut avouer notre ignorance complète que de nous leurrer d'une explication plus ou moins illusoire.

Notre malade me paraît assez intéressant à ce point de vue, car la hernie, survenue à l'âge de deux ans, et le kyste de l'épididyme sont l'indice d'un léger degré de malformation congénitale, de trouble dans l'évolution de la région. C'est, toutefois, sans doute, aller un peu loin que de considérer le varicocèle, avec Escat, comme un stigmate de dégénérescence et d'expliquer ainsi la fréquence relative des troubles psychiques et neurasthéniques concomitants; nous savons, en effet, que toutes les causes d'insuffisance testiculaire en sont là. Or, avec une semblable circulation veineuse, le testicule se nourrit quelquefois mal, et vous allez voir l'importance en thérapeutique de cette manière de voir.

Laissons donc la théorie et revenons à la clinique. Je viens de vous dire que j'ai l'intention d'opérer cet enfant : pourquoi et comment vais-je l'opérer, c'est ce que j'ai maintenant à vous expliquer.

II

Le varicocèle est une lésion bénigne, on pourrait même presque dire que c'est un état anatomique plutôt qu'une lésion. D'où cette conséquence, justifiée en pratique, que dans bien des cas le traitement sera nul, pour cette bonne raison que, pendant un temps variable, la lésion est méconnue ; que des troubles fonctionnels et des complications viennent les seules indications thérapeutiques, troubles et complications qui relèvent souvent, comme j'ai tâché de vous le faire voir, de causes occasionnelles auxquelles on attribue parfois à tort un rôle créateur.

Or, depuis un an, notre malade, à la suite d'un effort, semble entrer dans la période des troubles fonctionnels. Il a éprouvé, à cette époque, dans la région, de la pesanteur, des tiraillements, de la gène, de la douleur, et comme c'est alors l'habitude, il a porté la main aux bourses pour soulager, en les relevant, cette souffrance ; et il a senti une tumeur qui depuis augmente peu à peu, en même temps que les symptômes s'accentuent ; et, parmi eux, nous en noterons un, d'ailleurs banal, le prurit, avec sudation, exagéré par la chaleur du lit.

Le développement du paquet veineux est lent et continu ; cette forme d'évolution chronique est la plus fréquente. A côté d'elle, il faut mentionner les cas qui, après une cause provocatrice, prennent une allure brusque ; et je crois qu'à ces poussées il faut rapporter la forme aiguë dont parle Gaujot chez les jeunes sujets : il est fort probable qu'il existait à l'avance un paquet veineux méconnu.

Dans l'état actuel de notre malade, le varicocèle n'est qu'une incommodité. Mais déjà la seule aggravation des symptômes précédemment énumérés peut transformer cette incommodité en véritable infirmité. Le volume, par exemple, devient quelquefois tel qu'il est terriblement gênant ; on ne sait pas toujours comment loger un varicocèle, même non douloureux, devenu gros comme une tête de fœtus, prurigineux et suintant par intertrigo. Dans le mémoire de Landouzy, vous lirez les malheurs d'un jeune homme qui dut se faire opérer parce que, en raison du volume apparent à travers son pantalon, il n'osait plus se présenter nulle part.

Cas extrêmes et rares, il est vrai, que ceux d'une semblable envergure. Plus fréquents sont ceux où les douleurs deviennent sérieuses, graves, voire insupportables, empêchant la marche et même la station debout. Un malade racontait à Landouzy qu'au bout de deux cents pas il était « comme le poisson sur le sable » :

un autre, auteur dramatique qui ne pouvait composer qu'en se promenant dans sa chambre, en était venu à une véritable incapacité de travail, et l'opération, faite par Breschet, lui permit de connaître à nouveau les applaudissements de ses concitoyens.

Ces douleurs, exaspérées par l'érection, par la miction même, occupent avant tout le scrotum, avec irradiations vers la verge, le périnée, les reins. Elles s'observent plus volontiers, dans leur forme la plus aiguë, chez les sujets affinés, à système nerveux irritable; elles sont tout à fait hors de proportion avec le volume du varicocèle, et c'est ce qui a fait dire, à juste titre, que le malade est irritable bien plus que le varicocèle n'est douloureux par lui-même. Cette proposition, toutefois, ne doit pas être exagérée, et bien souvent nous rencontrons des ouvriers, parmi les plus grossiers, qu'un varicocèle pesant et douloureux rend inaptes à un métier un peu rude, exigeant des marches, des efforts : d'où une source d'indications thérapeutiques, où vous devez tenir compte de la profession du sujet.

En outre, Kocher a fait voir que la rupture d'une de ces veines dans la tunique vaginale est une cause possible d'hématocèle : de plus, si la phlébite est rare et tardive, elle est possible, d'où une aggravation de souffrances, et on a même vu des phlébites mortelles; enfin, d'après Ledouble, la préexistence d'un varicocèle, en cas de blennorragie, prédisposerait à l'orchite.

Cela tient, sans doute, à l'état d'infériorité vitale où se trouve le testicule que surmonte un varicocèle, et, dès lors, cela rentre en série avec les troubles de la nutrition testiculaire dont il me reste maintenant à vous entretenir. Ils peuvent se traduire, à nos yeux, de façon palpable, par une atrophie quelquefois considérable de la glande; ou bien, sans que le volume de l'organe subisse une baisse bien sensible, on note la stérilité ou même l'impuissance. Et cet état de déchéance sexuelle conduit certains sujets à la mélancolie avec préoccupations génésiques, à l'hypochondrie, au suicide même.

Pourquoi ces accidents locaux et fonctionnels en relation avec un développement insuffisant du testicule? Dans certains cas, nous en trouvons, avec Reclus, l'explication anatomique dans une sclérose périveineuse de la masse glandulaire envahie par le varicocèle; à défaut de cette lésion, on peut se demander, avec Forgue et Reclus, s'il n'y a pas modification trophique due à une névrite analogue à celle qui est observée autour des ulcères variqueux. Hypothèse non démontrée, mais qui vaut bien « l'aberration d'activité formatrice » dont a parlé Gould.

Pendant toute une période, où les interventions chirurgicales étaient volontiers mortelles, on a presque nié tous ces accidents; et nous devons accorder que, voulant réagir contre l'abstention systématique de la plupart de ses contemporains, Vidal (de Cassis) a poussé un peu au noir le tableau des cas graves. Mais ils existent, et il est bien prouvé que le varicocèle est alors la cause des accidents locaux et généraux, car après opération on a vu maintes fois le testicule retrouver son volume, la capacité sexuelle remonter à un taux normal, l'état neurasthénique prendre fin.

De tous ces troubles, il n'est jamais question chez l'enfant; dans notre cas particulier, j'ai palpé soigneusement le testicule que j'ai trouvé normal de volume et de consistance. Mais la gêne, les tiraillements, les démangeaisons s'accroissent de pair avec le volume, et nous devons en conclure qu'un traitement est indiqué. Quel doit être ce traitement?

III

La nature nous a depuis longtemps enseigné la voie à suivre. Instinctivement, les malades gênés soutiennent de la main leurs bourses trop flasques, et ils savent bien que ce qui les resserre est soulageant, ce qui les relâche est désagréable. La chaleur, même celle du lit, dans la position horizontale, aggrave les symptômes; le froid les atténue, en faisant contracter le crémaster et le dartos. Cette même contraction fait remonter le testicule au moment de l'orgasme vénérien, et certains malades apprennent à calmer ainsi une crise douloureuse : un patient en vint, nous dit Landouzy, à exiger de sa femme, chaque jour, six à sept doses de ce « spécifique ». Et cet exemple n'est pas isolé. car Kocher en relate un autre où — chose après tout compréhensible — le malheureux finit par se heurter au refus conjugal; une autre fois, en wagon, il s'était trouvé fort empêché.

Ces historiettes ont pour but de vous faire souvenir que le premier — et vous allez voir le principal — traitement du varicocèle, est le port d'un suspensoir. Et chez un individu de la classe aisée, n'ayant pas besoin de grande activité physique, pouvant éviter les efforts, la marche, la station prolongée, la danse. l'équitation, la constipation et autres causes d'aggravation, un vulgaire suspensoir bien ajusté rend tolérable presque tous les varicocèles et met fin, la plupart du temps, aux troubles légers comme ceux dont notre malade commence à souffrir.

Pour un ouvrier, le port d'un suspensoir n'est pas fort ennuyeux. mais toutes les précautions à y joindre ne sont guère pratiques. c'est pour cela que je n'ai pas eu l'idée d'appliquer ce traitement et que j'ai tout de suite parlé d'intervention sanglante. Il y a quelque vingt-cinq ans, cette proposition eût paru subversive: aujourd'hui elle est toute naturelle, et nous le devons à l'antisepsie, non aux progrès de la médecine opératoire.

Car, dans l'antiquité, de Celse, de Paul d'Egine à Franco, on excisait entre deux ligatures cette « hargne variqueuse », comme disait A. Paré. Puis il se passa pour le varicocèle ce qui s'est passé pour toute la chirurgie, avec cette aggravation qu'il s'agissait, d'une part, d'une lésion non menaçante par elle-même, et, d'autre part, d'une opération veineuse, particulièrement exposée. par conséquent, à la septico-pyohémie. On prêcha donc l'abstention, en partant de ce principe qu'un varicocèle n'est pas grave, et en affirmant qu'il n'est jamais gênant : les chirurgiens avaient pris l'habitude d'imiter l'autruche, qui se dissimule à elle-même le danger en se cachant la tête dans le sable. Vidal (de Cassis. Landouzy, Breschet, continuaient sans doute à insister sur les cas qui nécessitaient une opération; et on imaginait des ligatures sous-cutanées, des procédés d'écrasement moins exposés aux infections septiques. Cela valait mieux que la castration par laquelle, à la fin du xviiie siècle, on traitait les cas graves; mais la sécurité restait insuffisante malgré toutes ces tentatives et, sauf quand on avait la main absolument forcée par l'intensité des troubles fonctionnels, l'abstention était la règle à peu près constante. Aujourd'hui, la sécurité est revenue, et avec elle l'emploi raisonné de l'instrument tranchant, à ciel ouvert, et cela dit, il me reste à vous expliquer quels sont les procédés opératoires.

La première idée venue aux chirurgiens fut de réséquer les veines, cause de tout le mal; je crois superflu de disserter sur la valeur relative de la ligature simple ou double, sur l'utilité de sectionner ou de réséquer les veines si on pose deux ligatures. C'est une question aujourd'hui jugée : quand on a mis le paquet veineux largement à nu, il n'y a plus de motif pour ne pas le réséquer, ce qui n'aggrave en rien l'opération. On a reproché à cette résection que, presque fatalement, avec les veines, on détruit l'artère spermatique et qu'il en résulte la gangrène, tout au moins l'atrophie du testicule. Objections peu valables : la gangrène ne survient que s'il y a complication septique, l'atrophie n'est pas démontrée, et, d'ailleurs, quoi qu'on en ait dit, les artères déférentielle et funiculaire peuvent, par leurs anastomoses, assurer une nutrition suffisante de l'organe; enfin, Nicaise a montré qu'il n'est pas bien difficile d'isoler les veines à la sonde cannelée et de les lier en respectant l'artère, même quand il s'agit du plexus antérieur ou pampiniforme, c'est-à-dire des veines spermatiques proprement dites.

Malgré son radicalisme apparent, la résection, même très étendue, des veines, n'est souvent pas curatrice et, par contre, certains chirurgiens ont soutenu que les meilleurs résultats sont fournis par la résection du scrotum, grâce à laquelle, en rétrécissant les bourses, on pourvoit le sujet d'un suspensoir naturel. D'où une opération bien différente de la première : la résection du scrotum sans s'occuper du paquet veineux.

Il est incontestable que ce procédé donne des succès, et il semble même qu'il soit supérieur, dans la majorité des cas, à l'excision veineuse sans résection du scrotum. Mais on est arrivé, en somme, à conclure que ces deux méthodes doivent être associées, et non mises en opposition l'une avec l'autre : du moment qu'on met au jour les organes, il n'y a aucun motif pour ne pas enlever les veines en excédent ; et si on ouvre le scrotum pour aborder le cordon, il n'y a aucun motif pour ne pas diminuer la peau de ce qu'elle a en trop.

Sur notre malade, il est évident que si nous opérons, c'est ainsi qu'il faut le faire ; les veines sont grosses et la moitié gauche du scrotum flasque et pendante. Je n'ai plus qu'à vous parler du manuel opératoire.

Quand on a voulu réséquer le scrotum, sans s'occuper des veines, on a imaginé des pinces spéciales, des clamps, pour éviter l'hémorragie et pour faciliter l'exactitude de la suture. Même pour cela, j'ai toujours pensé qu'on pouvait se passer de clamps ; et surtout l'emploi de ces instruments est passible d'une grave objection : on ne peut réséquer les veines dilatées. Aussi Horteloup a-t-il réglé, à l'aide d'un clamp spécial, un procédé dans lequel on pince, puis on résèque, la partie postéro-inférieure du scrotum, en pinçant en même temps les veines postérieures du cordon. Car Horteloup a soutenu que le varicocèle atteint, non pas, comme on le croyait jusque-là, les veines antérieures, celles du plexus pampiniforme, mais les veines postérieures ; et que, dès lors, on pouvait, sans compromettre le canal déférent, prendre dans le clamp, avec la peau, ces veines pariétales.

Il existe, très certainement, un varicocèle postérieur, bien connu depuis la description de Lannelongue et de son élève Delmenge, mais ce varicocèle de la queue de l'épididyme s'observe chez les vieillards, et il est souvent reconnu à l'occasion d'une hydrocèle, en arrière de laquelle on trouve une masse opaque, noueuse, certainement veineuse, n'ayant pas cependant la mollesse du varicocèle ordinaire. Cela ne ressemble en rien à ce que je vous ai fait constater sur notre malade, et c'est une forme relativement rare : le varicocèle ordinaire, le vrai, celui des jeunes sujets, porte sur les veines antérieures, quoi qu'en ait dit Horteloup, et on s'en rend compte quand on fait à ciel ouvert, comme je vous l'ai conseillé, la résection des veines. Je suis sûr — autant qu'on puisse l'être dans notre métier — qu'en opérant je vais arriver sur le plexus pampiniforme.

Quant aux détails du manuel opératoire, les voici : je vais tracer une incision transversale à la base du scrotum, et par là j'attirerai au dehors cordon et testicule ; je fendrai le crémaster et la fibreuse commune pour aborder les veines que j'isolerai à la sonde cannelée, et que je réséquerai entre deux ligatures, placées l'une juste au-dessus du testicule, l'autre aussi haut que possible sur le cordon. En raison du commémoratif de hernie, j'examinerai avec soin s'il n'y a pas un canal séreux dans ce cordon : pour cela, je ne fendrai pas l'aponévrose du grand oblique au-devant du canal inguinal, mais il me suffira de tirer sur le cordon pour faire descendre sous mes yeux presque toute sa partie intra-inguinale. Il y a même des chirurgiens, vous le savez, qui conseillent de faire ainsi, sans ouverture du canal, la cure radicale des hernies, et je crois qu'ils ont tort, mais cette opinion vous prouve que l'on peut explorer de la sorte la partie supérieure du cordon. Pour finir, je réséquerai une large ellipse transversale à la peau du scrotum et je suturerai.

P. S. — L'opération a été pratiquée comme il vient d'être dit, le 3 mars 1902. Les veines malades étaient bien celles du plexus pampiniforme. Il n'y avait pas de hernie concomitante. Le kyste que j'ai décrit était indépendant du varicocèle et occupait la tête de l'épididyme ; il contenait un liquide séreux, incolore.

KYSTES DU CORDON

(KYSTES DU CANAL PÉRITONÉO-VAGINAL)

I. — Tumeur liquide, tendue, enkystée, indépendante du testicule, prolongée dans le canal inguinal, transparente. Impulsion herniaire au-dessus : diagnostic avec l'hydro-épiplocèle. Poussée inflammatoire possible ; diagnostic avec la hernie étranglée. Forme simulant un troisième testicule. Petite tumeur arrondie des nourrissons. Formes simulant l'hydrocèle vaginale, le kyste de l'épididyme. Kyste du canal de Nück ou hernie de l'ovaire.

II. — Rôle pathogénique du canal péritonéo-vaginal. Connexions avec un sac herniaire, avec la tunique vaginale. Cordon de Cloquet ; kystes en chapelet. Communications avec replis valvulaires formant soupape. Kystes secondaires inclus.

III. — Traitement : injection irritante ; l'extirpation est préférable. Cure radicale de la hernie concomitante.

Parmi les tumeurs dont le cordon spermatique peut être le siège, à une hauteur quelconque de son trajet, les kystes sont, à tous les âges, de beaucoup les plus fréquentes, et à peu près les seules chez l'enfant. Ces kystes n'ont pas, par eux-mêmes, un intérêt considérable, mais ils affectent avec les hernies congénitales des connexions indispensables à connaître pour le clinicien et pour l'opérateur.

De nos jours, en effet, nous ne connaissons plus les « hydrocèles diffuses » du cordon, infiltrées entre les lames conjonctives, dont on parlait encore il n'y a pas cent ans, que même en 1865 Duplay n'osait pas nier catégoriquement, tout en n'y croyant guère pour sa part. A mesure qu'on a mieux connu l'anatomie normale et le développement de la région, on a compris qu'il fallait rapporter ces kystes à l'accumulation de liquide dans une cavité close préexistante.

Mais quelle est cette cavité originelle? Un reste du canal péritonéo-vaginal ou un débris du corps de Wolff? La première de ces opinions est la plus ancienne, et je crois que c'est la bonne. Il n'est pas inutile de vous en fournir la démonstration, puisque Kirmisson admet plutôt la seconde dans son récent *Traité des maladies congénitales*. Et c'est pour cela que je vous ai conviés, aujourd'hui, à examiner avec moi deux malades d'abord, une série de pièces ensuite.

I

Chez le premier de ces garçons, âgé de treize ans, vous apercevrez tout de suite que la moitié droite du scrotum, grosse comme un œuf de poule, est beaucoup plus volumineuse que la gauche. La couleur, l'épaisseur, la souplesse de la peau sont tout à fait normales : en un coup d'œil, vous vous assurez qu'il ne s'agit pas d'un processus inflammatoire.

L'inspection plus attentive vous fait constater que la tumeur soulève en haut le scrotum jusqu'au contact du canal inguinal; qu'en bas, à 2 ou 3 centimètres au-dessus de la pointe des bourses, elle est circulairement déprimée par un sillon large et peu profond. Quand vous allez palper la région, vous sentirez que ce sillon répond à une séparation entre le testicule et la tumeur. A la pointe des bourses, vous trouverez le testicule, identique à celui du côté opposé, sans trace de liquide autour de lui; si vous tirez un peu sur lui, en l'abaissant vous le détachez facilement de la tumeur, au contact de laquelle il était, et entre les deux vous sentez le cordon spermatique tendu, libre sur une longueur d'environ 15 millimètres. Puis ce cordon se perd dans le pôle inférieur de la tumeur et vous ne le retrouvez plus au-dessus d'elle, car elle envoie dans le canal inguinal un prolongement, confondu avec lui.

De cet examen, vous concluez avec certitude à l'existence d'une tumeur du cordon, bien indépendante du testicule. Je vous ai déjà dit pourquoi elle ne peut pas être considérée comme de nature inflammatoire, mais est-ce à proprement parler un néoplasme ?

La tumeur est lisse, sans bosselures. Dans sa partie principale, scrotale, elle est ovoïde ; mais à sa partie supérieure, elle se prolonge en un cylindre gros comme un crayon, qui s'engage dans le canal inguinal. Elle est dure, tendue et offre au palper la spéciale sensation de rénitence propre aux poches où le liquide est sous trop forte pression pour donner lieu à la fluctuation. Cette consistance déjà vous permet d'affirmer que la tumeur est liquide : votre certitude sera absolue si, prenant un stéthoscope, vous constatez que la masse est transparente.

Donc, il ne s'agit pas d'un néoplasme solide, mais d'une poche, d'un kyste contenant un liquide clair. Ce kyste, profond, est tout à fait indépendant du testicule, mais les éléments du cordon spermatique se perdent dans sa paroi postéro-interne : on doit l'appeler kyste du cordon, ou hydrocèle enkystée du cordon.

La tumeur est aujourd'hui tout à fait indolente à la pression : lorsqu'il y a trois jours, l'enfant est entré à l'hôpital, elle offrait quelque sensibilité, et nous apprenions d'ailleurs qu'elle avait été reconnue peu de temps auparavant à l'occasion de douleurs. Il est donc possible qu'il y ait eu une légère inflammation, sur le rôle de laquelle je m'expliquerai tout à l'heure. Mais l'examen physique nous révèle une autre cause possible de souffrances : au-dessus de la tumeur, on peut engager le bout du petit doigt entre le prolongement que je vous ai décrit et l'anneau externe, et on sent l'impulsion à la toux d'un sac herniaire. A gauche également l'anneau externe, très large, reçoit facilement l'index et est le siège d'une forte poussée.

Cette coexistence d'une expansion herniaire avec une collection liquide piriforme, entrant de bas en haut dans le canal inguinal, vous fait penser, peut-être, que j'ai eu tort d'affirmer tout de suite le diagnostic : kyste du cordon, sans discussion, car il y a une lésion, l'hydro-épiplocèle, qui ne doit pas être ainsi éliminée par prétérition. Quoi qu'on en ait dit, il n'est pas rare que l'épiploon descende dans les hernies inguinales des jeunes enfants. Quelquefois il s'y enflamme de façon subaiguë, adhère par sa pointe à un des rétrécissements souvent observés le long du sac des hernies inguinales congénitales, et du liquide s'accumule au-dessous de ce bouchon. On reconnaît cet état, quand, au-dessus de la poche liquide, on sent le cylindre mou, comme pâteux, de l'épiplocèle. Pourquoi ne pas interpréter ainsi la hernie que nous sentons, puisque nous savons qu'un de ces collets peut fort bien exister au-dessus de l'anneau externe? Je ne dis pas le contraire, mais une lésion de ce genre serait une grande rareté, tandis que le kyste du cordon surmonté d'une hernie non adhérente est d'une grande banalité; et si je me trompe, ce pourquoi j'ai très peu de chances, cela est tout à fait indifférent, puisque l'indication et la technique opératoires dans les deux cas sont identiques.

Ce cas n'est pas le seul où la confusion avec une forme déterminée de hernie soit possible. Quand s'enflamme un de ces kystes haut situés, en connexion intime avec un diverticule péritonéal, un certain degré d'irritation abdominale peut faire penser que cette tumeur dure, douloureuse, irréductible est une hernie étranglée avec du liquide dans le sac. De même, ainsi que j'en ai observé un exemple chez une fille de quatre ans et demi — il s'agissait d'un kyste du canal de Nuck, mais c'est la même chose — quand à l'occasion d'une indigestion grave, avec vomissements intenses, on découvre dans l'aine une tumeur rénitente. L'erreur est très facile à éviter quand cette tumeur est sphérique, bien isolée de l'anneau inguinal externe où l'on sent pénétrer le cordon normal. Elle est au contraire excusable si la tumeur s'engage dans l'anneau, si même, ce qui arrive quelquefois, elle est contenue dans le canal inguinal, simulant une hernie interstitielle étranglée. Le clinicien doit alors étudier avec soin les commémoratifs : la tumeur était-elle connue avant l'alerte actuelle? A-t-elle, depuis, changé de volume et de consistance? Était-elle réductible? Et dans le doute, si les symptômes abdominaux ont quelque intensité, on opérera sans tarder, puisque aussi bien le kyste est, à lui seul, une indication opératoire.

L'étude clinique qui précède ne s'applique guère qu'aux kystes haut situés, très rapprochés de l'anneau externe ou même y pénétrant. Mais la lésion ne se présente pas toujours sous cette forme, et pour vous faire apprécier les différences possibles, j'ai fait venir devant vous un second malade, autre garçon de treize ans. Chez celui-ci existe, à droite également, à environ 2 centimètres au-dessus du testicule, tout à fait normal, une tumeur ovoïde, souple, grosse comme une amande, un peu aplatie, appendue au côté antéro-externe du cordon, et ayant — si elle n'était tout à fait indolente à la pression — une grande ressemblance avec un testicule. Il y a même au-dessus d'elle, et en arrière, une petite induration qu'on prendrait presque pour l'épididyme. De toute certitude, d'ailleurs, il ne s'agit pas d'un testicule, car à gauche existe dans le scrotum un testicule normal, et nous savons que les prétendus cas de testicule surnuméraire sont tous controuvés. Dans les auteurs anciens, on en rencontre quelques observations, dont aucune n'est démonstrative; et quand de nos jours, on a rencontré certains hommes orgueilleux d'un troisième organe mâle, on a toujours constaté qu'une formation d'ordre pathologique expliquait leur illusion. Le kyste du cordon, dans la forme que vous avez en ce moment sous les yeux, est la cause habituelle de cette fierté injustifiée; et malgré le déplaisir que j'éprouve à démolir une réputation ancienne, je dois apprendre à M. de Terremondre que le notable bourgeois Philippe Tricouillard avait glissé par erreur au moins un kyste du cordon dans ses armes parlantes.

Notez en passant que chez notre second malade aussi existe une hernie, plus volumineuse que chez le premier, unie au pôle supérieur du kyste par un pédicule assez mince.

Les connexions avec le cordon sont encore rendues évidentes par la manœuvre suivante : si vous attirez la tumeur de haut en bas, elle ne tarde pas à vous résister, et au-dessus d'elle se tend le cordon; si vous la refoulez de bas en haut, elle remonte jusqu'au contact avec l'anneau inguinal externe, mais elle entraîne le testicule dans son ascension. Ce signe n'est possible que s'il y a un certain intervalle entre le kyste et l'anneau externe : aussi ne pouvons-nous pas le constater chez notre premier malade.

Cette forme de tumeur arrondie, au premier abord indépendante en haut et en bas, se rencontre souvent chez les nourrissons, que la tumeur ait été constatée dès la naissance ou qu'elle ait été aperçue seulement au bout de quelques semaines. On sent une boule presque toujours régulière, grosse comme un pois chiche ou comme une noisette, presque toujours tendue, très dure ; son siège habituel est assez élevé, tout près du canal inguinal, et il n'est pas rare que si on appuie de bas en haut sur elle on la voie disparaître dans ce canal. En sorte que très souvent la mère — ou même le médecin — croit à une hernie, et applique un bandage intempestif. Vous ne tomberez pas dans cette faute si vous analysez soigneusement vos sensations tactiles : la hernie se réduit en diminuant peu à peu de volume sous les doigts qui la compriment, tandis que le kyste, rond et dur, fuit d'un bloc, comme est chassé un noyau de cerise serré entre le pouce et l'index.

La confusion avec la hernie, quoique fréquente, est inexcusable en dehors de ce cas spécial, où encore vous voyez qu'elle n'est pas difficile à éviter. Il n'est pas rare, cependant, de voir des enfants porter consciencieusement un bandage sur une tumeur rénitente, irréductible, ne recevant pas d'impulsion par la toux, se prolongeant, il est vrai, dans le canal inguinal. La plupart du temps, la prétendue hernie reste grosse sous le bandage : mais j'ai vu des enfants auxquels, par une forte pression, on l'enfonçait dans le canal inguinal. Les seuls cas qui prêtent à l'erreur sont ceux où existe une communication plus ou moins large de la poche avec le péritoine : mais je ne saurais vous en entretenir avant de vous avoir expliqué la pathogénie de la lésion.

Je viens de vous parler des erreurs dues à ce que, comme chez notre premier malade, la tumeur arrive au contact de l'anneau inguinal externe et même se prolonge dans le canal. Vous concevez sans peine que les méprises doivent être d'un autre ordre lorsque la tumeur, indépendante de l'anneau externe, est, au contraire, accolée au testicule ; elle peut même se prolonger plus ou moins autour de lui et la ressemblance est alors grande avec une hydrocèle vaginale. Cependant, il est bien exceptionnel que déjà l'inspection ne fasse pas constater une différence importante de forme entre les deux lésions : tandis que, dans l'hydrocèle vaginale, les deux pôles de l'ovoïde sont à peu près égaux, dans le kyste du cordon, presque toujours le testicule refoulé en bas constitue une pointe à la fois plus étroite que le pôle supérieur et détachée du reste de la masse par un sillon. C'est ce sillon que je vous fais voir sur notre premier malade; il est rare qu'il disparaisse complètement et que la tumeur ne conserve pas, dans son ensemble, la forme à pointe inférieure que vous voyez en ce moment. Et lorsque cela a lieu, il est tout à fait exceptionnel que vous ne sentiez pas, en palpant de bas en haut, le sillon qui sépare le testicule du kyste.

Mais cette forme est celle des kystes de l'épididyme, qui toutefois ont coutume d'être plus bas situés, plus franchement accolés au testicule. Ils se développent entre l'épididyme et le testicule, d'ordinaire du côté de la tête, et en les palpant avec attention, on arrive, en général, à sentir l'épididyme en arrière et au-dessus d'eux. C'est probablement parce que, n'ayant pas pensé à cette lésion exceptionnelle dans le jeune âge, je n'ai pas pratiqué un examen suffisamment minutieux, que j'ai pris pour un kyste du cordon le seul kyste de l'épididyme que j'aie rencontré chez l'enfant. Quant à ces kystes épididymaires si spéciaux dans lesquels pénètrent parfois des spermatozoïdes — sans que le mécanisme de cette irruption soit d'ailleurs bien précisé — il me suffit de les mentionner, car ils surviennent chez des sujets relativement âgés, ils sont d'ordinaire assez flasques, leur transparence est un peu opalescente : et quand, ce qui est possible, cette symptomatologie est incomplète, vous ne pouvez guère trancher le diagnostic entre cette lésion et un kyste du cordon très bas situé et peu tendu, avant d'avoir vu le liquide auquel aura donné issue la ponction ou l'incision.

Chez la fille, vous rencontrerez, quoique bien plus rarement, une lésion cliniquement identique, pour laquelle le diagnostic est à débattre avec une hernie de l'ovaire. Mais l'ovaire est moins lisse, moins tendu, moins rénitent, et un peu douloureux à la pression. Quant aux connexions cliniques et anatomiques de ces kystes avec une hernie inguinale, elles sont identiques à celles qu'on note dans le sexe masculin; chose naturelle, car, dans le sexe féminin, le canal de Nuck[1], qui descend le long du ligament rond, est semblable au canal péritonéo-vaginal, dont j'ai maintenant à vous exposer le rôle, que je crois exclusif, dans la genèse des kystes du cordon.

II

Jusqu'à présent, j'ai employé le terme certainement exact, mais vague, de kyste du cordon. Pouvons-nous aller plus loin et dans notre dénomination préciser la pathogénie de ces kystes? Deux théories se trouvent en présence, comme je vous l'ai annoncé dès mon préambule.

Il y a une cinquantaine d'années, surtout sous l'influence de Giraldès, on a cherché l'origine de ces kystes dans une distension de cavités closes dues à la persistance du corps de Wolff. Ces restes aberrants existent : tous vous connaissez l'organe de Giraldès. Et certainement ils sont capables de devenir kystiques. Mais je ne crois pas qu'on doive les faire intervenir dans la genèse des kystes du cordon.

D'abord, ils sont juxta-testiculaires, et, si on les voit quelque-

1. En 1865, dans sa thèse inaugurale, S. Duplay a nié l'existence du canal de Nuck. Je ne reviendrais pas sur ce point si en 1886 Beurnier n'avait repris cette proposition erronée. Il suffit d'ouvrir l'abdomen de filles nouveau nées pour voir qu'un petit canal séreux, d'ordinaire vite oblitéré, s'engage dans la paroi le long du ligament rond; et il est permis d'affirmer que toutes les hernies inguinales des petites filles, que presque toutes celles de la femme sont dues à la persistance anormale de ce trajet séreux. Le canal commence sous une valvule semblable à celle qu'on observe dans le sexe masculin. On voit qu'ici, pour expliquer cette formation on ne saurait dire qu'un organe tel que le testicule attire le péritoine à sa suite en un cul-de-sac qui le surmonte. Il en est d'ailleurs de même, en réalité, dans le sexe masculin, car on observe, en suivant le processus chez le fœtus, que le cul-de-sac séreux descend sur une toute petite étendue le long du gubernaculum, précédant ainsi le testicule dans sa descente. D'où la possibilité de hernies scrotales alors que le testicule est en ectopie, même abdominale.

fois remonter un peu le long du cordon, on ne saurait songer à eux pour les kystes, fréquents, qui sont haut situés, et qui à cela près sont identiques aux autres. C'est la pathogénie probable des kystes de l'épididyme, de ceux en particulier qui siègent vers la tête de cet organe. Mais si nous prenons les kystes habituels du cordon chez l'enfant, ceux dont vous voyez en ce moment des exemples, pour ceux-là une seule variété est importante en pratique, celle qui dépend d'un trouble dans l'évolution du canal péritonéo-vaginal.

Déjà, pour revenir à cette vieille opinion de J. Cloquet, vous pouvez vous appuyer sur certaines données cliniques. Chez nos deux malades, nous constatons une hernie coexistante : et en dépouillant les observations, on voit que c'est fréquent. Chez les deux, en outre, le kyste siège à droite : et ce siège n'est pas un hasard puisque c'est celui de 62 cas contre 40 dans les observations que j'ai communiquées, à Mencière ; cette prédominance à droite est la même pour les hernies inguinales congénitales, que mieux vaut appeler péritonéo-vaginales ou à canal ouvert.

Mais ces arguments cliniques ne sont que très accessoires, et l'on conçoit que la dissection seule puisse trancher la question. Aussi n'a-t-on pas pu arriver à une conclusion ferme pendant toute la période pré-antiseptique où, ces kystes étant traités par la ponction, on n'avait aucune donnée précise sur leurs connexions anatomiques. Mais de nos jours, comme je vous le dirai, le vrai traitement consiste dans l'extirpation, et en opérant ainsi, plus de 200 fois, j'ai été conduit à la constatation suivante : toujours un sac herniaire surmonte le kyste, avec lequel il est en continuité. Il en était ainsi, à une exception près, pour les observations, au nombre de 111, qu'en 1898 j'ai communiquées à mon élève Mencière, et tout ce que j'ai observé depuis a corroboré ce fait. Ces rapports du kyste et du sac herniaire sont au premier abord assez variables : en réalité, pour qui va au fond des choses, ils ne le sont guère. Voyons d'abord quelles sont les principales de ces dispositions ; nous établirons ensuite les déductions pathogéniques qui en résultent. La description sera, j'espère, facile à suivre, grâce à des figures nombreuses, où j'ai tâché de

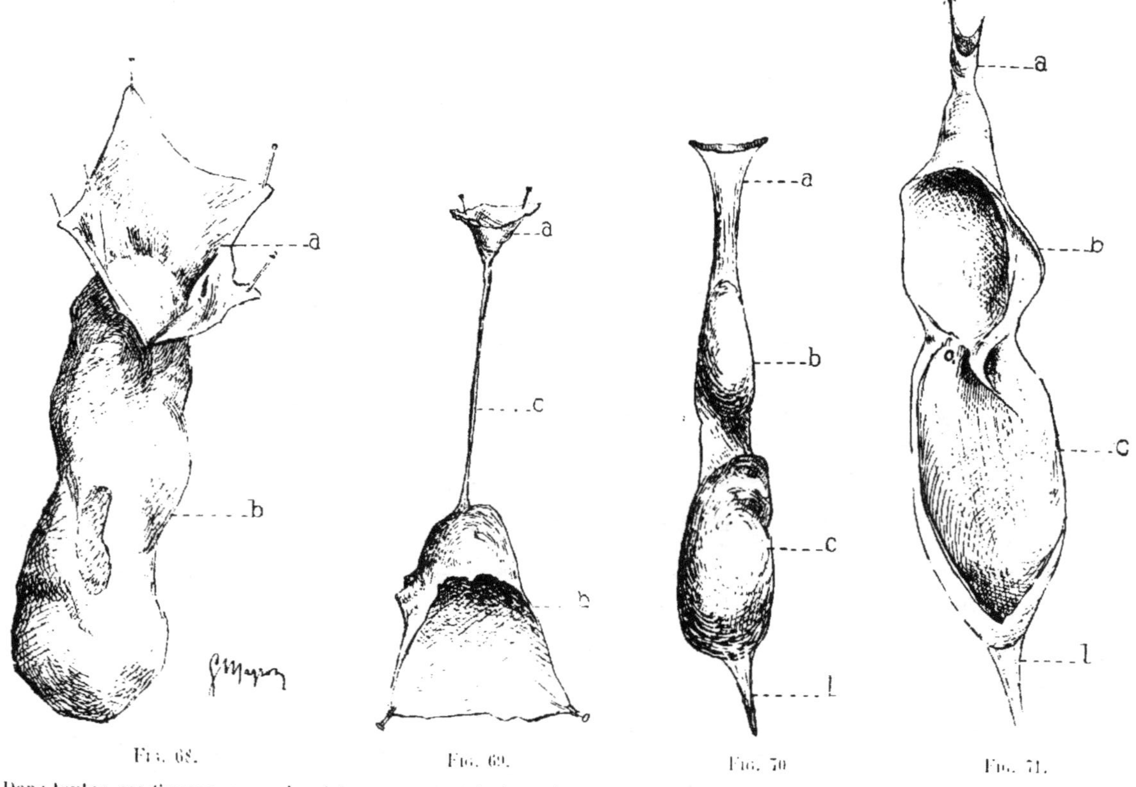

Fig. 68.   Fig. 69.   Fig. 70.   Fig. 71.

Dans toutes ces figures. *a*, sac *herniaire* surmontant le *kyste*, *b*, au contact direct de ce kyste fig. 68 , ou continu avec lui par le *cordon de Cloquet* fig. 69. *c* , qu'on voit sur la figure 70 se former par étirement, et une pointe *l* s'étire sur les figures 70 et 71 entre un kyste *c* et la tunique vaginale. Fig. 71, kystes *b* et *c* communiquant par une valvule perforée. Fig. 70, deux kystes *b* et *c* **superposés et indépendants.**

mettre en série les principales variétés anatomiques. Ces figures, représentant des pièces que j'ai obtenues par opération, m'ont été obligeamment prêtées par Mencière.

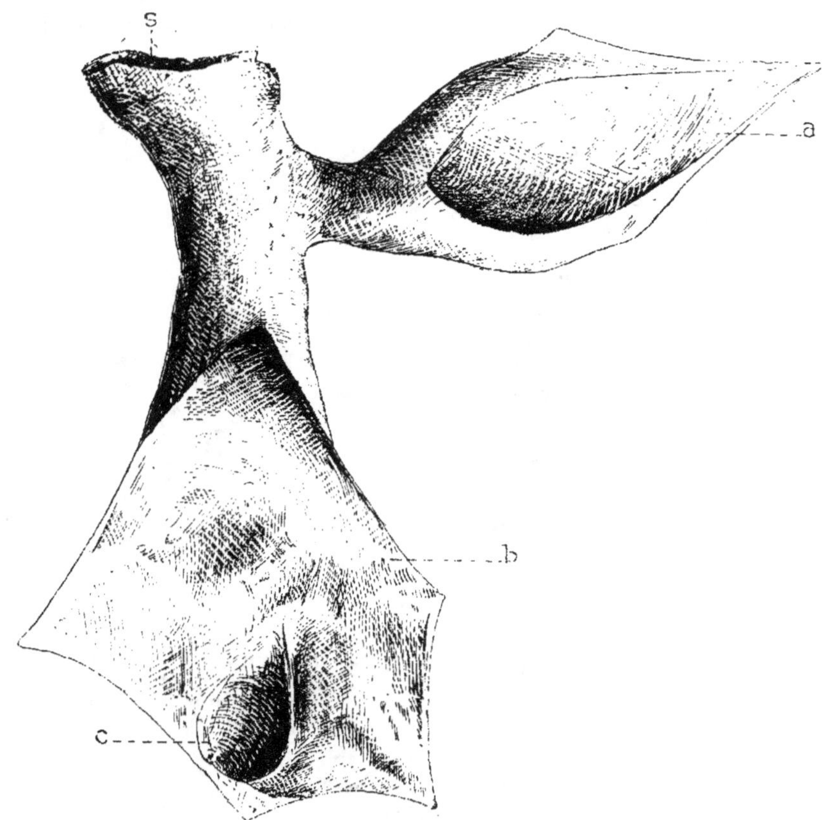

Fig. 72. — S. sac herniaire, séparé par une cloison complète de b. kyste ayant en a un grand prolongement propéritonéal interne; c, kyste contenu dans la paroi postérieure du kyste b.

Le cas le plus simple est celui dans lequel au-dessus du kyste, tout à fait libre à son pôle inférieur, un sac séreux descend jusqu'à son contact. Ce sac séreux est, à son extrémité supérieure, ouvert dans la grande cavité péritonéale, et à ce niveau ses rapports avec l'artère épigastrique sont exactement ceux du collet de la hernie congénitale. Et après dissection — identique à celle d'une hernie — on a entre les mains une membrane séreuse continue, qui serait identique à une banale hernie si la partie inférieure, pleine

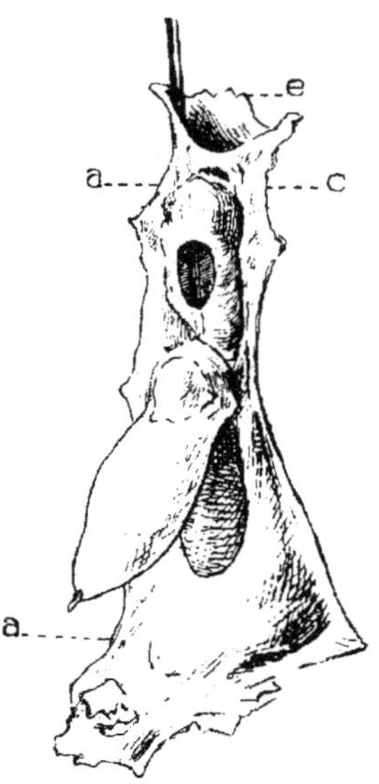

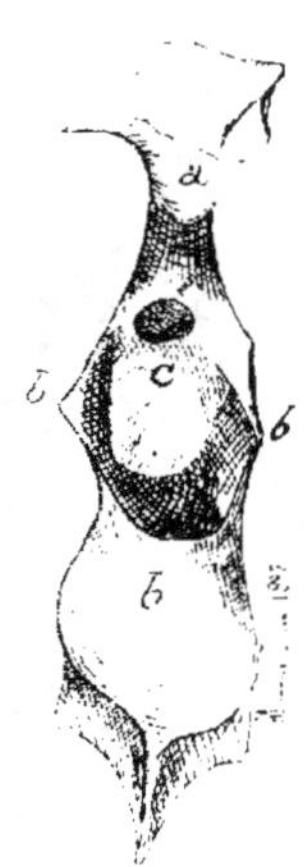

Fig. 73. — *b* et *c*, deux kystes inclus dans le grand kyste *aa*; stylet dans un tunnel entre *e* sac herniaire et le kyste *aa*.

Fig. 74. — Kyste du canal de Nuck, *b*, avec kyste inclus dans sa paroi postérieure *c*. Sac herniaire *a*.

de liquide et d'une hauteur très variable, n'était isolée dans le tube séreux par une cloison complète.

Dans le cas au premier abord le plus différent du précédent, le kyste apparaît, quand on a fendu les deux gaines du cordon, le crémaster et la fibreuse commune, sous la forme d'une boule citrine, plus ou moins régulièrement sphérique, dont les deux pôles supérieur et inférieur semblent également libres à un examen superficiel. Et si on dissèque cette poche aux ciseaux, sans

faire une attention extrême, on croit facilement qu'il en est réellement ainsi ; puis on a entre les mains, après isolement, une lame

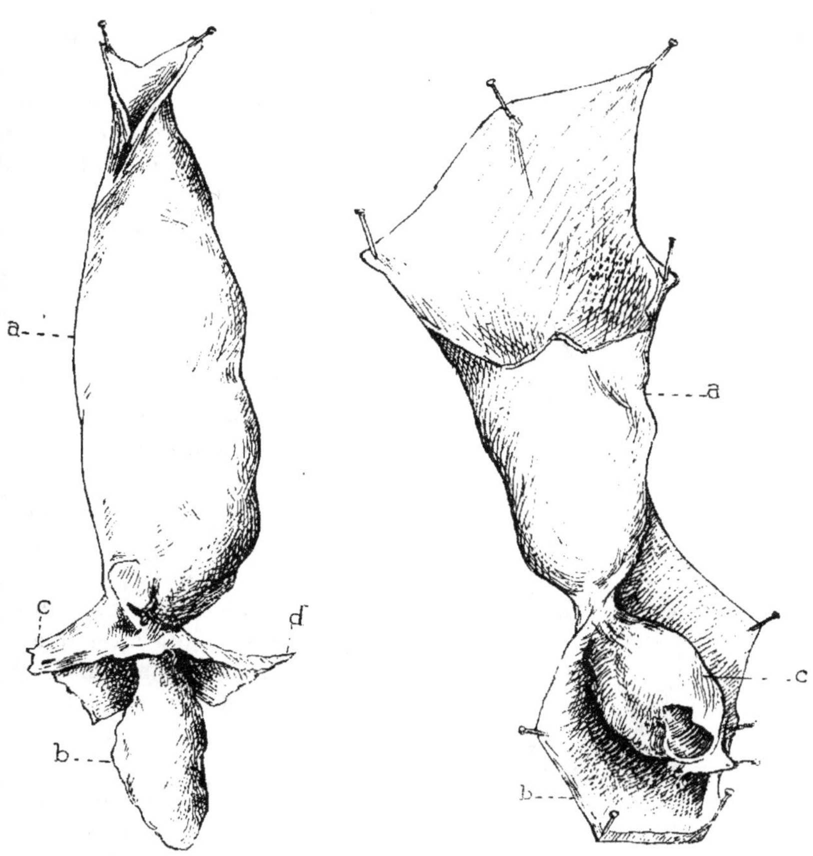

Fig. 75. — Sac herniaire *a*, continué par un kyste *b*, qui
plongeait dans la tunique
vaginale (collerette *c d*).

Fig. 76.
a, sac herniaire ; *b*, kyste fendu et étalé ;
c, kyste inclus dans le kyste *b*.

déchiquetée, où rien n'est plus reconnaissable. Mais si on regarde
avec soin au-dessus du kyste, on aperçoit, au milieu des éléments
dissociés du cordon, au-devant et en dehors du canal déférent,

un étroit fil blanc et dur qui se tend par traction de haut en bas
sur le kyste; et si, comme cela doit être fait, on libère le kyste
avec l'ongle, exactement comme un sac herniaire, en clivant
entre sa paroi et la gaine fibreuse commune, après avoir isolé le
kyste on remonte le long de cette bride fibreuse, fil d'Ariane qui conduit jusqu'au fond, où il s'insère, d'un sac herniaire plus ou moins profond.

Donc, il y a en haut un sac herniaire, en bas — souvent à plusieurs centimètres de distance — un kyste. Mais ils ne sont pas indépendants comme on le croirait : un fil fibreux va du pôle inférieur de l'un au pôle supérieur de l'autre : quand on ne le trouve pas, c'est seulement faute d'une délicatesse suffisante dans la dissection (fig. 69).

Ce cordon, quel est-il, comment se forme-t-il ? L'étude des pièces en série que je vous fais passer entre les mains démontre qu'entre les deux cas extrêmes que je viens

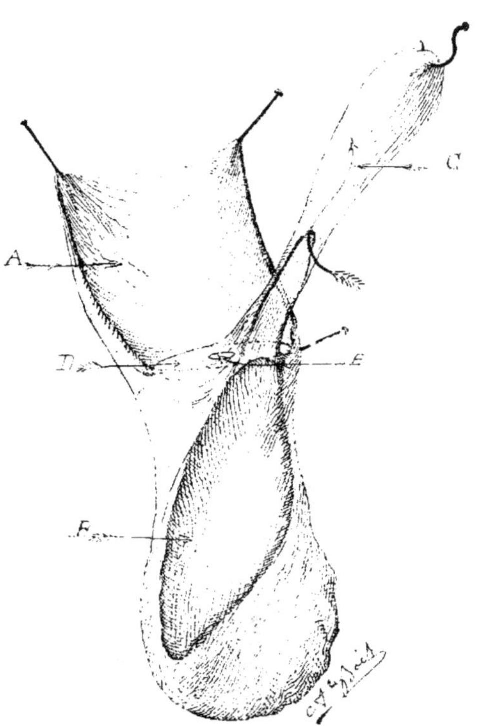

Fig. 77. — *a*, sac herniaire; *b*, kyste; *c*, kyste
fendu artificiellement implanté sur le diaphragme *d*, qui est perforé en *e*.

de décrire il n'y a qu'une question de degré : les deux pôles d'abord
au contact s'éloignent peu à peu, en même temps que s'étirent
entre eux les tissus intermédiaires, d'abord courts et épais, puis
longs et fins. Et quand on dissèque plus en détail cette partie
intermédiaire, lorsqu'elle est de quelque épaisseur, il n'est pas

rare de la trouver canaliculée; quelquefois même ce canal à son tour est cloisonné en plusieurs chambres, dont les parois sont tantôt étanches tantôt au contraire perforées (fig. 70 et 71).

Telles sont les connexions du pôle supérieur du kyste avec un sac herniaire sus-jacent, petit ou grand, large ou étroit, vide ou habité, mais *constant*. Or, il peut y avoir des connexions analogues entre le pôle inférieur et la vaginale, celle-ci étant d'ordinaire vide et de dimensions normales, mais quelquefois pleine d'hydrocèle, quelquefois aussi remontant anormalement haut le long du cordon. Le contact entre elle et le kyste n'est pas très rare ; et d'autre part un fil de continuité est possible, quoique exceptionnel, quand les deux cavités sont distantes l'une de l'autre (fig. 70 et 71).

Tout cela se met en série avec les cas où plusieurs kystes superposés s'échelonnent le long du cordon; quand on dissèque soigneusement ce chapelet, on trouve entre ses boules un fil conducteur allant de l'une à l'autre, et de la dernière au sac herniaire. Je vous signalerai encore les

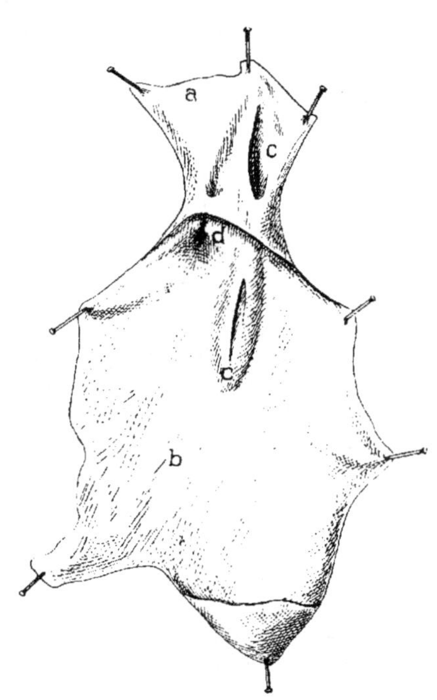

Fig. 78. — *a*, sac herniaire; *b*, kyste; *d*, orifice dans la cloison intermédiaire; *c c*, kyste inclus dans la paroi postérieure (fendu artificiellement).

poches bilobées, en bissac, piriformes, etc. : vous n'avez, pour vous figurer ce qu'elles peuvent être cliniquement, qu'à regarder les pièces que j'ai apportées ici.

La similitude avec le sac d'une hernie congénitale peut aller jusqu'à l'existence d'un diverticule pro-péritonéal, ainsi que j'en ai recueilli une pièce. Vous concevez que de là puisse résulter, si le liquide est relativement peu abondant, une fausse apparence de réduction (fig. 72).

Tandis que jusqu'à présent je vous ai parlé de sacs herniaires s'arrêtant à distance du kyste, ou séparés de lui par une cloison horizontale, en voici d'autres qui chevauchent sur lui, descendant le long de sa paroi antérieure le plus souvent, de sa paroi postérieure quelquefois. Ou bien le fond du sac herniaire bombe dans le kyste ; ou bien, quoique plus rarement, c'est l'inverse.

Pour expliquer toutes ces lésions, une seule hypothèse est possible : ces cavités séreuses, en continuité à la fois avec un sac herniaire et, — quoique plus rarement, — avec la tunique vaginale, ne peuvent être que des restes du canal péritonéo-vaginal. Et, en fait, on trouve des intermédiaires entre les kystes les mieux clos et certaines dispositions spéciales au sac des hernies inguinales congénitales.

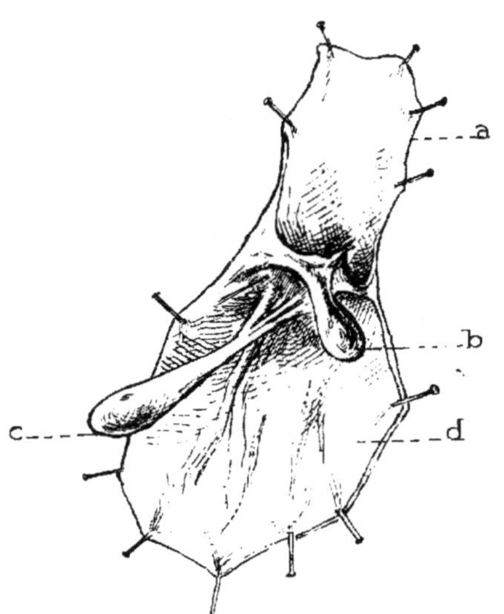

Fig. 79. — *a*, sac herniaire ; *d*, grand kyste étalé, contenant deux petits kystes *b* et *c*.

On sait, en effet, — et cela surtout depuis les recherches de Ramonède, — que le sac de ces hernies est souvent caractérisé par la présence, en des points variables de sa hauteur, de cloisons incomplètes, de brides, de valvules, de lames séreuses perforées comme les diaphragmes des instruments d'optique. Cela tient à ce que l'oblitération de la séreuse ne se fait pas de façon continue, dans une direction soit ascendante, soit descendante, mais à la fois dans les deux directions, à partir de plusieurs centres de coalescence échelonnés le long du canal péritonéo-vaginal.

Ce n'est pas le lieu de décrire dans ses détails ce processus, de préciser les sièges habituels de ces centres de coalescence et des valvules correspondantes : ce bref rappel suffit pour que vous compreniez qu'en supposant complètes une ou plusieurs cloisons, vous transformerez le sac herniaire congénital le mieux caractérisé en un sac suivi de un ou plusieurs kystes ; ou, si vous préférez, supposez perforée d'un orifice plus ou moins large la cloison intermédiaire au sac et

au kyste, et vous aurez sous les yeux un sac typique de hernie congénitale. Quant aux cas où il y a un fil fibreux entre les deux, ils sont identiques à ceux où un fil semblable — le cordon de Cloquet — établit la continuité entre un sac funiculaire et la tunique vaginale. On a dit, je le sais, que le cordon de Cloquet n'est créé que par un artifice de dissection : les pièces que je vous montre sont probantes, car elles ont été obtenues par décollement du kyste, jamais par dissection.

Ces cloisons simples, horizontales ou plus ou moins obliques, ces ligaments de Cloquet, pleins ou canaliculés, sont très faciles, par conséquent, à expliquer par un arrêt dans le développement du canal péritonéo-vaginal. Certains cas, plus complexes, sont de genèse moins claire, quoique certainement de même ordre, puisque l'ensemble du kyste est en continuité de paroi avec une hernie funiculaire. Quelquefois, s'implante sur la face inférieure de la cloison, par un pédicule plus ou moins grêle, un kyste à paroi très mince, contenu à l'intérieur du kyste principal et flottant dans son liquide. Quelquefois encore un kyste secondaire est

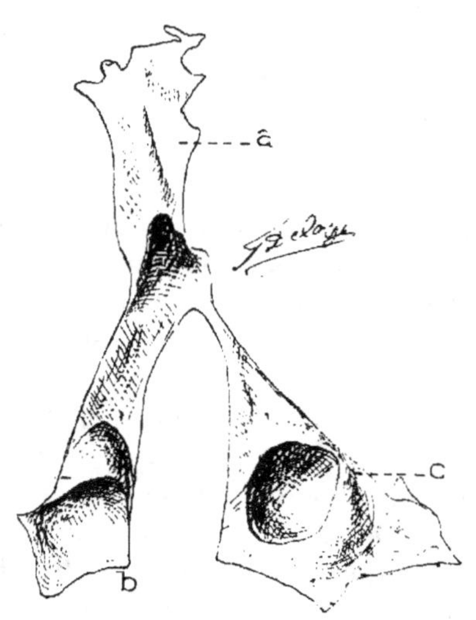

Fig. 80. — a, sac herniaire ; b, kyste où flottait le kyste c, implanté sur la cloison intermédiaire au sac.

inclus dans la paroi du kyste principal, et cela nous mène aux cas où la communication entre le kyste et la hernie se fait par un tunnel plus ou moins long, inclus dans la paroi séreuse et remontant parallèlement à elle, sur une étendue variable (fig. 73 à 80).

Si vous avez bien saisi l'analogie fondamentale entre les kystes du cordon et les sacs herniaires congénitaux, vous avez deviné ce que je vous ai promis de vous dire à propos de ces kystes, quand ils sont communicants. Au-dessous d'un canal séreux largement ouvert dans le ventre, et contenant ou non de l'intestin, s'est isolée une chambre kystique séparée de lui soit par une cloison, soit par un cordon plus ou moins étiré. Mais la cloison est perforée d'un petit orifice, ou bien le cordon est creusé d'un étroit canal. Cela ne suffit pas pour que l'intestin ait libre accès jusqu'au fond du conduit péritonéo-vaginal anormalement ouvert, mais c'en est assez pour que le liquide soit réductible.

Ne croyez pas, cependant, à une réductibilité toujours évidente. Il n'est pas rare qu'un kyste, où on trouvera en disséquant une communication nette, reste dur et tendu sous les doigts qui le compriment. Cela tient à ce que souvent les pertuis de communication s'ouvrent sous des replis valvulaires disposés de façon à faire soupape dès qu'on augmente la tension du liquide : je n'aurais qu'à vous répéter ce que je vous ai dit à propos des hydrocèles vaginales communicantes. Et comme pour celles-ci, le seul symptôme que vous puissiez souvent trouver est une augmentation évidente du volume du matin au soir, quand le sujet a marché, est resté debout, une diminution, au contraire, par le repos au lit. Mais il convient de vous mettre en garde contre certains phénomènes de résorption et d'exsudation particulièrement rapides dont la paroi séreuse peut être le siège. A plusieurs reprises déjà il m'est arrivé, croyant à la communication en raison du signe précédent, d'enlever un kyste où je n'ai pu trouver aucun pertuis. L'erreur est facile, sans doute, même pièces en mains : une piqûre d'épingle sous un repli valvulaire, un étroit tunnel échappent sans peine. Cependant on a de grandes chances de ne pas se tromper quand on examine la pièce obtenue en un seul morceau, jusqu'au collet herniaire, quand on ne voit même

pas une piqûre d'épingle dans les deux culs-de-sac séreux, le pôle
inférieur du sac, le pôle supérieur du kyste non crevé [1].

Le kyste du cordon est donc une lésion congénitale en ce sens
que la cavité où il se collecte est le reste anormal d'un organe
qui, à ce niveau, aurait dû s'oblitérer. Mais c'est seulement au
bout d'un temps variable, après la naissance, parfois au bout de
longues années, que cette cavité, jusqu'alors virtuelle, va se
remplir de liquide. Sous quelle influence a lieu cette sécrétion ?
La question n'est pas entièrement élucidée, mais le plus raisonnable nous semble être d'admettre un léger degré d'irritation,
d'inflammation, provoqué par des contusions, des frottements,
ou par une cause restée inconnue, et c'est dans ce sens, je crois,
qu'il convient d'interpréter une observation où Cenas a vu un
kyste du cordon se remplir pendant une attaque de rhumatisme
articulaire aigu et disparaître ensuite. Chez notre premier malade,
des souffrances locales ont marqué le début de la tumeur, et si
j'ai fait des réserves sur le rôle possible de la petite hernie dans
leur genèse, je dois vous rappeler que, le jour où l'enfant fut
admis dans mes salles, la pression sur le kyste, et non sur la
hernie, était un peu douloureuse : aujourd'hui, après deux jours
de repos, ce symptôme a disparu. Une semblable constatation est
rare : mais même sans elle vous devez être, en principe, disposés
à expliquer la sécrétion dans ces kystes comme vous le faites,
pour l'hydrocèle ordinaire, dans la tunique vaginale. Et, toujours
comme dans l'hydrocèle quoique plus rarement, ces inflammations
légères et souvent méconnues de la séreuse aboutissent parfois à
des épaississements, à des néo-membranes hémorragipares, à des
calcifications même. De là, par exemple, des hématocèles du
cordon tout à fait analogues à celles de la tunique vaginale ; je
ne fais que les signaler en passant parce que la lésion est exceptionnelle chez l'enfant : chose naturelle car cette complication,
rare à tous les âges, est la conséquence de modifications inflam-

1. Les deux malades ont été opérés quelques jours après cette leçon, et
l'examen des pièces a fourni ce résultat paradoxal que chez le premier j'ai
trouvé un tunnel oblique, en clapet, entre le kyste et le sac herniaire : que chez
le second au contraire, je n'ai pu mettre en évidence aucune communication.

matoires qui exigent des années pour se constituer. J'ai déjà
publié, cependant, une observation où la paroi était épaisse, avec
un piqueté ecchymotique assez confluent et où le liquide était
fortement coloré par du sang; et à plusieurs reprises j'ai vu, le
liquide étant resté citrin, une paroi à pointillé hémorragique dis-
cret, chez les enfants dont le kyste s'était rempli vite et avec un
peu de douleur. J'ajouterai à ce propos qu'une fois j'ai vu des
granulations tuberculeuses simultanées sur la tunique vaginale
atteinte d'hydrocèle, sur un kyste du cordon et sur un sac herniaire qui surmontait le tout.

Il est très probable que la simple action irritante du bandage
est suffisante pour rendre kystique une cavité péritonéo-vaginale
située au-dessous d'une hernie contenue, et là est, je crois, la
vraie explication des prétendus hygromas préherniaires, des kystes
et pseudo-kystes sacculaires. Cela paraît évident quand on voit
ces kystes qui remontent plus ou moins haut en avant des sacs
herniaires mais sont avec eux en continuité de paroi : j'ai fait
plus de deux mille cures radicales de hernie inguinale à tout âge,
et jamais je n'ai trouvé associée au sac une collection qui ne fût
pas un kyste péritonéo-vaginal.

III

Le traitement des kystes du cordon est calqué sur celui de
l'hydrocèle vaginale, avec cette différence importante qu'ici nous
avons à tenir compte non pas du testicule, mais d'une hernie
concomitante, similitude et différence naturelles d'après les
données anatomiques et pathogéniques que je viens d'exposer.

La ponction évacuatrice simple est toujours suivie de récidive.
Mais la ponction avec injection irritante est souvent efficace.
Enfin, nous avons un procédé d'une sûreté parfaite dans
l'extirpation de la poche.

Pour choisir entre l'injection irritante et l'extirpation nous
devons tenir compte de l'âge du sujet.

Soit un nouveau-né, chez lequel la tumeur est réellement congénitale ; ou, d'une manière plus générale, un nourrisson au-dessous de dix-huit mois environ. Tant que le kyste est petit et pas gênant, le plus simple est de ne rien faire, après avoir rassuré la famille sur la bénignité de cette « poche d'eau ». Il est, en effet, fréquent que la résorption ait lieu d'elle-même ; ce qui ne veut pas dire que la poche s'oblitère, mais ce qui suffit pour le moment. Vous devez seulement être en garde contre la possibilité d'une hernie ultérieure, et avertir la famille pour qu'on surveille sa venue. Quant aux applications externes, révulsives ou résolutives, je crois que leur action se borne à coïncider avec la résorption spontanée. Il y a, toutefois, certaines familles qui seraient mécontentes si vous abandonniez les choses à elles-mêmes, et qui attribueraient à votre insouciance l'accroissement éventuel du kyste, la formation d'une hernie. Alors vous prescrirez d'appliquer sur les bourses des compresses imbibées d'une solution faible de chlorhydrate d'ammoniaque.

Chez l'enfant du premier âge, il n'y a que deux indications opératoires :

1° Le volume devient considérable ;

2° Le kyste est surmonté d'une hernie qui grossit et a besoin d'être contenue par un bandage, dont l'application est impossible parce que la pelote ne trouve pas où se loger au-dessus d'une masse rénitente sur laquelle elle glisse.

Dans ces conditions, je vous conseille de recourir à l'injection irritante, selon le procédé de Monod père. Avec la seringue de Pravaz, vous retirerez un ou deux grammes de liquide, que vous remplacez par autant d'alcool absolu. Cela provoque souvent la résorption du liquide, et nous pouvons ensuite, à un âge où ce traitement est d'une efficacité réelle, soumettre la hernie à l'action du bandage.

Lorsque l'enfant est plus âgé, a passé quinze à dix-huit mois, l'action de l'alcool devient trop faiblement excitante, d'où des résultats infidèles. Si donc on prend parti en faveur de l'injection modificatrice, il faut choisir comme agent la teinture d'iode dédoublée. D'où cette première notion que, exactement comme

pour l'hydrocèle vaginale, cette méthode doit être rejetée quand
la paroi est épaissie, indurée par suite d'inflammation plastique.
Éventualité tout à fait exceptionnelle chez l'enfant, et d'autant
plus négligeable que, en tout état de cause, la seule méthode à
conserver me paraît être l'extirpation de la poche par incision
franche.

Le procédé opératoire de choix nous est, en effet, dicté par une
double constatation anatomique :

1° Il peut exister un pertuis de communication impossible à
diagnostiquer avec certitude, entre la poche kystique et le péritoine abdominal.

2° Il existe toujours au-dessus du kyste un infundibulum
péritonéo-funiculaire, sac de hernie constituée ou virtuelle.

Le passage de quelques gouttes de teinture d'iode dans le péritoine n'a pas, probablement, grand inconvénient ; j'aime cependant mieux ne pas m'y exposer. On peut l'éviter presque à coup
sûr, si pendant qu'on fait l'injection, un aide appuie avec les
doigts sur le trajet inguinal. C'est impossible lorsque, comme
chez le premier de nos deux malades, le kyste envoie dans le
canal inguinal un prolongement cylindrique ; de plus, cela exige
que l'enfant ne se débatte pas, chose dont on ne peut en général
pas répondre. En sorte que la plupart du temps vous serez obligés
de recourir au chloroforme.

Or, pour une opération de ce genre, le seul danger est celui de
la chloroformisation ; aussi ai-je toujours trouvé déraisonnable
d'y exposer un sujet avec la perspective qu'il a grande chance
d'être atteint plus tard, à une époque quelconque, d'une hernie
dont j'aurais pu le débarrasser, à coup sûr, sans aggraver les
risques opératoires.

Les indications thérapeutiques étant ainsi établies, deux mots
vont suffire pour le manuel opératoire : c'est exactement celui de la
cure radicale de la hernie. Chose naturelle, puisque la cavité est un
reste clos du canal péritonéo-vaginal, et est en continuité avec un
sac herniaire. On fait l'incision non pas au scrotum, mais au pli
de l'aine, et en comprimant le scrotum entre le pouce et l'index,
on en énucle la tumeur sur laquelle on raye successivement, de

la pointe du bistouri, le crémaster, puis la fibreuse commune;
puis, en en commençant par isoler le pôle inférieur, on clive de
bas en haut, comme pour un sac herniaire, entre la séreuse et la
fibreuse commune; on met une ligature au collet, aussi haut que
possible, et on reconstitue par la suture le trajet inguinal. Très
souvent, avec un peu de délicatesse, en aidant l'ongle de temps
en temps avec le bistouri traîné le long du kyste en dédolant, on
réussit à amener la poche au dehors sans l'avoir crevée; cela est
évident d'après plusieurs des pièces que je vous ai montrées.

Le pronostic opératoire est parfait; tous mes malades ont guéri:
ils ne portent pas de bandage et n'ont pas de hernie.

HERNIE INGUINALE BILATÉRALE
AVEC ECTOPIE TESTICULAIRE EXTRA-INGUINALE

I. — Définition des termes : ectopie, monorchidie, cryptorchidie.

II. — Examen d'un cas d'ectopie bilatérale, sans atrophie des organes génitaux externes; les testicules sont à l'anneau externe. Variétés possibles de l'ectopie.

III. — Existence de hernies concomitantes. Cette complication est à peu près constante, et la hernie est presque toujours testiculaire. Douleurs dues à cette hernie. Dangers de l'orchite du testicule ectopié.

IV. — Possibilité d'une descente tardive. Toute hernie avec ectopie doit être opérée, mais en principe pas chez l'enfant très jeune.

V. — La cure radicale ne doit pas être complétée par la castration. Descente artificielle du testicule conservé. Ses résultats.

Notre malade d'aujourd'hui est atteint d'ectopie extra-inguinale des deux testicules avec hernie concomitante, et je désire à ce propos vous expliquer ce que sont et l'ectopie et la hernie qui l'accompagne, et vous enseigner de quelles ressources chirurgicales nous disposons pour parer à ces deux lésions.

J'y tâcherai, après vous avoir montré, sur cet enfant, comment vous reconnaîtrez à la fois l'ectopie et la hernie; mais avant d'entrer dans l'examen clinique, et pour donner un sens à cet examen, je dois vous énumérer quelques définitions relatives à l'ectopie testiculaire.

I

A l'état normal, les deux testicules sont, à partir de la naissance, au fond du scrotum ; du dehors on les y voit, en deux boules arrondies qui distendent la partie inférieure des bourses. Et si vous avez eu l'heureuse fortune de voir des statues antiques non garnies de la feuille de vigne que leur ont imposée des conservateurs pudibonds, vous savez que d'ordinaire le testicule gauche est plus bas et plus gros que le droit ; vous le savez peut-être sans avoir vu d'antiques.

Quand le testicule n'est pas à sa place il est *ectopié*, manière de traduire en grec « hors de sa place ». Ce terme ne veut pas dire autre chose, et dès lors doit être complété par un adjectif, indiquant en quel endroit anormal se trouve l'organe.

En pratique courante, une première distinction s'impose, selon que l'organe ectopié est ou non accessible à la vue ou au toucher. Lorsqu'on ne le trouve en aucune région extérieure, on dit que le sujet est *monorchide* si la lésion est unilatérale, *cryptorchide* si elle est bilatérale. Mais le mot monorchide ne signifie nullement, malgré son étymologie, que le sujet ne possède réellement qu'un seul testicule. Le terme est vicieux ; sans contredit, il faudrait dire cryptorchidie unilatérale et on devrait opposer les termes suivants : d'une part, cryptorchidie unilatérale ou bilatérale ; d'autre part, anorchidie unilatérale ou bilatérale, monorchidie devant être synonyme d'anorchidie unilatérale. Dans le langage médical ordinaire, on ne s'est pas mis à l'abri de cette cause de confusion, mais au total on s'entend bien malgré la défectuosité des mots, et, après vous avoir mis en garde contre l'erreur résultant d'une interprétation littérale, je vais examiner devant vous un sujet atteint d'ectopie bilatérale, mais non de cryptorchidie.

II

Je mets le sujet, un garçon de onze ans, debout sur la table, vous faisant face bien droit : d'un coup d'œil, vous voyez que des deux côtés le scrotum est vide, flasque et ridé. Il n'est pas rempli par la saillie sphérique des *duo testes bene pendentes* exigés par le droit romain. Votre certitude sera absolue si vous pincez entre le pouce et l'index ces bourses déshabitées : vous n'y trouverez rien, vous n'éveillerez rien qui rappelle la si spéciale « sensation testiculaire ».

Les testicules sont donc absents de leur domicile légal. Croyez-vous qu'ils doivent être très loin, inaccessibles à la vue et au toucher, comme c'est le cas chez le cryptorchide proprement dit ? A l'avance, ce ne doit pas être votre opinion, d'après l'examen physique du scrotum : car ce scrotum est vide, mais il existe, il pend sous la verge en un pli assez long ; de plus la verge, allongée par un peu de phimosis, est normalement développée. Or, la règle, quand un testicule est complètement inclus, quand il ne descend jamais dans la loge correspondante des bourses, est que cette loge s'atrophie tout à fait, et que sa peau soit trop courte pour former un pli ; quand la lésion est bilatérale, le scrotum ne se développe ni d'un côté ni de l'autre, et en outre la verge a coutume de suivre son exemple. La cryptorchidie proprement dite est donc, en général, révélée au dehors par l'atrophie des organes génitaux externes : cette atrophie n'existant pas, il est probable que les testicules ne sont pas cachés à l'intérieur. Où donc devons-nous les chercher à l'extérieur ?

Regardez à jour frisant l'enfant toujours debout, mais de profil, en vous plaçant à sa droite, puis à sa gauche. En dedans du pli de l'aine, à la racine du scrotum, apparaît à vos yeux une tuméfaction ovoïde, ayant la forme et les dimensions d'une amande, oblique en bas et en dedans. N'est-ce point là le testicule ? Certainement si : en palpant, vous allez sentir un corps lisse, assez mou, arrondi, qui sous la pression de vos doigts exercée d'avant en arrière fuit, comme pour se cacher à l'intérieur du ventre. Et si, au lieu d'appuyer dans ce sens, vous pressez de haut en bas et de dehors en dedans, le long du pli de l'aine jusqu'en haut du scrotum, vous allez faire descendre dans les bourses un testicule d'aspect normal. Cela fait, avec le pouce droit sur le côté gauche du sujet, pincez le scrotum entre l'index et le médius au-dessus du testicule gauche, puis faites à droite la même expression oblique du pli de l'aine : au-dessous de vos deux doigts formant pince, voici les deux boules testiculaires.

Voilà bien *testes duo* ; mais ils sont *male pendentes*, car dès que vous cessez de tirer sur eux, ils abandonnent le scrotum et remontent au pli de l'aine. Le testicule droit surtout remonte vite ; et d'autre part, pendant que vous tirez également sur les deux glandes, vous sentez que celle de droite vous résiste davantage, que son cordon tendu se dessine sous la peau et met obstacle à l'abaissement complet ; il est évident que le cordon spermatique est plus court à droite qu'à gauche.

Il y a donc une ectopie bilatérale : quel adjectif qualificatif doit lui être accolé pour indiquer sa variété ?

Vous savez tous que le testicule se développe primitivement dans le haut de la cavité abdominale, au-devant du rein. Peu à peu il descend de là vers le pli de l'aine, guidé ou attiré par un cordon spécial, le *gubernaculum testis*, dont on ignore le mode d'action exact. Il traverse la paroi abdominale par l'oblique trajet du canal inguinal, et arrive enfin dans le scrotum. C'est ce que l'on appelle la *migration du testicule*.

Cela étant, vous concevez d'abord deux grandes catégories d'ectopies testiculaires, selon que la glande s'est simplement arrêtée en un point de son trajet normal de migration, ou qu'elle s'est à un moment dirigée dans un sens anormal. Les migrations en direction anormale sont rares ; elles correspondent aux cas où le testicule s'est engagé dans le canal crural ; où, ayant franchi l'anneau inguinal externe, il a remonté au-devant de l'aponévrose du grand oblique ; où enfin, bifurquant un peu plus loin sur sa route, il s'est porté en arrière, vers le périnée. Je m'en tiens à cette simple énumération des ectopies crurale, abdomino-superficielle, périnéale. Chez notre malade en particulier le testicule s'est certainement arrêté sur sa route habituelle.

Cet arrêt peut avoir lieu très haut dans le ventre ; ou dans la fosse iliaque tout près de l'anneau inguinal interne ; ou enfin à une hauteur quelconque entre l'anneau externe et le fond du scrotum. D'où les noms d'ectopie abdominale, iliaque, inguinale,

inguino-scrotale ; c'est cette dernière variété qu'on vise quand on
on dit que le testicule est « à l'anneau ».

Chez notre malade, il est évident que le testicule est en *ectopie
à l'anneau externe*; et il n'est pas fixé à ce niveau, car on peut
l'abaisser dans les bourses, et, d'autre part, il existe une poche
scrotale capable de le recevoir. C'est presque le degré le plus léger
d'ectopie, c'est presque le testicule oscillant qui habite alternativement les bourses et l'aine, dans laquelle il remonte, quelquefois
avec souffrance aiguë, sous l'influence de brusques contractions
du crémaster. La grande différence avec le testicule oscillant est
qu'ici le testicule loge dans l'aine, et peut, par traction, être des-
cendu dans le scrotum, tandis que le testicule oscillant loge dans
les bourses et vient de lui-même dans l'aine, avec une fréquence
variable.

III

Notre diagnostic est donc testicule à l'anneau externe, abais-
sable par traction, pouvant descendre plus bas à gauche qu'à
droite. Mais cet examen des testicules ne doit pas nous suffire, et
en même temps que l'ectopie nous trouvons les signes manifestes
d'une hernie.

D'abord, il est évident que, des deux côtés, l'anneau inguinal
externe est anormalement large, puisqu'il laisse avec grande facilité passer le testicule, refoulé à l'intérieur du canal inguinal par
une simple pression d'avant en arrière. Et dès que le testicule a
ainsi disparu, la pulpe de l'index sent une dépression, large environ comme une pièce de 0 fr. 50, entre les deux piliers de l'anneau inguinal externe. Le malade étant de profil et regardé à jour
frisant, disons-lui de tousser : une saillie oblique, synchrone à
l'effort de toux, vient soulever le canal inguinal et apparaître à
l'anneau externe. Attirons le testicule en bas, et, en le tenant
entre le pouce et le médius, envoyons l'index de bas en haut, le
long du cordon : ce doigt va pénétrer dans le trajet anormalement dilaté, et, si le sujet tousse, y sentira une impulsion caractéristique. Cet état existe des deux côtés.

L'interrogatoire, d'ailleurs, ne laissait guère place au doute, car, si nous ne pouvons pas ajouter foi aux renseignements pour savoir si la saillie anormale constatée par la sage-femme dans l'aine dès la naissance était le testicule seul ou accompagné d'une hernie, nous devons tenir compte de ce fait que, l'enfant ayant eu la coqueluche à quatorze mois, ses bourses pendant cette maladie devinrent *énormes*, nous dit la mère, quoique depuis l'âge de six mois un bandage fût porté. Cette tumeur inguino-scrotale qui grossit de la sorte pendant les quintes de toux de la coqueluche ne peut être qu'une hernie.

Au reste, même sans ce commémoratif, même si l'anneau n'était pas, comme ici, anormalement large, je vous dirais : croyez à la coexistence d'une hernie. Pour deux motifs : anatomiquement, cette coexistence est à peu près constante; cliniquement, notre malade souffre.

L'ectopie testiculaire s'accompagne presque toujours de hernie : on n'en saurait être surpris, si l'on se souvient des relations anatomiques et pathogéniques entre la hernie inguinale oblique externe et la migration du testicule. Lorsque la migration testiculaire est achevée, un canal séreux, dépendance du péritoine, se prolonge le long du cordon jusque dans les bourses, et chez l'homme ce canal péritonéo-vaginal est destiné, normalement, à s'oblitérer dans sa partie supérieure; seule, la poche péri-testiculaire persiste, formant la tunique vaginale ; toute la partie canaliculée qui à l'origine accompagne le cordon spermatique s'oblitère.

Je vous dirai un autre jour avec plus de détails quelles sont, dans leurs rapports avec les hernies, les variétés anormales de cette oblitération. Pour le moment, retenez deux anomalies principales : 1° le canal tout entier reste perméable, en sorte que la séreuse est continue depuis la grande cavité péritonéale jusqu'à la cavité vaginale; 2° l'oblitération du canal a lieu, sur une hauteur variable, au-dessus de la tunique vaginale, en sorte que cette tunique est close et qu'au-dessus d'elle, mais sans communiquer avec elle, un entonnoir séreux plus ou moins long prolonge le long du cordon spermatique la cavité séreuse abdominale.

Les hernies inguinales congénitales sont celles où, à une

époque quelconque de l'existence, l'intestin où l'épiploon s'engagent dans le sac congénitalement préparé que leur offre le canal péritonéo-vaginal anormalement ouvert. Si le sac est formé par le canal tout entier, y compris ce qui aurait dû être la tunique vaginale, la *hernie* est dite *testiculaire;* si, en bas, la vaginale close est indépendante du sac, la *hernie* est dite *funiculaire.*

Lorsqu'un testicule subit un trouble dans sa migration, il est de règle, quand il s'est une fois engagé dans la paroi abdominale, que le canal péritonéo-vaginal soit frappé en même temps d'arrêt de développement et ne s'oblitère pas. Je dirais même que c'est constant, si je m'en rapportais à mes opérations d'ectopie testiculaire : j'en ai fait plus de 200 (en mars 1899 j'en comptais 138), et j'ai toujours trouvé le canal péritonéo-vaginal anormalement ouvert; deux fois seulement, pour des ectopies à l'anneau, l'anomalie était funiculaire, toutes les autres fois elle était testiculaire. Mais nous n'opérons guère l'ectopie que quand elle est douloureuse ou gênante, ce qui est presque toujours dû à une hernie concomitante : nous ne pouvons donc dire que l'anomalie péritonéo-vaginale soit la compagne constante de l'ectopie, mais seulement de l'ectopie causant les symptômes pour lesquels on opère. Voilà pourquoi je vous ai dit que chez notre malade, en dehors des signes physiques, la hernie était certaine : l'enfant souffre à la fin de la journée.

Quand j'emploie le mot hernie, je n'ai pas recours à un terme d'une propriété parfaite, vu que le canal péritonéo-vaginal peut parfaitement persister anormalement sans que l'intestin y descende. Mais cela ne change pas grand'chose à notre conclusion pratique, car de sa persistance anormale semblent dériver les souffrances quelquefois observées quand il n'y a pas de hernie au sens propre du mot.

L'existence d'un canal séreux anormal paraît, en effet, être la condition qui, dans les cas les plus légers d'ectopie, permet au crémaster d'attirer brusquement en haut, parfois jusque dans le trajet inguinal, le testicule oscillant. Ascension brusque qui cause une crise douloureuse quelquefois fort aiguë. Et, à un degré plus grave, la mobilité exagérée d'un testicule en ectopie peut aboutir à une torsion autour du cordon spermatique, avec lésions locales conduisant à la gangrène de l'organe, avec phénomènes cliniques ressemblant à l'étranglement.

Mais je crois que la cause ordinaire des douleurs auxquelles sont exposés beaucoup de porteurs de testicule ectopié est dans une petite hernie profonde, restant dans le fond du canal inguinal, rendant souvent le malade incapable du moindre effort. Il est certain que presque toujours, quand on examine ces sujets, on leur trouve, comme nous venons de le faire aujourd'hui, un canal large où le doigt s'enfonce et reçoit le choc du sac dans les secousses de toux. En tout cas, qu'ils soient dus à une hernie ou à une mobilité anormale du testicule subissant ainsi de légères torsions, de petites contusions, ces accidents douloureux cessent, on peut dire toujours, quand on a réséqué le canal péritonéo-vaginal anormalement béant, et le résultat, à ce point de vue, n'est aucunement en rapport avec le degré d'abaissement qu'on a pu imposer au testicule ectopié.

Ces accidents ne sont pas les seuls auxquels puisse exposer la persistance du canal péritonéo-vaginal, et le clinicien doit envisager l'avenir. Quand il y a hernie, il doit savoir que les hernies testiculaires avec ectopie sont particulièrement exposées, chez l'adulte jeune, à l'étranglement, et à un étranglement particulièrement grave. En outre, la simple persistance, sans hernie, peut rendre très grave le pronostic d'une orchite quelconque, et spécialement de la banale orchite blennorragique. Jusqu'à quel point l'ectopie augmente-t-elle les chances d'orchite au cours d'une blennorragie? Ce n'est peut-être pas fixé définitivement par des chiffres probants. Mais, ce qui est certain, c'est que si l'orchite se déclare, il est alors fréquent que l'infection, dont la vaginale est toujours le siège dans ces conditions, se propage facilement jusque dans la cavité abdominale : il est connu depuis longtemps que l'orchite du testicule en ectopie provoque assez souvent une symptomatologie grave, avec réaction péritonéale, capable même de simuler l'étranglement intestinal. Ces explosions de péritonite blennorragique sont, naturellement, banales chez la femme, et d'ordinaire elles font feu de paille : leur vivacité d'attaque est

grande, mais elles s'éteignent vite. Parfois, cependant, elles sont
assez violentes pour être rapidement mortelles; de même, chez
l'homme, la persistance du canal péritonéo-vaginal a pu de cette
façon rendre mortelle une orchite. C'est un fait, en tout état de
cause, exceptionnel et qui n'est pas lié, sauf pour les ectopies
intra-abdominales, à l'ectopie elle-même, mais à la malformation péritonéo-vaginale concomitante : l'association habituelle des
deux lésions fait que nous devons en tenir compte dans le pronostic éloigné de l'ectopie.

Notre malade porte des testicules en situation anormale, il est
atteint de deux hernies concomitantes, il commence à souffrir à
la fin de la journée quand il s'est un peu fatigué ; quel soulage-
men pouvons-nous apporter à son état ?

IV

Avant de répondre à la question ainsi posée, nous devons nous
demander si le testicule ectopié n'est pas susceptible, à un moment donné, d'une migration tardive qui le fasse descendre dans
les bourses. Or, il en est quelquefois ainsi.

D'abord, la migration simplement retardée est fréquente chez le
nouveau-né. Il est de règle que sur le fœtus à terme les testicules
soient dans les bourses ; mais souvent ils n'y sont pas, et, sans
aucune complication, y descendent dans le cours des premières
semaines. Vous ne porterez donc pas un diagnostic d'ectopie
parce que le scrotum est vide à la naissance; vous aurez simplement à favoriser la descente par des massages qui, obliques en
bas et en dedans, exprimeront pour ainsi dire le testicule hors du
canal ; et quand il sera hors du canal, vous l'abaisserez par des
séances quotidiennes de tractions ménagées.

Passé les trois ou quatre premiers mois, ne comptez plus sur
cette descente spontanée, seulement un peu retardée. A partir de
ce moment, l'ectopie vraie est constituée et les chances de cure
naturelle deviennent maigres. Elles existent cependant, et classi-

quement on leur a assigné, comme dates de fréquence maxima, les deux âges fatidiques de sept ans et de la puberté. Je n'ai pas une foi bien solide dans l'influence du chiffre 7, mais à la puberté les migrations tardives cadrent avec le remaniement profond subi à cette époque, par tout ce qui touche, de près ou de loin, aux organes génitaux. Une modification légère peut suffire, peut-être, pour que le testicule, s'il n'est pas rendu immobile par des adhérences ou par une brièveté définitive du cordon, soit entraîné au dehors au moment d'une poussée herniaire dans le sac péritonéo-vaginal, car ces migrations secondaires sont presque toujours brusques, produites au moment où se manifeste une hernie de force; pendant longtemps, sans doute, une petite hernie interstitielle a peu à peu glissé, préparant, par une élongation progressive du cordon, l'issue finale de la glande séminale.

C'est pour cela que, s'il n'y a pas une hernie nettement constituée, grossissant et causant des douleurs, si les testicules ne paraissent pas subir d'atrophie, il ne faut pas opérer trop tôt les ectopies, qu'elles soient légères, permettant l'abaissement du testicule, ou qu'elles soient très élevées.

Dans notre cas particulier, s'il n'y avait pas de chaque côté une hernie, si l'enfant ne souffrait pas, je n'opérerais sûrement pas; je prescrirais seulement, comme je viens de vous le dire pour le nouveau-né, des massages de la région inguinale, des tractions douces mais fréquentes sur le cordon. Je suis persuadé que de la sorte j'obtiendrais l'abaissement complet à gauche et notable à droite.

Mais il y a une hernie, et dès lors, il faut opérer : la question est de celles où l'accord entre les chirurgiens est à peu près unanime.

Il n'y a pas longtemps encore, on donnait les conseils suivants pour traiter les hernies inguinales avec ectopie :

1° Si le testicule ne peut pas, par traction, être bien isolé au-dessous de la hernie, il faut respecter cet état dans le cas où le sujet ne souffre pas, de façon à laisser s'exercer la propulsion bienfaisante de la hernie; dans le cas où le sujet souffre, il faut appliquer un bandage qui refoule dans le ventre à la fois le testicule et la hernie.

2° Si le testicule peut être bien isolé au-dessous du sac, il faut maintenir la hernie avec un bandage en fourche, dont la pelote, excavée sur son bord inférieur, prend le testicule dans sa concavité. C'est ce que, certainement, on aurait fait chez notre malade.

Ces manières d'agir sont aujourd'hui universellement proscrites. On n'est pas en droit de laisser s'aggraver une hernie sous prétexte qu'elle pourra provoquer une descente testiculaire hypothétique ; pas davantage, de refouler pour toujours dans le ventre un testicule que la chirurgie moderne permet d'en sortir. D'autant mieux que ces contentions sont souvent médiocres, car l'anneau est large, le testicule supporte mal la pression ; et on reconnaissait, dans les livres classiques, il y a une quinzaine d'années, que, malgré le bandage, ces sujets étaient souvent des infirmes, incapables d'un travail physique sérieux. Quant au bandage en fourche, lui aussi causait bien des ennuis, par sa difficulté d'ajustement, par la tendance du testicule à remonter contre lui et à s'y comprimer douloureusement, par la tendance de la hernie, mal maintenue, à filer sous la pelote.

Aussi le précepte moderne est-il de soumettre à la cure radicale, opération efficace et bénigne, toutes les hernies avec ectopie. Je n'ai pas aujourd'hui à vous expliquer ce que ces hernies sont au point de vue anatomique, à décrire le manuel opératoire : ce sera pour une autre fois. Mais il faut que je vous dise quelle doit être la conduite du chirurgien vis-à-vis du testicule ectopié.

V

La cure radicale des hernies par opération sanglante est une fort vieille chose, et, au moyen-âge en particulier, elles étaient pratiquées dans les campagnes par des empiriques ambulants, qui, de parti pris, châtraient le sujet pour opérer sa hernie, castration qui, d'ailleurs, était conseillée par les chirurgiens réguliers, depuis Paul d'Egine jusqu'à Guy de Chauliac. Contre cette castration réagissaient de leur mieux A. Paré, Franco, Fabrice de

Hilden, et quand, grâce à l'antisepsie, la cure radicale des hernies reprit droit de cité dans la chirurgie moderne, la castration ne fut plus érigée en principe par personne. Elle ne fut plus admise que pour les cas où on déclarait impossible sans elle la dissection complète du sac : les hernies testiculaires et surtout les hernies avec ectopie.

Peu à peu, nous avons appris à réussir l'isolement du sac, sans castration, dans les cas les plus complexes ; et la castration pour ectopie à son tour a été fortement combattue, à partir du jour où on a montré la possibilité d'attirer dans les bourses le testicule anormalement détenu dans le canal inguinal, voire dans l'abdomen.

Le principe de ces descentes artificielles du testicule ectopié consiste à isoler complètement, jusque dans le ventre, le canal péritonéo-vaginal. Ce faisant, on libère la vaginale et le cordon — artère spermatique et canal déférent — des adhérences qui les fixent, on loge le testicule, pendant au bout du cordon, dans le scrotum, que du doigt on a effondré pour y creuser une poche, et on suture solidement la paroi abdominale comme après toute cure radicale de hernie.

Mais le testicule ne tient pas volontiers dans la loge scrotale qu'on lui a préparée. Le cordon est court, et le testicule tend à remonter. Aussi a-t-on cherché, au début, à le fixer en place. La première idée a été de le suturer par un fil de soie au fond du scrotum : et l'on a constaté que cette peau pendante n'offrait pas un point d'appui sérieux ; le testicule a remonté ni plus ni moins, attirant avec lui tout le scrotum déprimé en entonnoir. Watson Cheyne, puis Tuffier, ont tenté de passer le fil au dehors, en perforant le scrotum, pour l'attacher à une armature métallique extérieure permettant d'exercer une traction sur le testicule: à plusieurs reprises, ce passage au dehors a été l'origine de suppurations locales, qui ont même causé quelques gangrènes du testicule ; et même après évolution aseptique, dès que le fil a été coupé, l'ascension a eu lieu comme si de rien n'était.

C'est qu'il est impossible de trouver dans cette région un point d'appui solide, et depuis que j'opère des hernies inguinales, c'est-

à-dire depuis 1890, j'ai toujours pensé que les tentatives d'orchido-
pexie étaient une complication inutile de la descente artificielle.
Toujours je m'en suis tenu à la suture exacte du canal inguinal, en
prolongeant cette suture à la racine du scrotum sur le cordon tendu
le plus possible. Et, cela fait, j'ai toujours eu la notion qu'il y a
deux variétés de cas :

Les cordons longs, qui permettent au testicule de rester
abaissé ;

Les cordons courts, contre l'action desquels nous sommes
impuissants, pour empêcher la réascension du testicule.

Presque tous les auteurs, je crois, sont arrivés aujourd'hui à
cette conclusion ; je tiens à vous dire que depuis douze ans elle
est la mienne.

Ainsi, il y a des cordons courts qui mettent à l'abaissement un
obstacle absolu. Le testicule remonte contre le pubis et souvent
s'y atrophie. Aussi quelques rares chirurgiens prétendent-ils que
toutes les tentatives dirigées contre l'ectopie testiculaire sont
vaines, que le seul traitement convenable est la castration.

Leur argumentation est que le testicule ectopique est un organe
frappé de déchéance, voué à l'atrophie, incapable de secréter des
spermatozoïdes. Non seulement il est inutile, mais il est nuisible,
car les statistiques prouvent qu'il est un point d'appel relativement
fréquent pour les tumeurs malignes. Il est donc ridicule de conserver une glande dont le chirurgien ne peut songer à modifier la
structure, qu'il ne peut maintenir abaissée, qui s'atrophiera
souvent, souvent aussi sera l'origine de douleurs névralgiques.

Les douleurs sont possibles : j'ai dû châtrer consécutivement,
pour ce motif, un de mes opérés, et je connais un fait semblable
de mon ami Gérard-Marchant. C'est donc une éventualité rare,
beaucoup trop rare pour entrer en ligne de compte dans nos
déterminations opératoires.

L'atrophie ultérieure est incontestablement à craindre. En mars
1899, j'ai communiqué à la Société de Pédiatrie les résultats
obtenus par moi dans 138 cas, sur 115 sujets, et j'avais fait revoir,
par mon élève et ami M. Bonnet, 62 enfants porteurs de 79 testicules opérés depuis plus d'un an. Aucun n'a vu récidiver sa

hernie : 34 fois le résultat, au point de vue du testicule, est *parfait*, c'est-à-dire qu'il est impossible de dire si la hernie s'accompagnait ou non d'atrophie ; 35 fois le testicule est haut situé, mais sans aucune douleur ; 13 fois enfin le testicule s'est atrophié secondairement, et il y a même des cas où la palpation n'en révèle aucune trace.

Je ne vois pas ce que ces 13 malades ont perdu à l'essai de conservation, je vois bien ce qu'ont gagné les autres. Je veux bien que les testicules remontés dans le haut du scrotum soient stériles ; cela est au moins probable ; mais l'inverse est probable pour ceux qui, souples et gros, pendent normaux dans les bourses. Et même, si c'était vrai, je conclurais contre la castration.

Dans les fonctions génitales de l'homme, il faut distinguer deux choses : la puissance au coït, la capacité reproductrice. Livrés à eux-mêmes, les testicules ectopiés sont stériles, c'est-à-dire privés de spermatozoïdes ; et si la lésion est bilatérale, la reproduction est interdite. Mais ne s'ensuit nullement que la puissance n'existe pas : en clientèle, n'oubliez pas la possibilité de cette dissociation, sans quoi vous seriez exposés à des ennuis. Lucas Championnière a observé dans le service de mon père un cryptorchide père de 3 enfants légitimes en mariage, alors que son sperme — vous voyez qu'il pouvait en procurer — fut trouvé par Nepveu privé de spermatozoïdes ; et puisque nous avons déjà rappelé aujourd'hui un aphorisme de droit romain, retenez-en un autre, *is pater est quem nuptiæ demonstrant*, pour ne point commettre de bévues.

C'est donc indépendamment de la spermatogénèse, peut-être par une de ces sécrétions internes dont nous commençons à peine à entrevoir le rôle, que la glande génitale éveille le désir sexuel et la possibilité d'y satisfaire. Et cette puissance exerce, sur l'homme tout entier, physique et intellectuel, une influence capitale. Il y a certainement des cryptorchides aussi infantiles, aussi atrophiés que des castrats, mais beaucoup d'autres n'en sont pas là : ils peuvent se croire semblables aux autres hommes, et gardez-vous de les détromper, car on en a vu qui se sont suicidés le jour où ils ont été au courant de leur situation réelle. C'est pour cela que, en pathologie testiculaire, les chirurgiens s'ingénient, quand il faut opérer, à conserver au malade au moins une apparence de testicule, un « testicule moral », comme on dit, faute de l'idéal testicule « immoral ».

Il m'est donc impossible de concéder que le testicule ectopié mérite la castration parce qu'il est stérile. Je suis fermement convaincu que, quand nous opérons une hernie avec ectopie, nous devons conserver la glande, ce qui est toujours possible. Nous sommes incapables de prédire, d'après l'examen clinique, quel sera le résultat anatomique; j'ai vu des testicules inguinaux, introuvés à la palpation, qui sont restés très bien en bas; j'en ai vu qui, abaissables comme ceux de notre enfant actuel, ont remonté malgré tout contre le pubis. C'est seulement au cours de l'opération qu'on se rend compte de la longueur du cordon, de la traction ascensionnelle qu'il exerce. Mais sur mes opérés, au total, 31 ont tiré de l'opération un résultat complet; les autres, à supposer qu'ils n'aient rien gagné, ce que je conteste pour 35 d'entre eux, n'ont perdu que l'infime chance d'un cancer ultérieur; un seul, souffrant encore, a dû être châtré secondairement.

Allez! et quoi qu'on prétende, écoutez, même pour les hernies avec ectopie, écoutez le précepte du vieux A. Paré, et ne vous hâtez pas « d'oster les couillons aux pauvres garçons ». Ces organes, assure le même auteur, mettent la paix dans le ménage.

LES VARIÉTÉS ANATOMIQUES ET CLINIQUES
DES HERNIES INGUINALES RÉDUCTIBLES

I. — Anatomie normale de la région inguinale et du cordon spermatique.

II. — Hernie acquise ou à canal fermé. La hernie directe n'est pas rare chez le vieillard.

III. — La hernie directe se produit par refoulement de toutes les couches de la paroi abdominale.

IV. — Explication embryologique et anatomie pathologique de la hernie à canal ouvert, ou péritonéo-vaginale.

V. — Presque toutes les hernies externes sont à canal ouvert. La hernie d'emblée. La distension progressive quand la résistance musculaire fléchit. Hernies de force et de faiblesse.

VI. — Impossibilité de superposer les variétés anatomiques aux variétés cliniques.

Dans une thèse remarquable, où il étudie la hernie inguinale congénitale étranglée de l'adulte, Ramonède parle accidentellement de la hernie acquise, et il déclare : « Rien n'est moins homogène que le groupe des hernies inguinales dites acquises. A quelque point de vue qu'on se place : étiologie, anatomie pathologique, symptomatologique, traitement, aucun des faits de leur histoire ne se présente avec cette unité relative qui se rencontre dans les autres hernies abdominales. »

Cette assertion est parfaitement exacte, si l'on admet, avec nos livres classiques, que la hernie acquise est la hernie ordinaire.

Elle devient fausse, au contraire, si l'on admet *anatomiquement* que la plupart des hernies obliques externes sont à sac préformé et que presque toutes les hernies acquises sont des hernies directes; si l'on admet, *cliniquement*, que l'on doit faire table rase de ces distinctions et opposer aux hernies d'emblée, ou de force, toutes congénitales, les hernies progressives, ou de faiblesse, sans se demander si leur début a eu lieu, ou non, dans un reste du canal péritonéo-vaginal.

La solution du problème exige des constatations anatomiques minutieuses, qu'il est presque toujours impossible de faire au cours d'une kélotomie. Je me suis attaché, en 1888 et 1889, à l'École pratique, à disséquer sur le cadavre un grand nombre de hernies inguinales et je suis arrivé à penser que les descriptions classiques doivent être modifiées. C'est à cette démonstration que je vais consacrer cette leçon, d'après ce que j'ai appris durant mon prosectorat.

I

Avant d'entrer dans l'étude anatomo-pathologique, un mot sur la superposition des plans à la région inguinale.

Sous la peau et le *fascia superficialis*, on voit trois muscles aplatis ou leurs tendons, également aplatis et appelés *aponévroses d'insertion*; ces muscles sont, de dehors en dedans, le grand oblique, le petit oblique, le transverse. Comme tous les muscles plats, ils ont sur chacune de leurs faces un feuillet conjonctif, dit aponévrose d'enveloppe. Mais sur les quatre faces, deux à deux contiguës, qui limitent les deux interstices musculaires de la paroi abdominale antéro-latérale, ces lames sont minces, négligeables. Elles s'épaississent, au contraire, sur les deux faces extrêmes, c'est-à-dire sur la face cutanée du grand oblique et sur la face péritonéale du transverse. L'aponévrose d'enveloppe antérieure, appelée sans autre qualificatif aponévrose d'enveloppe du grand oblique, forme ainsi une couche disséquable entre le muscle et le *fascia superficialis*. De même, entre le transverse et le péritoine, l'aponévrose d'enveloppe postérieure du transverse, ce *fascia transversalis*, sur lequel on a tant écrit. Mais ce *fascia* n'est pas directement au contact de la séreuse; il en est séparé par une couche conjonctive sous-séreuse, condensée en arrivant vers l'aine, le *fascia propria*.

La paroi ainsi constituée est parcourue par le cordon spermatique, oblique en bas et en dedans, entre deux orifices nommés anneaux inguinaux, l'un intérieur (appelé interne), percé dans le *fascia transversalis*, l'autre extérieur (appelé externe), par lequel le cordon émerge, tout près du pubis, entre deux faisceaux — deux piliers — du tendon aplati du grand oblique. Le cordon suit ainsi le trajet inguinal, rampe entre la face supérieure de l'arcade de Fallope et le bord inférieur des muscles petit oblique et transverse. Suivons-le maintenant hors de l'anneau du grand oblique et voyons quelles sont ses enveloppes à la racine des bourses.

C'est d'abord la peau du scrotum, à la face profonde de laquelle vient, plus bas, s'annexer le dartos. Sous ce premier plan est une lame celluleuse lâche, en sorte que le scalpel sépare sans aucune difficulté la peau de la couche suivante, lame conjonctive qui se fixe en haut à l'anneau externe, et par sa face profonde adhère aux faisceaux musculaires du crémaster. Sous cette gaine musculaire — qui sort de l'anneau externe — sont les éléments du cordon, entourés par un feuillet cellulo-fibreux, la gaine profonde du cordon ou tunique fibreuse commune. Cette gaine fibreuse remonte jusqu'à l'anneau interne et là se continue avec le *fascia propria*, dont elle n'est que la condensation.

Cette continuité, l'embryologie nous l'explique. Chez le fœtus, en effet, un prolongement péritonéal descend hors de l'abdomen, le long du cordon, jusqu'au testicule. Ce canal péritonéo-vaginal s'oblitère en haut; il en reste en bas la tunique vaginale. Mais il va sans dire qu'autour de lui, comme autour de toute séreuse, est une lame conjonctive sous-séreuse, naturellement continue avec la lame sous-péritonéale : la lame sous-péritonéale s'appelle *fascia propria;* la lame péri-funiculaire s'appelle gaine fibreuse commune.

De cette structure résultent les trois conséquences anatomopathologiques que voici : toute hernie qui sortira du canal inguinal par l'anneau du grand oblique sera sous la gaine externe du cordon, c'est-à-dire à l'intérieur du cylindre crémastérien ; toute hernie qui aura pénétré dans le trajet par l'anneau interne sera en même temps sous la gaine profonde ou fibreuse commune ; les seules hernies qui puissent être en dehors du crémaster sont celles qui sortent du trajet à côté de l'anneau externe, par un interstice anormal du tendon aplati du grand oblique.

Cette mention suffira pour les *hernies para-inguinales*, caractérisées par cette émergence anormale, quel que soit d'ailleurs le point de pénétration dans le trajet inguinal. Sur ces hernies irrégulières, assez rares, aucune erreur anatomique n'a cours. Il n'en est pas de même pour les autres variétés de la hernie acquise.

II

Cette hernie acquise, que mieux vaut appeler hernie à canal fermé, est celle qui se produit, par résistance insuffisante de la paroi abdominale, une fois achevée et parachevée l'oblitération normale du canal péritonéo-vaginal.

Le point par lequel la hernie à canal fermé pénètre dans le trajet inguinal est variable.

On sait qu'à la face péritonéale de la région inguinale, on voit les deux saillies des artères épigastrique et ombilicale. Entre les deux est une fossette, fossette moyenne, car il existe une fossette externe en dehors de l'épigastrique, une fossette interne ou vésico-pubienne en dedans de l'ombilicale. La fossette externe répond à l'anneau du *fascia transversalis* : par elle sort la hernie oblique externe. La fossette moyenne, située juste en regard de l'anneau du grand oblique, livre passage à une hernie qui dès lors sera directe. Plus en dedans est la fossette interne, par où fait issue la hernie oblique interne, variété tout à fait rare, que je n'ai pas rencontrée dans mes dissections et dont il ne sera par conséquent plus question.

Restent donc les hernies externe et directe. Et même, dira-t-on si l'on est imbu des doctrines classiques, n'en voilà-t-il pas assez sur la hernie directe ? Que servent de longs discours sur cette descente, dont Duret s'occupe dans sa thèse sur les variétés rares de la hernie inguinale? Marjolin, en 1812, affirme ne l'avoir jamais rencontrée, et, d'après Malgaigne, elle ne constitue qu'un centième environ des hernies inguinales. C'est à l'aide de quelques observations presque célèbres de Hesselbach, A. Cooper, Trélat et Duguet, Guyon et Reverdin, que Duret écrit l'histoire de cette rareté. Sur ce point, tous les auteurs sont d'accord : sauf un, cependant, d'après lequel les hernies directes sont aux obliques dans la proportion d'un cinquième à peu près. Et l'on aurait dû y regarder à deux fois avant de taxer cet auteur d'exagération, car il s'agit de Cloquet, un des rares chirurgiens, le seul peut-être, qui ait étudié l'anatomie pathologique des hernies en disséquant sur le cadavre des hernies non étranglées, au lieu de s'en tenir aux notions vagues acquises pendant les kélotomies. Or Cloquet est loin d'exagérer. J'ai disséqué 32 cadavres de hernieux adultes, pour la plupart âgés : 11 portaient une ou deux hernies directes : 19 portaient une ou deux hernies externes; sur 2, les deux variétés s'associaient. Si l'on ne tient compte que des hernies bilatérales, les directes sont 4 contre 2 externes.

La hernie directe est donc fréquente chez l'adulte et le vieillard surtout. Elle est alors la plus fréquente des hernies bilatérales. Reste à prouver qu'elle est la plus fréquente des hernies à canal fermé.

L'examen anatomique de la région normale conduit, par le raisonnement, à penser qu'il en doit être ainsi. On insiste surtout sur la fossette péritonéale externe. Oui, elle est très nette lorsqu'il y a une anomalie péritonéo-vaginale, assez fréquente il est vrai. Mais, sauf cette condition, il n'y a à peu près aucune dépression en dehors de l'artère épigastrique : une hernie n'y trouverait que difficilement une amorce. Au contraire, une large fossette est limitée par l'épigastrique et par l'ombilicale : et sur les vieillards à ventre flasque, si l'on exerce une poussée sur la région avec le poing introduit dans le ventre, c'est là que la paroi se laisse déprimer. Si l'on joint à cela la correspondance exacte, directe, de cette fossette, de cette fosse plutôt, et de l'anneau du grand oblique, on accordera que la hernie à canal fermé, hernie de faiblesse, de vieillard, doit sans doute avoir tendance à profiter de cette région mal défendue.

Mais tout ceci n'est que du raisonnement, est donc sujet à caution. C'est à l'anatomie pathologique qu'il faut demander les preuves, en recherchant s'il existe un caractère anatomique permettant de distinguer la hernie à canal fermé et la hernie à canal ouvert, dite hernie congénitale. Pour y parvenir, il faut d'abord étudier avec soin la constitution du sac dans la hernie directe, hernie indiscutablement acquise.

III

Dans tous les ouvrages classiques, on trouve sur ce point spécial, soit le silence, soit les notions suivantes : la hernie directe refoule parfois devant elle le *fascia transversalis*, mais la plupart du temps elle le franchit à la faveur d'une éraillure. Puis arrivée à l'anneau externe, elle en sort en dehors du crémaster.

Cette dernière assertion provient sans doute de ce qu'on ne s'astreint pas toujours assez à bien distinguer la gaine superficielle et la gaine profonde du cordon. Que la hernie directe soit hors de la gaine profonde du cordon, nul ne s'en étonnera, puisqu'elle pénètre dans le trajet à côté de l'anneau externe. Mais est-elle vraiment en dehors du crémaster comme l'affirme Sarrazin, par exemple, « dans le tissu sous-cutané », où Duret la loge sans hésiter? S'il en est ainsi, après ce que j'ai dit plus haut, c'est que la hernie directe est toujours une hernie para-inguinale. Or, les faits donnent à cette opinion, ainsi poussée à l'absurde, un éclatant démenti : j'ai disséqué, sur 13 sujets, 17 hernies directes et toujours le sac sortait par l'anneau externe, était entouré par le cylindre crémastérien. Il est probable que la hernie directe para-inguinale existe; mais il est bien évident qu'elle est rare.

J'en dirai autant de l'éraillure du *fascia transversalis* : puisqu'on en parle, c'est sans doute que quelqu'un l'a vue, une fois au moins. Mais j'affirme que je ne l'ai jamais rencontrée. Autour de mes 17 hernies directes j'ai isolé un sac en continuité indiscutable avec le *fascia transversalis* et séparé du sac péritonéal par une couche, qui, plus ou moins épaisse et plus ou moins graisseuse, prolongeait le *fascia propria*. Le manche du scalpel suffit, dans sa grossièreté, pour faire le décollement ; ou bien encore, par le ventre ouvert et le collet, introduisez l'index dans le sac et accrochez le péritoine pour ainsi dire, vous parviendrez à le retourner en doigt de gant vers l'abdomen. Disséquez alors le scrotum et vous y trouverez, presque toujours au moins, un sac sur lequel vous pourrez tirer sans crainte, car une demi-circonférence de son collet s'insère à la lèvre postérieure de l'arcade de Fallope.

Donc, la hernie directe vulgaire (car elle est vulgaire chez le vieillard) est logée entre la gaine superficielle et la gaine profonde du cordon, c'est-à-dire entre le crémaster et la fibreuse commune. Son sac péritonéal est entouré d'un sac formé par le *fascia transversalis* refoulé, et entre les deux se prolonge le *fascia propria*.

Mais la hernie directe n'est pas seule parmi les hernies à canal fermé. Abstraction faite de la rarissime hernie interne, il faut tenir compte de la hernie externe. Or, le raisonnement conduit à penser que son sac doit être constitué exactement comme celui de la hernie directe et situé, comme lui encore, hors de la gaine profonde du cordon.

Ce raisonnement est des plus simples et se fonde sur la dissection de la région normale. L'anneau inguinal interne entoure un orifice du *fascia transversalis* : là, cette membrane se renforce d'un épaississement à peu près elliptique. Dans cet anneau s'engagent les éléments du cordon qui, jusque-là épars, se réunissent à partir de là en un faisceau. Autour d'eux est la gaine profonde, théoriquement continue avec le *fascia propria*, mais pratiquement fusionnée à son collet avec l'anneau du *fascia transversalis*, auquel adhère de même le *fascia propria*, autour de l'artère épigastrique, du canal déférent, des vaisseaux spermatiques. La solidité est donc grande en ce point précis et il serait vraiment bizarre

qu'une hernie à canal fermé se plût à choisir, si rien ne l'y enga-
geait, un anneau si bien défendu et au sortir duquel elle ren-
contrerait des organes assez solidement unis et surtout solidement entourés. Sans doute, elle fera ce décollement pénible si elle
a été invitée à commencer par une légère dépression du péritoine,
par un reste médiocre du canal péritonéo-vaginal. Mais, sauf
cette condition spéciale, il est bien probable qu'elle prendra le
chemin le plus facile. Sans s'obstiner à enfiler l'anneau interne,
elle refoulera à côté de lui les tissus affaiblis, et elle progressera
sans peine à la face externe de la gaine profonde du cordon. Forcément, elle aura, dès lors, refoulé le *fascia transversalis*, car
l'anneau inguinal interne est le seul défaut normal de cette
membrane.

Ici encore, la dissection des pièces pathologiques confirme ces
données du raisonnement étayé sur l'étude de l'anatomie normale.
J'ai disséqué, sur 19 adultes, 21 hernies obliques externes. Sur 5
d'entre elles, toutes situées hors de la gaine profonde du cordon,
j'ai isolé autour du péritoine un sac formé par le *fascia transversalis* refoulé. Seize fois, au contraire, il m'a été impossible de rien
trouver de semblable. J'affirme que les cinq premières (sur quatre
sujets) étaient des hernies acquises. Pour prouver que la hernie
directe est la plus fréquente des hernies à canal fermé (j'en ai
disséqué 17 sur 13 sujets), il me reste à démontrer que les
15 autres sujets portaient des hernies péritonéo-vaginales ; à
chercher, par conséquent, si dans ces descentes, il n'y a pas quelques caractères anatomiques révélant l'origine congénitale du
canal.

IV

La hernie congénitale est celle qui descend dans un sac congénitalement préformé, dans le canal péritonéo-vaginal, non oblitéré à son orifice supérieur : dans le prolongement péritonéal,
qui est en relation avec la migration du testicule. Mais cette
hernie n'existe presque jamais à la naissance. Elle n'est donc pas
réellement congénitale. C'est une hernie à canal ouvert, qui se

fait à la faveur d'une disposition congénitale, anormalement persistante. Chez la femme aussi elle existe, les viscères abdominaux envahissant le canal de Nuck, qui accompagne, sur le fœtus, le ligament rond et peut rester béant après la naissance. C'est d'ailleurs du seul sexe masculin qu'il va être dorénavant question.

Ramonède a étudié avec grand soin le canal péritonéo-vaginal de l'adulte, en dehors de toute hernie, et l'anatomie normale l'a conduit à des conclusions pathologiques importantes.

La séreuse périfuniculaire commence un peu avant l'anneau du *fascia transversalis*. Elle débute par un pli, valvule rétro-inguinale, et forme entre ce pli et le péritoine pariétal un vestibule rétro-inguinal dont l'axe est oblique en haut et en dehors. Parvenue à l'anneau interne, elle devient oblique en bas et en dedans et suit le trajet inguinal pour descendre dans les bourses jusqu'au testicule. Mais elle ne reste pas unie, également calibrée sur toute sa longueur. Souvent des valvules plus ou moins complètes, en forme de brides ou de diaphragmes, y forment par places des rétrécissements, des cloisons perforées. Ces brides ont pour siège de prédilection l'anneau interne et l'anneau externe : aussi, à mi-hauteur du scrotum, le point où la vaginale doit normalement se clore. De là donc plusieurs dilatations. Après le vestibule rétro-pariétal vient l'ampoule intra-pariétale, entre les deux anneaux du trajet inguinal ; l'ampoule funiculaire entoure la partie extra-funiculaire du cordon et se continue autour de la glande séminale avec la poche péri-testiculaire.

Telle est l'anomalie complète, où un canal séreux va de l'abdomen au testicule, mais les degrés incomplets sont de beaucoup les plus fréquents, et il est très aisé de faire comprendre leurs dispositions. Les valvules que je viens de signaler sont la trace d'un travail imparfait d'oblitération. Supposons donc qu'une d'entre elles parvienne à la soudure complète, et supprimons par la pensée tout ce qui est au-dessous d'elle. L'anomalie du premier degré nous conduira dans le seul vestibule rétro-pariétal ; l'ampoule intra-pariétale s'y ajoute dans le deuxième degré ; la séreuse, enfin, franchit le grand oblique, mais ne va pas jusqu'au testicule, et nous voilà au troisième degré.

A chacun de ces degrés correspond une forme de la hernie inguinale : propéritonéale, interstitielle, funiculaire et testiculaire.

Autre fait anatomique sur lequel il convient d'insister: les anomalies péritonéo-vaginales sont à peu près constantes lorsque le testicule est en ectopie, qu'il ait subi soit un arrêt sur sa route normale (ectopies abdominale, rétro-inguinale, intra-pariétale, à l'anneau externe), soit une déviation plus ou moins loin de cette route, pour aller se loger à la cuisse, au-devant de l'aponévrose du grand oblique, au périnée[1].

Sauf quelques faits exceptionnels et obscurs, les hernies à canal ouvert sont obliques externes ; mais quelles sont les hernies externes que l'on peut qualifier à coup sûr de péritonéo-vaginales ?

Celles, d'abord, où l'intestin va toucher le testicule, ou bien n'en est séparé que par une mince lame séreuse, percée ou non d'un trou trop étroit pour qu'il puisse s'y engager. Aucune contestation encore, lorsque du collet au fond du sac, plusieurs valvules s'échelonnent, mais ces faits sont rares. Pas de doute non plus — presque toujours au moins — quand le testicule est en ectopie. Mais, si la hernie est à peu près constante lorsque le testicule est en ectopie, il n'en reste pas moins vrai que la hernie avec ectopie est, et de beaucoup, minorité parmi les hernies inguinales. Presque toutes les hernies à canal ouvert sont de la variété dite funiculaire, et le testicule y est, ou à peu près, en position normale. C'est ici que la discussion s'ouvre.

Cloquet semble avoir été un des premiers à se demander si la hernie péritonéo-funiculaire n'aurait pas quelques caractères spéciaux, et il parle d'un cordon fibreux unissant le fond du sac à la tunique vaginale, reste de la partie intermédiaire, oblitérée, du trajet séreux. A cette époque, on insistait encore, à propos de la kélotomie, sur la minceur du sac dans la hernie testiculaire. Tout cela a été repris en 1871 par Le Roy des Barres, qui, à l'instigation du professeur Trélat, s'est occupé surtout des brides valvulaires[2].

---

1. Voy. leçon XXVI.
2. Pour ces dispositions, voyez leçon XXV, les dessins de kystes du cordon; il suffit d'y supposer perforées de façon plus ou moins large les cloisons intermédiaires aux sacs herniaires et aux kystes.

Quoi qu'en dise Féré, dans un mémoire qui ne date cependant que de 1879, ces caractères, quand ils existent, ont une valeur réelle. Mais eux aussi font trop souvent défaut. Ramonède tient encore compte des connexions avec le cordon, auquel la séreuse adhérerait intimement, comme on l'a dit depuis longtemps pour la hernie testiculaire : sur le cadavre comme sur le vivant, cela ne se vérifie pas.

Jusqu'à présent donc, nous n'avons pas un critérium répondant à la majorité des faits. Ce critérium, la dissection grossière va encore le fournir : le sac de la hernie à canal ouvert est mince parce que autour de lui le *fascia transversalis* n'est pas refoulé. Cela se comprend, puisque la hernie sort par l'anneau interne, c'est-à-dire par un trou de ce *fascia transversalis*. Mais par contre, ce sac est situé sous la gaine profonde du cordon. Or les quinze sujets dont j'analyse ici la dissection m'ont fourni seize hernies, où ces deux caractères existaient. Sur la plupart d'entre eux j'ai constaté, en outre, quelques vestiges de malformation péritonéo-vaginale d'un seul ou des deux côtés, à l'orifice interne ou au niveau de la tunique vaginale.

La conclusion anatomique sera donc la suivante : les hernies externes à canal fermé se font, comme les hernies directes, en dehors de la gaine profonde du cordon et refoulent le *fascia transversalis;* les hernies externes à canal ouvert sont situées sous la gaine profonde du cordon et ne refoulent pas le *fascia.*

Voilà de bien longues considérations anatomiques, et encore n'ai-je rien dit, à dessein, des variétés. Mais ces études sont indispensables à qui veut se faire une idée nette sur l'étiologie et les variétés cliniques de la hernie inguinale.

V

En étiologie, je passerai sous silence les statistiques sur la fréquence, l'âge, le sexe ; les discussions soulevées naguère encore pour savoir si la hernie à canal ouvert peut exister sur un fœtus, si elle **peut être**, par conséquent, réellement congénitale. Mais il **faut établir** quelle est, parmi les hernies externes, la fréquence **relative** des hernies à canal ouvert.

W. **Roser** pense que la plupart des hernies externes sont péritonéo-vaginales. Son opinion est à l'ordinaire combattue, et pourtant, sans la pousser à l'extrême, c'est elle que je désire soutenir, car dans mes dissections j'ai trouvé quinze sujets adultes atteints de hernie externe congénitale pour quatre où la hernie externe était acquise. **D'autre part**, il y a des arguments cliniques importants.

Ainsi, **Malgaine** note l'hérédité, à peu près exclusivement paternelle, sur un tiers des sujets masculins atteints de hernie inguinale; et qu'on ne parle pas de transmission héréditaire d'un état morbide prédisposant à la hernie de faiblesse, car la plupart de ces sujets sont jeunes.

Il est certain que les hernies à canal ouvert se font presque toujours après la naissance. Malgaine nous enseigne qu'un premier maximum s'observe, sans grande différence entre les deux sexes, d'un à cinq ans. Puis vers treize ans la fréquence redevient assez grande, pour atteindre, de vingt-cinq à trente ans, un second maximum. C'est alors l'âge des efforts professionnels, et l'homme est atteint dix fois plus que la femme. Dans le sexe féminin intervient l'accouchement, mais c'est sur la hernie crurale qu'il ferait sentir son influence. Voilà déjà un argument sérieux pour faire de la hernie inguinale de la petite fille et de la nullipare une hernie le plus souvent à canal ouvert, sortie par le canal de Nuck resté perméable.

La grande fréquence des hernies externes avant cinq ans est indiscutée. On a bien dit, à l'encontre de P. Pott, que les hernies de l'enfance ne sont pas toutes à canal ouvert. Le Roy de Barres l'affirme encore en 1871, s'appuyant il est vrai sur les assertions de Hey, Rizzoli, Forster, Jobert, pour qui la hernie n'est congénitale que si elle est testiculaire, argument aujourd'hui reconnu insuffisant. Songeons, au contraire, à la fréquence considérable des perméabilités incomplètes du canal péritonéo-vaginal dans les premiers temps de la vie, et nous serons portés à leur faire jouer un rôle à peu près exclusif dans la hernie de l'enfance. Et cela d'autant plus que dans celles des hernies qui sont unilatérales, le côté droit est le plus souvent atteint, tout comme les anomalies péritonéo-vaginales unilatérales sont plus fréquentes à droite. Or cette prédominance persiste chez le vieillard. Etudiant les hernies unilatérales à Bicêtre, aux Invalides, Malgaigne et Hutin en trouvent environ sept à droite pour quatre ou cinq à gauche ; et Malgaigne ajoute : « Il est remarquable que la proportion soit ici la même que pour les enfants à la naissance. » Admettons donc que ces hernies se sont faites, elles aussi, à la faveur d'une amorce créée par une anomalie péritonéo-vaginale. N'aurons-nous pas ainsi une explication satisfaisant l'esprit mieux que les théories mécaniques, plus ou moins claires, de Schenkius, de Martin, de Cloquet?

Mais immédiatement une objection surgit : ces hernies des vieillards se sont produites bien souvent peu à peu, tout comme les hernies indiscutablement acquises. Leur évolution doit les faire rapprocher des hernies directes, par exemple, et la clinique proteste contre la doctrine qui les compare à la hernie congénitale formée d'emblée, sous l'influence d'un effort, dans un sac préformé. Cette confusion apparente vient tout simplement de ce que le langage chirurgical courant est vicieux, et la preuve en est facile à donner.

Depuis les recherches de Malgaigne, tous les traités classiques parlent de la hernie congénitale funiculaire et en admettent la réalité théorique à côté des hernies à caractères grossiers de congénitalité : hernies testiculaires, hernies avec ectopie, etc. Mais vienne la description clinique et l'on dit : la hernie congénitale, trouvant devant elle un sac préformé, s'y engage tout d'un coup : c'est une hernie d'emblée et non une hernie progressive comme la hernie acquise, et même, ce que ne fait jamais la hernie acquise, elle est capable de s'étrangler d'emblée ; la hernie congénitale a donc une évolution et des complications qui lui donnent une physionomie clinique spéciale. On arrive de la sorte à une conception très simple, que sa simplicité même rend favorable à la vulgarisation didactique. Par malheur, elle est fausse et ne cadre pas avec les constatations de l'anatomie pathologique.

Sans aucune contestation, les hernies d'emblée, exposées à l'étranglement grave et également d'emblée, ces hernies sont à canal ouvert, et cela se conçoit de reste. Un cul-de-sac anormal existe dans lequel un beau jour, sollicité par un effort, l'intestin s'engage brusquement; et brusquement il va au fond. Où rencontrera-t-il un obstacle une fois l'orifice franchi? L'obstacle n'est-il pas bien plutôt à l'orifice, que garnit un pli valvulaire? L'intestin s'arrête donc aux cloisons dont j'ai énuméré les lieux d'élection : à l'anneau interne (hernie pro-péritonéale ; à l'anneau externe (hernie interstitielle); le long du cordon (hernie funiculaire); au testicule (hernie testiculaire); je passe sous silence les variétés spéciales, les cas individuels. Une fois au fond du sac, il y a toujours un temps d'arrêt. Mais la poussée persiste, et le sac s'accroît, par distension d'abord ; puis l'effort continuant, chronique, le glissement intervient comme dans les hernies à canal fermé, et le cul-de-sac descend peu à peu. Mais ce glissement n'a lieu qu'une fois vaincue l'adhérence du feuillet séreux aux plans qui l'entourent, éléments du cordon et fibreuse commune. Or, si l'adhérence est anatomiquement médiocre, se laisse facilement détruire par la dissection, elle est physiologiquement solide. Il n'y a pas là un plan sous-séreux lâche, favorable aux glissements : et de plus le fond du sac n'est pas dans un tissu conjonctif lâche, mais doit, pour progresser, dissocier des organes enserrés dans une gaine étroite, la fibreuse commune. Et voilà pourquoi la hernie d'emblée reste volontiers petite, pourquoi son fond est long à descendre plus bas ; pourquoi c'est dans cette variété qu'on observe les degrés dits incomplets. Telle est la hernie interstitielle qui reste pendant longtemps confinée à l'aine, mais qui, malgré M. Tillaux, n'y reste pas toujours irrévocablement confinée, et surtout qui n'y est pas confinée parce que le testicule étant ectopié n'a pas créé l'anneau externe. L'ectopie testiculaire, en effet, est habituelle, mais non pas constante.

Ainsi, il y a une première variété clinique de hernie inguinale : la hernie d'emblée. C'est une hernie de force; c'est elle dont l'étranglement, brusque et grave, a été si bien décrit par Trélat et

Le Roy des Barres, par Ramonède. C'est certainement une hernie
à canal ouvert et les descriptions classiques laissent volontiers
croire que toutes les hernies de cette espèce se comportent
ainsi. Or cette opinion est fausse, il existe des hernies de faiblesse
qui ont été simplement amorcées par une anomalie péritonéo-
vaginale du premier degré, et qui sont anatomiquement à canal
ouvert.

Soit en effet une légère dépression, un reste, simplement, du
vestibule rétro-inguinal. Une anse intestinale y appuie. Tant que
les choses en resteront là, on a une poche pro-péritonéale où pourront se produire des accidents d'étranglement interne. Il n'y a pas,
à vrai dire, une hernie externe. Et tant que la paroi abdominale
sera jeune et solide, les choses en resteront là. Mais que l'âge
vienne, et avec lui l'affaiblissement : peu à peu sous cette poussée
constante les tissus se laisseront forcer et cette hernie, à canal
ouvert cependant, progressera exactement comme une hernie à
canal fermé[1].

Théoriquement, elle est congénitale, au sens où l'on a coutume
d'employer ce terme. L'anatomiste aura beau chercher, il n'y
trouvera pas l'enveloppe du *fascia transversalis;* par contre, il
affirmera que les viscères sont sous la gaine profonde du cordon :
il ajoutera même que, dans sa descente, le sac s'est insinué entre
les éléments du cordon, les a dissociés, les a éparpillés à la surface.
Eparpillement souvent donné — par Ramonède par exemple —
comme signe de hernie acquise et ancienne. Ancienne, oui :
acquise, non ; car qui comprendra la possibilité de cet éparpille-
ment si la hernie n'est pas sous la fibreuse commune, au milieu
même du cordon ?

Mais passons de la théorie à la pratique. Cette hernie de faiblesse
à évolution progressive et lente, est tout à fait comparable, en
clinique, aux hernies à canal fermé. Son étranglement est absolument rare, et si, par hasard, il survient, ce sera par un collet
qu'indurent des stigmates et non par les valvules tranchantes, si
dangereuses, qu'on voit dans la hernie d'emblée.

1. Voy. p. 428.

VI

La conclusion de tout ce qui précède est que, si l'on veut rendre claire la description des hernies inguinales, il ne faut pas superposer exactement les variétés anatomiques et les variétés cliniques de ces hernies.

Dans la *description anatomique*, il faut diviser les descentes inguinales en hernies à canal ouvert, hernies à canal fermé. Les premières, ou péritonéo-vaginales, ont pour origine une persistance anormale, totale ou partielle, du conduit péritonéo-vaginal. Si l'on veut, on peut conserver jusque-là, quoique un peu vicieuses, les dénominations : hernie congénitale, hernie acquise.

Mais dans la *description clinique*, il faut abandonner ces divisions anatomiques. On ne doit tenir compte que de la distinction, sur laquelle Malgaigne insistait à si juste titre, en hernies de force et hernies de faiblesse.

Les hernies de force sont à peu près toutes à canal ouvert ; ces hernies d'emblée, sujettes à étranglement, ne sont pas portées par des hernieux, au sens propre du terme. Pour elles, la cure opératoire peut être radicale et peut, par conséquent, être faite sur la seule demande du malade. Pour les hernies de faiblesse, elle ne sera que palliative, et ne devra dès lors être entreprise que si une complication force la main au chirurgien.

Cette notion est vulgaire, sans doute ; mais on tend trop souvent à lui en associer une autre, absolument erronée : considérer que, les hernies de force étant toutes congénitales, les hernies de faiblesse sont toutes acquises ; à discuter pour savoir si la cure opératoire par dissection du sac est ou non plus difficile pour la hernie congénitale que dans la hernie acquise. Non, affirme Richelot, par exemple ; et il a raison, pour un motif d'une simplicité extrême : les hernies qu'on opère ne sont presque jamais des hernies directes, et je pense, d'autre part, que la presque totalité des hernies externes sont anatomiquement congénitales.

La hernie de faiblesse en effet, je le répète en terminant, sera le plus souvent directe si le péritoine inguinal est tout à fait normal; elle sera externe si une amorce péritonéo-vaginale la sollicite, et dès lors elle sera anatomiquement congénitale. La hernie externe à canal fermé est une variété rare ; je ne l'ai trouvée que sur quatre sujets âgés, pendant que je disséquais treize porteurs de hernie directe. Chez l'adulte jeune et chez l'enfant, on n'a pour ainsi dire jamais l'occasion de la disséquer. Et je ne l'ai vue que deux fois sur plus de 2.000 opérations : ce n'est pas une hernie qu'on opère.

Donc la hernie dite acquise sera généralement directe; en clinique elle a une évolution que sa lenteur rend typique ; l'étranglement y est rare. Devant elle à peu près tous les hernieux sont égaux. Pour la hernie péritonéo-vaginale, au contraire, il y a deux catégories de faits : la hernie de force et la hernie de faiblesse. Ces deux variétés, anatomiquement semblables, ne se ressemblent absolument pas en clinique, et je conclurai en modifiant la phrase de Ramonède, par laquelle j'ai commencé : « Rien n'est moins homogène que le groupe des hernies inguinales dites congénitales. A quelques points de vue qu'on se place, étiologie, symptomatologie, traitement, aucun des faits de leur histoire ne se présente avec cette unité relative qui se rencontre dans les autres hernies abdominales. »

VINGT-HUITIÈME LEÇON

LE TRAITEMENT DES HERNIES INGUINALES
CHEZ L'ENFANT EN PARTICULIER

I. — Hernies par distension et par glissement. Adhérences naturelles et inflammatoires.

II. — Rôle des muscles dans la défense contre une hernie. Le rachitisme comme cause de hernie de faiblesse dans un canal préformé.

III. — Migration du testicule et formation du canal péritonéo vaginal.

IV. — A partir de dix-huit mois à deux ans, la cure radicale est préférable au traitement par le bandage.

V. — Technique opératoire. Bien distinguer la résection du sac et la reconstitution de la paroi. Pour celle-ci, le procédé de Bassini est, chez l'enfant tout au moins, inutile.

I

Si l'on veut comprendre bien, au point de vue pratique, l'histoire de la hernie inguinale chez l'enfant, il est indispensable d'avoir toujours présentes à l'esprit quelques notions générales, que l'on appliquera au cas particulier.

Une hernie est constituée par l'issue hors de l'abdomen d'un viscère normalement contenu dans cette cavité. Cette sortie a lieu soit par une région anatomiquement prédisposée, par un canal naturel, soit à la faveur d'une lésion, traumatique ou autre, qui a affaibli la paroi en une région quelconque. Dans ce dernier cas, la hernie prend plus particulièrement le nom d'éventration.

Autour des viscères herniés se trouvent des enveloppes, dont quelques-unes sont variables suivant le siège et le mode de formation de la hernie, dont une, le sac, est constante. Le sac, c'est le péritoine, continu au niveau du collet avec le péritoine pariétal intra-abdominal. Son fond descend peu à peu, à mesure que la hernie grossit, et cet accroissement se fait par deux processus.

Supposez d'abord que le collet soit adhérent à l'orifice pariétal par lequel sort la hernie : sous la poussée des viscères, le sac se laissera peu à peu distendre. Cet accroissement par distension ne saurait aller sans amincissement de la séreuse, qui perd en épaisseur ce qu'elle gagne en surface; et de là ces sacs assez minces pour qu'autrefois on ait nié leur existence et décrit des hernies sans sac.

Mais, la plupart du temps, le collet n'est pas adhérent, ou tout au moins ne l'est pas assez pour rester fixé longtemps malgré la poussée des viscères : alors, tandis que le fond descend, les parties voisines du péritoine pariétal sont attirées peu à peu, et le sac s'accroît par glissement progressif. A un moment donné arrive ainsi à faire partie du sac un mésocôlon, ascendant à droite, descendant à gauche ; et à ce moment la hernie contient le côlon correspondant, fixé dans la paroi postérieure et externe du sac par une adhérence charnue naturelle, d'autant plus longue que le glissement est plus prononcé. Cette adhérence charnue naturelle a été très clairement décrite et dénommée par Scarpa : elle est naturelle, en effet, puisque c'est seulement l'extrémité correspondante du mésocôlon, attirée par glissement jusque dans la hernie.

A côté d'elle, une place doit être réservée aux adhérences inflammatoires, dues aux poussées de péritonite plastique dont sont coutumières surtout les épiplocèles.

Naturelles ou inflammatoires, les adhérences sont, plus encore que l'étranglement, le facteur de gravité d'une hernie abandonnée à elle-même. Elles se produisent très souvent dans une hernie mal contenue; et une fois qu'elles ont débuté, que la hernie est ainsi devenue partiellement irréductible, la tumeur grossit de plus en plus, gêne le malade, le fait souffrir et aboutit enfin, dans bien des cas, à des accidents mortels.

C'est pour prévenir ces accidents que, depuis des siècles, on a imaginé de contenir la hernie par un bandage ou de la faire disparaître par une opération. Après une éclipse, la cure radicale des hernies est redevenue, grâce à l'antisepsie, une opération dont personne ne conteste plus l'opportunité fréquente. Mais on aurait tort de considérer qu'elle doit partout et toujours supplanter le bandage. On s'en rend vite compte quand on analyse le mode de production d'une hernie.

II

Anatomiquement, une hernie peut se produire de deux façons, vous ai-je dit dans la précédente leçon : ou bien, sous l'influence de la pression intra-abdominale, l'intestin refoule devant lui la paroi ; ou bien il s'engage dans un canal péritonéal préformé, diverticule péritonéal plus ou moins long, plus ou moins large, à l'avance prêt pour le recevoir.

Ces données anatomiques peuvent et doivent nous servir à préciser le manuel opératoire de la cure radicale. Mais elles ne conduisent à rien dans l'étude des indications opératoires; ces indications sont dominées par l'étiologie.

Pour qu'une hernie se produise, il faut, bien entendu, qu'il y ait disproportion entre la résistance opposée par une paroi abdominale trop faible à une poussée intra-abdominale trop forte. Cela nous permet tout de suite de catégoriser les cas extrêmes : hernie de faiblesse, quand du côté de l'effort rien d'anormal ne nous apparaît; hernie de force, quand brusquement elle est descendue au moment d'un effort. Mais entre ces extrêmes sont les intermédiaires, et pour en juger vous devez tout d'abord vous demander à quoi tient la résistance de la paroi abdominale.

Aux aponévroses, aux anneaux, aux piliers, répond-on souvent. Et l'on insiste avec complaisance sur les malformations, les distensions de ces parties; et en médecine opératoire on s'ingénie à trouver des procédés qui leur refassent une virginité. Fort bien ; mais pour moi ce n'est pas raisonnable. Ce ne l'est pas plus que d'invoquer le relàchement tendineux comme cause première dans la pathogénie du pied bot paralytique. Les aponévroses sont ici. comme partout, des annexes passives du tissu musculaire, seul actif; ce qui entre en déchéance chez le vieillard ou chez le sujet pathologiquement affaibli, c'est la force musculaire d'abord et non pas la résistance tendineuse : celle-ci fléchit secondairement, une fois diminuée la tonicité musculaire.

Lorsqu'il n'existe dans la paroi abdominale aucun défaut originel de formation, la hernie par refoulement est seule possible, et c'est ainsi que chez les sujets avachis se forme à la région inguinale la hernie directe. Hernie de vieillard, toujours à ventre pendant, avec une paroi abdominale graisseuse et des muscles flasques, mal colorés, jaunâtres.

Quand vous constatez à la dissection cette variété anatomique, vous pouvez conclure sans crainte à une hernie de faiblesse. Cette hernie passe souvent pour bien plus rare qu'elle ne l'est. parce qu'elle ne s'étrangle guère; parce que, non étranglée, on ne songe pas à opérer les vieillards qui en sont porteurs.

Mais quand vous concluez anatomiquement à une hernie à canal ouvert, vous n'êtes pas en droit de conclure à son étiologie. Souvent un effort brusque aura chassé l'intestin dans un sac préformé ; mais souvent aussi l'orifice, originellement étroit. ne se sera laissé forcer que si autour de lui la défense musculaire est devenue insuffisante. Insuffisance qui peut d'ailleurs être passagère, et ici la différence est grande entre l'enfant et le vieillard. Car chez l'enfant en bas àge, bien souvent vous devrez faire intervenir, comme facteur étiologique d'une hernie inguinale, le rachitisme plus ou moins grave, avec son ventre gros et flasque. ses chairs molles, ses muscles débiles; et la pathogénie devient la même qu'avec la déchéance sénile, mais avec cette différence capitale que le traitement médical a une prise considérable sur l'enfant rachitique. Je vous en dirai autant pour certains affaiblissements musculaires passagers de l'adulte ou de l'enfant. consécutifs à une maladie aiguë ou chronique et dans lesquels la toux, par exemple, ou une constipation opiniàtre ont agi comme causes secondes.

On ne saurait donc prétendre que toute hernie de faiblesse doive être respectée. Vous prendrez votre décision après avoir apprécié si cette faiblesse est curable ou incurable. Et ce n'est pas tout. Voici un enfant chez lequel le canal péritonéo-vaginal, gravement anormal, reste d'emblée largement béant, au point de laisser passer votre index. Il y descend par la simple station debout, et même sans cela, une grosse hernie que vous devez appeler hernie de faiblesse : pourtant vous opérerez, car aux membres, au ventre même les chairs sont fermes et vous jugez qu'une fois bien réinséré, le muscle opposera à la poussée viscérale une résistance efficace.

Telle est la manière dont je vous conseille de juger les indications opératoires chez un hernieux. Si vous ne croyez pas possible de rendre à la paroi anatomiquement reconstituée sa vigueur physiologique, ne comptez pas sur la vraie cure radicale ; et sur ce sujet, auquel vous prescrirez de porter ensuite un bandage, n'opérez que pour transformer une hernie compliquée, gênante, en une hernie facilement coercible. Mais si la musculature est bonne, ou capable de le redevenir, vous avez de grandes chances de débarrasser définitivement votre opéré du bandage. A condition toutefois que vous opériez bien, c'est-à-dire, comme nous l'a enseigné Lucas-Championnière, que : 1° vous disséquiez le sac complètement, jusque dans le ventre ; 2° que votre suture en étages affronte bien sur les deux lèvres de l'incision toute l'épaisseur de la paroi ; 3° que la plaie ne suppure pas.

Ces notions générales, je les ai acquises en disséquant une centaine de hernies sur le cadavre[1], en en opérant ensuite autant chez l'adulte, puis deux milliers chez l'enfant. Elles vous aideront, je crois, à étudier fructueusement la hernie inguinale de l'enfant.

III

La hernie inguinale de l'enfant est le type des hernies qui descendent après la naissance dans un canal ouvert, congénitalement

1. Voy., leçon XXVI, les résultats de mes premières dissections.

préformé, qui ne sont donc congénitales que virtuellement et non point au sens absolu du terme. Qu'est ce canal préformé? L'étude de l'anatomie normale va nous l'apprendre.

Le testicule, situé dans le scrotum, est appendu à l'abdomen par un cordon, le cordon spermatique, qui traverse la paroi abdominale juste au-dessus de l'arcade de Fallope, par un trajet ou canal, le canal inguinal. L'arcade de Fallope est transformée en une gouttière par deux lames aponévrotiques qui s'insèrent l'une sur son bord antérieur, l'aponévrose d'insertion — le tendon — du grand oblique, l'autre sur son bord postérieur, le *fascia transversalis*, aponévrose d'enveloppe postérieure du muscle transverse. Au-dessus de cette gouttière, où le cordon est couché, oblique en bas et en dedans, le bord inférieur des muscles petit oblique et transverse, forme la paroi supérieure du trajet inguinal. On voit le cordon en sortir, pour devenir scrotal, par un orifice, l'anneau inguinal externe, limité entre deux faisceaux ou piliers de l'aponévrose du grand oblique; après avoir fendu cette aponévrose, vous remontez en haut et en dehors, le long du cordon, puis vous le voyez se perdre dans le ventre, où il pénètre à travers un trou du *fascia transversalis*, l'anneau inguinal interne, situé au-dessus et en dehors de la crosse initiale de l'artère épigastrique.

Chemin faisant, le cordon a rencontré les deux faisceaux musculaires du crémaster, faisceau interne venant de l'épine pubienne, faisceau externe venant de la face supérieure de l'arcade de Fallope. De là une gaine musculaire striée qui, évidemment, n'existe pas contre l'anneau inguinal interne. Mais de cet anneau jusqu'au testicule, le cordon est entouré d'une lame conjonctive mince, lisse et régulière, qui va même entourer le testicule : c'est la gaine fibreuse commune.

Sous cette gaine fibreuse, qui les réunit en faisceau, se trouvent les organes du cordon, c'est-à-dire — pour ne parler que des fondamentaux — le canal déférent et les vaisseaux spermatiques, les vaisseaux qui vont nourrir le testicule et le canal excréteur de cette glande. Les vaisseaux viennent de l'abdomen, le canal excréteur y rentre; on comprend vite pourquoi, si l'on se souvient de l'origine embryonnaire du testicule.

Le testicule, comme l'ovaire, naît haut dans l'abdomen, à hauteur du rein, sur l'éminence sexuelle; et ses vaisseaux nourriciers lui viennent du tronc artériel le plus proche, l'aorte abdominale, entre les artères rénales et la mésentérique inférieure: le canal excréteur se porte vers le petit bassin, à peu près comme l'uretère. Mais peu à peu le testicule descend, arrive contre la paroi abdominale, la traverse, et finalement il aboutit dans les bourses. Cela exige, naturellement, l'allongement des vaisseaux spermatiques et le renversement du canal déférent, dont la partie supérieure, c'est-à-dire l'attache testiculaire, devient extra-abdominale; en sorte que le canal prend la forme d'une anse à concavité inféro-postéro-interne, dont le point culminant se réfléchit en poulie sur l'anse à concavité inverse de l'artère épigastrique.

Mais le testicule est un organe de la paroi abdominale postérieure; au-devant de lui, de ses vaisseaux, de son canal excréteur, passe le péritoine qui forme même à ce niveau, comme autour de l'ovaire, un petit méso. Et quand le testicule sort de l'abdomen, avec lui descend — le précédant un peu le long du *gubernaculum* — un diverticule péritonéal, le canal péritonéo-vaginal. Ce canal séreux, dans sa position normale, est plus superficiel que les organes vasculaires et glandulaires du cordon, qui dépendent, je le répète, de la paroi abdominale postérieure; à l'anneau interne, il se trouve au-dessus et en dehors d'eux, les vaisseaux étant au bord externe et le canal déférent au bord interne de sa demi-circonférence inférieure, contre la fosse iliaque.

A l'état normal, le canal péritonéo-vaginal s'oblitère tout le long du cordon; sa partie péritesticulaire, la tunique vaginale, persiste seule. Ce travail doit être achevé dès la naissance, mais assez souvent il est retardé ou même nul sur tout ou partie du cylindre séreux, et la portion qui reste ouverte dans le ventre forme le sac des hernies inguinales dites congénitales.

Je vous ai, dans la dernière leçon, expliqué leurs variétés et les renseignements vous seront faciles à compléter si vous vous reportez à ce que je vous ai fait voir pour les kystes du cordon[1].

1. Voy. leçon. XXV. p. 371.

IV

Je vous parlerai un autre jour des complications qui peuvent vous conduire à faire la cure opératoire d'une hernie chez le nourrisson[1]. Mais ce sera toujours une opération d'exception. En principe, pour prendre le bistouri, il faut attendre que l'enfant soit complètement sevré, qu'il marche, qu'il reste assis dans son lit, qu'il ne soit plus, pour ainsi dire, un appendice de la mère ou de la nourrice : cela vous mène vers quinze mois, dix-huit mois. deux ans quelquefois. Ce dernier chiffre peut être fixé comme limite, pourvu que l'on comprenne bien qu'il n'a rien d'absolu. A partir de ce moment, le parallèle est à établir entre le traitement par le bandage et la cure radicale de parti pris.

La cure par le bandage est possible, incontestablement, avec un bandage double à ressort, porté nuit et jour, exactement surveillé de façon que la hernie ne file jamais sous la pelote. Ce traitement doit durer plusieurs années. C'est déjà un gros inconvénient : et si encore au bout de ce temps le résultat était certain! Mais il est loin de l'être. Qui de vous ne connaît plusieurs adultes qui portent bandage depuis leur première enfance et chez lesquels, dès qu'ils le retirent, la hernie reparaît? Même quand le résultat semble acquis, il est aléatoire : souvent, après plusieurs années de guérison apparente, avec ou sans cause, la hernie récidive. Vous n'en serez pas surpris si vous songez au vestibule propéritonéal du canal péritonéo-vaginal : sur lui la pression du bandage est incapable d'agir, et même si on obtient l'oblitération du canal interstitiel, il restera souvent à la fossette inguinale externe une amorce de récidive.

Conseillez au contraire l'opération et vous pouvez promettre d'une façon à peu près certaine : 1° la guérison immédiate; 2° la cure radicale, sans port ultérieur de bandage.

L'objection capitale vient de la gravité attribuée par certains auteurs à l'opération chez l'enfant. Or, quand on a passé le premier âge, le danger de la diarrhée, de la broncho-pneumonie devient nul ; je n'ai jamais observé ces accidents, sur environ 2,000 cas, passé cet âge. Reste la péritonite, par conséquent ; or, pour cette complication, je ne puis que répéter textuellement ce que j'ai dit en 1897 au Congrès français de chirurgie : « Sur plus de 1.000 hernies non étranglées que j'ai opérées à tout âge et à tous les anneaux, je n'ai observé qu'une seule péritonite, en juin 1893, sur un enfant de quatre ans. La vérité, c'est qu'à tous les âges elle est à craindre si le chirurgien est septique, à aucun s'il est aseptique. Chacun de nous commet des fautes de temps à autre, et j'en ai certainement commis une le jour où j'ai inoculé le péritoine. Mais qu'on n'aille pas, malgré l'enseignement néfaste de Verneuil, accuser le malade de sa propre mort, en le déclarant trop jeune, trop vieux ou atteint de propathie ! Accusons-nous de nos fautes, et cela nous apprendra que nourrissons, enfants, vieillards, opérés de hernie non étranglée, sont égaux devant la péritonite. » Je répète la phrase aujourd'hui en y remplaçant 1.000 par 2.000.

Ma conclusion formelle est donc que l'opération est bénigne. Est-elle efficace ? Ici encore je suis affirmatif. Au bout de trois semaines, mes opérés quittent le lit ; jamais je ne leur fais porter de bandage ; bien vite ils se livrent à tous les exercices physiques de leur âge ; souvent ils ont eu dans la suite des broncho-pneumonies, la coqueluche : malgré ces efforts, malgré les quintes de toux, sur les enfants que je revois — et j'en revois un grand nombre — plus d'un an après l'opération, je n'ai pas 1 p. 100 de récidives. C'est peu, et c'est encore trop, car trois fois au moins la récidive a eu lieu dans l'angle supérieur de l'incision, et après une deuxième opération la cure a été radicale : preuve que j'avais opéré médiocrement la première fois, soit en ne disséquant pas le sac assez haut, soit — et c'est ce que je crois plutôt — en ne suturant pas exactement la paroi dans l'angle supérieur de l'incision aponévrotique.

Pour éviter choc, hémorragie, péritonite, récidive, la technique opératoire a donc une importance réelle.

V

Trop souvent encore on entend, on lit que la cure radicale d'une hernie, et en particulier d'une hernie inguinale, est une opération difficile, longue, laborieuse; que, pour être bien exécutée, elle exige une dissection minutieuse du sac, temps toujours malaisé; que la recherche même du sac est parfois pénible, et que cela se conçoit, puisque vouloir se repérer sur des plans anatomiques nets et constants est une chimère.

Depuis quinze ans, je m'attache à démontrer que toutes ces propositions sont erronées. J'ai publié sur ce point une série de notes et de mémoires, fondés, je le répète, sur une centaine de dissections, sur autant de cures radicales chez l'adulte, sur plus de deux mille opérations chez l'enfant. Et plus je vais, plus j'affirme que nous sommes en présence d'une opération simple, anatomique, absolument réglée, toujours la même, pourvu qu'on la conduise plan par plan, ce qui est d'une facilité extrême. Recherche du sac, dissection complète jusque dans le ventre, ligature du collet, suture solide de la paroi : en voilà pour dix minutes environ chez l'enfant, pour un quart d'heure chez l'adulte.

Mon opinion a souvent été combattue, mais je persiste à la croire juste. Depuis quatorze ans, j'ai fait opérer bien des internes sous ma direction; tous ont du premier coup réussi. A maintes reprises, quelques-uns de mes collègues m'ont fait l'honneur de venir me voir opérer; tous ont vu exactement ce que je leur avais annoncé à l'avance, et plusieurs d'entre eux étaient arrivés avec une petite pointe de scepticisme. Quelques-uns objectent, je le sais, qu'ils m'ont vu opérer des enfants, et que, chez l'adulte, ce n'est pas la même chose. A ceux-là, ma réponse sera nette.

Ce n'est pas par l'enfant que j'ai commencé, mais bien par l'adulte, sur le cadavre d'abord, puis sur le vivant. La technique que j'ai décrite en 1891, au Congrès de chirurgie, était établie sur une trentaine d'opérations chez l'adulte, et depuis 1892, à l'hôpital

Trousseau, j'ai constaté, que chez l'enfant, anatomie et technique étaient exactement les mêmes. Tout ce que l'on dit sur les adhérences extérieures du sac chez l'adulte, sur les modifications des plans normaux, etc., tout cela est erroné.

En pratique, la hernie oblique externe, à canal ouvert, est à peu près la seule que l'on opère, et cela est aisé à comprendre. La hernie directe est toujours une hernie de faiblesse, que l'on n'opère pas de parti pris, pour en obtenir la cure radicale. On ne l'opère que si elle est le siège de complications ; or, l'étranglement y est exceptionnel ; et c'est seulement aux hernies incoercibles ou adhérentes que l'on s'attaque pour remettre le sujet en état de se contenter d'un petit bandage, léger et efficace. La cure radicale n'est digne de ce nom que si elle supprime définitivement le bandage, et c'est ce qu'on obtient presque à coup sûr, si l'on opère bien un sujet vigoureux, atteint de hernie oblique externe.

Dans cette étude, deux points sont à considérer : 1° la recherche et la dissection du sac ; 2° la résection de la paroi par suture. Ce qui me revient en propre, dans ce procédé, c'est la régularité anatomique de la première partie de l'opération. Quant à la suture de la paroi, je me suis borné à adopter la plus simple parmi celles qu'on a proposées : même chez l'adulte, je ne crois pas du tout indispensable la suture imaginée par Bassini ; et chez l'enfant, fort plus de 2,000 opérations, j'affirme que c'est une complication inutile.

La recherche du sac, dit-on, est parfois aléatoire et la dissection difficile. Deux propositions radicalement fausses, si on cherche le sac où il est toujours, c'est-à-dire dans le cordon même, comme je vous l'ai dit tout à l'heure, et si, après l'avoir trouvé, on l'isole en procédant par clivage dans le tissu conjonctif sous-séreux.

1° Incision de la peau. — Cette incision, longue de 3 à 6 centimètres, selon l'âge du sujet et le volume de la hernie, est tracée exactement au niveau du trajet inguinal et oblique comme lui. En bas, il est absolument inutile qu'elle dépasse l'anneau externe, d'abord repéré en le sentant avec la pulpe de l'index gauche. Avec trois pinces à pression, on fait, dans la lèvre externe, l'hémostase des deux honteuses et de la tégumenteuse abdominale; souvent rien ne saigne dans la lèvre interne, sur laquelle il est en tout cas commode de mettre une pince. Car les pinces, renversées en dehors et en dedans sous des compresses aseptiques, servent automatiquement d'écarteurs. En quelques coups de pointe, on met à nu complètement l'aponévrose du grand oblique. On doit la voir blanche, nacrée, aussi nette qu'à une dissection sur le cadavre, avec les fibres arciformes sous lesquelles

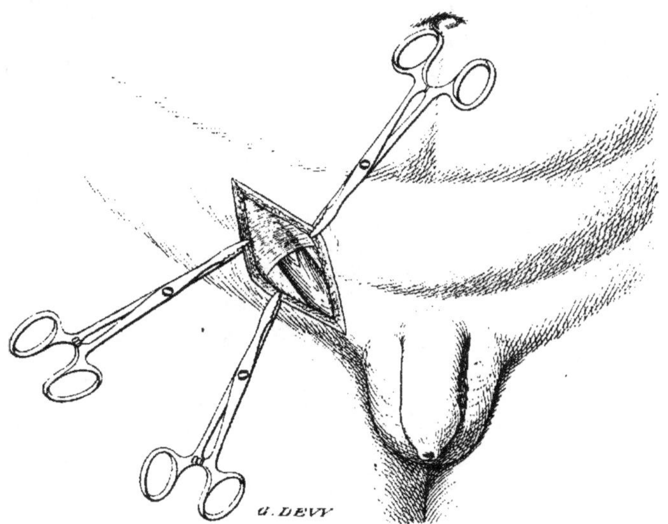

Fig. 81. — Incision de la peau; aponévrose du grand oblique bien dénudée; cordon sortant de l'anneau; pinces hémostatiques servant en outre d'écarteurs.

apparaît, entre les deux piliers, la rondeur du cordon, avec les fibres du crémaster (fig. 81).

2° INCISION DE L'APONÉVROSE DU GRAND OBLIQUE. — Cette incision se fait d'un coup de pointe, d'un angle à l'autre de l'incision. Chaque lèvre est immédiatement repérée avec une pince hémostatique placée à sa partie moyenne; ces deux pinces, très commodes tout à l'heure pour la suture, vont être, comme les précédentes, renversées excentriquement sous des compresses stérilisées et elles écartent automatiquement.

A ce moment, la région apparaît aux yeux dans l'état suivant.
Entre les deux lèvres éversées de l'aponévrose du grand oblique,
on voit le cordon arrondi, net, entouré du crémaster, dont on
voit les deux faisceaux converger autour de lui. Au-dessus et en
dedans du cordon, le bord inférieur des muscles petit oblique et
transverse dépasse sous la lèvre supéro-interne de l'aponévrose
du grand oblique. Au-dessous et en dehors du cordon, la lèvre
externe de l'aponévrose du grand oblique va directement s'insérer
à l'arcade de Fallope (fig. 82).

3° Isolement du cordon. — Puisque le sac est dans l'intérieur

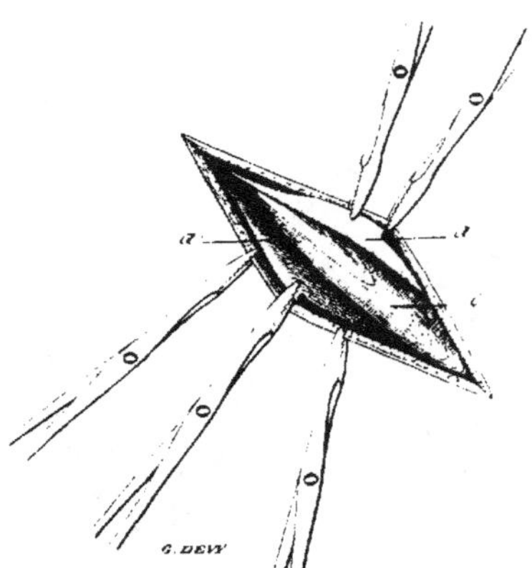

Fig. 82. — L'aponévrose du grand oblique est fendue, et entre ses deux lèvres *aa*,
saisies chacune dans une pince hémostatique, on voit le cordon *c*, arrondi,
entouré des anses du crémaster.

même du cordon, pour le trouver à coup sûr, le plus simple est
d'amener au dehors le cordon entier isolé en masse, exactement
comme quand on veut le disséquer sur le cadavre. Pour ce faire,
abandonnez le bistouri et en travaillant de l'index droit, comme
pour dénuder une artère à la sonde cannelée, vous aurez vite
libéré le cordon de façon à le soulever entre le pouce et l'index ;
et cela fait, vous n'avez plus qu'à effondrer une mince lame
celluleuse pour charger le cordon sur l'index gauche, comme
vous chargez une artère sur la sonde cannelée. Soulevez un peu,

et le cordon se décolle très facilement de la paroi postérieure.
que vous voyez alors très nettement, avec les vaisseaux épigastriques contre la demi-circonférence inféro-interne du cordon
(fig. 83).

4° RECHERCHE DU SAC. — C'est *dans le cordon* que vous devez
chercher le sac.

L'index gauche est sous le cordon, soulevé en anse; laissez-l'y.

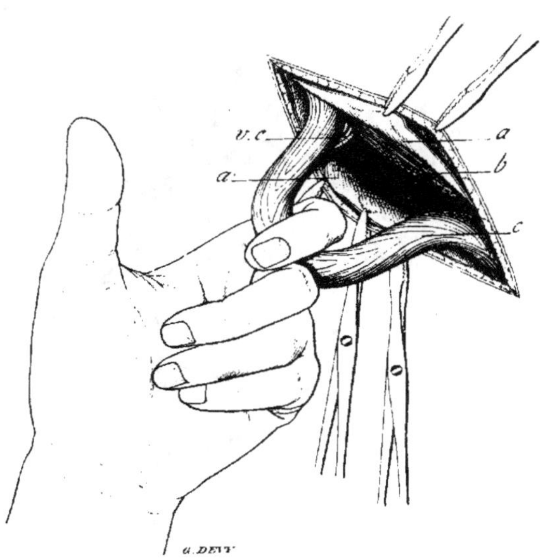

FIG. 83. — Le cordon c, entouré du crémaster, est soulevé en anse sur l'index
gauche; et il est décollé jusqu'à ce que l'on voie, dans la paroi postérieure du
trajet, les vaisseaux épigastriques. — *v. e*, vaisseaux épigastriques; *aa*, aponévrose du grand oblique; *b*, bord inférieur des muscles petit oblique et transverse.

en rabattant le cordon pincé entre cet index et le pouce, de façon
que l'organe se trouve dans sa direction normale et légèrement
tendu. Cette tension va vous permettre de fendre franchement
et de reconnaître au passage les deux gaines qui vous séparent du
sac.

Le crémaster, d'abord, est incisé de bout en bout et de lui-
même s'écarte assez largement. Assez souvent, dans le décolle-

ment du cordon, vous l'aurez déchiqueté et un coup de pouce
vous suffira pour mettre à nu, sous les petits lambeaux musculaires rouges, la fibreuse commune ; mais, fendu ou déchiré,
toujours vous devez voir le crémaster (fig. 84).

Sous lui, apparaît une lame régulière, lisse, mince, transparente. Celle-là est toujours restée intacte jusqu'à présent, et, de
bout en bout, vous la rayez d'un délicat coup de pointe. Presque

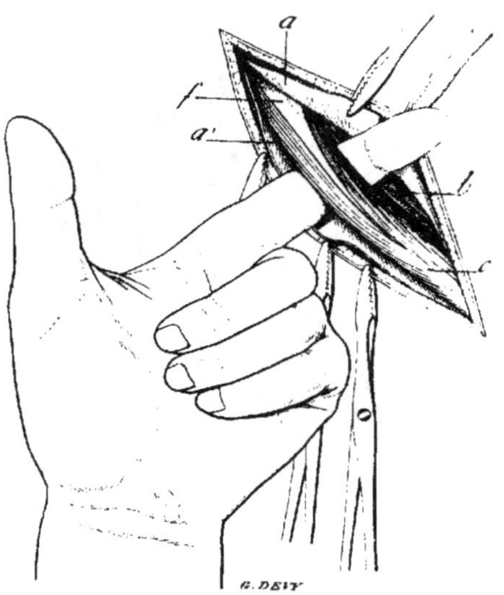

Fig. 84. — Le crémaster est fendu d'un coup de pointe : il s'est écarté, et, entre
les deux lèvres, apparaît la fibreuse commune, *f*. — *c*, cordon ; *aa*, aponévrose
du grand oblique ; *b*, bord inférieur des muscles petit oblique et transverse.

toujours, si vous avez quelque dextérité, vous limiterez votre coup
de pointe à son épaisseur, et c'est entre ses deux fines lèvres, dont
vous voyez bien l'écartement, que se montre le sac grisâtre,
translucide, vous séparant des vaisseaux et du canal déférent sur
lesquels vous arriveriez directement s'il n'existait point. Je le
répète, pour le trouver à coup sûr, fendez la fibreuse commune de
haut en bas et regardez surtout dans le haut de l'incision, près de
l'anneau interne.

5° **Dissection du sac.** — Le sac étant vu, il faut l'ouvrir : troisième coup de pointe longitudinal sur le cordon. Mais celui-ci ne doit pas fendre de bout en bout : ce doit être, au-dessous de l'anneau interne, une boutonnière juste suffisante pour laisser passer l'index gauche, que vous avez retiré de sa position précédente sous le cordon. Avant d'introduire l'index, refoulez de bas en haut le testicule, pour voir le fond du sac et vérifier

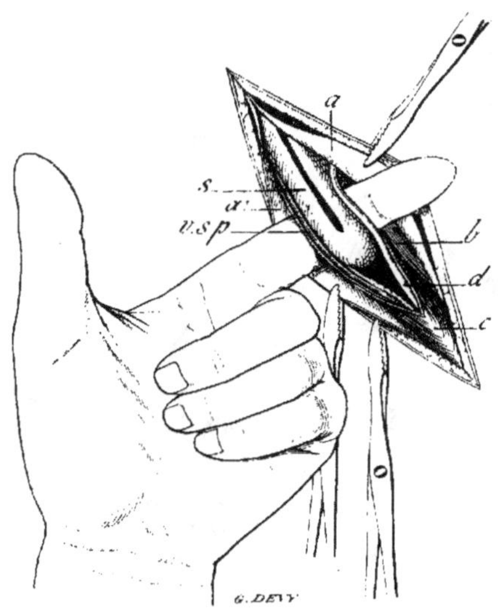

Fig. 85. — *s*, sac fendu en haut seulement; *v.sp.*, vaisseaux spermatiques; *d*, canal déférent; *a.a*, aponévrose du grand oblique; *b*, bord inférieur des muscles petit oblique et transverse.

de la sorte si la hernie est funiculaire ou testiculaire. La manœuvre ultérieure n'est, en effet, pas tout à fait la même dans les deux cas.

a) Sac funiculaire. — Je vais d'abord supposer que vous opériez une hernie droite.

C'est pour le sac funiculaire qu'il est très utile de n'avoir pas fendu le sac jusqu'au fond (fig. 85). Par la boutonnière, introduisez *l'index gauche*, pulpe vers vous, ongle par conséquent vers le canal déférent, et poussez-le jusqu'à le coiffer du cul-de-sac inférieur de la séreuse (fig. 86). En même temps de la *main droite*, au-dessous de ce cul-de-sac, vous avez saisi le cordon *entre le pouce et le médius*, de façon que l'index, resté libre, puisse travailler à votre guise au clivage du sac. Vous fléchissez légèrement la phalangette de l'index gauche et, de la sorte, vous soulevez un peu le cul-de-sac de la séreuse, de façon que le bord de l'ongle apparaisse derrière la pulpe (fig. 87). Mais en même temps, index

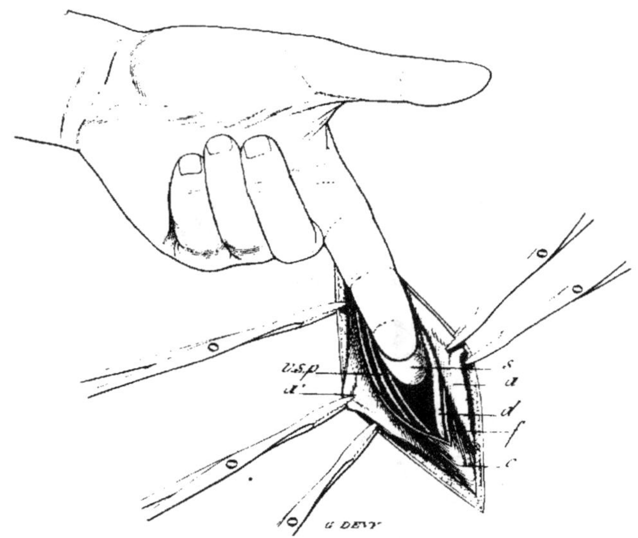

FIG. 86. — L'index gauche est introduit dans le sac, *s*, dont le fond, respecté, coiffe la phalangette. — *s*, sac fendu en haut seulement ; *v.sp.*, vaisseaux spermatiques ; *d*, canal déférent ; *a.a*, aponévrose du grand oblique ; *b*, bord inférieur des muscles petit oblique et transverse ; *f*, fibreuse commune.

et médius droits tendent le cordon, en sorte que le plan de clivage — c'est-à-dire le tissu conjonctif sous-séreux — commence à bâiller : et là, derrière votre index gauche, dos contre dos, ongle contre ongle, vous poussez votre index droit dans la direction du cordon. En deux ou trois coups d'ongle, vous rassemblez les éléments du cordon s'ils étaient un peu éparpillés et vous êtes à l'anneau interne, contre les vaisseaux épigastriques.

Pour opérer à gauche, il est plus commode de renverser le rôle des deux mains. L'index droit est dans le sac ; de la main gauche, on tend le cordon en tirant avec le pouce et le médius, tandis que, par un mouvement inverse, l'index travaille au décollement.

b) *Sac testiculaire.* — Les sacs testiculaires ne sont pas plus

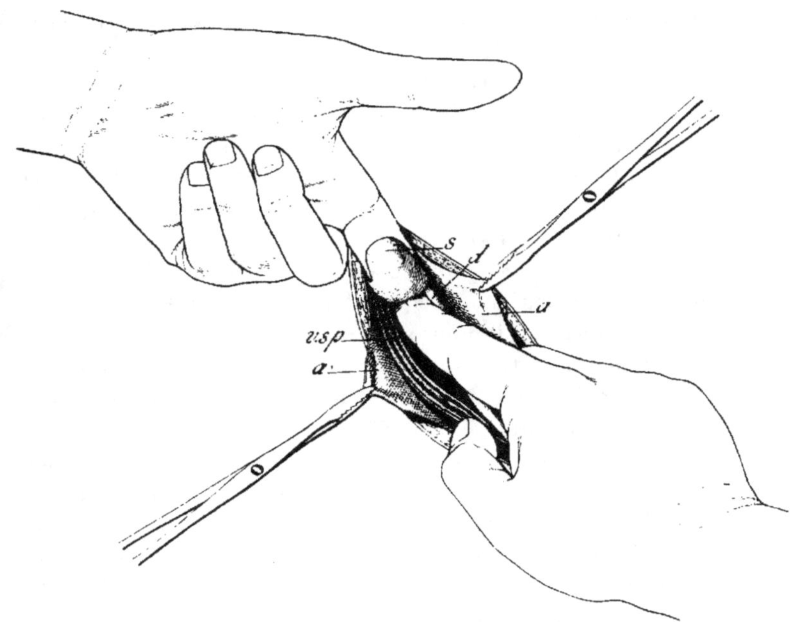

Fig. 87. — Une légère flexion de la phalangette gauche amorce le décollement du sac. L'index droit est poussé entre le sac et les éléments du cordon, ces derniers étant saisis entre le pouce et le médius de la même main.

difficiles à cliver que les autres, quoi qu'on en ait dit, une fois le travail commencé. Mais le soulèvement du cul-de-sac inférieur, qui, dans le cas précédent, nous a tant facilité la besogne, est ici impossible.

Un peu au-dessus du testicule, il faut commencer par travailler circulairement. Entre les ongles du pouce et de l'index gauches, vous saisissez une lèvre de la séreuse seule, et contre cette lèvre, vous agissez avec l'ongle de l'index droit, de façon à soulever la séreuse en pont sur cet index, qui passe entre elle et les éléments normaux du cordon. C'est en somme facile, et cela fait, vous sectionnez transversalement la séreuse. Puis vous saisissez la section supérieure dans une pince hémostatique qui va être manœuvrée de la main gauche : et le décollement par clivage est effectué exactement comme pour un sac funiculaire. Ces sacs testiculaires sont souvent minces, il est vrai, mais toujours ils sont assez résistants pour pouvoir être clivés.

Ce que je puis affirmer, c'est que jamais je n'ai eu recours soit à la castration, soit aux artifices quelquefois conseillés, pour capitonner le sac, par exemple. Il en a été de même dans toutes les hernies avec ectopie que j'ai opérées; dans ces conditions, le sac est presque toujours testiculaire.

6° LIGATURE DU COLLET. — Quand on est parvenu à l'artère épigastrique, on n'est pas encore assez haut pour lier le sac.

Le sac étant alors solidement saisi entre pouce, index et médius de la main gauche, on tire sur lui tout en le renversant en dehors et en haut, pour bien découvrir la paroi inguinale postérieure, et en dehors des vaisseaux épigastriques, on voit arriver dans le champ opératoire, la graisse jaune sous-péritonéale. De l'index droit — pouce et médius tendant toujours le cordon — on continue à décoller la séreuse pariétale, jusqu'à ce qu'on voie apparaître la paroi musculaire de la vessie, contre laquelle est le cordon blanc de l'artère ombilicale, attirée en anse dans la plaie. Là, sous l'artère ombilicale, on peut lier.

Pour passer la ligature haut et sans crainte de perforer un organe, on prend le corps du sac entre les trois derniers doigts et la paume de la main gauche. S'il n'est pas assez long, une pince hémostatique le rallonge et on saisit le collet entre le pouce et l'index. L'index est, pour une hernie droite, à la face externe; pour une hernie gauche, à la face interne du collet. Sa pulpe dépasse un peu l'ongle du pouce et par un léger mouvement de bascule, elle tend la séreuse : sur cette pulpe on pique directement et on passe le fil à ligature (fig. 88).

7° SUTURE DU TRAJET INGUINAL. — Toutes les pinces hémostatiques sont enlevées, sauf les deux qui sont amarrées sur les lèvres de l'aponévrose du grand oblique. Le cordon, entouré du crémaster déchiqueté, est couché dans le canal, au-dessous des muscles petit oblique et transverse.

Le procédé à la fois simple, rapide et efficace que j'ai toujours conseillé consiste à insérer ces deux muscles à l'arcade de Fallope

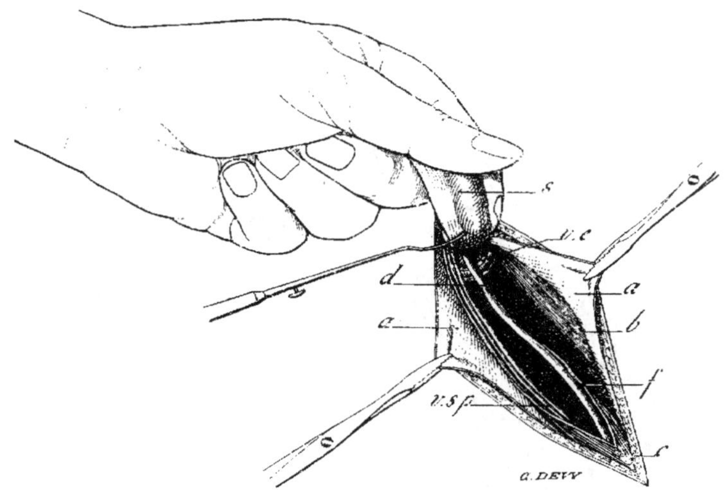

FIG. 88. — Le sac, *s*, est attiré en haut et en dehors et lié au collet; l'aiguille est piquée contre la pulpe de l'index gauche. — *aa*, aponévrose du grand oblique; *b*, bord inférieur des muscles petit oblique et transverse; *f*, fibreuse commune; *c*, cordon; *ve*, vaisseaux épigastriques; *v.sp*, vaisseaux spermatiques; *d*, canal déférent,

en avant du cordon. Seule, la solidité de l'insertion musculaire est importante pour la solidité de la cure.

Prenez de la main gauche les deux pinces, l'annulaire dans un anneau de l'une, l'auriculaire dans un anneau de l'autre, et soulevez en tendant un peu, en rabattant d'abord un peu en dedans pour voir la lèvre externe de l'aponévrose. A la limite de cette lèvre ainsi tendue, tout contre l'arcade de Fallope, vous piquez

l'aiguille courbe (fig. 89) et tout aussitôt vous laissez tomber la
pince correspondante, laquelle écarte en dehors, en sorte que vous
voyez poindre l'aiguille contre l'arcade, au côté externe du cordon.
Poussez un peu l'aiguille pour que la pointe dépasse nettement la
voussure du cordon, et à ce moment faites tourner le manche d'un

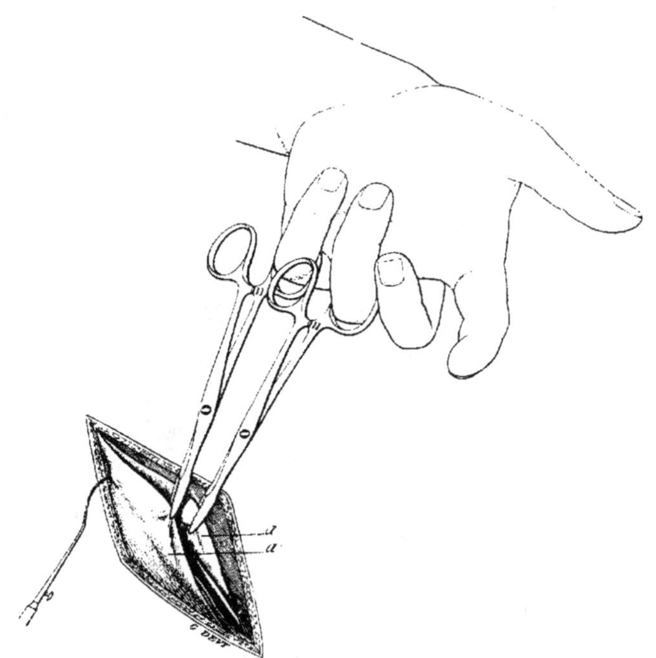

Fig. 89. — Les lèvres de l'aponévrose sont tendues, rabattues en dedans, et
l'aiguille pique l'externe en haut. — *aa*, aponévrose du grand oblique.

quart de cercle, de façon que l'aiguille soit à plat contre le cordon,
la convexité en haut, vers l'anneau interne ; et dans cette position,
poussez, pour que la convexité s'engage sous le bord des muscles
petit oblique et transverse, dans le tissu conjonctif qu'elle refoule
(fig. 90). La pointe disparue sous le muscle, faites tourner le
manche d'un quart de cercle, mais cette fois de façon que l'aiguille

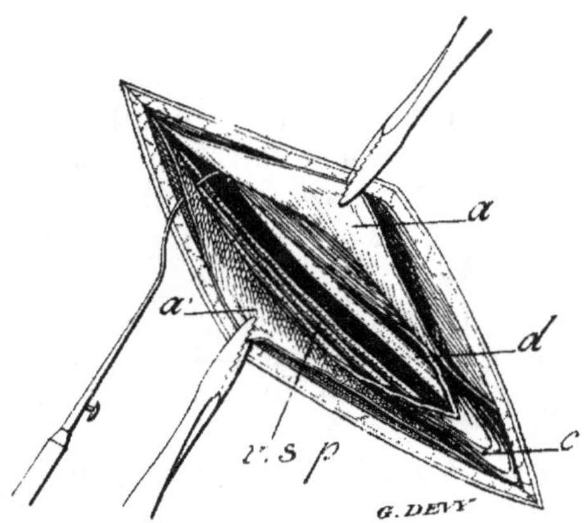

Fig. 90. — La lèvre externe *a'* est rabattue en dehors. L'aiguille passe à plat devant le cordon et s'engage sous les muscles petit oblique et transverse.

soit pointe en haut, convexité contre le cordon (fig. 91). A ce moment, vous lâchez la pince de la lèvre interne et vous la faites tomber en dehors, rabattant ainsi l'aponévrose dont vous voyez la face supérieure : et, l'index gauche refoulant la peau en dedans, vous faites ressortir l'aiguille aussi loin que possible.

L'aiguille a chargé ainsi, en un seul temps, toute l'épaisseur de la paroi abdominale. Et avec trois ou quatre points passés de la sorte en surjet vous avez solidement inséré à l'arcade de Fallope, en avant du cordon, tous les muscles larges de la paroi.

La seule différence chez l'adulte, à paroi épaisse et ferme, est que parfois on est obligé de passer le fil en deux temps, en piquant isolément chaque lèvre.

8° SUTURE DE LA PEAU. — Je fais cette suture soit en

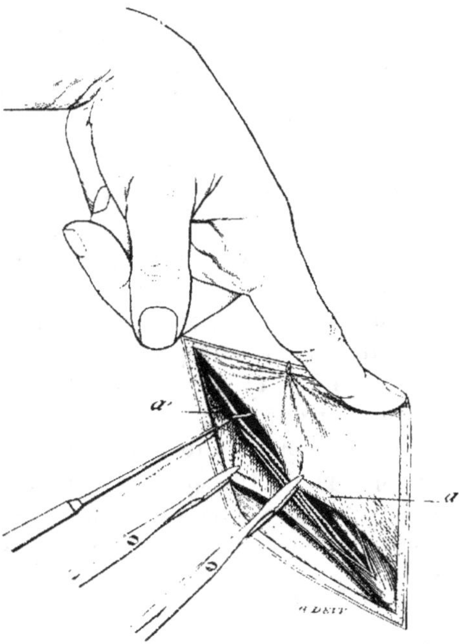

Fig. 91. — Les deux lèvres de l'aponévrose sont rabattues en dehors et l'aiguille, retournée pointe en haut, sort aussi loin que possible.

surjet, soit à points séparés. Si l'on prend bien toute l'épaisseur des tissus et si l'on a soin, par deux ou trois points, de piquer en même temps le plan profond, toute ligature hémostatique est inutile. Je n'en mets jamais, et je n'ai de ce côté aucun ennui. Je ne draine jamais et je mets un simple pansement à la gaze aseptique, maintenu par de la colle à la gélatine et à l'oxyde de zinc (pâte de Unna).

Chez la femme, le procédé est le même, sauf que du premier coup, après la fente de l'aponévrose, le sac est soulevé en masse et décollé jusqu'aux vaisseaux épigastriques. On lie sans isoler le ligament rond.

Le procédé que je viens de décrire est d'une grande facilité. Après m'avoir aidé pendant quelque temps, mes internes l'exécutent tous avec une constante correction. D'autre part, si la suture que je préconise depuis 1891 a le tort d'être simple, elle a l'avantage d'être solide. Sur les sujets à paroi bien musclée que j'ai revus en grand nombre des mois et des années après l'opération, j'ai constaté entre 1 et 2 p. 100 de récidives. Chez les enfants, la récidive n'existe pour ainsi dire pas.

A priori, sans doute, les partisans de sutures complexes par lesquelles on cherche à reconstituer plan par plan une paroi abdominale normale, ne seront pas satisfaits de ce procédé, et ils m'objecteront que ce qui suffit chez l'enfant devient insuffisant chez l'adulte. Or, j'ai opéré des adultes et des vieillards, j'en ai opéré qui depuis leur première enfance, portaient des hernies mal maintenues et devenues adhérentes, des épiplocèles volumineuses surtout, et je revois souvent un vieillard de soixante-cinq ans qui, depuis huit ans, reste sans récidive.

C'est que je ne crois pas du tout à l'efficacité des aponévroses pour prévenir la récidive : je vous répète ce que je disais en commençant, qu'ici comme partout le tissu fibreux est une annexe passive du tissu contractile.

VINGT-NEUVIÈME LEÇON

INDICATIONS
DE LA CURE RADICALE DES HERNIES INGUINALES
CHEZ LE NOURRISSON

I. — Fréquence de la petite hernie, vite guérie par le bandage; sa tendance à la guérison spontanée. Le bandage doit toujours être bilatéral. Ennui de son emploi.

II. — Grosse hernie incoercible, contenant l'S iliaque chez un garçon de dix mois. Sens du mot hernie *congénitale*. Causes d'échec du traitement par le bandage: le rachitisme dans la classe ouvrière.

III. — Troubles fonctionnels produits par les grosses hernies. Cachexie herniaire des nourrissons. Possibilité de l'engouement vrai. Étranglements à répétition.

IV. — Dangers imaginaires attribués à la cure radicale chez le nourrisson : anesthésie, perte de sang, péritonite. Dangers réels : broncho-pneumonie et diarrhée verte des jeunes enfants hospitalisés. Congestion pulmonaire post-opératoire.

V. — Technique opératoire.

Le nourrisson est l'enfant du premier âge, jusqu'aux environs de quinze à dix-huit mois, c'est-à-dire jusqu'au moment où, le sevrage étant terminé, il commence à vivre de sa vie propre au lieu d'être un simple annexe de sa mère ou de sa nourrice. A tous égards, en pathologie comme en physiologie, cette période de l'existence est assez spéciale, et bien souvent le chirurgien doit tenir compte des particularités qui lui sont propres.

Parmi les lésions à cet âge les plus fréquentes, doivent compter les hernies inguinales, dont la thérapeutique n'est pas alors toujours facile : et pour la diriger bien, il faut se tenir à égale distance de certaines exagérations inverses.

Trop souvent nous voyons des médecins laisser aboutir une hernie de nourrisson aux conséquences les plus graves, parce qu'ils sont encore imbus de cette idée, naguère classique et actuellement mal déracinée, que le seul traitement consiste dans le port d'un bandage. Et par contre, à lire certains auteurs, on croirait qu'à cet âge le bandage est toujours inefficace, impossible même à appliquer, tandis que l'opération sanglante serait toujours heureuse.

La vérité est, je crois, entre ces deux assertions extrêmes.

I

Je n'ai pas cru utile de faire apporter dans cet amphithéâtre un nourrisson atteint de la fréquente et banale petite hernie inguinale que nous observons quotidiennement à nos consultations de chirurgie infantile. Vous n'en voyez pas souvent à cette clinique, parce qu'elles ont coutume de saillir au dehors quelque temps après la naissance, passé le délai pendant lequel les femmes en couches restent à l'hôpital. Mais vous en avez sûrement observé assez souvent pour connaître cette petite tumeur réductible, facile à différencier, pour peu que vous y fassiez attention, du kyste du cordon, à cet âge, rond, gros comme une noisette, situé près du canal inguinal dans lequel vous pouvez parfois le repousser : ce qui vous ferait croire à la réductibilité, si vous n'aviez la sensation d'une boule qui fuit en masse. Le kyste, d'ailleurs, n'exclut pas la possibilité d'une hernie, qu'au contraire il précède parfois; et l'an dernier j'ai cherché à vous faire comprendre pourquoi, en vous expliquant le rôle du canal péritonéo-vaginal dans la genèse de ces kystes[1]. Mais en tous cas, qu'il y ait ou non hernie conco-

1. Voy. leçon XXV, p. 371.

milante, tant que cette tumeur tendue et irréductible existe, le port d'un bandage est impossible.

Il est possible, au contraire, quand existe la petite hernie habituelle, et je crois qu'alors on doit le conseiller, en reconnaissant toutefois que nous disposons pour cela d'appareils bien médiocres.

On pourrait songer à placer sur l'anneau, après réduction, un tampon d'ouate solidement maintenu par un spica en bandes de tarlatane amidonnée : et ce procédé rend quelques services dans certains cas particuliers, pour éviter par exemple à coup sûr la sortie nouvelle d'une hernie étranglée que l'on vient de réduire. Mais le contact inévitable des déjections empêche absolument d'en prolonger l'emploi : et là aussi est une des causes principales d'échec pour les bandages proprement dits.

Chez l'enfant tout jeune, on peut presque dire pendant le cours de la première année, le seul bandage applicable est le petit bandage de caoutchouc, dont on insufle la pelote pour la rendre à volonté plus ou moins dure. Que la hernie soit unilatérale ou bilatérale, le bandage doit être bilatéral, en fer à cheval ; unilatéral, il glisse toujours et ne maintient rien, tandis que bilatéral il réussit dans les cas légers, où la hernie pousse peu, et ne cherche pas trop souvent à sortir. Son défaut, c'est le sous-cuisse, qui trop tendu, coupe le pli génito-crural, et pas assez tendu ne résiste à aucune poussée sur la pelote. A partir de dix à douze mois, on peut appliquer un bandage à ressort, garni de caoutchouc, et lui aussi bilatéral.

Ce traitement est des plus ennuyeux. Quoique le caoutchouc soit aisé à laver, les ordures stagnent entre la peau et l'appareil ; la région, si sujette à l'intertrigo, est très facilement rouge, suintante, malgré des soins de propreté assidus, malgré l'emploi copieux de la poudre de talc ; et l'on ne peut songer à faire reposer les téguments, car le bandage doit être porté nuit et jour, une sortie de la hernie étant capable de détruire les résultats obtenus par plusieurs semaines de compression. Aussi comprend-on que les succès soient, en moyenne, d'autant plus fréquents que l'enfant est mieux surveillé, qu'il appartient à une classe plus aisée. Il est néanmoins exagéré de prétendre, avec O'Neill, qu'à tout âge **il** faut opérer dans la classe ouvrière, pour laquelle le bandage est **trop** dispendieux.

Certaines petites hernies guérissent ainsi : elles n'ont apparu que très rarement au dehors, et quand on supprime le bandage, au moment où l'enfant commence à marcher en liberté, la guérison paraît complète, toutes réserves faites sur les retours plus ou moins tardifs qu'on observe encore assez souvent. Quelle est alors la part exacte du bandage dans la cure? C'est difficile à préciser, car l'évolution naturelle de la région y entre pour beaucoup. Tout le monde sait que d'elle-même, aux environs du terme, un peu avant ou un peu après, la séreuse péritonéo-vaginale tend à l'oblitération; que les ailes iliaques, d'abord à peu près verticales, s'écartent peu à peu en se rapprochant de l'horizontale, ce qui allonge l'arcade de Fallope et par conséquent le trajet inguinal, en même temps devenu, par cet étirement, à la fois plus oblique et plus étroit; que le petit bassin acquiert une capacité de plus en plus grande et peut loger des organes primitivement abdominaux, ce qui fait diminuer le volume relatif du ventre; que tout cela peut suffire, sans bandage, à la cure spontanée d'une petite hernie non maintenue.

Il me semble, toutefois, qu'à cela la compression par le bandage apporte quelques chances en plus de succès : et j'ajouterai que presque toujours, même dans les cas médiocres, voués pour plus tard à la chirurgie, le bandage, avec tous ses ennuis, tient assez la lésion en respect pour qu'on puisse éviter d'avoir la main forcée sur un enfant trop jeune, la question d'opération d'urgence pour étranglement brusque étant mise à part. On gagne ainsi l'époque du sevrage, après laquelle l'opération est de bénignité certaine, tandis que chez le nourrisson existent quelques causes d'échec dont nous ne sommes pas tout à fait maîtres, ainsi que je vous l'expliquerai tout à l'heure.

Mais parfois vous rencontrerez de grosses hernies, et qui, quoique vous fassiez, grossiront de plus en plus. On a dit que chez le nourrisson elles sont les plus fréquentes; on a dit qu'à cet âge elles apparaissent d'emblée avec leur volume; on en a conclu à la nécessité d'ériger la cure radicale en principe d'autant plus que le sujet est plus jeune. L'histoire de notre premier malade va nous permettre de remettre au point ce que ces assertions ont d'abusif; mais avant, procédons à l'examen clinique général ; nous relèverons ensuite les particularités intéressantes.

II

Le diagnostic, chez ce garçon de dix mois, est d'une facilité tout à fait élémentaire, en présence d'une tumeur, sonore à la percussion, qui distend la moitié gauche du scrotum jusqu'à le rendre gros, d'habitude, comme un œuf de poule, en certains moments comme un œuf de dinde; qui est maintenant réductible avec gargouillement, quoique de façon en général incomplète; qui se reproduit au moindre effort avec son volume primitif. Et le gargouillement, si l'enfant tousse ou crie, est alors assez fort pour que nous puissions l'entendre à distance.

Il y a donc hernie, et j'ajoute tout de suite hernie intestinale, ce qui, d'ailleurs, était certain à l'avance. Car si on a sûrement exagéré, dans les livres classiques, la rareté de l'épiplocèle chez l'enfant, — la thèse de mon élève Talandier en fait foi, — il n'en reste pas moins que c'est exact pour le nourrisson ; et que surtout l'intestin seul peut remplir, à cet âge, une tumeur aussi volumineuse.

Mais peut-on aller plus loin, et déterminer avec quelque probabilité, quelle portion de l'intestin est herniée ? Il me semble que oui, et que, d'après l'épaisseur du contenu, sa consistance, nous trouverons dans le sac du gros intestin, presque sûrement l'S iliaque. Cela va bien avec ce que nous savons sur la fréquence relative des hernies du gros intestin chez l'enfant en bas-âge. Elles y sont toujours minorité, bien entendu, et même faible minorité, mais elles sont loin d'y affecter la même rareté que chez l'enfant du deuxième âge et que chez l'adulte, si l'on met à part ces énormes hernies, plus ou moins adhérentes, où le gros intestin descend par glissement. La thèse de mon élève Renaut, en 1898, contient les documents sur lesquels j'appuie mon opinion.

A travers la mince peau du scrotum, et le sac encore plus mince et plus souple, je viens de vous dire que l'on peut reconnaître assez bien le gros intestin. Mais quelle partie du gros intestin? Nous sommes renseignés sur ce point par la notion qu'à droite c'est presque toujours le cæcum, à gauche l'S iliaque; avec cette réserve que certains cæcums, très mobiles au bout d'un côlon ascendant à long méso, peuvent s'engager dans le canal inguinal à gauche. Cela se diagnostique à la palpation quand, par exception, on sent l'appendice dans le sac, sous forme d'un petit cordon, après réduction de la masse principale; mais c'est un signe que j'ai très rarement constaté, à n'importe quel âge, et quel que soit le siège de la hernie cæcale. Aussi le plus sage est-il de nous en tenir aux données moyennes de l'anatomie pathologique, et jusqu'à preuve du contraire, je conclus à une hernie de l'S iliaque, avec abaissement notable du côlon descendant, peut-être, en raison de la difficulté relative de réduction et de contention.

Cette question est assez importante à préciser à l'avance, pour être bien avertis des difficultés possibles inhérentes à la cure opératoire des hernies du gros intestin. Un autre diagnostic anatomique, plus intéressant en théorie qu'en pratique, consiste à préciser les rapports du sac herniaire et de la tunique vaginale.

A cet âge, il est *forcé* que la hernie se soit produite dans un canal péritonéo-vaginal non oblitéré; et au premier abord, elle semble descendre jusqu'au fond des bourses. A ce point de vue, elle est très différente de celle de l'autre enfant que je vais vous présenter: car chez celui-là existent seulement dans les aines deux tumeurs arrondies, grosses comme des noix, de simples bubonocèles qu'un long espace sépare des testicules, et non point cette tumeur allongée, oblique en haut et en dehors, qui va d'un seul jet du trajet inguinal au bas du scrotum.

Sur cette tumeur, cependant, un peu au-dessus de la pointe, est marqué un sillon, assez large et peu profond; et si **vous** palpez, vous trouvez au-dessous de lui un testicule normal, sans hydrocèle, sans rien qui l'entoure ; au-dessus de lui, la hernie. Cet état persiste quand la masse grossit sous l'influence des cris. Soyez donc assurés qu'une cloison existe entre la hernie et la vaginale, c'est-à-dire que la hernie est *cliniquement* funiculaire. L'est-elle anatomiquement, c'est-à-dire n'y a-t-il aucun trou dans cette cloison ? Le diagnostic est impossible, et d'ailleurs sans intérêt opératoire.

Dans un cas comme dans l'autre, l'arrêt de développement est, au degré près, le même. Mais pourquoi cette malformation s'est-elle produite ? Dans l'espèce, nous ne relevons pas d'hérédité herniaire, au moins pour le père et pour la mère, mais l'interrogatoire nous a révélé que l'enfant est né avant terme, à sept mois et demi ; et pour expliquer ce fait, je n'ai trouvé aucune hérédité pathologique. Nous apprenons seulement que la mère s'est fatiguée, pendant la grossesse, à travailler debout, à cirer ses parquets ; et à vous, élèves de la clinique Baudelocque, je n'ai pas à rappeler combien M. Pinard insiste sur les troubles apportés à l'évolution du fœtus par la fatigue physique de la mère.

J'ai lu avec plaisir un arrêté où M. le préfet du Nord, appliquant ces principes, a interdit il y a quelques mois d'atteler aux petites voitures les chiennes en état apparent de grossesse : espérons que c'est un acheminement vers un décret analogue pour les femmes ; et je ne vous cache pas que cela me paraît plus urgent que pour les chiennes.

Mais je ne suis pas ici pour réformer les lois sociales. Revenons donc à notre petit prématuré.

La naissance avant terme est intéressante à noter en ce qu'elle explique comment le canal péritonéo-vaginal devait, à ce moment, être béant, préparé à recevoir une hernie. Vous savez, en effet, qu'à l'état normal l'oblitération de ce diverticule séreux se fait quand vient de s'achever la migration testiculaire, aux environs du terme, en général un peu avant, quelquefois un peu après la naissance. Mais chez un petit avant terme de sept mois et demi à huit mois, elle n'est jamais terminée ; et c'est pour cela que la fréquence relative des hernies inguinales est grande chez les enfants nés avant terme.

La plupart des prématurés, toutefois, échappent à cette infirmité, car bien souvent, chez eux comme chez les autres, l'intestin ne s'engage pas dans le sac séreux ainsi préformé; en disséquant, à l'École pratique, on trouve souvent, sur des sujets de tout âge, des canaux péritonéo-vaginaux persistants où il n'y a sûrement jamais eu de hernie.

Et lorsque l'intestin descend à la faveur de cette malformation péritonéale, le fera-t-il tout de suite, dès la naissance, et est-ce ainsi, au sens propre du terme, qu'il faut comprendre le mot hernie congénitale? En général, il n'en est rien, et je vous rappelle que, dans ce sac préexistant, la hernie se constitue au bout d'un temps variable, quelquefois même à un âge avancé.

Si nous étudions à ce point de vue nos deux malades, nous constatons que chez l'un d'eux, à hernie bilatérale, la descente se produisit à droite vers l'âge de quinze jours; à gauche vers l'âge d'un mois. Chez celui-là, donc, les hernies sont sûrement congénitales anatomiquement, si cela veut dire qu'elles sont liées à un arrêt de développement; elles ne le sont pas cliniquement, si cela veut dire qu'elles existaient à la naissance. Mais, chez l'autre, la congénitalité vraie, sans être certaine, est possible; car si la hernie ne fut connue qu'au quinzième jour après la naissance, il est à noter que jusqu'au dixième jour elle a probablement été masquée par l'œdème généralisé dont souffrit pendant cette période l'enfant né avant terme.

Quelle est la fréquence relative de ces hernies réellement congénitales? Quelle est-elle chez les sujets nés à terme ou nés avant terme? Une réponse précise est difficile à vous donner. Mon impression est seulement qu'on a exagéré leur rareté.

Quoiqu'il en soit de cette discussion théorique sur l'époque d'apparition, le fait est que la hernie se montra d'abord grosse comme un œuf de pigeon, et malgré le bandage de caoutchouc, en fer à cheval, elle grossit peu à peu jusqu'à descendre au fond des bourses vers l'âge de deux mois; et je crois, quoiqu'on en ait dit, que, même pour une hernie très précoce, cet accroissement progressif est la règle, et non la formation d'emblée sous forme de grosse oschéocèle immédiate.

L'enfant est bien soigné, attentivement nourri au sein par sa mère, il s'est élevé dans de bonnes conditions malgré sa naissance avant terme, a mis ses premières dents — les incisives médianes inférieures — il y a huit jours, et au total il va assez bien : mais la hernie a grossi de plus en plus, a filé sans cesse sous le bandage, qui a écorché la peau, et nous sommes finalement en présence d'une très grosse hernie descendant presque jusqu'aux genoux.

Pourquoi cet accroissement, alors que si souvent nous observons des petites hernies passagères, facilement retenues par le bandage et vite guéries? Je crois que, dans les cas de ce genre, il faut invoquer la largeur relative de l'anneau, la faiblesse musculaire de la paroi abdominale antérieure, et d'autre part, comme à tout âge d'ailleurs, la descente du gros intestin est, à cet égard, tout à fait préjudiciable.

La mollesse pariétale a pour cause fréquente l'alimentation mal dirigée des petits biberonnards à ventre météorisé : et de là ce fait que ces grosses hernies à peu près incoercibles ne s'observent guère que chez les enfants d'ouvriers pauvres, peu soigneux. Ce n'est pas le cas ici, et je vous répète que l'enfant est bien tenu : mais n'oubliez pas que c'est un prématuré. Quant à conclure de là à une malformation profonde ayant frappé la paroi abdominale autour du trajet séreux anormalement béant, quant à admettre que piliers ou aponévroses ont subi un arrêt de développement, font défaut, je ne crois pas qu'on y soit autorisé, quoique j'aie lu, je ne sais plus où, de longues digressions sur cette hypothèse : car c'est une hypothèse, et rien ne l'a confirmée au cours des nombreuses cures radicales que j'ai pratiquées chez les enfants de tout âge. Si cette malformation congénitale était réelle, d'où viendrait l'observation presque exclusive de ces hernies incoercibles et progressives dans la classe ouvrière? Tandis que misère et manque de soins expliquent le rôle aggravant de l'alimentation vicieuse, du rachitisme, des coliques qui font crier et par conséquent pousser, des entérites, des bronchites, qui font tousser.

III

Les troubles fonctionnels provoqués par cette grosse hernie sont, comme de coutume, assez importants. Sans doute les vomissements, fréquents jusqu'à l'âge de quatre mois, sont devenus assez rares. Mais des coliques répétées persistent, l'enfant est grognon, nerveux, dort mal, et surtout il souffre d'une constipation assez sévère pour qu'il ne puisse jamais aller à la selle sans lavement. Et vous voyez le cercle vicieux : cris par coliques ou par malaises, efforts exigés par la défécation sont des causes d'aggravation locale de la hernie, chez un enfant incapable de comprendre qu'il est indispensable de ne pas pousser inconsidérément pour que le bandage puisse avoir quelque efficacité.

L'enfant va assez bien, mais plutôt un peu moins bien depuis quelques semaines : il n'est pas de ceux qui, moins bien surveillés, moins bien nourris, aboutissent à la vraie « cachexie herniaire » dont nous fournissent d'assez nombreux exemples, dans le peuple, les nourrissons atteints de hernies volumineuses. Mais il commence à faiblir légèrement, et si on a eu raison de gagner ainsi, avec patience, l'âge de dix mois, le moment me paraît venu de couper le mal dans sa racine.

Car c'est une forte erreur, à mon sens, que d'enseigner l'absence de symptômes fonctionnels chez les tout petits, d'autant plus, a-t-on prétendu, que la hernie est plus grosse ; si bien même que les troubles seraient provoqués par la réduction de la hernie, pour cesser quand elle ressort. Prémices excusables, à cause de la conclusion illogique qu'on en a tirée : qu'il faut opérer ces grosses hernies et qu'ensuite l'état général subit une amélioration remarquable. Je crois tout de même moins paradoxal de déduire de là que la déchéance organique préalable était la conséquence plutôt que l'origine de la hernie. Et si j'y insiste, c'est que ces nourrissons à très grosse hernie sont fort compromis. Si on ne les opère pas dans de bonnes conditions, ils succombent, soit directement par des accidents herniaires, soit indirectement par incapacité à résister aux maladies intercurrentes : c'est pour cela, et non à cause d'une rétrocession qu'on n'a jamais prouvée, que l'on n'observe guère chez les enfants du deuxième âge des hernies énormes remontant au premier âge.

Chez notre malade, toutefois, là n'est pas le motif, d'ordre général, de notre intervention relativement précoce : il est plutôt dans des accidents locaux.

La constipation habituelle que j'ai mentionnée n'est pas seulement défectueuse pour la nutrition générale du sujet; elle a en outre une conséquence locale assez nette pour avoir frappé la mère : lorsque deux jours se sont passés sans garde-robe, la hernie se distend, devient difficile à réduire et plus difficile encore à maintenir. A quoi cela peut-il correspondre? Presque sûrement à une stase temporaire de matières fécales durcies, c'est-à-dire à un engouement herniaire.

De ce mot, on a gravement abusé autrefois, et il a contribué à retarder bien des kélotomies, à faire périr, par conséquent, bien des malades. Mais ensuite, quand on a compris ce qu'était l'étranglement et comment il fallait le combattre, on a été jusqu'à nier l'engouement, et en cela on a eu tort.

L'an dernier, à l'hôpital Tenon, j'ai opéré un garçon de quatre mois et demi, chez lequel des accidents d'étranglement, nets mais modérés, étaient associés à une hernie scrotale gauche, irréductible, volumineuse, d'une dureté insolite. Il existait une véritable tumeur, grosse comme deux fois le pouce, faisant corps avec le cordon, franchement séparée du testicule, sans trace de liquide autour d'elle. Y aurait-on trouvé le signe, inconstant il est vrai, mais caractéristique, de l'engouement par stase fécale : la malléabilité de la masse malaxée? Je n'en sais rien, car j'avoue que je ne pensai pas à cette lésion, dont je n'avais encore observé aucun exemple. J'annonçai seulement qu'il ne s'agissait pas d'un cas habituel d'étranglement, mais qu'il fallait en tout cas opérer puisque, le commémoratif d'une hernie étant certain, il y avait des accidents abdominaux. Et je tombai sur l'S iliaque, remplie de matière fécale durcie, mais malléable, que je fis passer à la filière en la malaxant ; après quoi la réduction de l'intestin fut aisée, et l'opération fut suivie de plein succès.

Ceux de vous que la question intéresserait de façon particulière, trouveront les éléments de son étude dans un petit mémoire qu'à propos de ce cas mon élève Nau a publié dans la *Revue de Gynécologie* (1903, p. 993). Je me borne à vous dire que l'engouement par matières fécales ou par corps étrangers existe et qu'il semble avoir une moins grande rareté chez le nourrisson [1], pour lequel le mode d'alimentation exclut l'intervention possible d'un corps étranger. Peut-être faut-il ainsi interpréter certaines des crises d'étranglement léger observées à cet âge. Mais il n'y a pas longtemps encore les principaux chirurgiens d'enfants émettaient comme un dogme que l'étranglement vrai n'existait pas chez l'enfant du premier âge ; que toujours alors il s'agissait d'un engouement, non justiciable de la kélotomie, pour lequel il fallait à peine de taxis : le poids d'un gros cataplasme suffisait pour faire rentrer la hernie, en quelques heures. Or, cela est erroné.

Je ne tarderai sans doute pas à vous démontrer, pièces en mains, que l'étranglement vrai est loin d'être rare dans ces conditions, qu'il peut, par striction énergique, menacer la vitalité de l'intestin et exiger une prompte kélotomie. Aujourd'hui la preuve matérielle du fait nous manque, mais c'est je crois la seule interprétation possible des accidents observés chez notre deuxième malade.

Ce garçon de trois mois, de chétive apparence, né à terme, de parents bien portants, non hernieux, est atteint, je vous l'ai dit, de deux hernies inguinales apparues, la droite à l'âge de quinze jours, la gauche à l'âge d'un mois ; la première est un peu moins volumineuse que la seconde, leur grosseur est à peu près celle d'une noix ; toutes deux restent à l'état de bubonocèle, au-dessus d'un scrotum contenant un testicule normal ; toutes deux sont réductibles avec gargouillement mais se reproduisent au moindre effort ; l'intestin qu'elles contiennent semble souple et mince, est donc probablement une anse de grêle.

---

1. Depuis, j'ai encore recueilli une observation semblable, où cette fois j'ai constaté avant d'opérer la malléabilité de la tumeur et dès lors porté le diagnostic.

Les troubles digestifs sont anciens et importants : en ce moment, l'enfant a deux à trois fois par jour des selles jaunes et louables, mais presque tous les jours il vomit, mais jusqu'à l'âge d'un mois il a souffert presque continuellement de diarrhée verte, dont il a encore subi une légère atteinte la semaine dernière ; il souffre sûrement à tout instant du ventre et depuis sa naissance crie presque continuellement. Sous l'action de ces efforts répétés, les hernies ont peu à peu grossi, malgré le port du petit bandage en fer à cheval : et il y a une quinzaine de jours, pelote et sous-cuisses ulcérèrent la peau, en sorte qu'il fallut y renoncer.

Mais tout de suite en résulta une complication grave : presque aussitôt les hernies s'étranglèrent, trois fois en dix jours, deux fois à droite, une fois à gauche. Ce fut de l'étranglement vrai, avec tumeurs peu volumineuses, qu'on ne put réduire qu'après un taxis difficile, ayant duré de quinze à vingt minutes. Quoique mon but ne soit pas de vous enseigner aujourd'hui l'étranglement herniaire chez l'enfant[1], retenez cette répétition, ce passage d'un côté à l'autre quand la hernie est bilatérale : quand les accidents se présentent au début sous cette forme, il est, à cet âge, à peu près inévitable qu'ils se reproduisent. Et plus encore que les accidents chroniques étudiés à propos du malade précédent, ils compromettent l'état général : aussi vais-je pratiquer demain l'opération sanglante, tout en lui reconnaissant certains dangers dont j'ai maintenant à vous entretenir.

IV

Les motifs pour lesquels on a, jusqu'à ces dernières années, repoussé la cure opératoire des hernies chez l'enfant et en particulier chez le nourrisson, nous paraissent aujourd'hui imaginaires.

On a dit classiquement, il n'y a pas très longtemps encore, que les enfants du premier âge supportaient mal l'anesthésie, que les

1. Voy. leçon XXX. p. 468.

pertes de sang leur étaient fatales, qu'ils étaient incapables de subir une opération de longue durée, que pour une opération, enfin, portant sur la région inguinale, il fallait redouter les complications septiques dues au contact inévitable avec l'urine et les matières fécales. Tout cela a été appliqué à la cure radicale de la hernie inguinale.

Je passe sous silence l'assertion que, en dehors de cette contamination très spéciale, d'origine cutanée, la péritonite serait plus à craindre à cet âge : c'est une erreur manifeste, car la péritonite est toujours due à une infection d'ordre opératoire, où l'âge du sujet n'a rien à voir. Et nous n'en sommes plus à l'époque où les chirurgiens se creusaient la tête pour attribuer à la « constitution » du sujet des accidents septiques dont, en réalité, ils étaient seuls responsables. Quant à voir une infection phlegmoneuse partie de la plaie pénétrer secondairement jusqu'au péritoine, on peut dire qu'à l'époque actuelle cela ne s'observe jamais.

Ce point méritait d'être traité, car dans une thèse assez récente M. Blum, élève de Frölich (de Nancy), sur 90 observations qu'il réunit en statistique, compte 4 décès dont 3 par péritonite : comme, chez l'adulte, aucune statistique de cure radicale ne comporte plus une proportion semblable, ce serait donc que l'âge créerait une prédisposition. En principe, c'est admissible; en pratique, je réponds que sur plus de 300 opérations personnelles pratiquées depuis 1892 chez des sujets de moins de deux ans, je n'ai observé aucune péritonite : ce qui prouve une fois de plus que seules les statistiques intégrales d'un chirurgien sont utiles à consulter[1]. A cet âge, la cure radicale peut présenter quelques difficultés capables de faciliter l'infection du péritoine si l'opérateur n'est pas spécialement exercé : c'est tout ce que l'on peut conclure des relevés de Blum.

Même argumentation pour la durée de l'anesthésie, pour le choc opératoire, pour la perte de sang : une cure radicale bien conduite dure une dizaine de minutes et ne coûte pas à l'enfant une cuillerée à café de sang.

---

1. Voy. sur ce point la thèse récente de mon élève Masson 1903-1904.

Il est exact, par contre, que les inoculations secondaires de la ligne de suture soient parfois difficiles à éviter; mais elles ne causent que des désunions superficielles, prolongeant peu le temps nécessaire à la guérison, n'ayant jamais mis mes opérés en danger. Et d'ailleurs elles sont rares (environ 10 p. 100 dans ma statistique) si l'on a soin de protéger la plaie par un pansement occlusif: au collodion, qui fait souvent soulever des phlyctènes fort longues à cicatriser, je préfère une pâte à la gélatine dérivée de celle de Unna. Chez le nourrisson, on aura seulement soin qu'elle ne soit pas trop chaude, car à cet âge les brûlures sont faciles.

D'où viennent donc les dangers un peu spéciaux, que je ne conteste pas, et qui font qu'en principe je conseille d'attendre toutes les fois que la hernie ne constitue pas à elle seule une menace? Ils viennent des voies respiratoires et digestives, sous forme de broncho-pneumonie, d'entérites aiguës, et dès lors sont spéciaux au nourrisson et non à l'opération. A ces maladies aiguës succombent presque fatalement, avec une rapidité variable, les nourrissons qu'on hospitalise, sans les opérer, dans un service non outillé à cet effet, non organisé en crèche avec des infirmières spéciales, si l'admission de la mère ou de la nourrice ne peut être prononcée en même temps que celle de l'enfant. Dans ces conditions, le décès devient à peu près inévitable après une opération grave : pas plus qu'un opéré de bec-de-lièvre, un nourrisson quelconque ne doit être gardé à l'hôpital, en salle commune, sans sa nourrice.

Or le transport immédiat, à domicile, d'un nourrisson opéré de hernie, ne doit se faire qu'en cas de nécessité absolue : dans mon ancien et matériellement ignoble service du vieil hôpital Trousseau, c'est ce que j'ai fait pour les hernies étranglées, et les résultats furent assez bons pour me convaincre que les échecs relevaient de l'étranglement lui-même et non de l'opération. Dès lors, des accidents moins graves furent à mes yeux une indication opératoire chez bien des enfants au-dessous de dix-huit mois, mais d'ordinaire au-dessus d'un an, que je gardais à l'hôpital un jour ou deux, pour les rendre à leur mère le plus vite possible. Enfin j'opérai plus volontiers encore, et des sujets encore plus jeunes, à

partir du moment où, à Tenon, puis aux Enfants-Malades, je pus
disposer de quelques lits de crèche, où mes petits opérés furent
confiés aux soins maternels : par exemple, autrefois j'aurais opéré,
de nos deux malades actuels, celui que menacent des étranglements à répétition car l'intervention me paraît moins dangereuse, en tout cas, que l'abstention ; j'aurais au contraire attendu
encore quelques mois chez l'autre. Outillé comme je le suis maintenant, je vais opérer les deux demain, car le danger est faible
pour le premier, et vraiment je le crois nul pour le second.

Presque invariablement, les tout petits opérés de hernie ont
dès le lendemain une fièvre nette, parfois vive, capable de monter
d'un coup à 40 degrés ; et presque invariablement aussi, cela
correspond aux signes locaux d'une congestion pulmonaire dont
on triomphe en un jour ou deux par les enveloppements froids
du thorax ; puis au huitième jour, on trouve sous le pansement
une plaie réunie sans suppuration. Il faut recourir aux enveloppements dès que la température atteint 39 degrés. Sur les opérés de
ma statistique à ce jour, chez presque tous, sans suppuration de
la plaie, la température dépassa 39 degrés, et chez un seul la
bronchopneumonie fut mortelle.

La diarrhée verte est moins fréquente, d'autant que j'évite le
plus possible d'opérer pendant la saison chaude les nourrissons
élevés au biberon. Mais la chaleur n'est pas seule cause, et ceux
de vous qui suivent mon service avec quelque régularité ont pu
en observer un exemple net il y a quelques jours, chez un garçon
de sept mois. Ce fait leur a d'ailleurs prouvé que cette complication n'est pas fatalement mortelle, puisque nous en sommes venus
à bout avec quarante-huit heures de diète hydrique. Telle est, en
effet, la seule thérapeutique convenable dans les cas de ce genre,
dont je n'ai enregistré que peu d'exemples : et de ces enfants deux
seulement ont succombé, dans des conditions telles que l'opération *doit* être mise hors de cause. Tout deux, en effet, opératoirement guéris, ont succombé tard, au bout de dix-neuf et vingt
jours, l'un au vieux Trousseau, en salle commune, parce que sa
mère, heureuse de s'en débarrasser, a refusé de le reprendre chez
elle à la première alerte : l'autre à l'hôpital Tenon, en crèche, au

mois d'octobre 1901 parce que, sa mère étant sans domicile.
l'hospitalisation avait été anormalement prolongée.

Car, même en service de crèche, l'hygiène nosocomiale est
mauvaise aux tout petits, et doit durer le moins possible. Aussi.
pour les jeunes opérés de hernie, me voyez-vous les faire sortir
presque toujours au dixième ou au douzième jour, le premier
pansement ayant été fait au huitième. C'est à cela, joint à l'hospitalisation en crèche, qu'il faut attribuer la bénignité des suites
opératoires ; mais les fréquentes et brusques poussées de congestion pulmonaire, les quelques attaques de diarrhée verte sont là
pour nous prouver dans quelle direction nous devons, pour avoir
de bons résultats, exercer notre surveillance et prendre nos précautions.

V

Pour terminer, j'ai à vous expliquer quelles sont les difficultés
opératoires auxquelles vous devez vous attendre.

D'abord, chez le nourrisson, la couche adipeuse à traverser est
épaisse, avant d'arriver à l'aponévrose du grand oblique, et celle-
ci est, par contre, mince, souple, facile à méconnaître pour un
opérateur non averti ; et en faisant opérer mes élèves avec mon
aide, j'ai constaté bien des fois avec quelle facilité ils eussent
perdu du temps avant de parvenir au sac, si je ne les eusse
remis dans le droit chemin.

Les hernies pour lesquelles nous intervenons à cet âge sont
presque toujours grosses : aussi la recherche du sac est-elle facile,
d'autant mieux que souvent pendant l'opération il contient l'intestin hernié. Mais déjà cela peut rendre délicate l'incision du
sac, très mince ; et de plus l'anneau est large, le nourrisson
endormi respire avec de fortes poussées abdominales, ce qui peut
gêner pour réduire l'anse. Là est, par l'exposition au dehors de
l'intestin manipulé, le motif pour lequel la péritonite vient peser
assez lourdement sur les statistiques faites de pièces et de mor-
ceaux, tandis qu'elle disparaît entre les mains d'un opérateur

exercé. Et celui-ci aura soin, le plus souvent possible, de réduire
l'intestin à travers le sac, avant d'inciser cette enveloppe, puis de
le maintenir dans le ventre en faisant appuyer sur l'anneau
avec un tampon.

Cette manœuvre ne réussit guère quand il s'agit du gros
intestin, du cæcum principalement, et surtout elle est irréalisable
lorsque les côlons lombaires ont commencé à glisser, ce qui est
rare, mais possible. Je ne pense d'ailleurs pas que cette complication anatomique empêche de mener à bien l'opération et, chez
l'enfant en bas âge, prédispose à la récidive. Lorsque, chez un
sujet ordinaire, je vois l'appendice au-dessous du cæcum, j'ai
coutume de le réséquer : chez le nourrisson, soucieux d'aller vite,
je ne le fais pas.

Mais ce désir de rapidité doit-il nous inciter à une dissection
incomplète du sac? Malgré certains opposants, je ne le pense pas.
Le sac est mince, facile à déchirer : aussi Frölich (de Nancy)
a-t-il conseillé de ne pas le disséquer, de se borner à suturer le
collet et de s'en rapporter, pour le reste, à la tendance naturelle
du trajet péritonéo-vaginal vers l'occlusion spontanée chez l'enfant
du premier âge. Deux cas suivis par Frölich pendant huit mois
n'ont pas réussi, en 1897, à me démontrer la supériorité du procédé : car le sac n'est pas si difficile à cliver qu'on le dit : en peu
de coups d'ongles, je le dissèque toujours jusqu'au contact de la
vessie ; en une dizaine de minutes, je le répète, l'opération est
terminée, pansement compris. En 1897, ma statistique (dressée
sur les enfants au-dessous de deux ans, pour être parallèle à celle
de Frölich), portait sur 117 cas avec 3 décès. Elle m'a paru assez
bonne pour m'encourager et depuis 1897, pour des enfants de
dix-huit mois et au-dessous, j'ai 155 cas avec 2 décès : de dix-huit
mois à deux ans, mortalité nulle.

Rien de spécial sur le manuel opératoire : que la hernie soit
testiculaire ou funiculaire, j'agis selon le procédé que j'ai déjà
décrit à plusieurs reprises[1]. De même pour refaire la paroi, et
chez les tout petits je n'ai jamais observé de récidive, quoique

----

1. Voy. p. 435.

dans sa statistique Blum en compte environ 5 p. 100. Je crois que chez l'enfant, même du premier âge, la récidive est toujours imputable à l'opérateur.

Quoique l'opération bien conduite soit rapide et bien supportée, je conseille d'opérer en deux séances les hernies bilatérales : on assujettit le pansement de la première par un spica bilatéral, qui empêche la seconde sortir et de fatiguer le petit malade pendant les premiers jours. C'est ce que je ferai chez le nourrisson de trois mois que je vous ai fait examiner tout à l'heure, et je l'opérerai du deuxième côté dans quelques semaines, s'il survit à la première opération, car je vous répète que, chez lui, je ne réponds de rien, tandis que l'autre guérira sûrement.

HERNIE INGUINALE ÉTRANGLÉE

I. — Hernie étranglée chez un nourrisson de onze mois. Réduction facile après anesthésie; fait fréquent, mais non constant. Récidive le lendemain. Difficulté de diagnostic parfois créée par un état inflammatoire des téguments. Diagnostic avec la torsion du testicule ectopié.

II. — Opération. Le cæcum est étranglé à l'anneau interne. Opinion erronée sur l'étranglement spasmodique. Hernie funiculo-testiculaire étranglée et sphacélée.

III. — Fréquence des récidives de l'étranglement chez l'enfant.

IV. — Fréquence relative des accidents avant deux ans et chez les garçons. Diagnostic avec l'engouement.

V. — Nécessité de la kélotomie. Causes d'échec.

Hier, pour la troisième fois depuis que je suis avec vous à cet hôpital, c'est-à-dire depuis deux mois, vous avez assisté à une opération de hernie étranglée chez un garçon de onze mois. C'est vous dire que la lésion n'est pas très rare. quoique, je l'ajoute tout de suite, vous ne deviez pas, en moyenne, compter sur une semblable fréquence. Ces trois faits portent en eux plus d'un enseignement d'ordre pratique, et le moment est venu, pour vous donner quelques notions utiles. de profiter d'une série que nous serons peut-être plusieurs mois à retrouver.

I

L'enfant actuel, garçon de onze mois, a été apporté la nuit dernière dans notre service. Né de parents bien portants, sans hérédité herniaire, venu à terme, élevé au sein, il est affecté, depuis l'âge de trois mois, d'une hernie inguinale droite, grosse comme une noix, restée stationnaire et indolente jusqu'au 29 juin 1901. Dans la nuit du 19 au 20 juin, la tumeur grossit, jusqu'à acquérir, dit la mère, le volume d'une mandarine, et en même temps éclatèrent des accidents caractéristiques : la face devint pâle, le corps se couvrit de sueurs froides, tandis que survenaient des vomissements d'abord alimentaires, puis jaunes, d'aspect fécaloïde (n'oubliez pas qu'il s'agit d'un nourrisson, à selles jaunes).

Les choses en restèrent là dans les journées du 1ᵉʳ et du 2 juillet. avec des vomissements qui paraissent avoir été plus rares, mais avec un état général toujours mauvais; et c'est dans ces conditions que l'enfant fut présenté la nuit dernière à l'hôpital Tenon. M. Audard, interne du service, constata qu'avec ces symptômes existait dans l'aine droite une tumeur grosse comme un œuf de poule, irréductible, ayant tous les caractères d'une hernie étranglée. Il reçut dans notre crèche à la fois la mère et l'enfant, fit administrer du chloroforme au malade et se mit en devoir de l'opérer. Avant de prendre le bistouri, il exerça sur la tumeur quelques légères pressions, et tout de suite il la vit disparaître. en sorte qu'il ne jugea pas indiquée l'opération sanglante.

Il y a là un premier fait banal dans l'histoire de la hernie étranglée chez l'enfant : la facilité de la réduction sous le sommeil chloroformique. Les chirurgiens qui de parti pris ne font à peu près pas de taxis constatent parfois, chez l'enfant, que la hernie fuit pour ainsi dire assez souvent sous les pressions minimes qui résultent forcément de nos préparatifs d'antisepsie, quand nous brossons, quand nous frottons la peau de la région où nous nous proposons d'opérer. De cette constatation, incontestable, on a tiré des conclusions d'ordre pathogénique, sur lesquelles j'aurai à revenir tout à l'heure; on en a aussi tiré, il y a quelques années surtout, des conclusions d'ordre pratique, aujourd'hui reconnues erronées.

S'il est certain, en effet, que, la plupart du temps, la hernie étranglée de l'enfant est facile à réduire, il ne s'ensuit pas que, comme nos prédécesseurs nous l'ont enseigné, — et c'était l'opinion de Holmes, de Saint-Germain, de Lannelongue, — cet étranglement soit toujours bénin, justiciable du seul taxis, sans jamais nécessiter la kélotomie. Dans un instant je vous dirai que des lésions locales graves peuvent résulter de la striction par l'agent de l'étranglement; mais même en mettant à part cette éventualité relativement rare, il peut se produire, avec une fréquence notable, un accident plus habituel chez l'enfant que chez l'adulte : la récidive de l'étranglement après réduction par le taxis. Et c'est précisément ce qui eut lieu dans le cas particulier.

Lorsque, hier matin, je passai dans la salle, la mère me dit que pendant la nuit l'enfant avait eu quelques hauts-le-cœur; et le matin, à 10 heures, aussitôt après avoir tété, il venait de vomir. Aussi examinai-je la région scrotale, et j'y vis une tumeur grosse comme un œuf de poule, distendant à la fois le canal inguinal et la poche scrotale à droite, avec une dépression assez large entre les deux. La partie scrotale était couverte par une peau d'aspect ecchymotique. A la palpation, on sentait une tumeur résistante, irréductible, certainement formée dans le scrotum par une accumulation de liquide assez tendu. Toute la tumeur était mate et irréductible.

Sans aucun doute, il s'agissait d'une hernie étranglée; et avec le commémoratif de la réduction effectuée par M. Audard quelques heures auparavant, au milieu de la nuit, il ne pouvait être question d'une des lésions avec lesquelles peut être confondue la hernie étranglée de l'enfant, par exemple la torsion du testicule en ectopie. Au milieu de la tumeur, trop tendue pour permettre une palpation minutieuse, le testicule ne pouvait être senti, mais le volume de la masse, la rénitence, l'accumulation de liquide plaidaient hautement en faveur de l'étranglement herniaire.

D'ailleurs, chez les trois malades que vous avez eus sous les yeux, les signes locaux étaient ceux de la classique hernie étranglée, et cela, joint aux symptômes fonctionnels, nous a mis à l'abri de toute confusion. Mais, quelquefois, on observe une forme un peu spéciale qui prête à l'erreur : il y a, en effet, de très jeunes enfants chez lesquels l'étranglement herniaire s'accompagne d'une inflammation scrotale plus ou moins vive. La peau est rouge, œdématiée, infiltrée, et, dès lors, on peut croire à une simple lymphangite ou à l'inflammation d'une hydrocèle, d'un kyste du cordon; car il est bien connu que parfois ces inflammations retentissent un peu sur le péritoine voisin, causent de la constipation, des vomissements, provoquent, jusqu'à un certain point, l'altération des traits. La première fois que j'ai vu un cas de ce genre, j'y ai été pris d'autant plus facilement qu'au-dessus du scrotum enflammé existait une hernie sonore, réductible : car l'étranglement siégeait contre le testicule, sous forme d'un pincement latéral, dans un diaphragme funiculo-testiculaire, comme je vais vous l'expliquer tout à l'heure.

De cette erreur est résulté pour la kélotomie un retard de quarante-huit heures qui n'a pas eu, heureusement de conséquence mortelle. Mais depuis, instruit par ce fait, je suis entré en défiance dès que j'ai constaté l'association d'accidents abdominaux avec des phénomènes phlegmasiques du côté des bourses, et, pour peu que les premiers fussent accentués, j'ai conclu à la hernie étranglée : ce en quoi l'événement m'a donné raison. Une fois encore, chez un garçon de seize jours, l'ensemble clinique me parut ambigu, car si une hernie semblait avoir pu être réduite trois jours auparavant, lorsque je fus consulté, l'aspect était celui d'un phlegmon inguino-scrotal; le ventre était souple et indolent, l'enfant prenait le sein et ne vomissait pas, la constipation n'était pas complète. Malgré cela, je me méfiai, et, quoiqu'il n'y eût pas de signes indiquant une collection purulente, je fis ouvrir séance tenante ce phlegmon suspect par mon interne Courtillier, après lui avoir recommandé de se tenir en garde contre une hernie : il y avait étranglement de l'appendice iléo-cæcal à sa base, et nous avons compris, après cette constatation, pourquoi les symp-

tômes d'occlusion avaient été assez incomplets pour nous
dérouter.

Il y a encore un autre cas dans lequel une erreur est possible :
lorsque la hernie s'accompagne d'ectopie. Il est possible, en effet,
que la torsion du cordon spermatique, surtout lorsque la glande
n'est pas bien descendue, provoque des accidents abdominaux
réflexes fort analogues à ceux de l'étranglement ; et chez la fille,
on en a vu autant par torsion du pédicule ovarien. Ou même,
sans torsion, un testicule ectopié s'enflamme quelquefois, avec
des troubles semblables. Mais si ces observations, en somme
rares, sont fort intéressantes pour le pathologiste, elles ne comportent pas un enseignement pratique fort important, car ces
lésions testiculaires, capables de se compliquer d'une vraie péritonite, le canal vagino-péritonéal étant perméable, capables
d'aboutir à la gangrène de l'organe, doivent être traitées par
l'opération précoce. Dans tous les cas, il faut inciser, et inciser
vite : la seule différence est dans la conduite que tient le chirurgien, — débridement ou castration, — selon la lésion qu'il met
au jour. Il s'en tirera sans peine s'il est averti de la possibilité de
ces erreurs.

II

Je ne vous en dirai pas davantage sur le diagnostic, qui, dans
les cas que vous avez examinés, n'a pas été difficile à établir, car
c'est d'indications opératoires que je veux vous parler aujourd'hui.
Et pour en revenir à mon premier opéré, vous avez vu que je l'ai
fait endormir, pour l'opérer, sans aucun essai de taxis. Il s'agissait d'une hernie funiculaire, dont le sac, très spacieux, descen-
dait jusqu'au contact de la tunique vaginale, distendue par un peu
de liquide clair. Dans la partie inférieure du sac herniaire était
collectée une notable quantité de liquide sanguinolent ; dans la
partie supérieure, c'est-à-dire dans le canal inguinal et descendant un peu au-dessous de l'anneau inguinal externe, apparaissait
l'intestin étranglé. Cet intestin était le cæcum avec l'appendice,

et il ne put être réduit ni après section de l'aponévrose du grand oblique, ni après écartement des muscles petit oblique et transverse; l'étranglement avait pour siège évident l'anneau intérieur ou interne que je débridai de dehors en dedans, sur mon index gauche introduit dans le collet.

Je désire vous faire remarquer ce fait : ni le chloroforme, ni la section de l'aponévrose du grand oblique n'ont permis à eux seuls la réduction; il a fallu débrider le collet. C'est ce que, pour mon compte personnel, j'ai toujours observé, dans des cas déjà assez nombreux, puisque, dès 1894, mon élève Tariel établissait sa thèse sur 10 observations de ma pratique.

De même, sur un relevé de 75 cas où la cause de l'étranglement est bien spécifiée, Petitjean a trouvé les chiffres suivants :

Collet du sac.	56
Anneau interne	3
Anneau externe	15
Diaphragme funiculo-testiculaire.	1
	75

C'est-à-dire que l'agent de l'étranglement est le même chez l'enfant que pour la hernie inguinale congénitale de l'adulte, ainsi que je vais vous le dire. Cette notion n'a donc rien que de très naturel. Il est cependant utile de la mettre en relief, car, de ce que la plupart du temps la réduction s'obtient très facilement, sans kélotomie, dès que le sujet est endormi, on a voulu conclure que l'étranglement était dû à la contraction de la paroi musculaire et non à un collet du sac. C'est une opinion qui a eu ses jours de gloire, puis est tombée dans un oubli dont on a eu tort de vouloir la tirer.

Il y a quelques siècles, lorsque l'on eut décrit anatomiquement les anneaux fibreux du canal inguinal, et en particulier l'anneau externe de l'aponévrose d'insertion du grand oblique, on voulut attribuer tous les étranglements herniaires à cette striction par les *anneaux naturels*, et à cela on ajouta, pour expliquer ce que l'on appela alors les *étranglements spasmodiques*, l'action de la contraction musculaire.

Les constatations faites au cours des kélotomies ne tardèrent pas à donner un démenti à cette théorie, et l'on conclut vite que, les muscles et aponévroses une fois fendus et débridés, il fallait presque toujours inciser le sac lui-même, c'est-à-dire débrider un *collet* pour obtenir la réduction. Et, après bien des descriptions obscures, nous arrivâmes, il y a une vingtaine d'années, à comprendre exactement ce qui se passait au niveau de la région inguinale, la seule qui m'intéresse en ce moment. Dans cette région, mon ami Ramonède a bien fait voir, par sa remarquable thèse inaugurale, que le processus normal d'oblitération du canal péritonéo-vaginal avait pour résultat de marquer sa trace par des cloisonnements incomplets sur la paroi du canal resté anormalement béant. De là, des brides, des diaphragmes, des valvules pouvant occuper des points quelconques sur tout le trajet du cylindre séreux, mais ayant pourtant quelques sièges de prédilection : un peu au-dessus de la tête de l'épididyme, là où normalement doit se clore la tunique vaginale; au niveau de l'anneau inguinal externe; au niveau de l'anneau interne; et surtout enfin plus haut encore, au niveau de cette valvule rétro-inguinale qui marque dans le ventre l'entrée des poches pro-péritonéales. Le fait pratique à retenir était que, chez l'adulte, le collet étranglant pouvait siéger n'importe où entre l'anneau interne et le testicule, mais que, la plupart du temps, il fallait le chercher très haut, jusque dans le ventre, au niveau de la valvule rétro-inguinale.

Si cela fut admis chez l'adulte, ce fut contesté chez l'enfant. Par des arguments théoriques, il est vrai, et en raison de la facilité de réduction, vous ai-je déjà dit; en raison aussi de la souplesse de ces replis chez l'enfant en bas âge et du peu de tendance au sphacèle sur le contour de la partie intestinale serrée; tandis que, chez l'adulte, ces bords tranchants et durs provoquent très vite la perforation intestinale.

Arguments théoriques qui ne tiennent pas devant le fait que, toutes les fois que j'ai dû débrider, j'ai trouvé un collet du sac comme agent de l'étranglement; que presque toujours ce collet siégeait très haut, dans le ventre, sans qu'on pût souvent bien délimiter ce qui appartenait à l'anneau interne et au pli rétro-inguinal. Mais il peut occuper un point quelconque du canal : je l'ai vu à l'anneau externe et même tout près du testicule. Dans ce dernier cas, il en résulta une erreur de diagnostic qui faillit être très préjudiciable à l'enfant.

Il s'agit d'un enfant de dix-huit jours qui me fut apporté le 21 janvier 1893 à l'hôpital Trousseau pour une tumeur scrotale droite, accompagnée de constipation et de vomissements, mais la région inguinale était souple, indolente, elle se tendait pendant les cris; au-dessous, le scrotum était dur, rouge, douloureux, d'aspect inflammatoire. Je crus donc devoir patienter en faisant appliquer sur la région enflammée des compresses humides; mais, le surlendemain, les symptômes fonctionnels s'étaient aggravés, en sorte que j'opérai. Et je trouvai que, dans un diaphragme situé entre la tunique vaginale et le cordon, l'intestin grêle avait subi un pincement latéral. Si bien que, la région me paraissant suspecte, j'en fis le drainage, et que pendant quelques jours s'ouvrit, par un petit point de sphacèle intestinal, une fistule stercorale légère.

Retenez de ce fait que la réductibilité d'une hernie dans le canal inguinal n'est pas une preuve absolue qu'il n'y a pas un étranglement au-dessous de l'anneau externe; et dans cette variété spéciale d'étranglement funiculo-testiculaire, Trélat a insisté sur la valeur du signe suivant : quand on réduit la partie supérieure, sonore, de la tumeur, on constate que le testicule suit le mouvement d'ascension. J'avoue que je n'ai pas songé à faire cette recherche; et chez un enfant de dix-huit jours, dont le scrotum était fortement distendu, le signe n'était pas assez net pour sauter aux yeux tout d'abord.

Mais ce point de diagnostic spécial ne doit pas m'arrêter davantage : ce que je voulais vous faire comprendre, c'est que l'agent de l'étranglement est, quoi qu'on en ait dit, le même à tous les âges, qu'il est constitué par le collet, par un diaphragme du sac. Ce qui est exact, c'est que les brides et diaphragmes sont bien plus souples, bien moins tranchants que chez l'adulte, et de là résulte que l'étranglement chez l'enfant est moins grave. Non seulement il est plus facile à réduire sans kélotomie, je vous le répète, mais encore il n'est pas coutumier de ces sphacèles intestinaux rapides que nous observons trop souvent dans la hernie inguinale congénitale étranglée de l'adulte.

Je viens de vous citer un fait où au bout de trois jours il y avait un petit point de gangrène. J'en ai observé un autre où deux perforations existaient sur le contour de la portion serrée, au niveau de l'anneau inguinal interne: et l'enfant guérit avec un anus contre nature. Mais ces deux cas sont les seuls de ce genre que j'aie observés, et toutes les autres fois je suis arrivé avant la gangrène de l'anse étranglée. Chez l'enfant que j'ai opéré hier, l'étranglement datait de trois jours et demi, et pourtant l'anse étranglée était intacte. C'était il est vrai le gros intestin, dont la sensibilité à la striction est bien moindre que celle de l'intestin grêle.

III

Mais ne parlons pas aujourd'hui des particularités propres à la hernie du gros intestin, étranglée ou non. Ce qui, chez notre malade, mérite surtout de vous être signalé, c'est la récidive presque immédiate de l'étranglement après réduction par le taxis. Il y a là un fait qui est assez spécial à la hernie étranglée de l'enfant. A cet âge, lorsqu'une fois une hernie est étranglée, il est de règle que l'accident se reproduise plus ou moins vite, mais d'ordinaire à brève échéance. Sans qu'on sache pourquoi, certaines hernies sont le siège d'étranglements légers dont la mère vient à bout par un simple taxis, mais qui recommencent à tout instant. De cela vous avez eu depuis quelques semaines plusieurs exemples sous les yeux. Le 17 mai j'ai opéré un garçon de quatorze mois, qui depuis sept mois était atteint d'une hernie impossible à maintenir par un bandage : depuis un mois, il ne se passait pas de semaine sans que la hernie ne descendît dans le scrotum, causant des coliques, des vomissements qui cédaient à la réduction facilement obtenue par la mère. Les accidents se produisirent de plus en plus intenses, le 11 mai, puis le 13, puis enfin le 14 mai, date à laquelle la mère dut se rendre à l'hôpital pour faire faire le taxis. Après quoi on me l'envoya pour que je fisse la cure radicale. Le 17 mai, je réséquai un grand sac funiculaire, présentant encore une infiltration manifeste au niveau du collet et un pointillé hémorragique sur toute la surface; le 26 mai, l'enfant nous quittait complètement guéri.

Même récidive, mais cette fois avec insuccès du taxis, eut lieu chez un enfant qui me fut présenté pour la première fois le 29 mai 1901. Les signes et symptômes étaient nettement ceux d'une hernie inguinale droite étranglée que je réduisis très facilement par le taxis sans chloroforme. Et j'en restai là pour deux motifs : d'abord, il s'agissait d'un enfant âgé seulement de sept mois et demi, et très chétif pour son âge ; en outre, la mère demeurait tout près de l'hôpital, de sorte qu'elle pouvait facilement venir nous trouver à la moindre alerte. Cela ne tarda pas, et le 5 juin, au milieu de la nuit, mon interne Joüon dut pratiquer la kélotomie; une anse d'intestin grêle était étranglée au niveau de l'anneau interne. L'enfant a été admis avec sa mère dans notre service de crèche, et il a fort bien guéri. C'était pourtant un nourrisson malingre, chez lequel des végétations adénoïdes, dont nous allons nous occuper sitôt le rétablissement complet, entravaient de façon notable la respiration et même l'alimentation.

C'est donc pour des motifs spéciaux que je n'ai pas pratiqué dès le premier jour la cure radicale, après que la réduction de l'étranglement eût été obtenue. Mais cette dernière conduite est celle qu'en principe on doit recommander, et c'est elle que vous m'avez vu suivre il y a quelques jours, le 22 juin, chez un garçon de vingt-cinq mois dont vous avez constaté hier la guérison par première intention.

Chez cet enfant, comme chez les deux précédents, la hernie a subi à plusieurs reprises, depuis six mois qu'elle est connue, des alertes d'irréductibilité dont la mère venait assez aisément à bout, et que le port d'un bandage était incapable de prévenir. Le 21 Juin, à 11 heures du soir, débuta la crise actuelle, contre laquelle la mère resta impuissante, et le 22 au matin on m'apporta l'enfant. Je constatai une hernie irréductible, globuleuse, bien indépendante du testicule normalement situé au fond du scrotum, douloureuse à la pression au niveau du collet. Depuis deux heures du matin avaient débuté des vomissements alimentaires, au nombre de trois jusqu'à mon examen. Le ventre n'était pas ballonné, mais le facies était grippé, exprimait une vive souffrance.

Il est inutile, je crois, d'insister pour vous faire comprendre la nécessité, en pareil cas, d'une intervention immédiate. L'enfant fut donc endormi, et la pression exercée sur la région pendant le savonnage fut suffisante pour faire rentrer la hernie. Mais l'enfant avait vingt-cinq mois, âge auquel l'innocuité de la cure radicale est parfaite ; aussi ai-je séance tenante opéré : vous avez vu un grand sac funiculaire, à paroi séreuse dépolie, à pointillé ecchymotique ; le maximum de la rougeur et de l'infiltration siégeait au niveau de l'anneau interne, où le collet était nettement épaissi et induré. Le 29 Juin, je retirai les agrafes Michel qui m'avaient servi à faire la suture : la réunion était parfaite et dès le 30 l'enfant quittait l'hôpital, où je ne voulais pas le garder davantage parce qu'il avait un peu de bronchite. Il y a là une donnée dont vous devez tenir grand compte toutes les fois qu'est à pratiquer sur un enfant en bas âge une opération quelconque.

IV

Cette considération est utile à mettre en évidence dans le cas particulier, car ce n'est pas par hasard que nos trois derniers opérés de hernie étranglée ont été des enfants en bas âge, dont un de vingt-cinq mois, capable il est vrai de se passer de sa mère, et deux nourrissons de sept et de onze mois. Sans qu'on en puisse fournir l'explication, cette jeunesse est la règle ; cela ressort très nettement des relevés de Marsh, de Ch. Féré ; et en 1894, dans sa thèse, mon élève Tariel a réuni en tableaux 128 observations, parmi lesquelles 106 concernent des enfants au-dessous de deux ans. Si même on analyse de plus près, on constate que 78 d'entre eux sont âgés de moins d'un an.

C'est ce qui ressort avec netteté des relevés récents de Meyer, de Petitjean : sur 105 étranglements chez des enfants de douze mois au plus, Meyer en trouve 18 pendant le premier mois, 17 pendant le deuxième mois, 16 pendant le troisième : sur 120 cas chez des enfants de deux ans et au-dessous, Petitjean arrive au même résultat, et si nous divisons la période en semestres nous avons les chiffres suivants :

1er semestre	. . . .	60 cas.
2° —	. . . .	22 —
3° —	. . . .	23 —
4e —	. . . .	16 —

Et il faut bien retenir qu'il n'y a pas d'âge, si jeune soit-il, où l'on ne puisse observer l'étranglement ; j'ai opéré un garçon de dix-huit jours, et plusieurs cas analogues sont déjà publiés dans la littérature relativement ancienne; en particulier Woodburg a relaté en 1875 une kélotomie heureuse chez un enfant de deux jours, d'abord soumis sans succès à toutes les tentatives possibles de taxis.

Ce fait, que nous devons jusqu'à nouvel ordre nous borner à enregistrer, est également évident d'après mes observations personnelles; je n'en ai pas fait récemment le relevé, mais elles sont nombreuses : en deux ans, à l'hôpital Trousseau, de 1892 à 1894, j'ai pu en recueillir 10 qui ont servi de base à la thèse de Tariel, et depuis, en 1899, j'en ai communiqué 17 à Petitjean. De tous ces faits ressort la jeunesse habituelle du sujet.

La fréquence de l'étranglement est incomparablement plus grande chez le garçon que chez la fille. Mes observations personnelles, publiées dans les thèses de Tariel et de Petitjean, sont au nombre de 27 (10 dans la thèse de Tariel, 17 dans celle de Petitjean) et 26 concernent des garçons; la seule fille que j'aie observée, et dont j'ai communiqué l'histoire à Petitjean, a été opérée à l'hôpital Trousseau, en mon absence, par mon collègue et ami Walther. On dit, en général, que cette prédominance s'explique par la fréquence beaucoup plus grande de la hernie inguinale dans le sexe masculin, mais cela ne suffit certainement pas, car la pro-

portion pour les hernies non étranglées me paraît être d'à peu
près 1 pour 10. — je n'ai pas la prétention de donner un chiffre
exact, — c'est-à-dire tout à fait hors de rapport avec ce que je
viens de dire pour la hernie étranglée. Et ce n'est pas un hasard
de série personnelle : sur 123 cas, par exemple, Tariel n'a que
trois filles. Cela tient bien plutôt au mode de constitution anatomique du sac, car on sait que si on peut voir, dans le canal de
Nuck, des valvules qui rappellent celles du canal péritonéo-vaginal
normal, elles sont beaucoup moins fréquentes, beaucoup moins
saillantes : or, comme je viens de le dire, ces brides sont, chez
l'enfant aussi bien que chez l'adulte, la cause habituelle de la
striction dans la hernie inguinale étranglée.

Jusqu'ici, il a été question de fréquence relative.

Quant à la fréquence absolue, vous voyez qu'elle n'est pas si
faible qu'on a bien voulu le dire, que je l'ai cru pendant longtemps : mais je reconnais que la série actuelle de trois en deux
mois est anormalement fournie.

On m'objectera probablement qu'un de ces enfants a été opéré
par moi, la réduction venant d'être obtenue ; que, chez un autre,
si j'avais insisté sur le taxis, j'aurais probablement réussi : resterait donc un cas, celui de Joüon. Et dès lors on me dira que je
multiplie les cas parce que, opérateur de parti pris, j'ignore ou je
néglige les éléments de diagnostic entre l'étranglement vrai, rare,
justiciable de la kélotomie, et l'engouement, banal, dont viennent
à bout quelques pressions, ou même le simple poids d'un cataplasme. Or, mon opinion est que du prétendu engouement à
l'étranglement avec sphacèle, il y a une différence de degré et
non de nature. L'engouement vrai existe, mais est rare[1].

Il était classique, il n'y a pas longtemps encore, d'établir, pour
les hernies de l'adulte, un diagnostic différentiel entre l'étranglement et l'engouement : cela date de l'époque où l'on cherchait par
tous les moyens à reculer une incision dont on connaissait les
dangers et à se justifier ensuite de l'insuccès final en proclamant,
au nom de l'autopsie, que la lésion, n'étant pas un étranglement, ne

<hr>

1. Voy. p. 460.

relevait pas de la kélotomie. Aujourd'hui, ces discussions ont vécu et l'engouement nous apparaît, dans l'immense majorité des cas, comme un étranglement léger, justiciable du taxis si l'on veut, mais mieux encore de la kélotomie.

C'est je crois exactement de la même manière qu'il faut poser la question chez l'enfant et non pas, quoique ce soit encore classique, en comparant le tableau de l'engouement à celui de l'étranglement. Une hernie devient irréductible ; si elle est grosse, avec pédicule volumineux, si les troubles fonctionnels abdominaux et généraux sont légers, parents ou médecins temporisent parfois, et au bout d'un jour ou deux la réduction spontanée peut avoir lieu, si on n'a pas jugé à propos de la provoquer par une pression légère (je n'ose pas parler de taxis) ou tout simplement par le poids d'un cataplasme. De ce cas si bénin à la hernie sphacélée il n'y a qu'une question de degré, en passant comme échelons intermédiaires par ceux où la réduction a exigé un doux taxis sans ou avec chloroforme, par ceux où, après échec du taxis, on a profité de l'anesthésie pour pratiquer la kélotomie précoce. Chez les enfants qui servent de thème à cet entretien, vous vous souvenez qu'il y avait eu, avant le jour où je suis intervenu, des crises légères plus ou moins fréquentes, auxquelles avait suffi la main de la mère. Allez-vous dire que ces premières atteintes étaient de l'engouement pour les opposer à l'étranglement final ? Alors chez le nourrisson auquel Joüon a dû, au milieu de la nuit, débrider le collet après échec du taxis, j'avais huit jours auparavant, d'un coup de pouce à la volée, triomphé d'un engouement ; et Audard avait réduit hier un engouement transformé quelques heures après en un étranglement qui a nécessité le bistouri ? Non : la raison nous commande d'admettre que tout cela c'est de l'étranglement à des degrés divers, que la lésion est la même, à l'étroitesse près.

V

Aussi n'est-ce pas, à mon sens, un problème de diagnostic qui se trouve ainsi soulevé, mais un problème de thérapeutique :

quand devons-nous intervenir, et comment? Lorsque l'énoncé a
été libellé de la sorte et lorsque nous avons pu affirmer, grâce à
l'antisepsie, la bénignité absolue de la kélotomie chez l'adulte, à
partir de ce moment l'engouement herniaire a pour ainsi dire
disparu de la pathologie de l'adulte, car, en opérant de parti pris
les prétendus engouements, on y a presque toujours trouvé une
striction. Je crois fermement qu'à tous les âges il en est de même.
Donc, là n'est pas la question, mais la voici : étant donné un
enfant atteint d'étranglement, dans quelles conditions devons-
nous l'opérer? La réponse n'est pas douteuse quand, après la chloroformisation, le taxis échoue, et elle ne l'était même pas il y a
trente ans : les chirurgiens, terrifiés par la mortalité opératoire de
l'époque, s'en tiraient en déclarant que le taxis n'échouait jamais,
ce qui est aujourd'hui reconnu inexact. Mais voici un « engouement » vaincu par une légère pression, sans anesthésie; voici un
étranglement dont a eu raison le taxis avec le chloroforme, faut-
il faire la cure radicale? c'est-à-dire, étant donnée une hernie
étranglée, devons-nous de parti pris, comme chez l'adulte, recourir
à la kélotomie? Deux arguments militent en faveur de cette pratique : la fréquence des récidives après un étranglement même
léger; la solidité remarquable des résultats de la cure radicale
chez l'enfant. Car, soit dit en passant, je n'admets pas, malgré
Lucas-Championnière, qu'au point de vue des résultats définitifs
il faille considérer l'opération comme moins sûre si la hernie a
été opérée en état d'étranglement; cela n'est vrai que si on ne peut
pas disséquer le sac et réunir parfaitement péritoine et paroi. Or,
chez l'enfant comme chez l'adulte, cela ne m'est arrivé qu'en cas
de hernie peu ou prou sphacélée, et dès lors cette argumentation
n'a rien à voir avec la kélotomie précoce.

La seule chose dont nous devrions tenir compte, c'est donc la
gravité possible imprimée à l'acte opératoire par le jeune âge du
sujet, et ma conduite a toujours été d'opérer de parti pris, même
quand la hernie rentre sous la brosse pendant la toilette de la
peau, tout enfant chez lequel j'entreprendrais sans crainte la cure
d'une hernie non étranglée, c'est-à-dire tout enfant bien portant
à partir de quatorze ou quinze mois, une fois bien sevré. C'est

pour cela qu'il y a quelques jours, chez un enfant de sept mois, j'ai réduit sans opérer, espérant gagner du temps : et très peu de temps après, une récidive nous a forcé la main. Et en cas de récidives fréquentes, même chez l'enfant très jeune, il y a indication opératoire, car ces crises répétées compromettent gravement la santé du nourrisson. Dans ces conditions, depuis longtemps déjà j'opère et j'ai d'excellents résultats. A l'hôpital Tenon j'interviendrai encore plus volontiers qu'à l'hôpital Trousseau, en raison de motifs qui tiennent exclusivement au mode d'hospitalisation.

La bénignité de l'opération en elle-même est parfaite, tout comme pour la cure radicale de la hernie non étranglée; le pronostic dépend exclusivement du retard parfois apporté à la kélotomie. Les malades que vous avez sous les yeux justifient cette assertion. En effet, deux d'entre eux sont complètement guéris: le troisième n'est opéré que depuis vingt-quatre heures, en sorte qu'on ne peut affirmer quel sera le résultat; mais pouls, température, ventre, selles, sont normaux, et d'après tout ce que j'ai observé jusqu'à présent, je crois déjà être sûr du résultat heureux. Cela vous prouve que, même chez l'enfant en bas âge, la kélotomie pour hernie étranglée est une excellente opération, efficace et bénigne. Le relevé de Tariel à cet égard est probant : sur 128 cas, le sac a été ouvert 90 fois, avec 74 guérisons ; dans les 9 cas avec kélotomie que j'ai communiqués à l'auteur, le succès a été constant.

Je ne prétends certes pas avoir conservé depuis dix ans une série vierge. Mais la kélotomie n'est pas responsable des échecs : c'est le retard de l'opération qu'il faut incriminer, et l'âge ne modifie en rien les conclusions auxquelles sont arrivés les chirurgiens depuis que l'antisepsie leur a démontré l'innocuité parfaite de la kélotomie envisagée en soi. Car il faut bien remarquer que dans les tableaux de Tariel on trouve bon nombre d'opérations antérieures à l'emploi de l'antisepsie, et parmi les décès de cette période, bon nombre sont dus à la septicémie, à la pyohémie, à l'érysipèle, à la péritonite ; toutes causes annihilées par la chirurgie actuelle, et que je suis bien sûr de n'avoir jamais observées en ce qui me concerne personnellement. Opérés ou non opérés, nous voyons quelquefois succomber en quelques heures, dans le collapsus, certains enfants apportés trop tard au chirurgien, et il faut reconnaître que si, en général, l'étranglement est souvent moins grave chez l'enfant que dans la hernie inguinale congénitale de l'adulte, le collapsus paraît plus à craindre chez le sujet jeune ; la première observation de la thèse de Tariel en est un exemple. L'enfant était entré depuis vingt-quatre heures dans un service de médecine pour des accidents fébriles mal déterminés, avec diarrhée, lorsqu'il fut pris d'un étranglement auquel il succomba en moins de vingt-quatre heures, presque immédiatement après un taxis sans chloroforme qui avait été d'une facilité extrême ; et à l'autopsie, je ne trouvai aucune lésion autre que la trace de l'étranglement d'une anse intestinale.

Ce qui est d'autant plus à craindre que l'enfant est plus jeune, c'est la pneumonie, c'est la diarrhée, et c'est pour cela que l'hospitalisation en salle commune aggrave considérablement le pronostic. L'un de mes opérés avait vingt-cinq mois, âge auquel on peut sans danger entreprendre de parti pris une cure radicale, et dès le huitième jour j'ai cru prudent, vous ai-je dit, de le rendre à sa mère, parce que, la plaie étant guérie, il souffrait d'une bronchite notable. Aussi, lorsque j'étais à l'ancien hôpital Trousseau, où je ne pouvais recevoir la mère avec l'enfant, avais-je comme règle de ne jamais garder à l'hôpital les nourrissons chez lesquels j'étais forcé, pour étranglement ou pour toute autre cause, d'opérer une hernie inguinale. Ici, j'ai pu recevoir à la crèche les deux mères avec leur nourrisson, et tout s'est passé avec une grande simplicité, car si les risques sont moindres à faire promener au dehors par tous les temps un nourrisson fraîchement opéré qu'à le garder, privé de sa mère, dans une salle d'hôpital, il vaut infiniment mieux qu'à l'hôpital il trouve à la fois le repos, la chaleur, une salle hygiénique et sa mère.

TUBERCULOSE GANGLIONNAIRE A FORME
HYPERTROPHIQUE
ET PRÉTENDU LYMPHADÉNOME BÉNIN

I. — Début par une adénite carotidienne non caséeuse, accrue malgré un séjour précoce au bord de la mer. Masse prenant toute la hauteur du cou à droite. Ganglions souples, mobiles les uns sur les autres.

II. — Discussions sur l'hypertrophie ganglionnaire simple, le lymphadénome bénin, le sarcome ganglionnaire, la tuberculose.

III. — Type clinique du lymphosarcome. Adhérences rapides et dureté des ganglions, troubles par compression.

IV. — Type clinique attribué autrefois au lymphadénome bénin. Preuves bactériologiques, histologiques et cliniques de sa nature tuberculeuse.

V. — Traitement par l'extirpation. Sa bénignité. Son efficacité habituelle. Traitement maritime ultérieur.

Depuis une dizaine d'années, la tuberculose ganglionnaire s'est enrichie de lésions naguère encore attribuées à un processus néoplasique, et l'on a décrit en Allemagne le lymphome tuberculeux, en France la tuberculose hypertrophiante méconnue des ganglions lymphatiques. C'est un exemple de cette lésion que je désire vous présenter.

A ce propos, j'aurai à vous signaler, en passant, les cas, autrefois appelés maladie de Hodgkin, adénie, lymphadénie où, sans leucocytose, tous les groupes ganglionnaires de l'économie subissent une étrange augmentation de volume. Mais quoiqu'on ait démontré que, parmi ces hypertrophies multiples, bon nombre relèvent de la tuberculose ; quoique parmi elles quelques-unes, où ne sont prises que deux ou trois régions accessibles, soient d'ordre chirurgical au point de vue thérapeutique, les adénopathies pluri-régionales ne m'occuperont qu'accessoirement, car chez notre malade il s'agit d'un paquet unique, occupant la région cervicale droite.

Je limiterai donc cette leçon à l'étude des cas où une seule tumeur poly-ganglionnaire existe. Cela me servira à vous expliquer comment, dans l'état actuel de la science, il faut envisager les rapports de la tuberculose ganglionnaire avec ce qu'on appelait, il n'y a pas longtemps encore, hypertrophie simple et lymphadénome bénin.

I

L'histoire clinique va être vite exposée, car en somme elle est simple.

Ce garçon, de neuf ans, est né d'un père mort de tuberculose pulmonaire, et si l'infection paternelle a respecté la mère et une fille actuellement âgée de vingt ans, deux autres enfants ont été emportés, à quatorze et à treize ans, par la méningite tuberculeuse. Le microbe a donc atteint trois enfants sur quatre, et deux déjà mortellement. Quant à notre malade, jusqu'à ces derniers temps, on aurait pu espérer qu'il lui échapperait, car, élevé au sein maternel jusqu'à dix-huit mois, ayant eu sa première dent à quatre mois, ayant marché à douze mois, il n'a jamais été souffrant, n'a même pas eu la rougeole, ni la moindre bronchite.

C'est il y a six mois que, sans cause connue, a débuté la lésion actuelle, sous forme d'une « glande » peu à peu accrue à la partie supérieure de la région sterno-mastoïdienne droite. La révulsion cutanée, le traitement médical classique restèrent sans effet, et c'est dans ces conditions que, en septembre dernier, l'enfant me fut adressé.

Je constatai l'existence d'une adénite tuberculeuse banale, sans les allures spéciales qui la caractérisent aujourd'hui, et pour ces ganglions multiples, non suppurés et même non caséeux, je conseillai le séjour au bord de la mer. Grâce à des protections administratives, les formalités nécessaires purent être rapidement accomplies, et, le 18 octobre, l'enfant partait pour Berck.

Or, l'influence du traitement maritime fut absolument nulle, les masses ganglionnaires continuèrent, pendant le mois qui vient de s'écouler, à s'accroître comme si de rien n'était. M. Ménard a jugé qu'il faudrait opérer, et l'enfant a été ramené à Paris par ses parents pour être confié à mes soins.

Souvenez-vous de cette évolution, dont je tâcherai tout à l'heure de vous faire comprendre l'importance au point de vue des indications thérapeutiques, et, avant de passer à cette étude, faisons avec soin l'examen local.

A droite, une masse volumineuse, sûrement grosse comme un poing d'adulte, soulève de ses bosselures inégales les régions carotidienne et sus-claviculaire droites, depuis l'apophyse mastoïde jusqu'à la clavicule ; tout le creux sus-claviculaire est effacé ; dans le sens transversal, la tumeur va du larynx, resté vertical et médian, jusqu'à la nuque. Sur cette tumeur, la peau n'a nulle part changé de couleur et nulle part non plus de consistance ou de mobilité : on peut la palper, y pincer des plis, la faire glisser sur les plans profonds, sans y trouver une différence quelconque avec celle des régions saines.

Au cours de cette palpation, vos doigts sentiront avec netteté les sillons qui séparent, dans la profondeur, les bosselures extérieurement visibles, et, en palpant plus attentivement, vous apprendrez que ces sillons correspondent à autant de tumeurs indépendantes les unes des autres. Le volume de ces tumeurs est des plus variables. Sous la partie supérieure du muscle sterno-mastoïdien, entre elle, l'angle de la mâchoire, et l'apophyse mastoïde, vous en sentez une qui est bien grosse comme un œuf de pintade. Autour de celle-ci, il y en a d'autres, plus petites, grosses comme des œufs de pigeon, des noisettes, des pois.

La masse, dans son ensemble, est bosselée ; mais chacune de ces tumeurs élémentaires est lisse, régulièrement arrondie ou ovoïde, ayant à peu près la forme d'un ganglion simplement augmenté de volume. En outre, ces tumeurs sont toutes de consistance égale, souples et molles, sans aucun point soit fluctuant, soit au contraire induré. De même que la peau est libre sur elles, elles sont mobiles les unes sur les autres. La masse entière, enfin, peut être mobilisée sur les plans profonds, à la fois dans le sens tranversal et dans le sens vertical.

Il n'y a rien d'anormal dans les autres régions ganglionnaires accessibles : région cervicale gauche, aines, aisselles, sont parfaitement normales, et j'ajouterai qu'aucun symptôme ne peut faire soupçonner une adénopathie trachéo-bronchique.

L'intérêt clinique de ce malade n'est plus de nos jours très considérable, car actuellement l'accord est à peu près complet, pour les cas de ce genre, à la fois entre les chirurgiens et entre les anatomo-pathologistes : à peu près tous affirment d'emblée la tuberculose ganglionnaire, en la qualifiant de « pseudo-lympho-mateuse » ou « d'hypertrophique ». Mais il n'y a pas longtemps qu'on pose les diagnostics de cette nature. Il y a une quinzaine d'années, quand je concourais pour les hôpitaux, on était en droit d'y parler de tuberculose devant quelques-uns des juges, devant Trélat, par exemple ; mais cette opinion révolutionnaire valait presque toujours de mauvaises notes aux candidats qui la risquaient, et en particulier, soyez certains que Verneuil, avec tous ceux qui suivaient son sillage, eussent reconnu, dans la description que je viens de vous donner, les caractères du « lym-phadénome bénin » ou, si la masse eût été plus petite, ceux de « l'hypertrophie ganglionnaire simple ». Cela m'amène à vous expliquer ce qu'on entendait naguère par ces termes et comment on est arrivé à prouver qu'en réalité il s'agissait de tuberculose.

II

Tout en restant dans une ignorance pathogénique, que les recherches les plus modernes n'ont pas réussi à dissiper, les cliniciens ont étudié depuis longtemps des malades qui mouraient cachectiques, après avoir présenté dans les aines, les aisselles, le cou, le mésentère, des tumeurs ganglionnaires, quelquefois très volumineuses, indolentes, souples, ne suppurant pas. Et dès que les études hématologiques ont été un tant soit peu perfectionnées, on a établi par l'examen des globules du sang au microscope que parmi ces malades il y avait deux catégories : chez les uns, la teneur du sang en globules blancs était considérablement augmentée, tandis que chez les autres elle restait normale. Se fondant sur la présence ou l'absence de leucocytose, Trousseau montra la différence entre la très sévère leucocytémie ou leucémie et la beaucoup moins grave adénie ou pseudoleucémie, avec tumeurs ganglionnaires sans altération du sang.

Dans cette adénie, deux types principaux sont à distinguer, selon que les tumeurs occupent une ou plusieurs régions, et naturellement les chirurgiens se sont surtout intéressés aux faits de la première catégorie, à ceux où, une seule région étant prise, une opération peut se trouver indiquée. Et même pour ces cas bien limités, on a mis longtemps avant de penser à la tuberculose.

Ces ganglions souples, mobiles, indolents, augmentés de volume sans avoir changé de forme, donnent bien certainement au clinicien l'impression première d'être seulement hypertrophiés; et l'évolution du mal semble d'abord confirmer cette opinion, car il est de règle que ces glandes ne se ramollissent, ni ne suppurent, ni ne se fistulisent. Aussi est-il naturel qu'on n'ait point songé, pour elles, à la tuberculose, à une époque où celle-ci n'était que fort peu connue dans ses manifestations chirurgicales, où l'on commençait seulement à discuter sur la scrofule et la tuberculose, sur le tubercule massif et le tubercule infiltré, sur la granulation grise et la granulation jaune; à une époque où nombre de cliniciens se refusaient à admettre un lien entre les plus belles fistules ganglionnaires et la tuberculose.

D'autant mieux que, quelles que fussent les opinions de l'auteur sur les rapports de la scrofule et de la tuberculose, l'examen de la pièce à l'œil nu ou au microscope conduisait, lui aussi, l'opérateur ou l'anatomiste à l'idée d'hypertrophie simple.

Car la coque de ces ganglions est lisse et saine, car à la coupe leur surface a la coloration gris rosé normale, car nulle part on ne voit de points caséeux. Et quant à l'histologie, elle révélait dans ce tissu la structure normale du ganglion : on ne savait pas reconnaître sur les coupes quelques amas de cellules embryonnaires, quelques cellules épithélioïdes, quelques cellules géantes : et les eût-on vues qu'on n'en aurait tiré aucune conclusion; la connaissance du tubercule élémentaire est de date récente.

Aussi ne serons-nous pas surpris qu'en 1854 Verneuil ait consacré un mémoire à l'étude clinique et anatomo-pathologique de « l'hypertrophie simple des ganglions lymphatiques ». Mais il y a beau temps que cette conception est battue en brèche, quoique jusqu'à la fin de ses jours Verneuil l'ait défendue et fait défendre par ses élèves. L'hypertrophie simple, venant sans qu'on sache pourquoi, n'est plus guère admise, et on doit rapporter l'augmentation de volume des ganglions lymphatiques à un processus, soit inflammatoire, soit néoplasique, à une adénite ou à une tumeur. C'est de tumeur d'abord qu'on a parlé.

La tumeur mise en jeu fut le lymphadénome : mais tout ce qu'on a pu faire pour elle fut de la baptiser, ce qui n'avança en rien pour déterminer de quoi il retournait. Je ne sais où j'ai lu que le patron de Claude Bernard, aide-pharmacien à ses débuts dans l'existence, avait coutume de faire utiliser avec soin tous les restes de drogues : « Ce sera pour la thériaque », disait cet homme économe. Le lymphadénome fut pendant de longues années la thériaque des hyperplasies ganglionnaires. N'était-il pas logique de former un groupe unique avec toutes ces tumeurs entre lesquelles le microscope fut longtemps impuissant à déceler la moindre différence? C'était logique, si l'on partait de ce principe que les différences cliniques entre les divers néoplasmes devaient se traduire par des différences anatomo-pathologiques. Proposition qui fut, très passagèrement, un article de foi, mais à laquelle personne ne souscrit plus de nos jours, surtout pour les tumeurs conjonctives, où le microscope laisse confondre le plus malin des sarcomes avec le plus anodin des bourgeons charnus inflammatoires. Nous pouvons espérer — il est toujours permis d'espérer — que des progrès de technique mettront fin à cette anarchie, et les cliniciens doivent accorder que le microscope, aidé il est vrai par la bactériologie, a seul permis d'apporter définitivement la lumière dans le bloc ténébreux du lymphadénome.

Si vous voulez être persuadés qu'il n'y a pas longtemps encore régnait dans cette question une grande confusion, vous n'avez qu'à lire la discussion qu'elle a soulevée en 1889 à la Société de chirurgie. Là, les uns ont préconisé l'extirpation, déclarée par d'autres plus nuisible qu'utile ; les uns ont, avec certains auteurs allemands, recommandé l'arsenic à l'intérieur et en injections interstitielles, les autres ont affirmé qu'ils n'en avaient jamais retiré bénéfice. Les plus sages ont dit qu'ils n'étaient pas surpris de ces contradictions, parce qu'à leur sens les résultats différents répondaient à des tumeurs de nature différente. Trélat, Terrier, Quénu, ont dans cette séance soutenu, d'abord, contre Verneuil, que l'hypertrophie simple semblait n'être qu'une forme de la tuberculose ; ensuite que peut-être, comme d'autres orateurs tendaient à le croire, il y avait deux espèces de lymphadénome, le bénin et le malin, souvent difficiles à différencier ; qu'entre le bénin et la tuberculose, dans l'état actuel des choses, le diagnostic clinique paraissait souvent impossible ; que l'histologie elle-même était incapable de nous renseigner avec certitude si elle n'appelait à l'aide les colorations de microbes dans les coupes et les inoculations.

Peu à peu les choses ont été mises au point, grâce à l'association de la clinique et du laboratoire. Depuis 1892, surtout, Sabrazès (de Bordeaux) a commencé des études qui ont abouti, en 1896, à la thèse de son élève Duclion, et à l'aide de ces travaux, à l'aide de quelques malades dont je vous résumerai chemin faisant l'histoire, j'espère que vous sortirez d'ici avec certaines idées précises ; remarquez que je ne dis pas avec toutes les idées précises.

D'abord, les recherches modernes ont fait justice de la conception qui voulait rapporter toutes ces hypertrophies des ganglions, et même, d'une manière plus générale, toutes les hypertrophies

des organes lymphoïdes, à une diathèse lymphogène, dont on n'a
d'ailleurs jamais pu spécifier la nature. Le bloc aujourd'hui s'est
effrité, et s'il en reste encore un gros morceau à peine entamé, où
nous concluons à l'existence d'une tumeur, sans savoir au reste
quelle est la nature exacte du processus dit néoplasique, une
bonne partie des fragments ont été revendiqués par des infections
microbiennes diverses. L'histoire des pseudo-leucémies infectieuses à staphylocoques, à streptocoques, etc., leurs rapports
avec les formes fébriles de l'adénie néoplasique sont loin d'être
clairs. Mais nous allons nous limiter aux rapports entre le
sarcome des ganglions et la tuberculose : or, ici le diagnostic
peut être posé avec une facilité relative. Voyons ce que nous
enseignent la clinique d'abord, le laboratoire ensuite.

III

Le type clinique du lymphosarcome ne ressemble pas, en effet,
à celui que vous avez en ce moment sous les yeux. La lésion
commence, de même que la tuberculose, par un ganglion principal, qui acquiert et conserve un volume prépondérant, pendant
qu'autour de lui se constitue avec une rapidité variable, par
engorgement successif de glandes multiples, une tumeur plus ou
moins grosse, quelquefois énorme. De même que pour la tuberculose, la région cervicale est le lieu d'élection, avec début dans le
haut, vers l'angle de la mâchoire, et descente progressive; de
même encore plusieurs paquets peuvent coexister, soit des deux
côtés du cou, soit dans d'autres régions.

Mais dès le début existe une différence capitale : la tumeur
initiale est lisse, aplatie en galet et *dure;* les glandes secondaires,
elles aussi, sont dures, et en outre tout de suite elles *perdent leur
mobilité* les unes sur les autres, bien vite elles la perdent sur les
parties profondes, et même elles ne tardent pas à se fixer à la peau.
De façon que si, à l'inspection, la ressemblance entre ces deux
tumeurs bosselées est parfaite, la palpation ne prête pas à l'erreur.

En outre, même quand le volume est énorme, les lymphomes tuberculeux n'ont presque pas tendance à comprimer les organes cervicaux; chez notre malade les jugulaires superficielles ne sont pas dilatées, la respiration et la voix sont normales, les douleurs sont nulles dans le domaine des nerfs du plexus cervical et brachial. En cas de lymphosarcome, au contraire, la gangue néoplasique péri-ganglionnaire comprime tout; troubles circulatoires et respiratoires, névralgies irradiées sont le lot des malheureux ainsi atteints, qui souvent meurent asphyxiés avant d'avoir eu le temps de devenir cachectiques.

Cette dureté, cette immobilité de la masse morbide sont caractéristiques, même en l'absence de troubles par compression : en cas de tuberculose, elles n'existent que dans la forme caséeuse, avec péri-adénite, bien différente de celle que j'étudie aujourd'hui avec vous et dans laquelle tous les autres signes empêchent formellement l'erreur.

Il y a deux mois, j'ai été appelé auprès d'un garçon d'environ quatre ans, qu'on croyait atteint depuis six semaines de ganglions tuberculeux de l'aine gauche; la masse avait grossi rapidement, au sommet pointait une bosselure qui tendait au ramollissement: le séjour au bord de la mer n'avait nullement ralenti l'évolution: depuis quelques jours, enfin, la fièvre s'était allumée : on me consultait pour déterminer s'il y avait lieu de pratiquer l'extirpation.

Je trouvai une masse bosselée, grosse comme une mandarine, adhérente aux plans profonds, se prolongeant de l'aine dans la fosse iliaque; sur elle la peau était peu mobile, les lobes ganglionnaires ne remuaient pas les uns sur les autres; la dureté était partout grande, sauf au niveau d'une bosselure grosse comme une noisette, violacée, adhérente à la peau, molle mais non fluctuante. Et en explorant tous les territoires cutanés correspondants, je trouvai dans la fosse lombaire gauche un petit épaississement cutané, large à peu près comme une pièce de 50 centimes, au niveau duquel la peau ne se plissait pas. Je conclus à l'existence très probable d'un sarcome ganglionnaire. Dans le doute, d'ailleurs, il n'y fallait pas toucher, parce que la bouche était le siège de phénomènes bizarres, tels que je n'en avais jamais encore vu : en haut et en bas, à droite et à gauche, les gencives étaient rouges, chaudes, tendues, molles, presque fluctuantes, effaçaient le vestibule buccal, portaient des dents toutes gravement ébranlées. Cela rendait l'alimentation presque impossible ; en outre la fièvre était vive, de 39 à 40 degrés. Ces accidents, qui remontaient à une huitaine de jours, me laissèrent en désarroi ; mais en tout cas ils me faisaient conclure à l'abstention, quitte à proposer plus tard l'extirpation, si l'état de la bouche s'améliorait et si pour les ganglions de l'aine l'évolution devenait celle d'une tuberculose anormale. Sur mon conseil, on fit soigner la bouche par un dentiste ; puis un autre chirurgien pensa, comme moi, qu'il n'y avait rien à tenter. Et j'ai appris, il y a un mois, que l'enfant venait de succomber : un fragment des gencives, devenues énormes, avait été excisé pour un examen histologique, qui avait montré la structure du lymphadénome.

Si donc cette explosion lymphadénique aiguë, insolite, dans la totalité des deux mâchoires simultanément, a été déconcertante, vous voyez que l'examen local des ganglions inguinaux m'avait permis des réserves formelles sur le diagnostic de tuberculose avec lequel on me présentait l'enfant. Ce n'était d'ailleurs pas le premier cas que j'observais : j'ai déjà vu, en 1893, un garçon d'une dizaine d'années, chez lequel les ganglions très durs, causant par compression des accidents dyspnéiques graves et des douleurs atroces, occupaient toute la région cervicale droite. Le premier avait grossi dans le creux sus-claviculaire et d'après un léger gonflement, douloureux à la pression, de la première pièce sternale, je crois que là était l'origine, dans un petit point d'ostéo-sarcome.

Cette fixation sur les parties profondes peut être telle qu'on diagnostique à tort un ostéosarcome. Je me souviens d'avoir vu, en avril 1894, un garçon de six ans chez lequel la masse ulcérée, qui occupait l'aisselle, me parut être un sarcome de l'extrémité inférieure de la face antérieure de l'omoplate, et cet avis fut également celui de mon ami Jalaguier. Or, quand j'eus tout enlevé, par amputation inter-scapulo-thoracique, je me rendis compte

que les os étaient intacts et que seuls les ganglions étaient dégénérés. Contrairement à ce que nous venons de voir chez les deux
malades précédents, je ne trouvai nulle part de lésion primitive
extra-ganglionnaire, et je crois pouvoir admettre un lymphadénome primitif. Je n'ai aucun regret d'avoir désarticulé le membre
supérieur dans sa totalité, car à la dissection, les connexions avec
le paquet vasculo-nerveux apparurent telles que la libération
de la tumeur, même après diagnostic exact, eût été radicalement impossible. La seule différence, si j'eusse reconnu le lymphadénome, c'est que je n'eusse sûrement pas opéré, tandis que
pour l'ostéosarcome, tout en sachant que presque jamais on ne
réussit définitivement, je me laisse quelquefois aller à intervenir,
en raison des quelques hasards heureux dont les malades bénéfi-
cient. Quant au petit malade dont je viens de vous parler, il a
fort bien guéri de l'opération; mais six mois plus tard, il était
mort de cachexie par généralisation viscérale.

Ce n'est d'ailleurs pas à ce point de vue que j'ai fait allusion à
ce malade : j'ai seulement voulu frapper votre esprit par l'histoire
d'une erreur de diagnostic, pour vous montrer toute l'importance
clinique de la fixation de la tumeur sur les parties profondes.

IV

Si vous mettez en parallèle les signes locaux de ces malades
avec ceux que vous constatez chez l'enfant ici présent, vous comprenez donc comment les cliniciens sont arrivés à différencier à
peu près exactement les lymphadénomes bénins et malins. Il me
reste à vous montrer comment on a fini par rapporter à la tuberculose presque tous ces cas, autrefois appelés hypertrophie simple
ou lymphadénome bénin.

D'une manière générale, les premiers examens à l'œil nu et au
microscope ont confirmé l'hypothèse d'une hypertrophie simple.
Mais quand on a entrepris plus volontiers l'extirpation, rendue
possible par l'antisepsie, on a souvent trouvé dans quelques gan-

glions de petits points caséeux disséminés. Cliniquement, il est exact, en gros, que cette forme d'adénopathie ne tend pas à se caséifier, à se fistuliser; il est encore exact, anatomiquement, que la plupart des ganglions présentent sur la coupe, à l'œil nu, une couleur gris rosé, sans points blancs, et qu'au premier abord, ils ne se différencient des ganglions sains que par une plus grande friabilité, par un aspect granuleux après déchirure. Mais si on poursuit l'analyse de glande en glande, on trouvera par-ci par-là quelques points caséeux, assez étouffés sans doute pour n'être pas destinés à s'ouvrir au dehors, pour échapper à un examen anatomique superficiel, mais assez nets pour démontrer qu'il s'agit de tuberculose.

C'est ce que j'ai constaté, pour ma part, dans tous les prétendus « lymphadénomes bénins », que mes maîtres dans les hôpitaux ont extirpés devant moi. Et Trélat — qui fut, je le répète, un des premiers parmi nous à soupçonner le rôle de la tuberculose — déclarait nettement que l'hypertrophie simple était de la tuberculose ; qu'on avait, d'autre part, beaucoup abusé du lymphadénome et « qu'il ne connaissait pas de signe permettant de le différencier, en clinique, de l'adénite chronique tuberculeuse non suppurée ».

C'est qu'à cette époque — en 1889 — on commençait à peine à être fixé sur la valeur respective de l'histologie et de la bactériologie dans le diagnostic des lésions chirurgicales. Notre collègue Ricard, décrivant en 1889 au Congrès de chirurgie une tumeur enlevée par Verneuil, déclarait que ces ganglions, formés sur la coupe d'une série de nodules se touchant, « répondaient point par point à la description que M. Verneuil a donnée dans la *Gazette hebdomadaire* en 1854 » ; et cependant voici l'examen histologique : « Chaque nodule représente ce qu'on appelle un tubercule élémentaire et est formé tantôt d'éléments embryonnaires agglomérés, tantôt de cellules épithélioïdes. Par places, on trouve aussi des cellules géantes, mais très discrètes. C'est à peine si sur 2 ou 3 centimètres carrés on en rencontre deux ou trois. » Mais on n'avait pas pu colorer de bacilles sur les coupes, deux cobayes inoculés dans le péritoine n'avaient pas succombé; et Ricard conclut contre la nature tuberculeuse des lésions.

Conclusions aujourd'hui infirmées, car il est bien connu maintenant que la coloration de bacilles dans les coupes de lésions chirurgicales tuberculeuses est souvent en défaut; et surtout que, dans le cas particulier, l'inoculation au cobaye devient elle-même assez infidèle. Sabrazès et Duclion ont eu quelques résultats positifs, mais dans des cas histologiquement incontestables, opérés par P. Berger, Bezançon a échoué.

Dans toutes les tuberculoses chirurgicales, et surtout dans les adénites tuberculeuses, Arloing (de Lyon) a fait voir que la virulence du bacille est atténuée, en sorte que le lapin survit à l'inoculation, mortelle pour le cobaye seulement; il semble que l'action atténuante du ganglion atteigne son maximum dans la forme pseudo-lymphomateuse et devienne suffisante pour que le cobaye lui-même puisse, au moins dans la majorité des cas, supporter l'inoculation.

Ainsi nous serons réduits au seul examen histologique pour établir scientifiquement le diagnostic; et encore la sclérose ici considérable, comme dans toutes les tuberculoses bénignes, explique-t-elle les hésitations anciennes. Cependant, avec la technique moderne on trouve toujours des follicules tuberculeux, et, au contraire, P. Berger et Bezançon donnent pour le lymphadénome les caractères suivants : « Disparition de l'architecture du ganglion, hyperplasie du tissu réticulé dans les formes typiques, hypertrophie du réticulum et apparition de grosses cellules anormales dans les formes métatypiques, présence des cellules éosinophiles enfin. »

Et, depuis une dizaine d'années que nous connaissons la valeur exacte de ces divers modes d'investigation, la tuberculose ganglionnaire hypertrophique à forme lymphomateuse a pris la place du lymphadénome bénin.

Cette tuberculose ganglionnaire affecte, aussi bien anatomiquement que cliniquement, des allures relativement bénignes, et, d'autre part, elle est de celles où, après extirpation, la récidive est le moins à craindre.

Le pronostic doit néanmoins, comme pour toute tuberculose, être réservé.

D'abord, au point de vue purement local, si la suppuration est rare, tardivement elle n'est pas impossible. Il n'y a pas longtemps encore, j'ai vu pendant plusieurs semaines de suite un malade qui souvent a servi à faire passer aux candidats leur examen de clinique; on avait diagnostiqué chez lui un lymphadénome, ce qui d'ailleurs ne fut jamais mon avis : mais ce fut rectifié lorsque se fistulisa à la nuque une bosselure caséeuse. J'en fus averti parce qu'à partir de ce jour les candidats, comme par hasard, ne parlèrent plus de lymphadénome.

En dehors de toute suppuration, on doit craindre l'envahissement de proche en proche, et chez notre malade, par exemple, la tumeur a grossi rapidement. Pendant les quatre ou cinq premiers mois, l'évolution fut assez lente, et, quand je vis l'enfant en septembre, la région sterno-mastoïdienne était seule prise; depuis un mois, la marche s'est activée et notre cas rentre ainsi dans la règle, l'évolution ayant lieu par poussées successives. Aussi sommes-nous en droit d'espérer qu'il s'agit ici d'une poussée destinée à se limiter, mais nous ne pouvons pas en être certains, et affirmer que nous n'allons pas voir se prendre les ganglions de l'aisselle, du médiastin, voir même se constituer une vraie adénie. Ce n'est toutefois pas probable, car il n'y a absolument rien d'appréciable aujourd'hui, soit dans l'autre côté du cou, soit dans n'importe quel autre groupe ganglionnaire.

Les patients, en outre, sont toujours exposés à la tuberculose généralisée ou à la phtisie pulmonaire; à l'âge de notre malade, la méningite est ce qu'il y a de plus à craindre. Mais si nos tuberculeux sont toujours sous cette menace, nos éléments habituels d'appréciation nous permettent, dans l'espèce, un pronostic relativement favorable, car chez notre malade l'état général est resté très bon. Certes, n'affirmons rien : dans la thèse de Duclion vous verrez mentionnés deux sujets qui, après opération heureuse, ont tout de même succombé au bout de cinq et de douze ans. Mais, d'une manière générale, cette forme de tuberculose lymphomateuse m'a donné, après traitement chirur-

gical et médical bien dirigé, d'excellents résultats locaux et généraux.

V

Ce traitement ne prête guère à discussion : pour vous le dire
tout de suite, les chirurgiens sont à peu près d'accord pour recommander l'extirpation. Non point qu'il ne faille administrer en
même temps le traitement médical classique de la tuberculose
chirurgicale : mais la thérapeutique interne est loin d'avoir, dans
cette forme d'adénopathie, sa puissance habituelle.

D'abord, en effet, contrairement à ce qu'on observe dans les
autres adénites tuberculeuses non caséeuses, le séjour au bord de
la mer a coutume d'être inefficace : notre malade vient de passer
à Berck un mois pendant lequel la tumeur n'a fait que croître.

La médication arsenicale est plus active, et en particulier le
séjour à La Bourboule est utile à ces malades. Mais dans l'espèce,
nos hôpitaux ne disposent pas de places dans cette station : et
même s'il y avait, en principe, possibilité matérielle de cette thérapeutique, chez un sujet fortuné, il ne serait pas raisonnable
d'attendre pendant six grands mois l'ouverture de la saison. Quant
au traitement arsenical ordinaire, soit par le cacodylate de soude,
soit par la vieille liqueur de Fowler, je ne crois pas qu'il faille
autant compter sur lui.

Dans la discussion de 1889 à la Société de chirurgie, on a certes
publié des succès remarquables dus à l'arsenic pour des lyphadé-
nomes bénins, très probablement tuberculeux, surtout en asso-
ciant à la médication générale l'action locale de la liqueur de
Fowler en injections interstitielles. Mais souvent aussi on a fait
suppurer ainsi les ganglions, d'où des cicatrices multiples; cela
exige, en outre, un temps considérable, pour piquer, en des séances
multiples, les ganglions l'un après l'autre. La même critique
s'adresse aux injections, encore moins favorables dans ces cas, de
naphtol camphré ou d'éther iodoformé. Le plus souvent, toutes
ces injections ne font rien résorber, ou à peu près : et quand on

y renonce, de guerre lasse, elles ont provoqué, autour des glandes jusque-là mobiles, une péri-adénite qui rend fort laborieuse une opération au début facile.

Car chez notre malade, dans l'état actuel, l'extirpation des ganglions est relativement aisée, à l'aide d'une incision linéaire, unique, tracée sur la moitié supérieure du cou, le long du bord antérieur du sterno-mastoïdien. Il est, à mon sens, tout à fait inutile, pour les cas de ce genre, de faire une incision plus longue, sur toute la hauteur de la tumeur; il suffit qu'elle laisse passer sans morcellement le plus gros des ganglions, ici gros comme un petit œuf de poule.

Je suis, en effet, certain que, après avoir libéré et récliné en dehors le muscle sterno-mastoïdien, je vais arriver dans un tissu conjonctif souple et lâche, entourant quelques petits ganglions que j'enlèverai chemin faisant, puis le gros ganglion principal, probablement situé derrière la jugulaire. Pour amener ce ganglion au dehors, je n'aurai qu'à fendre sa coque conjonctive avec les ciseaux courbes mousses, puis fermant l'instrument je m'en servirai comme d'une spatule, pour l'insinuer entre la glande et la lame fibreuse, sa concavité dirigée vers la glande. L'énucléation se fait ainsi sans peine; et quand cette première brèche est creusée, on y fait venir facilement les autres ganglions, même assez éloignés. Je ne veux pas revenir sur cette technique, dont j'ai décrit les détails, il y a quelques semaines, dans un rapport au Congrès de chirurgie. Je vous recommande seulement de ne jamais exercer de tractions brutales. Il faut aller chercher les ganglions dans la profondeur avec les doigts, avec les ciseaux courbes mousses formant spatule; mais jamais il ne faut tenter de les énucléer d'un coup, en tirant sur la coque conjonctive de façon à la rompre. On ne doit énucléer qu'après incision de la coque, pour toujours cliver entre elle et la glande. Sans cela on est exposé à déchirer la veine jugulaire, même quand il n'y a pas de péri-adénite. Il est même prudent, après avoir attiré un ganglion à proximité de la plaie, de ne pas inciser la coque pendant qu'on continue à exercer une traction; il faut prendre la gaine conjonctive dans une pince à griffes et n'inciser ce pli qu'après avoir laissé le ganglion retourner dans la profondeur. De la sorte, on ne risque pas d'ouvrir par mégarde la jugulaire attirée en une coudure et vidée par la traction qui l'aplatit et la rend blanche, tandis qu'après relâchement reparaît la couleur bleue qui attire votre attention et vous préserve de la faute.

Après extirpation, il est sage, mais non indispensable, de toucher la plaie avec du chlorure de zinc à 1/10. En effet, il est à peu près inévitable que quelques-uns des ganglions, dont je vous ai dit la friabilité, se soient déchirés au cours des manœuvres, et, quoique je n'aie jamais observé cette conséquence, on peut redouter l'infection de la plaie par la matière tuberculeuse. A part cette réserve, la plaie doit être considérée comme aseptique, mais comme elle est anfractueuse, faisant poche par en bas, je préfère la drainer, par un petit tube, dans son angle inférieur.

On dit souvent, à la suite de Bergmann, que l'hémorragie rend cette opération grave chez les enfants. Je ne pense pas ainsi, car l'hémorragie me paraît devoir être toujours très modérée, surtout pour les cas sans péri-adénite ; on n'ouvre aucun vaisseau important et même chez des enfants bien plus jeunes — j'ai opéré il y a quatre mois, avec plein succès, un garçon de trois ans et demi — je n'ai jamais eu d'accident. Je suis à peu près sûr que dans quinze jours je vous montrerai cet enfant guéri, avec cette réserve que peut-être les ganglions sus-claviculaires postérieurs exigeront une retouche, par une petite incision spéciale. Cela m'est déjà arrivé plusieurs fois. Après réunion immédiate, la cicatrice sera linéaire, et dans les cas de ce genre elle n'a guère tendance à devenir chéloïdienne. Le moment sera alors venu d'envoyer l'enfant au bord de la mer, pour un séjour un peu prolongé : d'abord c'est un moyen précieux pour diminuer les chances, ici médiocres, de récidive ; en outre l'action générale s'exerce avec grande efficacité lorsque la lésion locale est supprimée, tandis que jusque-là elle était restée à peu près nulle.

TRENTE-DEUXIÈME LEÇON

ABCÈS PÉRI-PHARYNGIENS

I. — Abcès péripharyngiens rompus, l'un spontanément, l'autre sous la pression du doigt pendant exploration par le toucher.

II. — Topographie et territoires d'origine des ganglions lymphatiques rétro pharyngiens et latéro-pharyngiens. Conséquences étiologiques.

III. — Abcès rétro-pharyngiens. Coryza initial. Symptomatologie dominée par la dyspnée.

IV. — Abcès latéro-pharyngiens. Ne sont pas réservés aux nourrissons. Angine initiale. Dyspnée sérieuse, mais non dominante. Palper cervical associé au toucher pharyngien. Mode d'exploration différent pour l'abcès rétro-pharyngien; ses difficultés; ses dangers. Le choc en retour.

V. — Gravité de ces abcès abandonnés à eux-mêmes.

VI. — Les abcès rétro-pharyngiens doivent être ouverts par voie buccale, les latéro-pharyngiens par voie cutanée.

I

Aujourd'hui je peux vous présenter, guéri, un garçon de six mois chez lequel, avant-hier, un abcès péri-pharyngien s'est ouvert de lui-même sous vos yeux : la légère pression exercée par mon doigt, au moment où j'explorai la gorge par le toucher, a suffi pour faire rompre la poche: un flot de pus fétide s'est écoulé, l'amélioration des troubles fonctionnels que je vais avoir à vous énumérer a été immédiate, et la région malade est aujourd'hui normale, la guérison est sûrement complète. L'évolution de cet abcès a été aiguë, puisque le début des accidents a eu lieu le 26 mars, et que nous sommes le 1ᵉʳ avril, l'ouverture de la collection datant du 29 mars.

Sans être exceptionnels, comme je vous le dirai, ces abcès péri-pharyngiens ne sont pas d'une très grande fréquence; et surtout, ce qui est rare, c'est la guérison après leur ouverture spontanée. Or, par un hasard singulier, le jour où j'ai examiné cet enfant devant vous, vous pouviez en étudier un autre, âgé de neuf mois, entré la veille dans notre service de crèche pour des accidents identiques. Chez celui-là l'évacuation, tout à fait spontanée, avait eu lieu en voiture pendant le transport à l'hôpital. Brusquement un flot de pus avait jailli par les deux narines, et, à sa grande surprise, la mère avait vu cesser une dyspnée jusqu'alors tout à fait inquiétante. Trois jours plus tard, la guérison était assurée, sans complications.

Voilà deux heureuses exceptions à la règle : car, ne vous y trompez pas, un abcès péri-pharyngien abandonné à lui-même est presque fatalement mortel. Dans certaines variétés tout au moins, car le siège exact de la collection purulente n'est indifférent ni pour l'étiologie, ni pour la symptomatologie, ni pour le pronostic, ni pour le traitement. Malgré certaines descriptions encore classiques, il faut distinguer les abcès rétro-pharyngiens et les latéro-pharyngiens, et ne pas réunir sous le nom d'abcès rétro-pharyngiens tous les abcès péri-pharyngiens des enfants. Certes, les rétro-pharyngiens sont les plus graves, les dramatiques, ceux où la vie du sujet est le plus directement entre vos mains. Mais ne négligez pas les latéro-pharyngiens, eux aussi fort sérieux : c'est à cette variété qu'appartenait avec certitude l'abcès chez l'enfant que vous avez revu aujourd'hui ; avec probabilité chez celui qui, hier, a quitté la salle Boyer. De ceux-là, surtout, je vais vous entretenir, puis, pour les rétro-pharyngiens, j'évoquerai un de vos souvenirs cliniques récents.

Un mot d'anatomie normale et pathologique va nous faire comprendre combien est justifiée la distinction que je viens d'établir et dont beaucoup d'auteurs croient inutile de tenir compte.

II

Il est prouvé que presque tous les abcès péri-pharyngiens aigus sont des adéno-phlegmons. Je mets tout à fait à part les phlegmons dus à une perforation traumatique du pharynx, les cellulites diffuses, fatalement mortelles, à porte d'entrée connue ou inconnue. De cela il n'est jamais question chez l'enfant : et c'est tout à fait différent des abcès collectés dans un ganglion dont, à un moment donné, ils franchissent la coque.

Quels sont donc les groupes ganglionnaires avec lesquels la paroi pharyngienne est en rapport? Ces groupes sont au nombre de deux, bien distincts.

D'abord, la chaîne des ganglions carotidiens remonte, avec les vaisseaux, jusqu'à la base du crâne, et de ces ganglions, les uns sont en avant et en dedans de la jugulaire, entre elle et la paroi latérale du pharynx, derrière l'amygdale; les autres en arrière, vers la nuque.

En second lieu, il existe entre la paroi postérieure du pharynx et les muscles prévertébraux, en avant des corps vertébraux, quelques ganglions bien connus depuis les recherches anatomiques déjà anciennes de Gautier (de Genève), de Simon, de Gillette, de Bokaï. On a discuté pour savoir si ces ganglions, en petits chapelets verticaux à deux ou trois grains, étaient impairs ou médians ou si, au contraire, ils formaient deux chaînes parallèles, une de chaque côté de la ligne médiane. Cette dernière opinion est reconnue exacte, et c'est l'accolement de deux ganglions en réalité séparés, qui en a parfois imposé pour un ganglion unique. Et de cette donnée anatomique, quelques auteurs sont partis pour dire que, le ganglion originel étant toujours latéral et non médian, il n'y avait que des abcès latéro-pharyngiens, parmi lesquels toute tentative de classification clinique était vaine. Cette confusion est sûrement commise par Bokaï en 1897, dans le *Traité des maladies de l'enfance*, car son article didactique commence en ces termes :

« L'abcès rétro-pharyngien est encore souvent désigné par les auteurs sous les noms « d'angine phlegmoneuse » (Gaulier, 1869), « d'adénite suppurée rétro-pharyngienne » (Roustan 1869), « de « phlegmon circonscrit péri-pharyngien », et « d'adéno-phlegmon « rétro et latéro pharyngien » (Ruault, 1892). »

C'est là une erreur, car les deux groupes ganglionnaires que je viens de signaler sont fort éloignés l'un de l'autre, affectent avec des organes importants des rapports fort différents, et surtout ne dépendent pas des mêmes territoires lymphatiques. Supprimons, si vous le voulez, les mots rétro et latéro-pharyngiens, puisqu'ils ont prêté à confusion. Mais retenez qu'aux ganglions pré-vertébraux aboutissent, en première étape, les lymphatiques de la muqueuse pituitaire et du naso-pharynx, tandis qu'aux ganglions carotidiens supérieurs se rendent ceux de la paroi latérale du pharynx buccal, du voile et de ses piliers, de l'amygdale, de la base de la langue ; les premiers dépendent des voies aériennes supérieures, et les seconds des voies digestives supérieures.

D'où une première différence d'ordre étiologique, la cause habituelle des abcès rétro-pharyngiens étant un coryza ou un catarrhe naso-pharyngien, tandis que les abcès latéraux sont d'ordinaire la complication d'une angine. Avec un peu de précision dans l'interrogatoire, vous mettez la plupart du temps en évidence cette lésion originelle, tout en sachant que, parfois, l'évolution est trop aiguë pour laisser aux parents, même attentifs, la liberté de faire ces constatations chez un enfant presque toujours très jeune.

Cette porte d'entrée habituelle par la muqueuse aérienne supérieure est le motif pour lequel ces abcès rétro-pharyngiens s'observent quelquefois (mais on a exagéré) à la suite des diverses maladies infectieuses dont on sait la tendance, chez l'enfant surtout, à se compliquer de catarrhe nasal et naso-pharyngien ; cela nous explique encore la prédisposition créée par les végétations adénoïdes du naso-pharynx. C'est pour cela aussi que la syphilis héréditaire précoce, en raison du coryza dont elle s'accompagne, prédispose à l'abcès rétro-pharyngien, sans que celui-ci soit de nature spécifique.

III

Lorsque, dans une région quelconque, se forme un abcès ganglionnaire, il est de règle qu'un certain laps de temps s'écoule entre l'infection initiale de la porte d'entrée et l'adéno-phlegmon. Avec une étape intermédiaire, constituée par la lymphangite et l'adénite, cette dernière pouvant, d'ailleurs, s'arrêter avant la phase de suppuration.

Quelquefois, pour l'abcès rétro-pharyngien, on observe ce stade, sur lequel a insisté Bokaï, et cela correspond à ce que Gautier (de Genève) a appelé « la période angineuse », pendant laquelle, après une symptomatologie atténuée, la résolution est encore possible. Mais vous comprenez que, chez des nourrissons incapables d'attirer l'attention sur ce qu'ils ressentent, cet état passe presque toujours inaperçu; car on n'a pas coutume de mettre le doigt dans la gorge de tout nourrisson enchifrené. Or, le toucher pharyngien permet seul de vérifier si, la paroi postérieure bombant, une adéno-lymphite complique le coryza.

Il est même fréquent que ce coryza initial soit d'abord sinon inaperçu, au moins négligé, et qu'on ne détermine pas avec précision ses rapports avec l'adéno-phlegmon constitué. Pourtant, depuis que l'on connaît bien la nature anatomique et les causes des abcès rétro-pharyngiens, l'inflammation nasale préalable échappe moins souvent. Chez une fille que vous avez eue récemment sous les yeux, cette période fut à la fois longue et bien observée : la mère nous a raconté que, vers le 18 janvier, elle remarqua une certaine gêne de la respiration, qu'elle attribua à un rhume de cerveau. L'enfant ronflait la nuit, et de temps en temps un peu de liquide séreux lui coulait du nez; rien d'inquiétant, d'ailleurs, car l'allaitement se faisait bien, et il n'y avait rien d'anormal du côté des fonctions digestives. Brusquement, l'aspect changea le 28 janvier, soit au bout de dix jours : la complication ganglionnaire entrait en jeu, avec ses caractères cliniques habituels.

Cette enfant, vous l'avez vue à la visite du matin, quelques heures après l'incision et déjà considérablement soulagée, en sorte que vous n'avez pas pu vous rendre compte par vous-mêmes de ce fait que les troubles respiratoires dominaient, et de beaucoup, les troubles de la déglutition. Mais, en interrogeant la mère, vous obteniez des renseignements très précis sur ce point : dès le début des accidents se manifesta de la dyspnée, surtout aggravée pendant la nuit, avec de véritables accès de suffocation sitôt commencé le sommeil; et il fallait secouer l'enfant pour qu'elle se reprît à respirer. C'est il y a trois jours seulement qu'a débuté la complication, et vous voyez avec quelle rapidité elle est devenue menaçante : dès la première nuit l'état était grave, dès le lendemain il était inquiétant. Et cependant cette enfant, qui respirait avec peine en tirant et en cornant, qui ne pouvait pas dormir en raison d'accès de suffocation greffés sur la dyspnée, continuait à prendre volontiers le sein sans vomir, en avalant et en digérant bien. La voix était sourde et nasillarde.

Quelquefois, lorsque l'obstruction nasale est complète, on observe un phénomène sur lequel la mère n'attire pas ici notre attention : l'enfant a faim et comme, d'autre part, il n'a pas souvenir d'une douleur bien vive à la déglutition, il se jette avidement sur le sein ou sur le biberon. Mais dès qu'il s'est ainsi bouché l'orifice buccal, c'est-à-dire sa dernière voie respiratoire, il étouffe et se rejette en arrière en criant, mais tente vite de revenir au sein.

On dit d'ordinaire — et cela est en partie exact — que la douleur à la déglutition est la cause de ce symptôme; pour ma part, quoiqu'il y a quelques années j'aie adopté l'opinion classique, il me semble aujourd'hui que l'impossibilité de respirer en est, pour les abcès rétro-pharyngiens, la cause principale.

La dyspnée est quelquefois telle, qu'on songe à elle seule, et de là des erreurs de diagnostic qui paraissent bizarres, avec la laryngite striduleuse, le croup, les corps étrangers des voies aériennes, en sorte que certains enfants ont été trachéotomisés d'urgence, sans plus ample informé : pratique inadmissible, puisque l'incision de l'abcès est plus simple, plus rapide et plus efficace et qu'en aucun cas on ne peut l'éviter; erreurs inexcusables, car l'examen du pharynx par la vue et au besoin par le toucher, s'impose chez tout enfant qui a de la fièvre et respire mal.

Quant au diagnostic entre les adéno-phlegmons et les abcès froids rétro-pharyngiens par mal de Pott cervical, je ne vous en parle pas : il s'agit ici d'une affection aiguë fébrile, et, par contre, tous les signes classiques du mal de Pott, la raideur, le torticolis, l'empâtement de la nuque font défaut.

IV

Le tableau n'est pas le même, pas plus au début qu'à la fin, pour les adéno-phlegmons latéro-pharyngiens, dont je puis vous dire quelques mots en vous racontant l'histoire de deux malades que je viens d'opérer en ville, chez des sujets du sexe masculin, âgés l'un de deux ans et l'autre de soixante-quinze ans.

Voilà déjà des âges qui ne cadrent pas avec ce que nous savons sur le vrai phlegmon rétro-pharyngien : celui-là frappe presque exclusivement les nourrissons au-dessous d'un an; à partir de deux ans il est rare, et je n'en ai jamais vu chez l'adulte. A cet âge, et même chez le vieillard, on en a décrit et il en existe, mais sûrement, dans bien des cas, on a commis des confusions, selon la doctrine classique, avec des adéno-phlegmons latéro-pharyn-giens. Je crois que, dans un article publié, il y a quelques jours, par la *Revue de médecine*, mon élève et ami Deguy n'a pas échappé à cette erreur quand il a écrit que les abcès rétro-pha-ryngiens de la deuxième enfance sont le plus souvent consécutifs à une angine ; c'est d'abcès latéro-pharyngiens qu'il s'agit presque toujours alors.

Quel fut exactement, au début, l'état de la gorge chez l'enfant de deux ans que récemment j'ai opéré? C'est difficile à préciser chez un malade si jeune, dont les renseignements sont personnel-lement nuls ou à peu près. Mais les parents m'ont dit que, trois semaines avant mon entrée en jeu, l'enfant avait commencé à

devenir souffrant en accusant des douleurs dans le côté droit du
cou, en sorte qu'il inclina la tête à droite ; et le torticolis, persistant à un degré très net au moment de mon examen, fut ce qui
attira d'abord leur attention. En même temps, l'enfant refusa
peu à peu de manger, et la dysphagie progressive aboutit à la
suppression de tout aliment solide. Quant aux signes de d'obstruction nasale, ils furent toujours nuls, et ils l'étaient encore le
jour où j'ai opéré. A ce moment existait une dyspnée notable,
avec tirage et cornage : mais la bouche n'était pas encore ouverte,
et cela se conçoit car, ainsi que je vais vous le dire, l'obstacle au
passage de l'air siégeait dans le pharynx buccal et non dans le
pharynx nasal.

Les troubles respiratoires étaient donc sérieux, mais de toute
évidence ils étaient postérieurs à la douleur cervicale avec torticolis et à la dysphagie : cette histoire n'est pas celle d'un coryza
compliqué d'adénoïdite et d'adéno-phlegmon, mais d'une angine
avec adéno-phlegmon carotidien supérieur et contracture du
muscle sterno-cléido-mastoïdien. Et le passé amygdalien fut très
net chez le vieillard de soixante-quinze ans, d'ailleurs très vert,
que je vis le 20 février avec mon ami le Dr Simart et que j'opérai
le 21 : six semaines auparavant avait éclaté, à gauche, une amyg-
dalite aiguë avec son cortège habituel, mais suivie d'accidents
anormalement persistants pendant trois semaines, avec fièvre vive
et dysphagie. Puis, à ce moment, du pus fut brusquement craché
en abondance ; il est certain qu'alors s'est ouvert spontanément
un abcès de la région amygdalienne gauche et, à dater de là,
l'amélioration fut grande.

Mais jamais elle ne fut tout à fait franche ; un léger état fébrile
continua, avec température entre 37 degrés et 38 degrés le soir ;
l'appétit ne revint pas, le malade se mit à maigrir et M. Simart
constata que, derrière le pilier postérieur gauche, la paroi latérale
du pharynx restait volumineuse et rouge ; de temps à autre un
peu de pus était craché. Puis la région cervicale latérale se tumé-
fia peu à peu, entre l'angle de la mâchoire et le bord antérieur
du sterno-mastoïdien, et c'est dans ces conditions que je fus convoqué, six semaines, je vous le répète, après le début du mal.

Le jour où je vins, l'abcès juxta-pharyngien se vidait mal depuis quelque temps, en sorte que je pus voir, derrière le pilier postérieur, une tumeur rouge, verticalement allongée et, quand je l'explorai pour la palper, elle me parut souple; elle faisait corps avec la masse saillante à la région angulo-maxillaire, masse indurée, empâtée, phlegmoneuse, mais peu douloureuse à la pression. Depuis quelques jours la voix s'était voilée, par compression sans doute du nerf laryngé supérieur.

Cet état local de la région cervicale devait donner, jusqu'à un certain point, à réfléchir, car je n'ai pas besoin de vous rappeler que, parfois, un tout petit épithélioma pharyngien, caché derrière l'amygdale, se complique de cette adénopathie mi-cancéreuse, mi-inflammatoire dont sont coutumiers les épithéliomas de la bouche, de la gorge, et l'aspect ressemble alors beaucoup à celui des phlegmons chroniques, très indurés, comme cartonnés, que l'on observe quelquefois, de préférence chez les vieillards.

Dans l'espèce, les arguments ne manquaient pas contre ce diagnostic : le début aigu et fébrile, l'évacuation évidente d'une collection purulente; la tumeur pharyngée était empâtée, mais relativement molle, et surtout, lorsque je la regardai de nouveau après l'exploration digitale, je vis couler une goutte de pus par un petit orifice. L'idée d'épithélioma se trouvait ainsi définitivement écartée et, sous réserve d'une opération notable à pratiquer chez un vieillard, le pronostic était bon. Si, au contraire, on n'intervenait pas, l'envahissement phlegmoneux lent, mais progressif, de la région carotidienne rendait l'avenir fort sombre. Je vous dirai tout de suite que j'ai pratiqué une incision le long du bord antérieur du muscle sterno-cléido-mastoïdien et, après avoir traversé des tissus lardacés, épais et durs, je suis arrivé, sous le muscle, dans une poche contenant peu de pus, mais surtout des fongosités saignantes : j'y ai installé un gros drain bien déclive, long d'une dizaine de centimètres, qui remontait jusqu'à la région amygdalienne; presque immédiatement la voix est redevenue normale, l'appétit a repris, l'état général s'est relevé et, en trois semaines, tout était terminé.

Chez ce malade l'état local n'était pas celui que vous rencon-

trerez couramment, à la fois parce que la tumeur pharyngienne
s'était rompue spontanément et parce que le cou était infiltré de
façon assez diffuse. Avant cette période — à laquelle l'enfant n'arrive
guère parce que, chez lui, l'asphyxie est plus rapidement
menaçante — on voit, à la région pharyngienne, derrière l'amygdale,
une tumeur rouge, œdémateuse, plus ou moins grosse,
arrondie ou verticalement allongée, qui laisse intacte la paroi
postérieure du pharynx. A cela correspond, à la région cervicale,
une tuméfaction diffuse, occupant la région angulo-maxillaire, et
sur laquelle, en palpant, on sent quelques petits ganglions engorgés,
mais non empâtés.

Si on pratique le toucher pharyngien, on constate que la tumeur
est molle, qu'à un moment donné elle est dépressible, et on y
trouve de la fluctuation entre le doigt pharyngien et deux ou trois
doigts refoulant doucement, de bas en haut et de dehors en dedans,
la région angulo-maxillaire.

C'est précisément ce que je constatai chez le petit garçon dont
je vous entretiens, et vous voyez dans quelle posture j'étais :
devant l'enfant tenu assis sur les genoux de sa mère, la tête
appuyée contre son épaule, l'index droit dans la bouche et dirigé
en bas et en dehors, derrière l'amygdale, la main droite appliquée
entre la branche montante du maxillaire et le bord antérieur du
sterno mastoïdien. C'est dans cette position que vous m'avez vu
avant-hier chez l'enfant dont l'abcès latéro-pharyngien s'est crevé
sous mon doigt.

Mais ce n'est pas dans celle-là que vous vous mettrez pour examiner
un nouveau-né atteint d'abcès rétro-pharyngien.

Chez celui-là, en regardant après avoir abaissé la langue, vous
verrez que la région amygdalienne est normale, et c'est la paroi
postérieure du pharynx qui bombe. Certes, — et ce que je vous
ai dit d'anatomie vous l'explique — la tuméfaction, phlegmoneuse
et d'un rouge écarlate, n'est pas exactement symétrique : surtout
si vous l'examinez au début, vous la verrez faire nettement saillie
d'un côté plus que de l'autre. Sans doute aussi, dans certains
cas relativement lents, l'abcès devient très volumineux et soulève
la région latérale du cou ; mais c'est rare et tardif, et presque

toujours l'enfant est mort étouffé avant que cela n'ait lieu. Si vous faites le toucher pharyngien dans la position que je viens de vous décrire, vous vérifiez que la région amygdalienne et rétro-amygdalienne est libre, et pour apprécier le volume, le siège, les limites, la consistance de la tumeur, il faut que vous introduisiez votre index tout droit, d'avant en arrière, l'ongle en dessus, pour faire glisser la pulpe de bas en haut, puis ongle en dessous, de haut en bas. Avec Gillette, vous distinguerez ainsi les abcès supérieurs, moyens et inférieurs, situés dans le naso-pharynx, au niveau du voile du palais ou à la hauteur du larynx, ces deux derniers étant ceux qui menacent le plus la respiration. Mais, malgré le brutal conseil de Gillette, dans ces abcès vous ne chercherez pas la fluctuation proprement dite, entre vos deux index que, vous tenant derrière l'enfant, vous aurez introduits ensemble dans la bouche et recourbés en crochet dans le pharynx. Bien plus que pour les abcès latéro-pharyngiens, méfiez-vous de ces manœuvres chez des enfants presque toujours âgés de moins d'un an et souvent arrivés, quand on vous les présente, à une dyspnée qui, frisant l'asphyxie, peut aboutir à une crise brusquement mortelle. Sachez — et je vous renverrai sur ce point à un récent mémoire de Deguy — que l'incision, le simple toucher même peuvent provoquer la mort subite : je n'ai jamais eu à déplorer ce malheur, mais je sais qu'il est arrivé à des chirurgiens fort adroits et, par conséquent, tout le monde y est exposé.

D'autant mieux qu'ici cette brutalité est tout à fait inutile car — et c'est encore une différence avec les abcès latéro-pharyngiens — la collection liquide est appuyée en arrière contre le plan résistant des vertèbres cervicales, en sorte que si, après avoir appuyé tout droit, d'avant en arrière, sur le point que vous avez senti dépressible, vous retirez brusquement le doigt d'un ou deux millimètres, vous sentez le choc en retour du liquide qui vous est passivement renvoyé par le plan osseux contre lequel vous l'aviez comprimé pendant quelques instants.

Dépressibilité, choc en retour pour les abcès rétro-pharyngiens, fluctuation entre deux doigts pour les latéro-pharyngiens, tels sont les signes qui, dans la masse phlegmoneuse, vous font reconnaître l'existence du pus. Analysez avec soin ces sensations, car quelquefois vous serez appelés à la période d'adénite avant suppuration ; à ce moment l'incision n'est pas de mise et la résolution est possible. L'appréciation exacte n'est pas toujours aisée, cependant on ne s'y trompe guère si, en même temps qu'on perçoit, par le toucher, une tumeur pas très volumineuse et de consistance partout égale, on constate que la dyspnée et la dysphagie sont de peu d'intensité.

Rappelez-vous bien cela, car l'importance est capitale de diagnostiquer vite l'existence du pus : de la précocité de votre intervention dépend le pronostic.

V

Les abcès péri-pharyngiens abandonnés à eux-mêmes sont, en effet, très graves, mais bien moins les latéraux que les prévertébraux. Pour ceux-là, une fois le pus formé, on peut dire que seule une incision, pratiquée bien et à temps, peut sauver la vie du sujet. Après cette incision, le retour à la santé est presque toujours rapide et complet, comme chez plusieurs enfants que vous avez observés cette année. Sans elle le malade meurt asphyxié par obstruction du larynx et par œdème de la glotte, ou bien par broncho-pneumonie, ou bien encore — quoique plus rarement — par diffusion rétro-pharyngienne jusque dans le médiastin. Pour parer à des accidents aigus de dyspnée, dont on reconnaissait mal la cause, on a quelquefois pratiqué la trachéotomie ; si l'abcès reste méconnu et n'est pas ouvert, presque toujours le sujet n'a évité l'asphyxie que pour succomber aux autres complications que je viens d'énumérer.

Reste la chance d'ouverture spontanée : elle est rare, car l'asphyxie ne lui laisse guère le temps de se produire et, quand elle a lieu, la mort est encore fréquente, soit par irruption du pus dans l'arbre aérien, soit par diffusion après évacuation insuffisante. Personnellement, je n'ai jamais vu la guérison dans ces conditions.

Tout autres sont, à cet égard, les abcès latéro-pharyngiens. Assez souvent, pour ceux-là, j'ai observé l'ouverture spontanée curatrice ou très facilement complétée; je viens de vous en relater plusieurs exemples, et je vous ai dit que, chez les deux enfants que vous avez observés ces jours derniers, l'abcès était une fois sûrement latéro-pharyngien, la seconde fois très probablement. Je m'appuie, pour ce diagnostic rétrospectif, sur la lenteur relative des accidents, l'ouverture spontanée ayant eu lieu au huitième jour seulement, après des symptômes qui n'ont été inquiétants que pendant les dernières heures; je m'appuie surtout sur ce renseignement, que dès les premiers jours un gros ganglion apparut vers l'angle de la mâchoire; que du 20 au 25 mars l'enfant vomissait — en sorte qu'un médecin le traita pour embarras gastrique — et avalait mal, mais respirait bien.

L'opération ne se présente donc pas, pour les abcès latéraux, avec le caractère d'urgence extrême imprimé par la dyspnée à celle des abcès postérieurs, surtout pour ceux qui — les plus habituels — occupent la partie moyenne du pharynx et viennent bomber contre l'orifice laryngien, joignant ainsi leur action directement mécanique à celle de l'œdème de la glotte et des crises spasmodiques.

<h1 style="text-align:center">VI</h1>

Pour terminer le parallèle que je viens d'établir entre les abcès rétro et latéro-pharyngiens, il nous reste à nous demander si cette étude différentielle est d'ordre purement platonique, ou si elle est justifiée par des conclusions d'ordre thérapeutique. Or, c'est précisément à cela que je voulais en venir : les abcès rétro-pharyngiens doivent être incisés par voie buccale; les latéro-pharyngiens par voie cervicale.

Lorsque l'on observa, de tout temps pour ainsi dire, des enfants asphyxiés par une collection purulente péri-pharyngienne, la première idée qui vint fut de plonger, séance tenante, la pointe d'un bistouri dans la poche fluctuante qui soulevait la muqueuse amincie, et de là, dans la grande majorité des cas, de véritables résurrections, comme celle à laquelle assista en voiture, après rupture spontanée, la mère qui, hier encore, était dans nos salles. Presque toujours aussi, la guérison est ainsi définitive en quelques jours.

Mais de temps à autre on avait à déplorer des accidents graves. et surtout des complications vasculaires ; on a quelquefois piqué le bistouri dans une poche qui communiquait avec la carotide ou la jugulaire ulcérées ; ou bien même on a incisé le vaisseau, situé entre l'abcès et la paroi pharyngienne ; en outre, quelquefois l'incision n'empêche pas le phlegmon de continuer sa marche, et l'on a attribué ces échecs à l'impossibilité de pratiquer par voie buccale une incision large et un pansement antiseptique.

En sorte que, d'après certains auteurs modernes, l'incision buccale doit être proscrite au nom de la chirurgie antiseptique ; devenue bénigne, mettant à l'abri des complications vasculaires et septiques, l'incision par voie cutanée est la vraie méthode pour drainer largement les abcès rétro-pharyngiens, et l'on ne doit plus discuter que sur le meilleur tracé pour fendre la peau en avant ou en arrière du muscle sterno-cléido-mastoïdien.

Je crois que cette manière de voir est tout à fait erronée.

Depuis douze ans, il m'est arrivé bien des fois d'ouvrir par leur face muqueuse des abcès rétro-pharyngiens d'enfants à la mamelle, et je n'ai jamais vu d'accident imputable à cette petite opération facile et bénigne. Vous prenez un bistouri bien pointu, dont vous entourez la lame avec une feuille mouillée de papier à cigarette, de façon à ne laisser libre qu'un centimètre environ de tranchant, et l'instrument étant tenu de champ, bien parallèle au plan médian, tranchant en haut, vous l'enfoncez au point culminant de l'abcès, en faisant un peu basculer le manche de haut en bas, de façon que la pointe débride de bas en haut. Quant à déterminer sur l'abcès le lieu propre à l'incision, vous pouvez le faire par l'inspection, en abaissant fortement la base de la langue, l'enfant étant tenu verticalement devant vous ; mais avec de l'habitude, on arrive à bien sentir, avec la pulpe de l'index gauche, le point dépressible de la collection et on glisse le bistouri sur l'ongle dirigé en haut. C'est plus commode pour retourner vivement l'enfant, dès que le jus jaillit, et le mettre sur le ventre, au besoin tête un peu en bas, pour éviter un accident, qui ne m'est jamais arrivé, mais que certains auteurs signalent : l'asphyxie immédiate par irruption abondante du pus dans les voies aériennes, ou la pneumonie septique consécutive à une aspiration plus discrète mais infectante. Ces complications sont possibles après ouverture chirurgicale, mais bien moins fréquentes, évidemment, qu'après rupture spontanée, surtout lorsque celle-ci a lieu pendant le sommeil de l'enfant.

Après cette incision par voie muqueuse, j'ai vu, jusqu'à présent guérir tous mes opérés; assez souvent il faut, à deux ou trois reprises pendant les jours qui suivent, désunir d'un coup de sonde cannelée la petite incision trop tôt cicatrisée, comme vous avez vu mon interne le faire, il y a quelques semaines, chez une fillette de cinq mois, dont je vous racontais il y a un instant l'histoire clinique. L'incision ayant été faite le 30 janvier, tout alla très bien pendant quatre jours; puis, dans la nuit du 2 au 3 février, l'enfant ronfla, mais en respirant bien, et sans avoir besoin d'interrompre la succion du sein pendant les tétées, toujours régulières ; l'état général restait bon. Comme au toucher on sentait une légère voussure, au siège initial du mal, un petit coup de sonde cannelée fut donné, il sortit du sang avec des stries de pus, et les symptômes disparurent définitivement.

Cette petite intervention secondaire est assez souvent indiquée ; elle n'offre aucune difficulté, aucune gravité, au lieu que l'opération est longue, difficile, laborieuse pour aborder par une incision cutanée la partie supérieure de la région prévertébrale. Quant aux complications vasculaires, non seulement je n'en ai jamais observé, mais j'ajoute que je n'en conçois guère la possibilité. Ces abcès sont éloignés des vaisseaux carotidiens, et l'ulcération de ceux-ci par la poche est bien invraisemblable ; quant à l'incision accidentelle d'un de ces gros troncs refoulés par l'abcès vers le pharynx, elle est impossible si l'on incise selon la technique que je viens d'indiquer, car le ganglion primitivement malade est en dedans des vaisseaux, et, en se développant, ne peut, dès lors, que le refouler en dehors.

Que sont donc les observations où ces complications sont notées et sur lesquelles on s'appuie jusqu'à un certain point pour préconiser l'incision par voie cutanée ? A mon sens, il faut les expliquer par des confusions avec des abcès latéro-pharyngiens.

Les complications vasculaires des adéno-phlegmons carotidiens, en particulier de ceux qui sont consécutifs à la scarlatine, sont depuis longtemps connues et bien décrites : celles des abcès latéro-pha ryngiens, qui siègent dans les ganglions carotidiens supérieurs, en sont, seulement, un cas spécial. D'autre part, souvenez-vous que, parmi ces ganglions, un groupe longe la face postéro-externe de la jugulaire : alors le refoulement des vaisseaux en dedans, contre la paroi pharyngienne en arrière de l'amygdale, est possible. Aussi, soit par l'ouverture d'un anévrysme faux après ulcération carotidienne, soit par section accidentelle d'un gros tronc, comprenez-vous la possibilité de ces hémorragies foudroyantes dont divers chirurgiens des plus distingués ont, autrefois surtout, relaté des exemples.

Sans doute, lorsque cet accident a lieu, la mort n'est pas inévitable ; certains opérateurs ont eu le sang-froid de lier, séance tenante, la carotide primitive, et le succès a quelquefois couronné leurs efforts. Mais tout le monde accorde que c'est bien aléatoire, d'autant mieux que souvent on ne peut déterminer avec certitude si le vaisseau lésé est la carotide interne ou la jugulaire.

Sans doute aussi, ce malheur sera exceptionnel entre les mains d'un praticien averti et habile, qui commencera par examiner avec grand soin si la poche rétro-amygdalienne est pulsatile dans son ensemble, si, surtout, contre un point de sa paroi, on sent battre la carotide refoulée en dedans. Mais quand, chez l'enfant tout au moins, on a pratiqué avec quelque fréquence cette exploration des abcès péri-pharyngiens, on conclut que ces recherches minutieuses sont bien théoriques sur un sujet qui se débat, crie, asphyxie. Et quand on est sûr de n'avoir rien senti battre, est-on sûr, comme on l'est en arrière, de pouvoir régler l'excursion de la pointe, qu'il faut diriger en bas et en dehors, sans aucun plan osseux qui limite sa pénétration? L'homme le plus habile ne saurait le promettre.

Est-ce à dire que jamais l'incision par voie pharyngienne ne sera indiquée? Je ne vais pas jusque-là : je me souviens, par exemple, que l'an dernier j'ai été appelé, par mon collègue et ami Lermoyez, auprès d'une fillette de deux ans environ, chez laquelle, lorsque j'arrivai, je vis, au sommet de la tumeur, un pertuis par lequel sourdait une goutte de pus : l'enfant était sage, laissait manier convenablement l'abaisse-langue, et d'un coup de pointe je pus, sans danger, débrider cet orifice de bas en haut. La guérison fut, après cela, rapide.

Donc, dans certaines conditions, l'incision pharyngienne est sans danger et efficace. Mais je vous conseille, en principe, de ne pas vous y fier, à la fois parce qu'elle vous expose à des surprises opératoires pénibles et parce que, insuffisamment déclive, elle peut être suivie de diffusion plus ou moins lente au cou, le long de la gaine carotidienne, ainsi que je viens de vous en relater un cas après évacuation spontanée. L'efficacité à peu près constante des incisions pharyngiennes pour abcès postérieurs, nous fait conclure que les complications tiennent au défaut de largeur et de déclivité de la perforation, plutôt, malgré la théorie, qu'à l'impossibilité d'une antisepsie suffisante.

Et, par contre, la recherche d'un abcès carotidien supérieur par incision le long du bord antérieur du muscle sterno-mastoïdien, est une opération, en somme, assez facile, rapide et bien réglée. Elle exige la chloroformisation et dure quelques minutes : mais, si cela est incompatible avec l'état asphyxique dans lequel sont la plupart du temps présentés au chirurgien les nourrissons atteints d'abcès rétro-pharyngien proprement dit, il n'en est plus du tout de même pour les enfants beaucoup moins dyspnéiques et presque toujours plus âgés, qui souffrent d'un abcès latéro-pharyngien.

Ainsi, chez le garçon de deux ans dont je vous ai dit précédemment quelques mots, j'eus toute latitude pour opérer posément, par incision cervicale, sur le sujet endormi. Quand l'enfant entra dans mon cabinet, il cornait avec assez grand bruit, refusait de manger, pouvait à peine boire encore un peu de lait. Mais il arrivait en chemin de fer de Bar-le-Duc, il entrait chez moi debout et marchant, il tirait mais n'asphyxiait pas; tout cela avait trois semaines de date, et nous étions loin de l'acuité coutumière des abcès rétro-pharyngiens chez le nourrisson. Dans ce dernier cas, je n'aurais pas laissé l'enfant sortir de mon cabinet sans lui avoir, séance tenante, ouvert son abcès, car avec quelques heures de délai, il eût été exposé à la mort subite ou presque subite. Chez l'enfant dont je vous parle, au contraire, la vie était gravement menacée si on abandonnait les choses à elles-mêmes, mais on n'en était sûrement pas à quelques heures près, et la dyspnée n'était pas assez forte pour contre-indiquer la chloroformisation. Le 29 janvier, j'incisai donc par voie cervicale, et le 8 février l'enfant était guéri.

Dans ces cas, la seule difficulté opératoire est de bien se rendre compte, en opérant, si l'abcès est en dedans — cas le plus fréquent — ou en dehors des vaisseaux. Aussi, la conduite prudente, comme toutes les fois qu'on doit pratiquer une opération sur les ganglions du cou, est-elle d'inciser le long du bord antérieur du sterno-cléido-mastoïdien, à la limite inférieure de la tumeur, pour se repérer avec certitude sur le paquet vasculo-nerveux, en un point où il est dégagé de toute connexion avec l'adéno-phlegmon. La plupart du temps on devra, pour bien explorer la région, enlever quelques ganglions enflammés, mais non suppurés, qui font saillie sous l'angle de la mâchoire : chose très facile, car ils n'adhèrent à rien et s'arrachent. Cela fait aux ciseaux courbes, on se porte, à la sonde cannelée, en haut, en dehors et en arrière, et en quelques coups on arrive sur la coque ganglionnaire suppurée, qu'on perfore. Pour se diriger sans encombre vers elle, on introduit l'index gauche dans le pharynx, sur la poche qui bombe et que l'on fait saillir de dedans en dehors vers la sonde cannelée, qui va à sa rencontre.

L'orifice, ainsi ouvert par la sonde, est petit ; mais on y introduit, fermée, une pince hémostatique qu'on en retire ouverte, ce qui l'agrandit sans danger pour les gros vaisseaux très voisins. Puis on met un drain et un pansement aseptique, et le reste du traitement n'a plus rien de spécial à la région.

GANGRÈNE SYMÉTRIQUE DES EXTRÉMITÉS

(MALADIE DE MAURICE RAYNAUD)

I. — Pied gravement mutilé. Cicatrices dures et épaisses. Un petit point de gangrène sèche sous la pulpe d'un orteil. Perte de substance au pavillon d'une oreille. Cyanose du pied; léger degré au pied sain. Asphyxie locale de Maurice Raynaud. La syncope locale et le doigt mort. Aucun trouble cardiaque.

II. — Début un an auparavant par des accidents rapportés à des engelures; description des engelures graves des enfants. Généralités sur les froidures. L'onglée et la syncope locale. Action du froid dans la maladie de Raynaud.

III. — Valeur du terme : gangrène *symétrique*. Confusion entre la « maladie de Raynaud » et certaines gangrènes bilatérales; gangrènes sèches consécutives aux maladies aiguës.

IV. — Rôle pathogénique douteux de lésions nerveuses et artérielles. Théorie vaso-motrice de M. Raynaud. Ignorance en thérapeutique résultant de notre ignorance en théorie.

Il y a quarante ans, dans une thèse des plus intéressantes, Maurice Raynaud a étudié une maladie fort curieuse, caractérisée par des troubles circulatoires étranges et par des lésions gangréneuses plus ou moins graves, remarquables par leur symétrie : cette « gangrène symétrique des extrémités » a reçu comme juste synonymie le nom de « maladie de Maurice Raynaud ». Ces noms d'auteurs appliqués à une maladie ne sont excusables que pendant la période où nous ignorons la nature exacte et la cause des accidents. Or, c'est ici le cas.

Cette maladie s'observe chez l'enfant avec une fréquence relative assez grande pour que je croie utile de vous la faire connaître. Peut-être y aurait-il quelque exagération à attribuer à l'enfance un cinquième des cas, comme cela résulterait des observations colligées par M. Raynaud et parmi lesquelles quelques-unes sont contestables. J'en dirai autant pour certains des faits réunis récemment par Morgan, Hennecart, Rossignol [1]. Mais, ces réserves faites, il n'en reste pas moins vrai que cette affection trouve sa place bien marquée en pathologie infantile. D'autant mieux que, chez l'enfant surtout, est important le diagnostic entre elle et les engelures graves, dont l'adulte ne nous offre pour ainsi dire jamais d'exemple.

Ce côté clinique de la question vous apparaîtra avec netteté chez le garçon que j'ai fait venir ici aujourd'hui, et je pourrai analyser avec vous les particularités d'une évolution morbide que j'observe depuis un an.

I

Au premier abord, le pied de cet enfant — un garçon de quatre ans et demi — paraît atteint d'une mutilation banale. Sur le dos, en arrière des orteils, est une cicatrice qui s'étend en largeur du deuxième au quatrième et se prolonge un peu sur eux, qui d'avant en arrière occupe à peu près la moitié antérieure de la région

---

1. M. Raynaud. — « De l'asphyxie locale et de la gangrène symétrique des extrémités ». *Thèse*, Paris, 1862, n° 36. — G. Rossignol. « De la gangrène symétrique des extrémités chez l'enfant ». *Thèse*, Paris, 1888-89, n° 1. — G.-E. Morgan. « A case of Raynaud's symmetrical gangrene in a patient suffering from constitutional syphilis ». *Lancet*, London, 1889, t. II, p. 9, 64, 107, 157. Réunit 93 observations, dont 24 au-dessous de dix ans et 15 de dix à vingt ans. — Hennecart. « Gangrène symétrique des extrémités chez l'enfant ». *Bull. méd. du Nord*, Lille. 1891. T. XXX. p. 412. — Grancher. « Formes de la gangrène chez l'enfant ». *Gaz. des hôp.*, Paris. 1901. n° 79, p. 730. — Voir des observations nettes de Harold. *Lancet*, London, 1895. T. I. p. 311. — Smith. *Lancet*, London. 1880. T. I. p. 491. — W. Calwell. *Brit. med. Journ.*, London, 1890. T. II, p. 1481. — G. Makins. *St-Thomas hosp. Rep.*, London. 1883, T. XII. p. 155. — D'Arcy Power. *Lancet*. London, 1893, T. II, p. 149. — Deck. *Brit. med. Journ.*, London. 1894, T. I. p. 187. — Eparvier. *Thèse*, Lyon, 1883-84. n° 228 dix observations chez l'enfant).

métatarsienne ; elle est dure, épaisse ; elle se continue en dehors par une autre cicatrice plus étroite et beaucoup plus souple, qui contourne le bord externe du pied et gagne ainsi la moitié externe de la plante. Une autre cicatrice violacée, peu étendue et non saillante, occupe le bord interne du pied, un peu en arrière de la partie moyenne du premier métatarsien.

Il existe, en outre, une perte de substance notable du troisième orteil ; sa phalangette est tombée et il est réduit à un moignon effilé.

Cet état vous fait penser, peut-être, à une plaie contuse quelconque, avec écrasement et sphacèle consécutif ; ou bien vous vous demandez s'il n'est pas le résultat d'une brûlure grave. Mais déjà, en examinant le pied, une constatation doit vous faire conclure que l'état est plus complexe que cela ; et vous êtes affermis dans cette conviction par l'inspection du sujet tout entier.

Car, au pied, en regardant à la plante, vous voyez sous la pulpe du quatrième orteil une plaque noire, dure, sèche, insensible, large comme une forte lentille, et en même temps vous vous apercevez que le deuxième orteil n'est pas si intact qu'il le paraissait à la face dorsale : sa pulpe est déprimée dans sa moitié externe, remplacée par une cicatrice punctiforme, et vous devez tout de suite vous demander si cette petite perte de substance n'est pas le résultat d'une eschare semblable à celle qui évolue actuellement sous la pulpe du quatrième orteil. Il y a donc, au pied, une petite plaque bien limitée de gangrène sèche en voie d'évolution, et cela ne va pas avec les hypothèses que j'émettais il y a un instant. Pas plus que ne va avec elles la découverte d'une perte de substance, aujourd'hui parfaitement cicatrisé, qui échancre fortement sur toute sa partie moyenne le pavillon de l'oreille.

Si donc — et je vais vous dire que c'est la vérité — la petite eschare actuelle est un diminutif du processus initial, vous arrivez à admettre que ces cicatrices avec pertes de substance ont eu pour origine un processus gangréneux spécial, un trouble de nutrition où peut-être le refroidissement a joué un rôle : c'est précisément ce qui a eu lieu.

Il s'agit d'une gangrène sèche, bien limitée, parfaitement aseplique, sans tendance à l'envahissement ; l'inspection de la pulpe du quatrième orteil vous le prouve tout de suite. Et c'est bien là une eschare ; lorsque l'enfant m'a été apporté à l'hôpital Tenon, il y a un mois, en cette région s'était soulevée puis rompue une phlyctène à fond violacé, à sécrétion roussâtre mais non purulente, qui s'est tout de suite séchée sous un pansement aseptique, et aujourd'hui il reste une plaque cornée, noire, faisant corps avec le derme, se rétractant peu à peu sous nos yeux et n'ayant aucune tendance à s'entourer d'un sillon d'élimination suppurant.

Cette gangrène évolue certainement sur un terrain où la nutrition n'est pas normale ; une rapide inspection suffit à vous révéler que le dos du pied et la partie antérieure de la plante sont à la fois violacés et légèrement œdémateux. En appuyant avec la pulpe de l'index sur cette peau cyanosée, j'y marque, comme toujours, le cercle blanc de la partie d'où j'ai, par pression, chassé le sang ; mais cette blancheur persiste pendant un temps anormalement long, et tandis que sur la peau saine la pénétration du sang dans les vaisseaux, de la périphérie vers le centre, suit pour ainsi dire le retrait du doigt qui comprimait, ici la coloration est lente à revenir.

On pourrait supposer que ces troubles circulatoires sont le reste du processus qui a abouti à une cicatrice par suppuration. Mais, même peu de temps après la guérison, une cyanose si largement étendue autour d'une cicatrice est rare ; et je vais vous dire que les accidents initiaux ont ici un an de date. Au bout de ce temps, les cicatrices ont coutume d'avoir pâli ; autour d'elles, les téguments ont repris leur coloration normale. Il faut donc quelque chose d'insolite pour expliquer cette cyanose persistante ; et vous vous en rendrez compte si vous regardez avec un peu plus d'attention les orteils sains, c'est-à-dire le gros orteil et le cinquième, le gros surtout.

Depuis que je vous parle, quelques minutes se sont écoulées, pendant lesquelles le pied a été tout nu à l'air ; et sous vos yeux le gros orteil a pris une teinte cyanique accentuée, prononcée surtout au niveau du derme sous-unguéal que vous voyez presque noir sous l'ongle transparent. La température de l'amphithéâtre est cependant fort douce. Et vous remarquerez, en outre, que même au pied gauche cette modification existe à un très léger degré; dans son ensemble, ce pied est rose et contraste avec le droit, mais les dermes sous-unguéaux sont sûrement plus violacés qu'à l'état normal.

Il n'y a aucun trouble de sensibilité; sauf au niveau de l'eschare pulpaire, la piqûre d'épingle est partout bien sentie. Mais les troubles circulatoires sont assez accentués pour que nous soyons conduits à leur faire jouer un rôle important dans le tableau morbide.

Cet état est celui auquel, il y a quarante ans, Maurice Raynaud a conféré le nom justement expressif d'*asphyxie locale*, deuxième stade d'une modification vasculaire qui constitue la *syncope locale*; laissez-moi vous décrire en deux mots ces états et vous esquisser leur valeur séméiologique.

La *syncope locale* ou phénomène du *doigt mort*, nous dit Maurice Raynaud, est un état parfaitement compatible avec la santé, où l'on voit tout à coup un ou plusieurs doigts pâlir et se refroidir. L'accès commence volontiers toujours par le même doigt, puis les autres « meurent » successivement et dans un ordre constant. Le « doigt mort » est blanc, exsangue, privé de sensibilité, immobile; à cela correspond quelquefois, au moment de l'accès, une grande faiblesse du pouls. L'accès, d'abord indolent, dure quelques minutes, ou plusieurs heures, puis il est suivi d'une réaction douloureuse, semblable à celle de l'onglée : la différence avec l'onglée vulgaire est que celle-ci, chez un sujet sain, ne survient qu'après action intense du froid, tandis qu'à l'état morbide, un abaissement de température médiocre suffit à sa production, ou même une simple perturbation morale, telle qu'une émotion; quelquefois même aucune cause provocatrice ne peut être trouvée. La syncope locale paraît plus rare chez l'enfant que chez l'adulte.

La syncope locale, le doigt mort, est quelquefois un symptôme de néphrite ; Dieulafoy surtout a insisté sur sa valeur diagnostique au cours de ce qu'il appelle le « petit brightisme ». On sait, d'autre part, quelle est l'importance des troubles artériels dans la néphrite interstitielle; et je vous rappellerai que Debove[1], que Roques ont observé la gangrène de Raynaud chez des malades atteint de néphrite. Il y a donc là une corrélation possible, qui doit toujours vous engager à examiner soigneusement les urines ; mais dans aucune des observations que j'ai parcourues, l'albuminurie n'est constatée ; chez mon malade, en particulier, elle n'a jamais existé. Toutefois, de ce qui précède, je rapprocherai le fait où Southey a vu l'association de la maladie de Raynaud avec des hématuries intermittentes[2].

L'*asphyxie locale*, caractéristique des cas plus avancés, se manifeste sous forme d'une teinte cyanique pouvant être foncée au point de devenir ardoisée ou même noire comme une tache d'encre ; la description est celle que je viens de vous faire suivre des yeux sur notre malade, avec cette différence toutefois que, la plupart du temps, l'accès s'accompagne de douleurs, quelquefois assez vives pour arracher des cris au patient. Or, dans notre cas particulier, l'enfant reste devant vous assis sur la table, exprimant en silence sa satisfaction de pouvoir manger des bonbons et se fourrer les doigts dans le nez ; et quand, dans un temps variable, le gros orteil, maintenant presque noir, va reprendre sa coloration normale, ce ne sera pas précédé d'une forte réaction avec douleur et rougeur vive de la peau. C'est que, cette fois, nous sommes en présence d'un accès très bénin, chez un enfant que je crois en voie de guérison, et les lésions locales bien plus graves que j'ai soignées il y a un an furent, comme je vais vous le dire, précédées de douleurs dans le pied droit.

Cet état de cyanose fait qu'on établit quelquefois un diagnostic différentiel entre la maladie de Raynaud et la cyanose congénitale, due à la persistance du trou de Botal. En réalité, c'est mal poser la question que de la poser ainsi, tout comme si l'on traçait un parallèle entre la syncope locale et la néphrite interstitielle. La cyanose, comme la syncope locale, est un signe extérieurement appréciable, commun à plusieurs causes morbides, et dont nous

---

1. Debove. — *Soc. méd. des hôp.*, Paris, 1880, p. 78.
2. Southey. — *The Lancet*, 1883, 5 mai, p. 777; *Tr. of the clin. Soc.*, London, 1882-83, T. XXXIV, p. 286.

devons, dès lors, préciser la valeur séméiologique : dans l'espèce,
nous avons à déterminer si, avec elle, existent ou non les signes
et symptômes d'une lésion cardiaque congénitale, si, au contraire, nous trouvons ceux de la maladie de Raynaud, c'est-à-dire,
associées de façon variable, la syncope locale, les douleurs, la
gangrène surtout. Chez notre malade, en particulier, tout est
normal dans le fonctionnement du cœur ; et, d'autre part, la mutilation, aujourd'hui constituée, s'est faite sous mes yeux, en sorte
que je puis vous décrire son évolution et vous montrer quelles
furent, à cette période, les difficultés du diagnostic.

II

Lorsque l'enfant me fut amené pour la première fois, le 12 janvier 1901, les faces dorsales des orteils vers la base, la moitié
antérieure du dos du pied droit, la partie externe de la plante
étaient couvertes de larges phlyctènes pleines de sérosité louche,
sous l'épiderme décollé desquelles le derme était noirâtre, et tout
autour le membre était violet, œdémateux. Le pavillon de l'oreille
gauche était le siège d'une lésion analogue, avec une eschare
qu'un sillon commençait à éliminer de la partie moyenne du
bord libre. Nous étions aux premiers jours de janvier, au moment
où venait de prendre fin une courte période de froid modéré, avec
légère tombée de neige, et je diagnostiquai des engelures, quoique
la gravité des lésions du pied, et surtout la participation de
l'oreille droite, fussent hors de proportion avec le refroidissement
atmosphérique. C'est seulement quand, au bout de quelques
jours, je vis la phalangette se mortifier en même temps que se
constituait, sur le dos du pied, une vaste eschare prenant tout le
dos du pied, c'est alors seulement que je soupçonnai quelque
chose de spécial comme cause première des lésions, le froid n'ayant
agi que comme cause seconde. Ma conviction s'est trouvée forti-
fiée quand, à plusieurs reprises, au cours de l'année qui vient de

s'écouler, j'ai constaté, au pied droit et un peu au pied gauche, les troubles circulatoires, la cyanose locale que vous avez aujourd'hui sous les yeux; quand, enfin, il y a quelques jours, l'enfant m'a été amené de nouveau pour une phlyctène gangréneuse bien localisée à la pulpe d'un orteil.

Peut-être m'accuserez-vous d'impéritie pour avoir, il y a un an, confondu, ne fut-ce qu'un jour, une gangrène semblable avec des engelures. Mais ceux de vous qui ont fréquenté, en hiver, une consultation de chirurgie infantile, savent quel vilain aspect ichoreux et violacé donnent aux pieds des enfants les engelures phlycténulaires ulcérées. Ils savent, en outre, que ces lésions ne s'observent pas avec leur maximum de fréquence au plus fort des gelées, mais quand survient le dégel, après une tombée de neige, quand, par conséquent, les enfants mal chaussés barbottent toute la journée dans la froide boue. Je me demande même, en comparant ce que j'observe aujourd'hui à ce que je voyais au début de mes études, si l'emploi du sel pour liquéfier artificiellement les neiges n'a pas fait augmenter la fréquence et la gravité des engelures, car, dans ce mélange réfrigérant, le refroidissement des pieds est bien plus considérable. Quand mes élèves nouveaux voient ces lésions pour la première fois, ils diagnostiquent d'ordinaire une gangrène grave, de cause inconnue, et ils sont tous surpris de voir, après deux jours de pansements propres, qu'il ne reste, en général, que des exulcérations superficielles, par exception qu'une ou deux petites ulcérations dermiques. Et, de mon côté, au contraire, quand je vois, en hiver, un aspect semblable, je diagnostique des engelures dont je prévois la guérison rapide par un traitement bien dirigé. Dans l'espèce, l'apparence était bien celle-là, au plus haut degré seulement : d'où mon diagnostic, où je péchai, d'ailleurs, par omission, plutôt que par erreur vraie. On doit dire, en effet, qu'il y avait une lésion provoquée par le froid, des engelures par conséquent, mais favorisée et aggravée par une nutrition spéciale des tissus atteints. C'est cette prédisposition que j'ai reconnue en deuxième analyse seulement, quand j'ai constaté la profondeur insolite des lésions et la persistance des troubles circulatoires. Je ne crois donc pas que j'aie commis une vraie erreur de diagnostic, et c'est ce que va vous faire comprendre une courte digression sur les froidures.

Quand un sujet d'un âge quelconque est exposé, mal couvert, à un froid intense, il doit craindre la congélation, naturellement plus à redouter aux extrémités. Tous les ans, dans les campagnes isolées, quelques miséreux perdent ainsi leurs pieds pour avoir couché dans la neige, et à la belle étoile, sans sabots confortables ; et cela s'observe fréquemment, en cas de guerre, pendant les expéditions d'hiver. Sans compter l'histoire de « l'homme à l'oreille cassée », les faits de ce genre fourmillent dans les relations militaires, dans celles de Larrey pour la retraite de Russie, de Legouest pour la campagne de Crimée. Certainement, l'accident est d'autant plus à craindre que l'hygiène est plus défectueuse, que l'homme est plus débilité, plus affamé, plus alcoolique ; mais ces facteurs individuels ne viennent qu'en deuxième rang, l'intensité du froid et de la bise venant au premier.

Pour les engelures ordinaires, dans nos climats tempérés, il n'en est pas tout à fait ainsi. Elles sont, d'abord, bien plus fréquentes chez les enfants que chez les adultes, et, d'autre part, tous les enfants sont loin d'être égaux devant elles. Cela est vrai pour les vulgaires engelures au stade érythémateux ; ce l'est plus encore pour les engelures ulcérées. Est-ce la scrofule ou le lymphatisme, ou, au contraire, le rhumatisme qui crée la prédisposition? On a soutenu ces opinions, dans lesquelles il y a une part de vérité. Ce qui, en tout cas, est évident, c'est que les enfants atteints d'engelures sont de préférence ceux chez lesquels le refroidissement trouble la circulation des extrémités, qui prennent une teinte cyanique en plaquettes violettes sur un fond rouge, chez lesquels, par conséquent, le froid provoque, après vaso-constriction, une réaction vaso-dilatatrice exagérée.

Au degré près, cela rappelle ce que je vous ai décrit, d'après Maurice Raynaud, sous les noms de syncope locale et d'asphyxie locale. Ces réactions, nous y sommes tous soumis, mais avec une intensité variable. Ceux d'entre vous qui ont, en hiver, monté à cheval ou conduit une voiture, savent sûrement ce que c'est que d'avoir les doigts morts, puis la douloureuse onglée quand revient la circulation dans la main peu à peu réchauffée; ils savent aussi que la vivacité du froid est, dans la genèse du phénomène, bien moins importante que l'action d'une petite bise de nord-est, arrivant en face. Et, cependant, il est assez fréquent aux pieds et très fréquent aux mains, que ces réactions vaso-motrices, même intenses, ne soient pas suivies même d'engelures érythémateuses.

D'autre part, il est bien prouvé que, dans les cas les plus typiques de maladie de Raynaud, le refroidissement doit être mis au premier rang parmi les causes des accès de syncope et d'asphyxie locales, qu'ils aboutissent ou non à la gangrène; que, en outre, ces malades ont, à toutes les époques de leur vie, été particulièrement sujets aux engelures. En sorte qu'on pourrait établir une sorte de gradation dans les prédispositions, d'ailleurs inconnues, qui favorisent soit les simples engelures, soit la maladie de Raynaud proprement dite[1].

Ce qui, chez mon malade, m'a d'abord frappé, ce fut surtout le désaccord marqué entre l'intensité de la cause provocatrice et celle des lésions produites. Au premier coup d'œil, je n'ai pas été surpris par ces phlyctènes étendues et de mauvais aspect : tous les ans, je vous le répète, j'en vois de semblables, qui guérissent en peu de jours lorsque l'enfant est au chaud et pansé aseptiquement. Mais, sitôt les phlyctènes nettoyées, il fut évident que sous elles les parties avaient subi une mortification profonde. Il n'y avait pas seulement au dos du pied une eschare cutanée ne différant que par son étendue de celles que l'on observe parfois après engelure, mais encore le bout du troisième

---

1. Sur ce point spécial des relations entre les engelures et la maladie de Raynaud, voyez une note de LEGROUX, *Ann. de derm. et de syphil.*, 1892, 3e série. T. III, p. 184, et la thèse de son élève BOUCHER, *Thèse*, Paris, 1891-92, n° 77. Peut-être est-ce aller un peu loin que de conclure avec ce dernier auteur que « les engelures peuvent être considérées comme le premier degré de la maladie de Raynaud ». — MENEAU, « Engelures séniles chroniques », *Ann. de derm.* 1897, p. 502. — Sur la cyanose des extrémités, voyez AUDRY, « De l'érythème et des chromatoblastoses acro-asphyxiques ». *Gaz. hebd. de méd. et de chir.*, Paris, 1894, 5 mai, p. 211. — GASTOU et EMERY, « Cyanose des extrémités avec engelures chez un hérédo-tuberculeux microsphygmique et infantile ». *Ann. de derm.*, Paris, 1898, p. 235.

orteil, sec et noir, ne tarda pas à se détacher sous nos yeux ; enfin, dans notre climat, je n'ai jamais vu l'engelure simple provoquer la gangrène proprement dite du pavillon de l'oreille.

Donc, l'action provocatrice du froid était incontestable, de même qu'elle l'a été dans la poussée légère de ces jours derniers ; les lésions que j'avais sous les yeux méritaient bien le nom d'engelures. Mais elles n'étaient devenues si graves, après action d'un froid si modéré, que parce qu'elles avaient atteint des tissus à nutrition défectueuse : ce fait, sans gangrène vraie toutefois, s'observe, par exemple, de façon courante, pendant les hivers les moins rigoureux, sur les membres si facilement cyaniques de la paralysie infantile, ou encore après les sections nerveuses. Ici, rien de semblable, mais quand, constatant qu'il ne s'agissait pas du cas banal, j'interrogeai la mère sur le mode de début exact des accidents, j'appris que l'enfant, d'ailleurs bien portant, avait présenté pendant les hivers précédents des plaques bleues insolites sur les mains, la figure et les fesses, que cette fois il avait d'abord souffert pendant assez longtemps du pied droit, sans qu'on sût pourquoi, en sorte que huit jours avant l'admission à l'hôpital, un médecin avait été consulté pour cela, et qu'enfin six jours plus tard s'étaient soulevées les phlyctènes. Quant à l'oreille, sa lésion avait précédé de trois semaines celles du pied.

Le pouls a toujours été normal dans toutes les artères où on a coutume de le sentir.

III

Les lésions locales de la maladie de Raynaud forment donc un ensemble où s'associent, de façon diverse, la syncope locale, l'asphyxie locale et la gangrène ; et c'est pour cela que, sans trop forcer le sens des mots, j'ai pu considérer notre malade comme atteint de gangrène *symétrique* des extrémités. Le pied gauche n'est pas et n'a jamais été gangrené, mais ses orteils présentent un léger degré d'asphyxie locale : il y a symétrie de lésions, parvenues à une phase différente; quant aux autres extrémités. je n'ai rien vu de suspect aux mains et au nez, mais l'oreille gauche a été sphacélée et est encore un peu cyanique. Vous noterez au passage cette gangrène de l'oreille; elle est assez rare pour que, dans les vingt-cinq observations de sa thèse, M. Raynaud n'en ait pas trouvé une seule où l'asphyxie, quelquefois intense, de l'oreille ou du nez, ait fini par la mortification; mais, depuis, diverses observations probantes ont été recueillies.

L'explication qui précède, nous fait comprendre dans quel sens il faut employer le mot « gangrène symétrique des extrémités », comme synonyme de « maladie de Raynaud »; ces termes doivent éveiller, tout de suite, dans notre esprit, l'idée d'une filiation entre des états locaux successifs : syncope, asphyxie, gangrène. Et c'est pour cela que certains auteurs me paraissent avoir commis des confusions, avoir eu tort, par conséquent. lorsqu'ils ont décrit sous le nom de gangrène symétrique des extrémités, des cas où il y a eu, pour un motif quelconque, une gangrène sèche simultanée des deux mains et des deux pieds. Il y a eu gangrène des extrémités, elle a été symétrique : et, cependant, ce n'est pas la « maladie de Raynaud. » [1].

Cette objection me paraît valable, par exemple, pour une observation récente où Busacca [2] a décrit, comme « gangrène symétrique des extrémités », une gangrène sèche des deux pieds et de la moitié inférieure des deux jambes, survenue quinze jours après la rougeole chez un enfant de quatre ans. J'en dirai autant pour une des observations que M. Raynaud, lui-même, a rapprochée des siennes : une fille, examinée à vingt et un ans, au siècle dernier, par l'Académie des sciences, avait perdu à l'âge de sept ans, les deux avant-bras, frappés de gangrène sèche au-des-

<hr>

1. De Rouville et P. Soubeyran « Gangrène massive et spontanée des deux membres inférieurs ». *Arch. prov. de chir.*, Paris, 1902. n° 1, p. 35. insistent de même sur la nécessité de ne pas employer le mot gangrène symétrique dans les cas de ce genre. pour bien montrer qu'il n'y a là rien d'analogue à la « maladie de Raynaud ».

2. Busacca. — « Gangrène symétrique des extrémités consécutive à la rougeole ». *Bull. de l'hôp. français de Tunis*, 1901; T. IV. p. 103.

sous du coude, et elle étonnait ses contemporains en extrayant de sa poche, devant eux, à l'aide de ses moignons dont elle se servait avec grande dextérité, ses mains momifiées que toujours elle portait sur elle. Mais la mortification était survenue à la suite d'une fièvre, et dès lors M. Raynaud, tout en citant le fait, met en note, au bas de la page, s'il s'agit peut-être d'une gangrène consécutive à la fièvre typhoïde.

Ces gangrènes existent, en effet : j'en ai observé un exemple, il y a quelques années, à l'hôpital Trousseau, chez une fille de douze ans environ, qui, en outre, avait été prise, en même temps, d'hémiplégie brusque, suivie de contracture. Le pied, momifié, s'est détaché spontanément dans l'articulation de Chopart, après quoi j'ai régularisé le moignon. Ces gangrènes post-typhiques, liées à un processus d'artérite ou d'embolie après endocardite, sont rares, mais aujourd'hui bien connues, et l'on sait, en outre, qu'il peut, quoique plus rarement encore, s'en produire d'analogues après n'importe quelle maladie infectieuse aiguë. Remarquez bien qu'en ce moment, je vous parle des seules gangrènes sèches, aseptiques, qui ne sont en rien comparables aux gangrènes septiques qui compliquent parfois les diverses pyrexies : gangrène de la vulve, noma n'ont aucun rapport avec la chute d'une extrémité momifiée. J'en dirai autant pour les gangrènes palustres [1].

Ces gangrènes sèches, consécutives aux maladies infectieuses en général et à la fièvre typhoïde en particulier, sont-elles toujours dues à une obstruction artérielle par thrombose, ou par embolie? Ce n'est pas certain, et quelques-unes, peut-être, doivent entrer en série avec la maladie de Raynaud.

Voici, par exemple, une observation de Richard [2], où sont en cause deux frères de vingt-deux et de dix-sept ans, et une sœur de quatorze ans : par elle, nous revenons à l'enfance; chez tous

---

1. Sur les gangrènes consécutives aux diverses maladies infectieuses et à la scarlatine en particulier, voyez un mémoire récent de Eichhorst. *Deut. Arch f. klin. Med.,* Leipzig, 1901, T. LXX, fasc. 5, 6, p. 519.

2. Richard. — « De la gangrène symétrique des extrémités dans la fièvre typhoïde ». *Bull. de la Soc. méd. des hôp.,* 1880, p. 106.

trois il y eut, aux pieds, et sur le corps du premier, en regard des saillies des trochanters, des genoux, des omoplates, des plaques superficielles et symétriques de gangrène sèche et d'asphyxie locale. Un orteil de la fillette fut examiné au microscope : les petits vaisseaux étaient obstrués par des caillots brunâtres non stratifiés, mais il n'y avait pas d'endartérite, et l'auteur conclut à une manifestation particulière de la forme spinale de la fièvre typhoïde. Divers symptômes observés chez deux des malades indiquent, en effet, un trouble de l'innervation médullaire. C'est là une observation spéciale et très intéressante, qui rappelle de près la maladie de Raynaud ; mais ces lésions ne ressemblent pas à l'habituelle gangrène, en masse, consécutive à la fièvre typhoïde. Celle-là est bien plutôt analogue à la gangrène sénile, et relève d'ailleurs, comme elle, d'une obstruction artérielle.

La confusion que je viens de vous signaler n'est sûrement pas la seule qu'ait fait commettre la symétrie de certaines lésions gangreneuses : et cela vous rend compte de la variabilité considérable du pronostic dans les observations publiées, observations où l'on note tantôt la guérison, tantôt la mort en quarante-huit heures.

Pour notre malade, je porte un pronostic favorable. Après l'alerte d'il y a un an, les troubles ont été bénins ; en mai dernier sont survenus, sans gangrène, sans phlyctène, des douleurs assez modérées dans le pied cyanosé ; l'oreille, en même temps, devenait noire. Quand, il y a quelques semaines, le froid de l'hiver a débuté, il n'en est résulté qu'une plaque insignifiante de sphacèle. Et vous noterez que l'an dernier, à même époque, la température, fort modérée, n'était pas plus sévère que maintenant. A froid égal, les lésions ont donc été *de beaucoup* moindres et j'espère que cette décroissance est un pas vers la guérison.

Car, si on dépouille les observations initiales réunies par M. Raynaud, si, pour l'enfant surtout, on étudie celles qui ont été publiées depuis, on acquiert la conviction que la maladie est relativement bénigne et que la plupart du temps elle s'atténue peu à peu. Sans doute, les cas réputés mortels paraissent à première vue assez fréquents, mais il est évident que cela tient à un vice de nomenclature. Il suffit à certains auteurs, en Angleterre surtout, de voir des plaques de gangrène multiples et à peu près symétriques, pour parler de « gangrène symétrique des extrémités », en spécifiant même souvent : « maladie de Raynaud ». C'est ainsi que, dans certaines observations, le décès est survenu au bout de deux, trois ou quatre jours de maladie. Mais il n'y a qu'à les analyser pour concevoir des doutes sur la nature exacte du mal. Ainsi, le cas de Murray[1] concerne un enfant de trois ans, chez qui, le 5 mars, les deux pieds se gangrènent ; le 6 mars, on observa une tache bleuâtre sur le dos de la cuisse, et une autre sur la joue gauche, l'enfant mourut à 10 heures du matin, n'ayant été que deux jours malades ; il y a bien eu gangrène des deux pieds, mais où est le syndrome de Raynaud ? De même chez une fillette de deux ans et demi, jusque là bien portante, qui fut prise d'une attaque de fièvre avec taches purpuriques sur les membres ; quelques mois après, le 13 novembre, nouvelle fièvre ; le 1er décembre, douleurs dans les jambes avec coloration livide des membres, vomissements, fièvre persistante ; le 2 décembre, se forment aux bras et aux jambes des taches bleues qui noircissent de plus en plus ; le 3 décembre, Southey[2] constate, à l'hôpital, que le pouls radial était très faible, l'enfant vomissait tout ce qu'elle prenait ; le 7 décembre, elle mourut au milieu de convulsions répétées ; à l'autopsie, Norman Moore ne trouva aucune lésion vasculaire. L'auteur signale, avec raison, la symétrie remarquable des lésions : mais, là encore, où est le syndrome de Raynaud ? A elle seule, la fièvre doit paraître anormale.

Il me semble, de même, que certaines réserves s'imposent, quoique M. Raynaud lui-même n'en fasse pas, à propos d'une observation publiée en 1839 et en 1840 par Solly à la Société médico-chirurgicale de Londres ; sans doute cet enfant de trois trois ans et sept mois, fils d'un riche batelier, portait, quand il

---

1. MURRAY. — « Raynaud's disease ». *Brit. med. Journ.*, London. 1886. T. I. p. 70.

2. SOUTHEY. — « Symmetrical gangrene of the extremities ». *Brit. med. Journ.*. London. 1882. T. II. p. 1155.

fut présenté à la Société, « une tache sombre sur le nez », mais
les gangrènes sèches du pied gauche et des deux membres supérieurs détachèrent en masse ces extrémités; peu de temps après
la cicatrisation, la gangrène reprit sur les moignons des membres,
et le sujet succomba. A l'autopsie, le grand sympathique et les
artères apparurent normales; mais nous devons nous souvenir
qu'en 1840 l'anatomie pathologique à l'œil nu était bien peu
précise, et l'histologie pathologie n'existait pas du tout. Rien ne
prouve que cette observation si intéressante doive rentrer en série
avec la maladie de Raynaud, malgré la multiplicité des sphacèles.

Voilà donc encore un cas mortel sur le diagnostic duquel je
reste dans le doute, et pour d'autres enfants qui ont succombé on
n'a peut-être pas, non plus, évité quelques confusions. Je mettrai
à part, malgré son titre, une observation de Bellamy[1], où le
malade, âgé de quatre ans, est mort en quatre jours; la gangrène,
remarquable par la multiplicité de ses foyers, avait débuté au-
dessous du genou droit et, de là, était descendue jusqu'au pied;
en outre, elle était consécutive à la varicelle, et doit entrer en
série avec les gangrènes par artérite des maladies infectieuses.

Je suis loin de nier la possibilité de la maladie de Raynaud à
évolution grave, à mutilations multiples et profondes. Mais je
crois que parmi les observations ainsi étiquetées, on a réuni des
faits assez disparates[2].

IV

Ai-je raison de chercher à séparer ainsi de la vraie « maladie
de Raynaud », chronique, relativement bénigne, à plaques gangréneuses peu profondes, à la fois certaines affections gangré-

1. BELLAMY. — « Case of symmetrical gangrene, Raynaud's disease following
varicella in a child of four, causing death on its fourth day, ». *Lancet*, London.
1887, T. I, p. 730.

2. BENGUES. — « Formes graves de la maladie de Raynaud ». *Thèse*, Paris.
1895-96, n° 438. Pour les formes atténuées, au contraire, voy. DOMINGUEZ. *Thèse*.
Paris, 1888-89, n° 302.

neuses rapidement mortelles, et les gangrènes en masse consécutives aux maladies aiguës? Peut-être ai-je tort, s'il est exact, par exemple, que Recklinghansen, chez une femme morte après des poussées successives de gangrène, ait trouvé de l'endartérite des petites artères. En sorte que, d'un côté comme de l'autre, nous serions en présence de gangrènes par artérite, la cause première de cette artérite étant variée. Or, je ne crois pas que cette assimilation soit soutenable.

D'abord, pour établir avec certitude cette théorie, il faudrait prouver que les lésions d'artérite sont constantes, ce qui est loin d'être démontré. Car si l'on peut révoquer en doute les observations anciennes, ou celles dont l'auteur n'est pas d'une haute compétence, au moins doit-on accorder quelque valeur à un fait observé par S. West[1] sur une fille de dix-sept ans, sujette depuis douze années à des crises d'asphyxie locale revenant à peu près deux fois par jour. Elle mourut de pneumonie, et, à l'autopsie, vaisseaux, nerfs, centres nerveux furent trouvés sains.

En second lieu, même pour les cas positifs comme celui de Recklinghausen, il me semble qu'un examen histologique semblable ne peut fournir à une doctrine pathogénique qu'une base instable. Car, dans le cas de Recklinghausen, les artères visibles à l'œil nu étaient normales; seules étaient atteintes les artérioles microscopiques, et, dès lors, rien ne démontre que ces lésions, tout à fait périphériques, ne soient pas la conséquence du sphacèle au lieu d'en être la cause. Les tissus qui se réparent avec suppuration plus ou moins prolongée, subissent des réactions inflammatoires plus ou moins profondes et persistantes, qui ont surtout été étudiées au niveau des nerfs, qui existent aussi, quoique bien moins ascendantes, au niveau des vaisseaux.

Les lésions nerveuses que je viens de mentionner sont possibles après n'importe quelle suppuration étendue et prolongée, mais elles acquièrent incontestablement une fréquence toute spéciale à la suite des gelures. Quand un sujet perd un pied, par exemple, après un écrasement, ou, ce qui est plus rare, après une brûlure

---

1. S. WEST. — « Raynaud's disease ». *Brit. med. Journ.*, London, 1889. T. I, p. 359.

au quatrième degré, il en conserve une cicatrice plus ou moins dure, difforme et douloureuse, mais il est assez rare qu'il souffre de névrite ascendante, avec troubles trophiques du moignon incessamment réulcéré. Au lieu que cela est d'observation quotidienne à la suite des gelures profondes. Pour celles-là, on observe à tout instant, sous l'influence des causes provocatrices les plus légères, des troubles trophiques divers, très facilement ulcéreux, se reproduisant même à échéance très lointaine ; et de cela l'histologie nous a révélé la cause, en nous montrant des lésions de névrite ascendante. De toute évidence, l'action du froid sur les nerfs est particulièrement nocive, bien plus que celle de la chaleur ; et, malgré leur ressemblance objective dans leurs accidents initiaux, brûlures et froidures sont, de ce point de vue, essentiellement différentes les unes des autres.

Cette différence ne tarde pas à se manifester même pour les lésions au premier degré, pour la vulgaire engelure érythémateuse. N'êtes-vous pas frappés de cette rougeur diffuse, avec démangeaisons parfois insupportables, qui persiste pendant si longtemps après une impression de froid, et avez-vous jamais rien observé d'analogue après la passagère brûlure au premier degré ? Oui, brûlures et froidures ont les mêmes formes extérieures : érythème, phlyctènes, sphacèle ; mais la lésion une fois constituée, son évolution n'est plus semblable dans les deux cas et les froidures provoquent, à tous leurs degrés, des réactions trophiques et vaso-motrices plus ou moins intenses, plus ou moins persistantes, inconnues aux brûlures. Au point que si, chez notre malade d'aujourd'hui, nous n'avions pas le commémoratif de la tendance ancienne à la cyanose par refroidissement, si nous n'avions pas celui de douleurs ayant précédé au pied droit les phlyctènes gangréneuses, nous pourrions émettre l'hypothèse que les troubles trophiques actuels sont la conséquence de la première gelure.

Il faut donc faire des réserves sur la valeur pathogénique des lésions locales artérielles et même nerveuses quelquefois constatées, d'autant mieux que la syncope locale, l'asphyxie locale ne sont pas des signes d'artérite, et sont, au contraire, des signes de réactions vaso-motrices exagérées, morbides même. De plus, si assez souvent pendant les accès on note de la petitesse et des irrégularités du pouls dans les membres correspondants, cela n'est pas constant, et en dehors des accès l'intégrité du pouls est de règle. En sorte que, sans rien préjuger du rôle initial qui peut revenir au système nerveux central ou périphérique et des lésions correspondantes de ce système, nous arrivons à penser que M. Raynaud a eu raison d'incriminer avant tout un trouble vaso-moteur.

On a objecté à cette opinion qu'on ne saurait admettre un spasme vasculaire à la fois assez intense et assez durable pour que l'ischémie soit absolue et terminée par gangrène, fait au contraire banal dans les obstructions par artérite. Mais tout le monde accorde l'intervention fréquente de certaines causes, le froid surtout, pour provoquer la gangrène, dans ces tissus préparés par la syncope ou l'asphyxie locales ; tout le monde reconnaît encore l'analogie avec ces engelures graves sur les membres mal nourris et cyanosés de la paralysie infantile. L'on peut enfin tirer quelque profit d'une comparaison avec l'ergotisme gangréneux.

Vous savez tous que l'ergot de seigle agit en faisant contracter les fibres musculaires lisses ; c'est pour cela que, si utile pour arrêter certaines métrorragies, il est si nuisible souvent en obstétrique quand il est employé à tort, en raison des contractions qu'il peut provoquer intempestivement. Or, dans les pays où — ce qui n'a plus guère lieu maintenant en France — on consomme le pain fait avec du seigle ergoté, on observe des gangrènes dues à cette cause ; je n'en parle ici qu'à titre de comparaison, et pour vous montrer que le spasme vasculaire peut être poussé jusqu'au sphacèle, sans que, cependant, on puisse parler d'artérite. Mais j'ajouterai que sans doute ce spasme, accompagné de troubles nutritifs d'ordre nerveux, ne fait souvent que préparer le terrain ; bon nombre d'observations, par exemple, prouvent que le froid, à un degré où sans cela il ne saurait geler à mort les tissus, a été la cause provocatrice de la gangrène.

On ne saurait donc réfuter la théorie de l'action nerveuse vaso-motrice en lui objectant que jamais on n'a vu la vaso-constriction expérimentale se terminer par gangrène ; déjà M. Raynaud insistait sur le rôle déterminant de certaines causes secondes : et depuis quarante ans nos connaissances sur les actions nerveuses trophiques, sur les gangrènes nerveuses[1], sur les gangrènes hystériques[2], sur la détermination des accidents par des agents mécaniques divers, toutes ces connaissances, dis-je, se sont singulièrement multipliées et précisées.

Je conclus donc, au total, en faveur de la conception de M. Raynaud, envisagée sous son aspect général. Quant à savoir quelle est cette perturbation nerveuse vaso-motrice et trophique, quelles sont et sa nature et sa cause créatrice, nous devons confesser que notre ignorance persiste. La faveur n'est plus aux névroses, comme à l'époque de M. Raynaud ; nous en avons trop vu disparaître, depuis cinquante ans, pour songer aisément à en inventer de nouvelles, et même pour ne pas avoir un peu en suspicion celles qui restent classiquement admises. Cette dénomination est considérée aujourd'hui par la plupart de nous comme un terme d'attente, et nous ne nous étonnons plus quand nous voyons, de jour en jour, l'histologie et la bactériologie détacher quelques pierres de cet édifice mal cimenté. Nous commençons, par exemple, à connaître assez cliniquement diverses séquelles nerveuses, localisées ou diffuses, centrales ou périphériques, des diverses maladies infectieuses ; nous en connaissons anatomiquement quelques-unes, mais certes pas toutes. Peut-être certains cas de maladie de Raynaud doivent-ils être envisagés de la sorte, et je vous rappellerai l'intéressante observation des trois typhiques, frères et sœur, soignés par Richard. La consanguinité nous permet, en outre, de supposer qu'une prédisposition nerveuse familiale et inconnue explique cette série, si étrange pour une complication si rare. A côté de cette action possible de la fièvre typhoïde, je signalerai encore celle du paludisme où, à côté d'autres gangrènes, on semble avoir observé quelques cas de vraie maladie de Raynaud.

1. Pitres et Vaillard. — « Contribution à l'étude des gangrènes massives d'origine névritique ». *Arch. de phys.*, Paris. 1885, 8º série. t. I. p. 106.

2. J. Le Gall. — « Gangrènes cutanées d'origine hystérique ». *Thèse*. Paris, 1901-1902. nº 138.

Peut-être encore la vérole peut-elle être en cause; des enfants observés par Morgan, par Makins, étaient tarés par la syphilis congénitale.

Comment agissent toutes ces maladies infectieuses? Par l'intermédiaire de lésions vasculaires ou nerveuses, périphériques ou centrales? Nous n'en savons rien, et les données actuelles de l'histologie ne sont pas concordantes. Tout à l'heure, je vous parlais de l'artérite incriminée par Recklinghausen. Wiglesworth[1], par contre, a une fois trouvé une névrite; et, d'autre part, nous ne pouvons oublier les faits où la maladie de Raynaud a été vue associée à l'épilepsie[2], à la lypémanie[3]; ceux qui ont permis d'établir quelques relations entre elle et la syringomyélie ou la sclérodactylie[4]. Aussi ne serons-nous pas trop surpris de voir Eparvier penser, avec Calmette, que « cette maladie est la signification clinique d'un grand nombre d'états pathologiques qui sont susceptibles d'impressionner soit primitivement, soit consécutivement les parties du système nerveux qui tiennent dans leur dépendance les actions vaso-motrices ».

Je m'arrête, car je crains de m'égarer dans les brouillards de la pathogénie; mais je le regrette, car notre ignorance en thérapeutique résulte de notre insuffisance scientifique.

Ici, en effet, il y a deux choses : une lésion d'ordre chirurgical, la gangrène, une affection d'ordre médical. Pour combattre cette dernière, M. Raynaud préconisait surtout l'électrisation de la région rachidienne avec les courants continus. Chez l'enfant que je vous présente, quand a eu lieu, en mai dernier, l'ébauche de

---

1. Joseph Wiglesworth. — *Brit. med. Journ.*, London, 1887, T. I, p. 57.

2. Thèze. — « Quelques considérations sur un cas d'asphyxie locale des extrémités ». *Thèse*, Paris, 1872. Épileptique de quinze ans chez qui la cyanose, dont le premier accès fut provoqué par l'immersion dans l'eau froide, s'accentuait pendant les crises épileptiques, crises fréquentes, revenant à heure fixe; et quand elles manquent, la cyanose s'accentue juste à l'heure critique; insuccès du sulfate de quinine et du bromure. Cf. Gerhard. *Soc. berlin. de derm.*, 1896, d'après *Ann. de derm.*, Paris, 1896, p. 1228.

3. Targowla. — *Ann. médico-psych.*, Paris, 1892, 7e sér., t. XV, p. 400.

4. Bramann. — « Ueber symmetrische Gangräne ». *Centr. f. Chir.*, Leipzig, 1889, n° 29. Observation de trois frères (sept, dix et treize ans) atteints depuis l'âge de quatre ans. Pour cette action héréditaire, outre le cas cité plus haut de Richard, voyez Colman et Taylor. Clin. Soc. of London. *Lancet*, 1890, t. I, p. 967.

crise dont je vous ai parlé, mon ami P. Le Gendre a conseillé la médication par l'iodure de sodium à petite dose, et cela nous a paru être un facteur de l'amélioration. Le traitement tonique général semble être toujours utile; même quand il n'y a rien de paludique, le sulfate de quinine est peut-être quelquefois efficace, Mais, au total, en dehors de certains cas à étiologie spéciale, nous ne savons à peu près rien, et notre rôle se borne à traiter chirurgicalement la gangrène.

Or, ce rôle est avant tout d'exercer une surveillance, de laisser les eschares se détacher d'elles-mêmes sous un pansement sec et aseptique. En cela, nous suivons les règles habituelles de la chirurgie, car si pour les gangrènes humides, phlegmoneuses. septiques — il y en a chez l'enfant et je vous en parlerai[1] — nous devons agir opératoirement et sans tarder, de façon à arrêter l'extension du mal, pour les gangrènes sèches nous devons laisser l'eschare se limiter, puis se détacher. Nous n'avons, à la fin, qu'à régulariser le moignon. C'est ce que j'ai fait, il y a un an, chez notre malade actuel, et vous voyez qu'il a guéri avec fort peu de mutilation[2].

1. Voy. leçon XXXI de la première série.

2. Depuis que cette leçon a été professée (et publiée dans le *Bulletin médical*. M. le Dr De Bovis (de Reims) a proposé le traitement par l'élongation nerveuse et il dit l'avoir pratiquée deux fois avec succès (*Semaine médicale*, 17 février 1904. — Je signalerai, puisque l'occasion s'en présente, la récente thèse de CALONNE « Sur les associations pathologiques dans la maladie de Raynaud » Paris. février 1904); la thèse de BONNENFANT « Sur le rôle étiologique de la tuberculose dans l'asphyxie locale et la gangrène des extrémités (syndrome de M. Raynaud ». DE BUSCHER (*Belgique médicale*, 2 juin 1904) a publié un cas d'asphyxie locale d'origine infectieuse chez un enfant de vingt mois.

LA MASTOÏDITE AIGUË DES NOURRISSONS

I. — Mastoïdite sans otorrhée chez une fille de quatre ans. Abcès très postérieur avec dénudation du sinus. Ce danger n'existe pas chez le nourrisson.

II. — Chez le nourrisson, l'abcès mastoïdien inférieur est possible, mais rare. Un cas où la lésion simula un adénophlegmon, en raison d'impétigo concomitant du cuir chevelu. Type habituel de la mastoïdite supérieure; théorie de la périostite mastoïdienne; il y a en réalité lésion osseuse profonde. Absence fréquente d'otorrhée.

III. — Causes anatomiques de ces caractères cliniques spéciaux. Siège primitivement élevé de l'antre mastoïdien : sa descente progressive. Tache spongieuse. Brièveté et rectitude du canal de l'antre. Facilité de l'évidement à la curette.

Trois fois, en dix jours, j'ai pu examiner, et opérer devant vous, des enfants atteints de mastoïdite aiguë. Je n'ai pas l'intention, à ce propos, de vous dire tout ce que vous devez savoir sur cette lésion, fort importante puisqu'elle est de celles où le plus modeste praticien de province peut avoir entre les mains la vie de son malade. Je vous entretiendrai une autre fois de cette chirurgie d'urgence; mon but actuel est de mettre en relief quelques particularités cliniques dont nos trois patients nous offrent des exemples.

Deux d'entre eux, en effet, sont des nourrissons, et sur eux vous pourrez étudier deux types cliniques assez différents, prêtant l'un à des considérations pathogéniques et opératoires importantes, l'autre à une étude diagnostique instructive. Le troisième, par lequel je vais commencer, me permettra surtout de vous dire quelques mots sur les mastoïdites non précédées d'otorrhée.

Tous trois ont trait à des mastoïdites aiguës avec otite aiguë, sont, par conséquent, des « cas aigus », que je vous apprends, toutes les fois que j'en ai l'occasion, à distinguer des « cas chroniques », dont la chronicité est commandée par celle de l'otite causale, quelle que soit l'acuité, parfois extrême, de la complication mastoïdienne intercurrente. Distinction capitale, puisqu'aux « cas aigus » convient l'évidement de l'apophyse seule, tandis que les « cas chroniques » exigent une opération poussée jusqu'à la caisse.

1

La mastoïdite aiguë des nourrissons va être l'objet principal de cette leçon. Mais je vais d'abord vous rappeler en quelques mots l'histoire d'une fille de quatre ans, que j'ai opérée il y a trois jours, soit le 23 novembre, après l'avoir examinée avec vous, la veille, à la consultation. Elle nous servira de point de comparaison.

Cette enfant portait, sur la moitié inférieure de la région rétro-auriculaire, une tumeur rouge, à peau amincie, grosse comme un œuf de perdrix, fluctuante, décollant peu en avant le pavillon, dont le sillon rétro-auriculaire était conservé. Le gonflement inflammatoire s'étendait assez loin en arrière, aux limites de la région mastoïdienne, vers l'occiput.

S'il y avait eu sur le territoire correspondant une excoriation pouvant servir de porte d'entrée, j'aurais probablement porté plutôt le diagnostic d'adéno-phlegmon, d'autant plus volontiers qu'il n'y avait pas d'otorrhée, comme vous allez le comprendre à propos d'un autre de nos malades. Mais toute lésion cutanée faisait défaut, et d'autre part nous savons que l'absence d'otorrhée n'est aucunement exclusive de la mastoïdite.

On a déjà beaucoup écrit sur ces mastoïdites sans otorrhée, que l'on a parfois appelées sans otite, dénomination à mon sens vicieuse. Je ne crois pas, en effet, qu'il faille admettre une infection passant du pharynx à l'apophyse en sautant par dessus la caisse intacte. J'estime que toujours celle-ci a participé, peu ou prou, à l'inflammation, mais que le tympan a résisté au lieu de se laisser perforer, et que, d'autre part, la phlegmasie très superficielle de cette muqueuse a guéri presque complètement d'elle-même, sans suppurer, tandis que dans le système mastoïdien elle devenait plus profonde et suppurée. On sait, d'ailleurs, que cette prédominance des lésions mastoïdiennes suppuratives sur celles de la caisse est mise en évidence par ce fait banal que l'otorrhée peut être tarie immédiatement par la trépanation d'une mastoïdite, et que le tympan perforé se cicatrise en quelques jours, sans qu'on ait eu à s'occuper de la caisse : celle-ci a été pour la suppuration, même dans les cas avec otorrhée, un lieu de passage bien plus que de sécrétion. Bien entendu, je parle des seuls cas aigus.

C'est pour cela que, dans les cas comme celui qui nous occupe, il sera la plupart du temps superflu d'associer à la trépanation de l'apophyse une paracentèse du tympan. On ne pratiquera cette dernière que si le tympan bombe, si une douleur d'oreille persistante indique que du pus est retenu dans la caisse. Mais le fait est rare, et les choses se passent habituellement comme chez notre malade : chez celle-ci le début eut lieu, il y a trois semaines, par de la fièvre, avec otalgie vive et agitation nocturne, mais l'indolence est complète et le sommeil est redevenu bon depuis que la collection rétro-auriculaire s'est constituée, c'est-à-dire depuis une dizaine de jours.

Avant d'opérer, je vous ai fait remarquer le siège postérieur de la tuméfaction, qui gagnait surtout vers l'écaille mastoïdienne et laissait libre la partie antérieure de l apophyse. Dans les cas de ce genre, en effet, le chirurgien doit se méfier, car le siège de l'abcès extérieur correspond souvent à un foyer profond, en contact avec le sinus latéral, et se faisant jour au dehors, le long de la veine émissaire mastoïdienne. D'où danger plus grand de phlébite du sinus si on abandonne la lésion à elle-même; d'où crainte plus grande de blesser le sinus en opérant, et nécessité, par conséquent, de procéder avec plus de prudence encore que de coutume.

Aussi, chez notre malade, m'avez-vous vu, après la classique incision rétro-auriculaire, dénuder largement l'apophyse à la rugine, repérer bien exactement, par rapport au conduit, une surface cariée qui existait en arrière et au-dessous du lieu d'élection de l'antre, à peu près à 2 centimètres en arrière du conduit. J'ai attaqué cette région à la curette dans sa partie antérieure, et en visant avec l'instrument en haut et en avant. Je suis ainsi arrivé dans l'antre, et alors je me suis porté doucement en arrière, vers le sinus, qu'en effet j'ai trouvé au contact direct d'un abcès qui avait rongé la paroi osseuse de la gouttière sigmoïde.

Voilà un danger avec lequel vous n'aurez presque jamais à compter chez un nourrisson atteint de mastoïdite : c'est ce que je vais tâcher de vous expliquer.

II

Sans doute, chez l'enfant en bas-âge, au-dessous d'un an à dix-huit mois, on peut trouver une mastoïdite dont l'abcès extérieur est, dans ses dispositions anatomiques, identique à celui que je viens de vous décrire. La semaine dernière, le 18 novembre, vous en avez observé un exemple sur un garçon de huit mois, dont le sillon rétro-auriculaire était nettement creusé en haut et à la partie moyenne, dont le pavillon, dès lors, n'était pas décollé et chez lequel une tuméfaction rouge et fluctuante, manifestement suppurée, occupait la région de la pointe mastoïdienne, sans phénomènes inflammatoires à la base de l'apophyse. Le phlegmon, oblique en bas et en avant, s'étendait vers la branche montante du maxillaire inférieur, et il s'était spontanément fistulisé quand l'enfant fut présenté à notre examen. Au premier coup d'œil, j'ai émis l'opinion qu'il pouvait s'agir d'un adéno-phlegmon, et voici les motifs de cette réserve.

Quand on a l'expérience de la chirurgie mastoïdienne, on sait que le diagnostic n'est pas toujours aisé entre une mastoïdite et certaines inflammations lymphatiques rétro-auriculaires. Ces inflammations sont de deux ordres : une lymphangite diffuse, que nous retrouverons dans un instant ; un adéno-phlegmon auquel ressemblent certains abcès de la pointe mastoïdienne.

Le diagnostic, en général, saute aux yeux : l'otite avec otorrhée dans un cas, les portes d'entrées cutanées dans l'autre sont probantes. Mais ne venez-vous pas de voir une mastoïdite sans otorrhée ? Et, d'autre part, les difficultés diagnostiques sont surtout grandes quand existent ensemble écoulement d'oreille et excoriations du conduit ou du pavillon. Coïncidence moins rare que vous ne le pensez, peut-être, car elle n'est pas toujours un simple effet du hasard, l'otorrhée pouvant fort bien être la cause d'une irritation cutanée sur les points touchés par le pus. Il m'est déjà arrivé plusieurs fois de rencontrer des cas de ce genre, et précisément l'enfant dont je vous parle en ce moment en est un exemple.

Cet enfant, en général bien portant, nourri au sein, à dentition normale (il porte déjà quatre dents), a une sœur de trois ans atteinte d'impétigo ; et lui-même, depuis six semaines, souffre de la même lésion au cuir chevelu, à la face, aux deux oreilles. Puis, huit jours avant notre intervention, sans maladie préalable appréciable, l'oreille droite se mit à couler ; presque en même temps, la région rétro-auriculaire commençait à gonfler.

La succession de faits ainsi établie était en faveur de l'otite avec mastoïdite, puisque l'impétigo avait précédé l'otorrhée. Mais le siège de l'abcès vers la pointe de l'apophyse, et assez loin en arrière du conduit, plaidait contre cette hypothèse : c'est une variété rare chez le nourrisson, et c'est au contraire le siège typique de l'adéno-phlegmon mastoïdien.

Différent en cela de la lymphangite rétro-auriculaire, cet adéno-phlegmon trouve sa porte d'entrée ordinaire non pas dans la conque ou dans le conduit, mais au cuir chevelu ou à la face crânienne du pavillon. C'était bien le cas ici, car s'il y avait otorrhée récente avec rougeur du conduit, avant tout et surtout il y avait eczéma impétigineux de ces deux régions. Quant à établir le diagnostic par la palpation, d'après les connexions plus ou moins intimes avec l'os sous-jacent, ce n'est possible qu'au début, quand on sent le ganglion rouler d'abord sous le doigt, puis se fixer à mesure qu'il s'empâte. Mais à la période d'infiltration phlegmoneuse avec suppuration centrale, ce signe n'existe plus. J'aurais encore pu chercher le signe dit de la chute de la paroi postérosupérieure du conduit : il eût été bien difficile, sinon impossible, à constater, dans un conduit rouge, gonflé, douloureux, irrité qu'il était à la fois par l'impétigo et par l'otorrhée.

Aussi bien une précision plus grande du diagnostic avait-elle un intérêt plus théorique que pratique, car la sagesse clinique, en l'espèce, consistait à rester dans le doute et à explorer attentivement l'os après incision large de la peau. C'est le conseil que je vous donne pour ces ambigus, et je vous mets en garde contre une affirmation absolue qui pourrait vous conduire soit à une trépanation inutile, soit, ce qui est plus nuisible, à une opération incomplète.

Chez notre enfant, l'exploration de l'os démontra une dénudation apophysaire, et la petite curette ramena des fongosités un peu caséeuses et de petits séquestres.

Ce qui m'a surtout fait hésiter — sans que j'aie été affirmatif, d'ailleurs — c'est qu'outre la possibilité d'une infection d'origine cutanée, j'ai constaté que le siège de l'abcès ne correspondait pas à ce qu'il est habituellement chez le nourrisson. Ce siège à la pointe est assez fréquent plus tard, comme chez notre première malade, âgée de quatre ans ; il est rare au-dessous d'un an, et vous observez alors, presque toujours, le type dont notre malade d'aujourd'hui nous offre un exemple.

Voici l'état où, avant l'opération, vous avez trouvé ce garçon de six mois.

Tout de suite, vous avez vu que du côté droit le pavillon de l'oreille était anormalement dirigé : il était décollé, presque à angle droit avec la voûte du crâne, en sorte que sa face externe était devenue plus antérieure ; il était, en outre, abaissé et porté en avant. Cela sautait aux yeux si, en regardant l'enfant bien en face, on comparait la situation de l'oreille droite à celle de l'oreille gauche.

Pourquoi cette asymétrie ? C'est en regardant en arrière que nous en avons trouvé la cause. Dans la partie supérieure du sillon rétro-auriculaire, en effet, gagnant en haut au-dessus du pavillon, vers la fosse temporale, la peau était rouge, les tissus infiltrés et épaissis, en une tuméfaction qui effaçait le sillon. Celui-ci était conservé dans sa partie inférieure, et parfaitement marqué derrière le lobule de l'oreille. A la partie culminante du gonflement, tout contre le pavillon et un peu au-dessus de l'horizontale passant par la partie supérieure du conduit auditif externe, existait une région plus rouge que le reste, dépressible, fluctuante : cette collection, certainement purulente, était grosse comme une forte noisette. A partir de là, l'œdème diminuait peu à peu vers l'occiput. Toute la région enflammée était douloureuse à la pression. L'état général était bon, la température médiocre, à 38°5 seulement.

Une seule lésion est capable, en dehors de la mastoïdite, de produire un état local semblable : une lymphangite rétro-auriculaire ayant sa porte d'entrée sur la conque du pavillon ou sur le conduit auditif externe. Notez que je ne vous parle pas de l'adéno-phlegmon mastoïdien, dont il a été question tout à l'heure. Mais, à côté de cette forme, il en est une autre, où l'infiltration inflammatoire gagne le tissu conjonctif rétro-auriculaire, surtout dans la moitié supérieure de la région, et comble le sillon entre le crâne et le pavillon. Celui-ci, lorsque la tuméfaction est volumineuse, se trouve décollé, refoulé en bas et en avant, exactement comme chez l'enfant que vous venez d'examiner. Et comme, en outre, un abcès lymphangitique peut se collecter, l'état objectif peut être identique à celui d'une mastoïdite.

Autrefois, l'erreur de diagnostic était souvent commise ; aujourd'hui encore elle n'est pas rare, quoique nous ayons appris à mieux connaître les lymphangites péri-auriculaires. Comment l'éviterez-vous ?

D'abord, par l'analyse exacte de certains signes[1], si vous savez que ces lymphangites, quand elles ont leur point de départ dans le conduit et dans la conque, sont généralement accompagnées

---

d'adénite au-devant du tragus et sous la pointe de l'apophyse. Adénite légère, qui rarement tourne à l'adéno-phlegmon, mais qui se manifeste par un peu de tuméfaction et surtout par une douleur à la pression localisée. En outre, les parties molles sont prises, et non l'os, en sorte que vous éveillez plus de souffrances par traction sur le pavillon de l'oreille que par pression de l'apophyse, en dehors de la zone abcédée. Ce dernier signe est très difficile à apprécier chez un nourrisson de six mois; mais les autres n'existaient certainement pas chez notre malade.

D'autre part, pour conclure avec certitude à une lymphangite, il faut lui trouver une porte d'entrée, ici nulle, tandis que nous constatons, au contraire la réalité d'une otite avec otorrhée. Vous venez de voir que l'association possible de ces deux causes est un motif d'erreur : dans le cas particulier, il n'en saurait être question. En effet, partout la peau du conduit et du pavillon est saine, et l'otite moyenne aiguë est incontestable.

Elle date de huit jours seulement, révélée par de l'agitation, sans localisation douloureuse nettement déterminée; très vite a eu lieu par l'oreille un écoulement jaune et épais, peu abondant il est vrai, qui s'est produit depuis à plusieurs reprises et aujourd'hui n'est pas tari. Presque en même temps a débuté le gonflement rétro-auriculaire, peu à peu accru et devenu un peu douloureux.

Dans ces conditions, une discussion me semble superflue pour affirmer le diagnostic : otite aiguë, mastoïdite aiguë.

Pourquoi cette otite ? L'origine en est probablement dans un coryza dont l'enfant a souffert avec assez grande acuité dès l'âge de six semaines, avec écoulement nasal tantôt clair et tantôt épais. Depuis quelques semaines, la pituitaire semble sèche, mais il me paraît cependant raisonnable d'admettre que de là est venue l'infection causale nécessaire du naso-pharynx.

Peut-être une légère teinte de syphilis héréditaire est-elle en jeu dans la genèse de ce coryza. Sans doute l'enfant est né en apparence vigoureux, à terme, pesant 3 kil. 200, sans aucune tare apparente ni malformation. En ce moment, nous ne lui trouvons sur les téguments aucune manifestation suspecte. Mais la mère souffre avec évidence d'une syphilis secondaire que lui aurait communiquée son mari. N'insistons pas sur le renversement possible des rôles. D'où une fausse couche de trois mois, puis un traitement suivi de la grossesse à terme. Un peu de coryza ne justifie pas, chez l'enfant que nous soignons, un traitement mercuriel immédiat : mais nous avons là un motif de surveillance attentive pendant les quelques semaines que l'enfant va passer sous notre observation, pour une lésion qui, par elle-même, n'est certainement pas syphilitique.

Notre conclusion clinique est donc : otite et lésion mastoïdienne aiguës. Quelle est cette lésion mastoïdienne, et quel traitement lui convient ? Ces deux questions sont liées l'une à l'autre: car si, en tout état de cause, l'incision de l'abcès fluctuant est indiquée, la conduite à tenir vis-à-vis de l'os est discutée.

En effet, à côté de la mastoïdite proprement dite, où une suppuration vraie des cellules mastoïdiennes exige l'évidement de l'apophyse, bon nombre d'auteurs décrivent une *périostite mastoïdienne*, avec intégrité tout au moins relative des cellules sous-jacentes et, dans ces cas, il suffirait de débrider les parties molles sans trépanation osseuse.

Il y aurait donc là une question fort importante de diagnostic différentiel, et je ne saurais mieux faire, pour vous soumettre les éléments du problème, que de vous répéter mot pour mot la description à l'aide de laquelle S. Duplay a cherché à tracer le tableau de cette périostite.

« Au début, nous dit M. S. Duplay, il est aisé de différencier le gonflement qui appartient à l'une ou l'autre de ces affections. Dans la périostite simple, le gonflement est diffus, le sillon qui existe entre la conque et l'apophyse mastoïde a disparu ; dans l'inflammation des cellules mastoïdiennes, le gonflement est plus circonscrit, le sillon qui existe entre la conque et l'apophyse mastoïde persiste. La douleur à la pression est bien plus marquée et plus superficielle dans la périostite simple que dans l'inflammation des cellules mastoïdiennes.

« L'examen du conduit auditif peut aussi fournir de précieux renseignements. La périostite de l'apophyse mastoïde est un

accident de l'ostéo-périostite de la caisse, qui s'accompagne constamment d'une périostite du conduit ; on trouvera donc les signes
de cette affection. La suppuration des cellules mastoïdiennes au
contraire, n'est pas forcément liée à une otite périostique. Elle
s'accompagne toujours d'un catarrhe purulent de la caisse, dont
on constatera les signes, la perforation du tympan, l'existence
d'une otite granuleuse, de fongosités, de polypes : dans d'autres
cas plus rares, en même temps que l'on observe tous les signes
d'une otite moyenne avec douleur, gonflement de la région
mastoïdienne, l'examen de l'oreille montre la membrane du
tympan injectée, mate, épaissie, quelquefois refoulée en dehors.
. Enfin, que la membrane soit intacte ou qu'elle soit perforée, il
est encore un signe qui indiquera à peu près certainement la
suppuration des cellules mastoïdiennes, c'est l'existence d'une
rougeur de la peau, avec gonflement œdémateux, circonscrit à
la paroi postérieure du conduit auditif osseux. »

Cette description clinique est d'une grande exactitude, et, après
l'avoir entendue, vous avez probablement conclu que nos deux
malades atteints de mastoïdite, devaient, en effet, être trépanés,
mais que j'aurais dû m'en tenir à l'incision simple chez mon troisième, atteint de périostite. Or, de parti pris, j'ai évidé l'antre,
et je vous ai fait remarquer qu'il contenait des fongosités suppurées.

Il y a certainement, comme l'a excellemment dit S. Duplay,
deux types cliniques bien distincts, et nos deux petits malades
vous en ont fourni des exemples. Mais, où je diffère d'avis avec
mon éminent maître, c'est sur l'interprétation pathogénique des
faits. Car toutes les fois que, chez le nourrisson aussi bien que
chez l'enfant plus âgé, j'ai ouvert des abcès de prétendue périostite, je suis arrivé, au fond de la collection, sur une dénudation
située à la base de l'apophyse, en arrière et un peu au-dessus du
conduit. Là, l'os était spongieux, carié, facile à effondrer d'un
coup de curette, et cela fait, je me trouvais dans une cavité soit
fongueuse, soit suppurée, celle de l'antre mastoïdien. Chez le sujet
plus âgé, l'os est plus dur à ouvrir au ciseau.

Quant à l'explication de la fréquence avec laquelle existe, chez le nourrisson, ce type attribué à la périostite, et à celle des motifs qui ont fait admettre à tort cette périostite, elle réside dans certaines considérations anatomiques et anatomo-pathologiques utiles à développer.

Commençons par l'anatomie normale.

III

Chez les enfants au-dessous de deux ans, l'antre mastoïdien est toujours repéré extérieurement, à l'état normal, sur le cadavre frais, par une *tache spongieuse*, violacée, lame osseuse mince, dépressible, friable, transformée en un véritable crible par de nombreux et relativement larges pertuis vasculaires.

Si, d'un coup de curette, on effondre cette lame, on pénètre dans une cavité grosse, en général, comme un pois chiche environ, qui se prolonge en dedans, vers la caisse du tympan, par un canal relativement très large, très court : ces cavités sont celles de l'antre et de l'aditus, et il est à noter que, primitivement, elles seules existent, qu'au-dessous de l'antre il ne descend, d'abord, pas d'apophyse. Peu à peu la saillie osseuse se dessine, puis elle se creuse de cellules.

Or, le fait à noter est que cette formation de l'apophyse peut être comparée à une sorte de descente, attirant pour ainsi dire, à sa suite, l'antre et l'extrémité correspondante de l'aditus. Chez le fœtus avant terme, en effet, l'antre est situé au-dessus du conduit et communique avec la caisse par un aditus rectiligne et presque verticalement descendant ; à terme, il est autant en arrière qu'au-dessus, et le canal de l'aditus, toujours rectiligne, est oblique en haut et en arrière, incliné à 45 degrés environ sur l'horizon. A partir de deux à trois ans, il est plus postérieur que supérieur, et devient enfin franchement postérieur. Pendant cette migration d'un quart de cercle environ, le canal de l'aditus s'incurve, comme s'il était fixé par son contact avec la base du crâne, et c'est ainsi qu'il prend la disposition qu'on est habitué à lui trouver chez l'adulte.

La tache spongieuse subit ce même déplacement de haut en bas, mais, en même temps, elle se rétrécit, sa lame corticale s'épaissit et se déprime, comme attirée par une rétraction des parties profondes ; d'où une fossette criblée, mais compacte et à petits trous, qui est située contre la moitié supérieure du bord postérieur du conduit osseux, en arrière d'une petite saillie, l'épine de Henle, peu à peu dessinée, à mesure que la fossette se creuse.

A partir du moment où cet état est constitué, c'est-à-dire environ à partir de l'âge de deux ans, il n'y a plus, entre l'adulte et l'enfant, que des différences de détail, aussi bien en anatomie normale qu'en anatomie pathologique, en clinique qu'en médecine opératoire. Jusque-là, au contraire, la mastoïdite des nourrissons mérite, à tous ces égards, une étude spéciale.

D'abord, vous avez peut-être été frappés de la rapidité et de la facilité avec laquelle, chez nos deux enfants, les lésions rétro-auriculaires ont évolué : en huit jours, l'otorrhée, la réaction fébrile et douloureuse étant médiocres, un gros abcès sous-cutané s'est constitué. Or si, chez l'enfant du deuxième âge, peut-être plus volontiers que chez l'adulte, la réaction mastoïdienne d'une otite aiguë est précoce et à peu près constante, la plupart du temps elle devance de plus loin la mastoïdite proprement dite, quand celle-ci se produit ; et la formation de l'abcès sous-périosté est précédée d'une période douloureuse assez vive, parfois très vive, pendant que se laisse franchir par le pus une corticale qui n'est plus mince et largement perforée.

Vous avez sans doute conclu de vous-mêmes que là se trouvent réalisées les conditions les plus favorables à l'existence d'une mastoïdite sans otorrhée, le pus ayant plus de facilité à envahir l'aditus et l'antre qu'à perforer le tympan. Cela est vérifié par l'observation quotidienne : cette variété clinique est bien plus fréquente, d'après mon expérience, chez le nourrisson que chez l'enfant plus âgé. Mais, de cela, vous retiendrez que l'absence d'otorrhée ne sera probablement pas de grande valeur pour établir, en clinique, une distinction entre la périostite et la mastoïdite.

Sur les coupes verticales des figures 1 et 2,
passant au milieu du conduit et de la caisse,
on voit la moitié antérieure de la caisse et la
paroi antérieure du conduit. Elles montrent
l'accroissement progressif de l'apophyse. On y
voit que la suture pétro-squameuse, très nette,
est formée par la superposition d'une lame pa-
pyracée, émanant de la partie pétrée, à une
lame semblable d'une table interne de l'écaille
temporale.

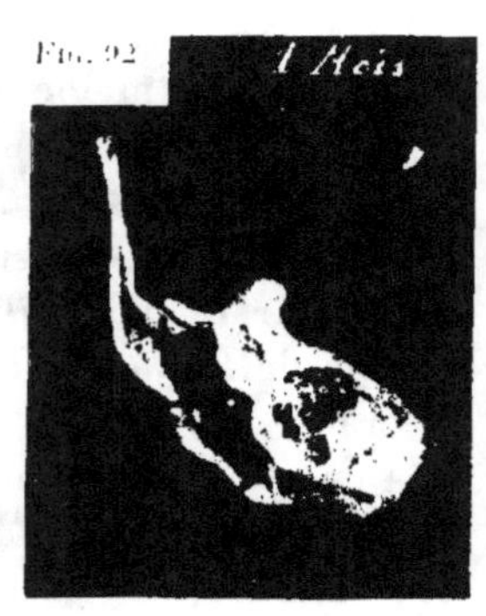

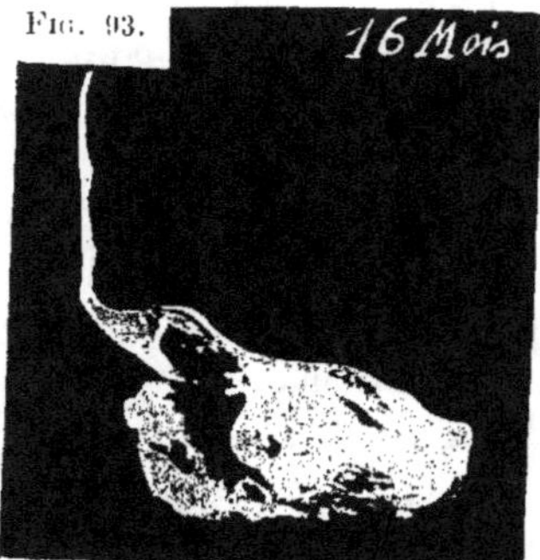

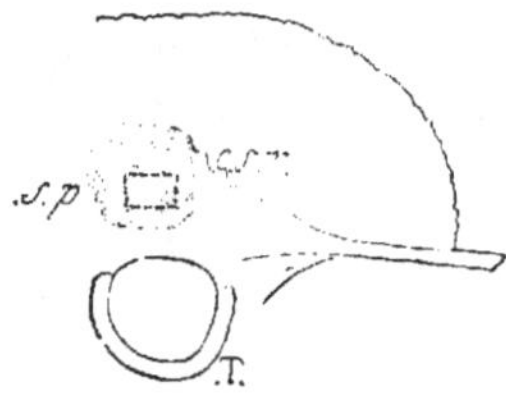

Fig. 94. — La tache criblée au-
dessus du méat chez le fœtus de
sept mois et demi. Cette tache
est située au niveau de l'antre.

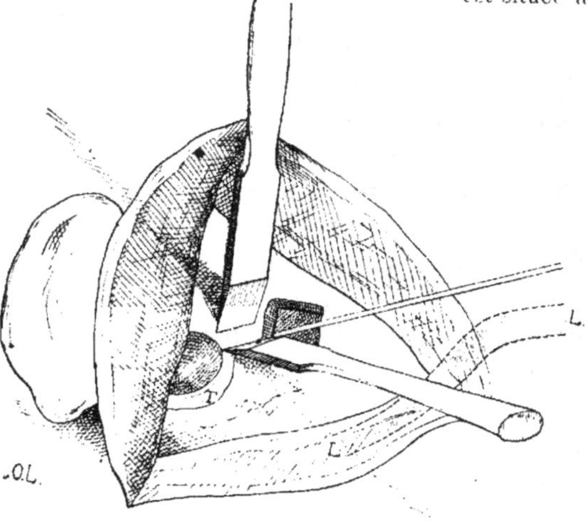

Fig. 95. — Fœtus de
huit mois et demi
côté gauche. L'an-
tre est ouvert, un sty-
let cathétérise l'adi-
tus que les ciseaux
se préparent à ou-
vrir. Noter leur in-
clinaison, qui éloi-
gne le tranchant et
de l'étage moyen et
du coude du facial. —
T. cercle tympanal ;
sms, suture mastoï-
dosquameuse ; L, si-
nus latéral.

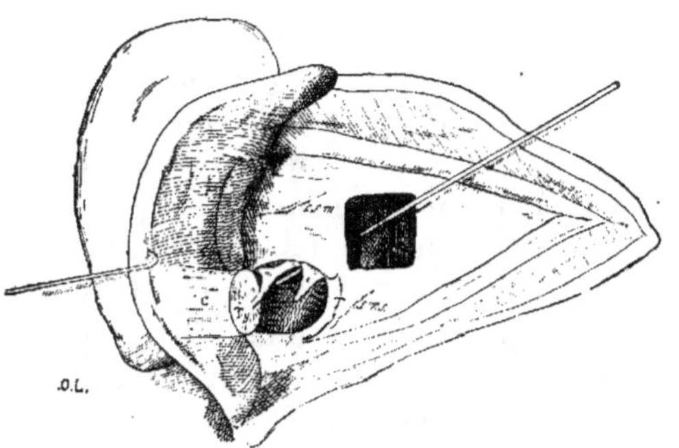

Fig. 96. — Fœtus à terme. Le conduit auditif (parties molles) est entraîné en avant avec le pavillon, et a, par hasard, entraîné la membrane du tympan, à laquelle adhère encore le marteau. On voit le bout du stylet entre le marteau et l'enclume. — *sms*, suture mastoïdo-squameuse ; *cms*, crête sus-mastoïdienne : T, tympanal ; *Ty*, tympan : *C*, conduit auditif membraneux.

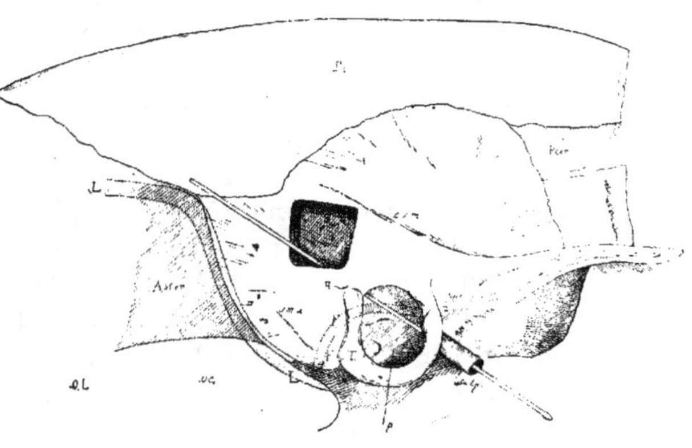

Fig. 97. — Fœtus à terme. Noter la position de l'antre, le trajet du facial et du sinus. On voit que le stylet, enfoncé dans l'aditus, va s'engager dans la trompe. Position du sinus par rapport à la fontanelle astérique. — *sms*, suture mastoïdo - squameuse ; *cms*, crête sus - mastoïdienne ; T, tympanal ; *p*, promontoire ; L, sinus latéral ; F, facial ; *z*, zygoma ; *Pter*, fontanelle ptérique ; *Aster*, fontanelle astérique ; *Oc*, occipital.

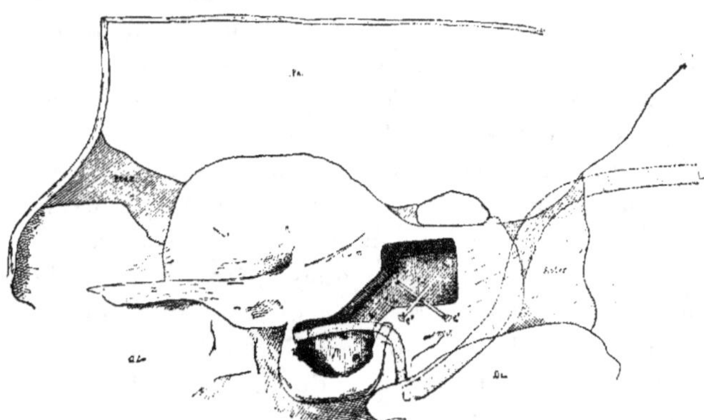

Fig. 98. — On voit que le facial et le sinus n'ont couru aucun risque. Deux épingles *e'*, *e"*, s'enfoncent : la première dans l'étage moyen, la deuxième dans l'étage inférieur de la base du crâne.

Arrivons maintenant au siège différent de l'abcès. Il n'a rien de surprenant. Puisqu'il existe toujours une large tache spongieuse, avec un antre sous-jacent, mais sans cellules apophysaires proprement dites, il est naturel que par là ait presque toujours lieu la migration du pus; et, d'après l'anatomie normale, telle que vous la montrent les figures ci-dessus, vous trouvez tout naturel que l'abcès mastoïdien du nouveau-né soit presque invariablement supérieur, selon le type que je vous présentais il y a un instant. Est-ce absolument obligatoire? Non : il n'y a pas de loi immuable en pathologie, et notre deuxième malade en est la preuve. Mais la rareté de cette seconde disposition est suffisante pour que, si nous la constatons, nous restions sur la réserve pour le diagnostic.

Cela étant, d'où peut venir le désaccord entre les auteurs qui, comme moi, parlent, dans la forme ordinaire, d'une mastoïdite qu'il faut traiter par l'évidement osseux, et ceux qui croient à l'existence habituelle d'une périostite qu'il suffit d'inciser?

La discussion anatomo-pathologique provient de ce qu'en général, en effet, quand on évide l'os on n'y trouve pas, à cet âge, une vraie collection purulente, comme c'est la règle plus tard, mais des fongosités grisâtres et de l'ostéite raréfiante. Car, à cet âge, même l'antre n'est d'ordinaire pas encore « pneumatique »; il est encore comblé par un tissu osseux spongieux, à trabécules fines, sans une grande cavité où le pus puisse s'accumuler. Il est « diploïque », pour employer le terme consacré. Mais cette disposition anatomique ne change rien à la conclusion thérapeutique: conclusion générale, car jusqu'à tous les âges ces apophyses « diploïques » peuvent exister. C'est seulement affaire de fréquence relative, et qu'il s'agisse de vraies chambres muqueuses visibles à l'œil nu ou de fins espaces inter-trabéculaires, l'ouverture large de toutes les cavités enflammées est indispensable.

Or, quelquefois, et surtout chez les jeunes enfants atteints de la forme habituelle que je viens de vous décrire, l'incision simple, dite de Wilde, suffit. C'est donc, a-t-on conclu, qu'il s'agit d'une périostite et non d'une suppuration intra-cellulaire contre laquelle cette opération eut été insuffisante.

Je ne veux pas reprendre ici ce que j'ai dit ailleurs sur deux causes fréquentes d'erreur dans ces appréciations[1] : la confusion diagnostique avec une lymphangite rétro-auriculaire; la fistulisation ultérieure après cicatrisation de la plaie ayant fait croire, parfois pendant longtemps, à la guérison d'une prétendue périostite qui était, en réalité, une mastoïdite.

Ces faits sont surtout relatifs aux sujets plus âgés, et je reconnais que l'incision limitée aux parties molles — dont je me suis, depuis bien des années, déclaré l'adversaire — peut procurer la guérison des nourrissons moins rarement que celle des sujets plus âgés.

Pourquoi cette contradiction apparente? Toujours en raison des mêmes dispositions anatomiques.

D'abord, regardez sur les figures la largeur, la brièveté, la rectitude de l'aditus, sa disposition déclive par rapport au plancher de l'antre : les conditions sont favorables à l'envahissement de l'antre si le tympan résiste, mais, par contre, à l'écoulement du pus mastoïdien, si le tympan est perforé. En outre, c'est de cette disposition anatomique normale que résulte la fréquence relative avec laquelle l'incision simple guérit une mastoïdite de nourrisson. La tache spongieuse, encore raréfiée par l'ostéite, est toute disposée à se perforer largement, soit avant, soit après l'incision : et sous cette trépanation spontanée, située juste en regard de l'antre, la règle est que rien ne descende vers la pointe. Spontanément, le volet est tombé devant une fenêtre qui affleure le parquet et la chambre se vide à siccité.

On se rend compte facilement des choses quand on examine l'os avec un peu d'attention, après incision de l'abcès, comme nous l'avons fait ensemble tout à l'heure.

J'ai fendu les téguments juste dans le sillon rétro-auriculaire, ce qui est le lieu d'élection, et j'ai donné issue de la sorte à environ une cuillerée à café de pus jaunâtre, épais, bien lié, inodore, ayant — autant qu'on puisse porter un jugement de cette nature — les caractères habituels du pus à staphylo-

---

1. A. BROCA. — « Leçons cliniques de chirurgie infantile ». Paris, 1902, p. 280.

coques[1]; et, au point précis que tout à l'heure je vous décrirai, derrière le conduit auditif externe, un peu au-dessus de lui, la curette a gratté sur une surface dénudée, large comme une pièce de 20 centimes. En regardant soigneusement ce point, le pus et le sang étant bien étanchés avec de la gaze sèche, vous l'avez vu rouge, criblé en écumoire de petits trous, par lesquels ne sortait, il est vrai, aucun liquide, et j'ai dû, pour pénétrer dans l'antre à travers cette corticale, appuyer un peu sur la curette.

Mais combien de fois, dans le courant de cette année, ne vous ai-je pas montré cette surface dénudée, située toujours au même point, rugueuse, laissant sourdre des gouttelettes jaunâtres par ses pertuis, assez friable pour que la curette y pénétrât sans aucun effort, presque comme dans du beurre?

Aussi, chez l'enfant en bas-âge, est-il exceptionnel que le pus tende à se faire jour au dehors, par une voie autre que la tache spongieuse. Certes, quand vous aurez mis au jour la surface osseuse dénudée, avant d'aller plus loin vous la repérerez avec grand soin par rapport au conduit, et vous ne l'effondrerez que si vous êtes sûrs qu'elle siège au niveau de l'antre; mais presque jamais, à cet âge, vous n'aurez à passer par un autre chemin. Et cela fait, au lieu d'avoir, comme il est de règle dès l'âge de dix-huit mois à deux ans, à employer le ciseau et le maillet, il vous suffira d'évider l'os à la curette, doucement, en deux ou trois coups.

Donc, même s'il s'agit de mastoïdite, l'incision simple a quelque possibilité de succès, tandis que plus tard elle n'en a pour ainsi dire point. Est-ce à dire que je vous conseille d'en courir la chance? Pas du tout, car chez le nourrisson l'évidement osseux ne complique pour ainsi dire pas l'opération : simplicité provenant toujours du même motif anatomique.

Elle ne demande qu'à se laisser entamer d'un coup de curette, cette tache spongieuse raréfiée, encore plus friable qu'à l'état normal. Ne l'attaquez pas, je vous le répète, sans l'avoir exactement repérée, par rapport au conduit. Mais, presque jamais, la

---

1. Ce fut vérifié par l'examen bactériologique, que voulut bien pratiquer M. Paisseau, interne des hôpitaux.

perforation ne siégera en dehors d'elle et, sous elle, vous trouverez un antre à la fois élevé et antérieur, éloigné par conséquent, et du sinus et du facial. Quant à la base du crâne, on ne
l'intéresse guère involontairement que lorsque l'apophyse est
éburnée, d'où facilité des échappées et des éclatements : ici ce
n'est jamais le cas.

Et l'étude des particularités propres à la si fréquente mastoïdite
aiguë des nourrissons, se termine, heureusement, par cette notion
d'une facilité opératoire plus grande que chez les sujets plus âgés.
Je n'ai rien de spécial à vous signaler sur l'évolution post-opératoire.

APPENDICITES CHRONIQUES

AVEC SYMPTOMATOLOGIE GRAVE

I. — Appendicite non suppurée à crises subintrantes simulant une méningite.
II. — Crises simulant l'occlusion intestinale.
III. — Nature probablement réflexe des accidents pour une bonne part. Possibilité, sans fièvre, de vomissements sanglants, d'arythmie cardiaque. Diagnostic difficile avec certains cas analogues d'intoxication intestinale suraiguë.

Au début des études sur l'appendicite, médecins et chirurgiens ont été vivement impressionnés par les crises aiguës, parfois terribles, dont cette maladie est coutumière : et l'on a d'abord cru que l'appendicite était une maladie aiguë.

Mais en y regardant de plus près, on a appris que bien souvent on relève des troubles digestifs, des douleurs abdominales suspectes dans le passé de ces malades, même en apparence le plus brutalement atteints : et l'on a acquis cette notion, qu'en général, l'appendicite est une lésion chronique à épisodes aigus. L'effort actuel des cliniciens consiste à débrouiller l'histoire de cette appendicite chronique, que l'on a appelée d'abord « larvée » ou « fruste » pour l'opposer, à tort d'ailleurs, aux formes aiguës qui sont seulement des crises greffées sur une inflammation chronique.

Parmi ces crises on connaît bien aujourd'hui celles qui, franchement inflammatoires, s'accompagnent de fièvre, avec péritonite localisée ou généralisée, plastique ou suppurée. Mais on connaît moins certaines formes où les accidents, parfois extrèmement inquiétants, capables de simuler, par exemple, une méningite grave ou une occlusion intestinale, ne s'accompagnent d'aucune réaction péritonéale extérieurement appréciable, mais seulement d'un peu de folliculite hémorragique dans un appendice dont la résection met fin aux accidents.

Je viens d'en observer un exemple intéressant sur une fille de onze ans que j'ai opérée, à la demande de mon collègue et ami Variot.

I

Lorsque l'enfant fut admise dans nos salles, le 15 mars, les signes locaux étaient bien ceux de l'appendicite chronique, sans réaction péritonéale actuellement appréciable à la palpation : ventre souple et plat, permettant la palpation facile d'un cæcum épaissi et gargouillant, aucun empâtement, mais douleur à la pression au point de Mac Burney ; et là on trouvait une petite induration profonde, roulant sous le doigt. Apyrexie parfaite, pouls à 70, régulier et bien frappé. L'état local et général était donc tel que nous pouvions diagnostiquer un refroidissement complet et conclure à l'opportunité opératoire actuelle.

Et deux jours plus tard, à la visite du matin, nous trouvions la fillette dans un état alarmant : yeux caves, nez pincé, traits grippés, lèvres cyanosées, extrémités froides, vomissements verts, incoercibles, tout semblait imposer le diagnostic de péritonite suraiguë ayant brusquement débuté dans la nuit. En toute occurrence, il est vrai, quelques phénomènes discordants m'auraient inspiré des doutes : le pouls était misérable, mais était resté entre 70 et 80 ; la température était à 36°4 : le ventre ne présentait pas trace de ballonnement, n'était nulle part empâté, et c'est à peine si, au point de Mac Burney, sans défense musculaire proprement dite, la douleur à la pression s'était un peu accrue ; la langue était normale.

L'ensemble de ces signes — dont aucun n'aurait eu de valeur à l'état isolé — avait une importance réelle. Je ne sais toutefois pas quelle eût été ma conclusion si je n'avais pas été renseigné par des phénomènes fort curieux, étudiés pendant trois semaines dans le service de Variot : et voici l'observation que mon collègue a bien voulu me remettre.

La malade était entrée le 26 février, à la salle Gillette, pour des accidents complexes et bizarres. Souffrante depuis deux ou trois jours, elle avait des vomissements continus et faciles, en général formés de liquides incolores — ou alimentaires, à la moindre tentative de nourriture — et par exception verdâtres. Trois jours de constipation ne signifiaient pas grand'chose, car depuis environ un an la constipation était habituelle.

A l'interrogatoire, en effet, on apprenait qu'à cette date remontait le début des accidents : tous les deux à trois mois survenaient durant deux à trois jours, avec retour rapide à la santé, des crises de vomissements avec maux de tête ; et, depuis un mois et demi, avaient eu lieu quatre de ces accès, plus graves que de coutume, avec douleur frontale très vive et vomissements faciles, alimentaires et bilieux.

Cette histoire, à part la bizarrerie de cette céphalalgie frontale, est bien celle d'une appendice chronique, et Variot y songea tout de suite. **Dans le ventre, souple et peu ballonné, il éveilla par la pression quelque sensibilité à gauche, où l'S iliaque était distendue par des matières fécales, et il sentit à droite, dans la fosse iliaque, un petit cordon dur et indolent, l'appendice probablement.**

Toutefois, d'autres symptômes nerveux troublaient le diagnostic. Rien de moteur, sans doute, ni paralysies, ni contractures ; aucun trouble de sensibilité : mais l'agitation était extrême, l'enfant se découvrait à tout instant dans son lit, et surtout elle se plaignait, à chaque crise de vomissements, d'une violente céphalalgie frontale. En outre, en rayant la peau avec l'ongle, on provoquait la formation d'une raie méningitique, lente à se produire, toutefois, et légère. Le pouls était à 90.

Était-ce donc une méningite, malgré l'apyrexie (température à

37°4), plus étrange encore qu'en cas de péritonite? Hypothèse rendue peu probable par l'état normal, des deux côtés, des réflexes des orteils, par l'absence du signe de Kernig et de tout symptôme oculaire. Mais pour plus de sûreté, une ponction lombaire fut pratiquée, et du liquide céphalo-rachidien clair s'écoula goutte à goutte; l'examen histologique n'y révéla rien d'anormal.

Les jours suivants, d'ailleurs, l'état péritonéal s'accentua, les vomissements, incessants, furent par moments jaune verdâtre, par moments couleur chocolat, le pouls devint incomptable. Toujours, cependant, la température resta normale, et loin de se ballonner, le ventre se creusa. Le 1er mars, une nouvelle ponction lombaire donna issue à un liquide céphalo-rachidien légèrement rosé — résultat probable de la première ponction — où l'on vit au microscope quatre ou cinq leucocytes par champ.

Donc, méningite de plus en plus improbable; et Variot, pensant à une appendicite, en raison d'un cas déjà ancien dont je vais vous parler bientôt, convoqua mon collègue M. Kirmisson. Mais celui-ci, impressionné par l'état grave de prostration nerveuse, par la durée des accidents, par la rétraction du ventre, opina sans restriction pour une méningite à la période ultime et refusa d'opérer.

Or, le 4 mars, sous l'influence peut-être d'une injection de 200 grammes de sérum, les vomissements diminuaient, le pouls, toujours misérable, devenait pourtant perceptible; le soir, la température montait à 38 degrés; le 5 mars, on pouvait compter le pouls à 130, les vomissements avaient cessé, la physionomie reprenait un peu d'expression; le soir, le thermomètre marquait encore 38 degrés; le 6 mars, le pouls était à 95, la céphalalgie avait disparu. D'accord avec Variot, je conclus à une appendicite : l'enfant fut donc envoyée le 15 mars dans ma salle où, je vous le répète, nous avons assisté à une rechute atténuée des accidents.

J'ai opéré le 21 mars : l'appendice était long, grêle, blanc, dur, rempli de muco-pus, et atteint, au milieu de sa longueur, d'un foyer de folliculite hémorragique. Autour de lui, pas trace de péritonite, pas une adhérence, et dès lors, je ne tins pas compte d'un phénomène qu'une infirmière avait cru observer le 6 mars, lorsque fut confirmée l'amélioration, l'issue d'environ une cuillerée à bouche de pus par le rectum. Il est sûr, en effet, qu'il n'y a pas eu d'abcès ouvert dans l'intestin.

A partir du moment où l'appendice fut réséqué, toute symptomatologie cessa, et aujourd'hui l'enfant est tout à fait guérie.

II

En 1897 déjà, vous ai-je dit, Variot et moi avions soigné de concert un garçon de huit ans et demi, dont l'histoire n'est certes pas identique à la précédente, mais offre avec elle, cependant, quelques analogies qui nous guidèrent dans notre diagnostic.

Le patient, sur lequel je n'ai pas conservé une observation détaillée, était entré le 22 décembre 1896, dans le service de Variot, au neuvième jour d'une maladie caractérisée par des vomissements alimentaires, incoercibles, avec violentes douleurs dans l'abdomen, à droite surtout : et on l'avait soigné en ville pour des coliques hépatiques, malgré l'absence totale d'ictère, diagnostic qui ne nous séduisit pas, car nous trouvions avant tout des signes d'occlusion intestinale subaiguë, avec constipation opiniâtre et avec météorisme modéré d'un abdomen où rien d'anormal n'était perceptible dans la fosse iliaque. Et, par contre, tous deux nous sentîmes à l'épigastre — c'était une illusion comme vous allez le voir — une tumeur cylindroïde, transversale, assez mal limitée, descendant un peu vers l'ombilic, mate à la percussion. Comme en outre existait un état fébrile léger, avec moyenne vespérale vers 37°6, quelques ascensions à 38 degrés, et même à 38°4, nous pensâmes à un foyer de tuberculose épiploïque, gagnant vers le côlon transverse et causant des phénomènes d'occlusion.

Au bout de trois semaines d'expectative, nous nous décidâmes donc pour tenter la laparotomie exploratrice qui, en tout état de cause, ne pouvait nuire à une lésion tuberculeuse du péritoine, qui d'autre part nous permettrait peut-être de lever un obstacle intestinal mécanique.

Le 13 janvier, donc, incision médiane sus-ombilicale : déjà sur le malade endormi, en lavant la région, je n'avais plus senti de tumeur, et, le péritoine incisé, je vis intestin et épiploon tout à fait normaux ; quelques anses d'intestin grêle attirées au dehors ne portaient pas trace d'une occlusion mécanique quelconque.

Séance tenante, je songeai à l'appendice, et par l'incision épigastrique je pus plonger, dans la fosse iliaque droite, deux doigts au bout desquels je sentis l'angle iléo-cæcal gros et dur. Je pus l'accrocher, et la laxité du méso-côlon me permit de l'attirer dans la plaie : j'étais en présence d'un de ces cas où le côlon ascendant est extrêmement mobile, et j'en suis à me demander si la tumeur épigastrique que nous avions trouvée n'était pas le cæcum. Celui-ci, en effet, était épaissi, et sous lui, dans l'angle iléo-cæcal, un appendice gros, dur, blanc, raide, de longueur normale, était fixé par quelques vieilles adhérences, par quelques autres filamenteuses et récentes, au milieu desquelles, même, je vis une goutte de pus. La résection en fut facile : je pus suturer sans drainage, et la réunion immédiate fut obtenue.

Le résultat fut que, dès le lendemain de l'opération, tout vomissement avait cessé : l'évolution post-opératoire n'eut rien de spécial, et, au bout de trois semaines, l'enfant quittait mon service, rendu méconnaissable par l'engraissement.

Pourquoi ai-je, sans plus tergiverser, tout de suite exploré l'appendice lorsque je n'eus pas rencontré à l'épigastre ce que j'y cherchais ? D'abord, parce que la fosse iliaque droite doit toujours être la première explorée quand on opère pour une occlusion intestinale de cause inconnue, où une bride par appendicite ancienne doit toujours être soupçonnée. Ensuite parce que, dans le cas particulier, j'avais en mémoire une observation analogue, où même les accidents avaient été plus brutaux encore.

Le 15 août 1895, retour de villégiature, j'allais quitter Luchon, lorsque je fus cueilli à la gare par mon ami de Lavarenne, pour venir voir d'urgence un malade souffrant d'occlusion intestinale. Arrivé le 10, après une cure à Brides, le malade, homme de trente ans, avait été pris brusquement, dans la nuit du 11 au 12, d'une douleur abdominale extrêmement vive, siégeant à droite, un peu au-dessus et en dedans de la fosse iliaque, avec arrêt complet des matières et des gaz, avec vomissements d'abord alimentaires, puis bilieux. Le Dr Audubert calma la douleur par une piqûre de morphine, puis essaya, mais en vain, l'action de grands lavements, de pilules purgatives, de l'huile de ricin. Le 15 au matin, on en était aux vomissements fécaloïdes, dont on me montra une pleine cuvette quand j'arrivai vers midi.

Se débrouiller dans le ventre, normalement en œuf, et, de plus, fort météorisé, d'un petit juif tunisien gras et court, n'était pas très commode ; cependant, je pus m'assurer d'abord qu'il n'existait aucune région mate et empâtée, qu'aucune masse ne bombait dans le rectum ; qu'il n'y avait pas de douleur à la pression vers la région de la vésicule biliaire ; que par contre, le ventre était partout sensible : il y avait douleur très vive à la pression localisée, au point de Mac Burney. La température et le pouls étaient normaux.

En outre, les commémoratifs me semblèrent caractéristiques. Je passe sur des antécédents strumeux de la première enfance, ayant laissé comme trace des cicatrices ganglionnaires cervicales et inguinales ; et je retiens d'abord que le malade était sujet, depuis l'âge de vingt ans, à la suite d'une fièvre typhoïde, à des alternatives de diarrhée et de constipation. Quant aux accidents actuels, leur première atteinte avait cinq mois de date : une crise analogue avait eu lieu, calmée au bout de quatre à cinq jours ; puis deux autres, de plus en plus fortes, étaient survenues, et à la troisième seulement, la douleur abdominale avait prédominé à droite. Plusieurs médecins en renom, entre autres Dujardin-Beaumetz, avaient été consultés et, en raison de la dépressibilité parfaite de la fosse iliaque, entre les crises, avaient diagnostiqué des coliques hépatiques : et c'est pour cela que le malade revenait d'une cure à Brides, sur le conseil de Dujardin-Beaumetz. C'était la première fois que l'occlusion, aussi absolue et aussi persistante, était poussée jusqu'aux vomissements fécaloïdes.

Mon diagnostic fut : appendicite à rechutes, avec météorisme réflexe, mais sans abcès, sans péritonite, et je prescrivis la suppression de toute médication purgative, une piqûre de morphine immédiate, des pilules d'opium de 1 centigramme, à prendre

d'heure en heure, et de la glace sur le ventre. Dès 6 heures du
soir, un gaz sortait par l'anus, suivi pendant toute la nuit de
multiples et bruyantes expulsions. Je constatai encore, dans la
soirée, un vomissement fécaloïde, mais ce fut le dernier, et le lendemain matin le météorisme était tombé, le ventre était indolent :
à midi, le malade avait une selle.

D'un commun accord, MM. de Lavarenne, Audubert et moi
avions considéré qu'après de semblables menaces, l'ablation de
l'appendice s'imposait, que sans elle la vie était gravement
menacée : j'ai appris que quelques mois plus tard, le malade
s'était pendu, ce qui a coupé court à toute observation ultérieure.

III

J'ai prononcé, chemin faisant, le mot d'accidents « réflexes »,
et il semble bien qu'il faille interpréter ainsi, pour une bonne
part au moins, les symptomatologies alarmantes que je viens de
résumer. Chez mon troisième malade, je n'ai pas vu l'appendice,
mais il était sûrement enflammé chez les deux autres à qui je l'ai
réséqué, de même qu'il l'était chez une autre enfant dont je vais
vous parler. Il est sûr aussi que, de là, est résultée une propagation inflammatoire au péritoine, dont, sur un de nos malades, des
adhérences et même une goutte de pus enkysté entre elles ont
fourni la démonstration. Mais il est non moins sûr que cette réaction, assez légère pour être inappréciable à l'œil nu, était tout à
fait hors de proportion avec la gravité de la réaction symptomatique, dont l'apyrexie fut, d'autre part, remarquable.

Une fillette de quatre ans et demi, robuste malgré une nourriture dirigée en dépit du sens commun, depuis l'âge de cinq mois
et demi, était sujette depuis longtemps à des crises de vomissements sans cause connue, et assez fréquentes, que mon confrère
et ami, le docteur Isidor, améliora quand il tenta de régulariser
le régime, mais qu'il ne put supprimer complètement.

Les choses en étaient là lorsque, au début de mars 1904, survint une poussée de grippe, d'ailleurs vite éteinte, puis, le

30 mars, vomissements avec un peu de météorisme, constipation, langue sale, haleine fétide; et pas plus que d'habitude, M. Isidor ne trouva dans le ventre un point douloureux, empâté ou même résistant. Quinze centigrammes de calomel provoquèrent une garde-robe abondante, et le soir l'enfant put, sans vomir, prendre un jaune d'œuf dans du lait. Mais le lendemain survinrent des vomissements bilieux, qui persistèrent malgré la diète hydrique, puis devinrent marc de café; et le soir à 6 heures, M. Isidor constata des vomissements ressemblant à de la suie délayée, greffés sur un état nauséeux permanent.

Il existait déjà un peu de résistance à droite, mais ce signe, tout en imposant quelques réserves, ne parut pas suffisant à mon ami Guinon pour permettre un diagnostic d'appendicite; et, en présence des vomissements sanglants avec hypothermie (vers 36 degrés), pouls très petit et irrégulier, mais pas très fréquent, refroidissement des extrémités, on conclut à une intoxication intestinale aiguë, qui fut combattue par la diète absolue, les injections de sérum, les lavements au chlorure de calcium et au chlorure de sodium.

Vers 3 heures du matin, les nausées cessèrent, quelques cuillerées à café d'eau furent tolérées, température et pouls redevinrent normaux; mais dans la matinée se déclarait une vive douleur, spontanée et à la pression de la fosse iliaque droite. Guinon était absent de Paris; Triboulet fut mandé et diagnostiqua une appendicite aiguë. Quelques heures plus tard, ce diagnostic fut aussi le mien, et je conseillai de ne pas opérer parce que je ne trouvais pas de signes de péritonite: le pouls était faible et irrégulier, mais aux environs de 70, la température était normale, le ventre était souple, non météorisé.

Les accidents, en effet, ne se prolongèrent pas, et au bout de vingt-quatre heures, toute menace avait disparu: avec cette réserve, cependant, que le pouls restait petit et très irrégulier, que, malgré des injections de sérum, la température rectale ne dépassait pas 37°4. Et quand, au quatrième jour, on essaya de donner un peu de bouillon, les nausées reparurent; le 7 avril, pourtant, bouillon et lait semblaient assez bien digérés, lorsque le 9 avril, l'alimentation étant d'une sobriété extrême. M. Isidor assista à une reprise inquiétante des vomissements verts, de la prostration, de l'hypothermie. J'étais absent de Paris, et mon ami Lejars, qui voulut bien me remplacer auprès de la malade, se prononça encore pour l'abstention, pour les mêmes motifs que moi à la première crise. Il eut raison, car le lendemain tout était calmé, avec toutefois au pouls une faiblesse, des irrégularités, des inégalités qui ne laissaient pas de m'inquiéter.

Mais le ventre était plat, souple, indolent, sauf une *légère* sensibilité à la pression au point de Mac Burney; par le toucher rectal, on ne trouvait *rien* dans le petit bassin. Aussi ne m'expliquai-je pas que la moindre tentative d'alimentation fût suivie de nausées, et constatant l'impossibilité de soutenir autrement que par des injections de sérum une enfant malgré cela fort affaiblie, je me décidai à réséquer vite l'appendice, ce qui fut fait le 13 avril.

L'opération vérifia de point en point notre diagnostic : l'appendice, à follicules fortement piquetés de sang, contenait un exsudat hémorragique, mais, à sa surface comme autour de lui, le péritoine, parfaitement sain et lisse, n'était même pas congestionné.

Tout alla donc, chirurgicalement, avec une simplicité parfaite ; et cependant, je n'étais pas tout à fait tranquille, car le souvenir d'un cas à quelques égards analogue me hantait. Le 12 juillet dernier, je fut appelé d'urgence auprès d'une superbe jeune fille de dix-sept ans qui, le 10 au soir, en rentrant d'une course, d'ailleurs modérée, à bicyclette, avait été prise d'accidents appendiculaires nets : fièvre brusque, vomissements, point de Mac Burney douloureux, sans empâtement. Le lendemain, la fièvre tombait et il persistait seulement un peu de sensibilité à la pression localisée, mais le faciès était médiocre, fatigué, le pouls ne battait qu'à 70, mais était mou, dépressible; pas de vomissements, pas même de nausées, aucun ballonnement du ventre, partout souple. Aussi conseillai-je d'attendre, et le lendemain tout alla bien.

Le 14 juillet, à 5 heures du matin, eut lieu un petit vomissement et l'on vint me chercher en toute hâte. Rien n'était changé quand j'arrivai, sauf la persistance d'un léger malaise nauséeux ; de plus, le faciès, assez fatigué, sans être péritonéal, me fit mauvaise impression. Quoique, le ventre étant absolument plat, le point de Mac Burney fût devenu à peine sensible à la pression, je me décidai à opérer, parce que j'étais sûr d'une opération facile et rapide ; parce que, d'autre part, j'étais en province et que la reprise des vomissements devait faire craindre une inflammation péritonéale débutante.

Or, le péritoine était partout sain, autant qu'on en peut juger à l'œil nu ; dans l'appendice, je ne vis que deux points de folliculite hémorragique, et cependant les accidents se précipitèrent.

Deux heures après l'opération, eut lieu un vomissement sanglant, et à partir de ce moment, cela se répéta, si bien que la jeune fille succomba le 15, à 9 heures du matin, cyanosée, sans *aucun* symptôme abdominal, sans aucune élévation de température, avec un pouls de fréquence normale, mais de mollesse croissante. Autant qu'on puisse être sûr de quelque chose, j'affirme qu'il n'y a eu de péritonite ni avant ni après l'opération : mais il y a eu une affection grave, apyrétique, où l'appendice n'était probablement pas tout, quoiqu'il fût atteint d'une légère folliculite hémorragique.

Si vous faites abstraction des phénomènes terminaux, vous trouverez une certaine ressemblance entre cette malade et la précédente ; et voilà pourquoi je n'étais pas pleinement rassuré, même après l'opération. Mais cette fois les événements tournèrent bien, malgré un symptôme bizarre qui m'inquiéta : opérée à 8 heures du matin, l'enfant avait, à midi, 38°7. Mais à 3 heures de l'après-midi elle n'avait plus que 38°2, à 6 heures du soir 37°5, et à partir de ce moment la température resta uniformément entre 36°8 et 37°4. Et tous les troubles cessèrent avec une brusquerie étonnante : dès que l'enfant fut reportée dans son lit, le pouls était régulier ; sitôt achevé le réveil d'éthérisation, elle n'eut plus une nausée : l'alimentation fut reprise vite et sans aucun incident. Un mois après l'opération, il n'est plus question de rien.

J'ai cru intéressant de rapprocher l'un de l'autre tous ces faits, sans doute assez différents symptomatiquement, mais analogues par la disproportion entre les manifestations cliniques et les lésions localement observées. Ils sont probants en raison des résultats fournis par la résection de l'appendice enflammé. Leur diagnostic avec certaines infections suraiguës, apyrétiques, d'origine intestinale, peut être malaisé, et une de mes observations le prouve; mais dans les cas typiques, il me semble que l'explication de la symptomatologie doit être cherchée dans l'irritation réflexe du péritoine plutôt que dans l'infection de cette séreuse, ou dans l'infection générale.

TABLE DES MATIÈRES

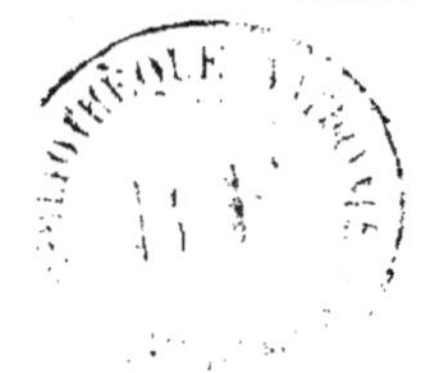

PREMIÈRE LEÇON

Pages.

Pseudo paralysie syphilitique d'un nouveau-né 1

I. — Aspect général du membre; conservation de petits mouvements partiels des doigts. Diagnostic avec la paralysie radiculaire obstétricale. Douleur démontrant l'existence d'un point osseux malade; diagnostic avec une fracture. Recherche de la syphilis par l'interrogatoire maternel. Tares douteuses de syphilis concomitante. Efficacité merveilleuse du traitement mercuriel. 2

II. — Confusion ancienne avec une paralysie; il s'agit d'impotence par lésion osseuse douloureuse. Les recherches anatomiques et cliniques de Parrot; les lésions gommeuses de la face diaphysaire du cartilage conjugal. 11

III. — Réfutation des auteurs qui croient encore à une lésion des centres nerveux. 14

IV. — Le pronostic n'est pas fatal, quoi qu'en ait pensé Parrot. La guérison est à peu près constante, si le traitement est institué à temps. 18

DEUXIÈME LEÇON

Syphilis héréditaire tardive des os (hyperostose diaphysaire diffuse). 26

I. — Hyperostoses diaphysaires du fémur droit et du tibia gauche. Intégrité des épiphyses et des articulations. Diagnostic avec la tuberculose, l'ostéosarcome, l'ostéomyélite chronique d'emblée. La radiographie démontre une ossification sous-périostée anormale. 27

II. — Absence de stigmates syphilitiques concomitants. Recherche des renseignements héréditaires et ses difficultés fréquentes. Possibilité dans certains cas de syphilis acquise en bas âge. Les particularités des lésions tertiaires des os chez l'enfant tiennent à l'âge du sujet et non au mode de contamination. 31

III. — Rôle du traitement, efficace contre le tissu gommeux, mais non contre l'hyperostose lorsque le tissu osseux adulte est constitué. Fré-

Pages.

quence des rechutes. Histoire d'une malade à récidives multiples : début
ayant simulé des douleurs de croissance. 38

IV. — Multiplicité ordinaire, mais non constante, des lésions osseuses.
Prédisposition de certains os superficiels. 42

TROISIÈME LEÇON

Syphilis héréditaire tardive des os (gommes et hyperostoses circonscrites).   44

I. — Un cas de gomme suppurée de l'épiphyse supérieure du tibia.
Diagnostic différentiel avec la tuberculose. Tares syphilitiques diverses
du sujet. La dent d'Hutchinson. 45

II. — Commémoratifs héréditaires nets. 51

III. — Kératite phlycténulaire et kératite hérédo-syphilitique. 52

IV. — Rareté des retentissements articulaires au cours des lésions
syphilitiques des épiphyses. Possibilité de foyers diaphysaires circonscrits. Rôle localisateur d'une contusion. Diffusion possible de l'hyperostose diaphysaire. 54

QUATRIÈME LEÇON

Syphilis articulaire du genou. 59

I. — Signes d'une hydarthrose du genou ; synoviale épaissie, mais sans
fongosités ; légère hyperostose du condyle fémoral interne. Diagnostic
avec la tuberculose. Lésions syphilitiques concomitantes du testicule,
de la peau. 59

II. — Les principales formes de retentissement des lésions syphilitiques périarticulaires sur la synoviale voisine. 64

III. — Doute entre la syphilis héréditaire ou acquise en bas âge. . . . 67

CINQUIÈME LEÇON

Syphilis héréditaire tardive (palais et voile du palais) 69

Signes d'une perforation du palais. Accidents syphilitiques osseux
concomitants. Origine nasale des perforations palatines.
Ostéite et nécrose syphilitiques des os propres du nez.
Gommes circonscrites et diffuses du voile du palais. Leur insidiosité.
Leur sensibilité au traitement. 69

SIXIÈME LEÇON

Les signes de début du mal de Pott. 77

I. — L'abcès, même quand il paraît précoce, est toujours assez tardif.
Sa fréquence apparente aux régions superficielles tient à la plus grande
facilité d'accès. 78

Pages.

II. — La raideur du rachis est le vrai signe de début. Manière de la rechercher aux régions lombaire et cervicale; sa netteté moins grande à la région dorsale. 79

III. — Symptômes nerveux précoces, importants, surtout à la région dorsale. Parésie, pseudo-névralgies, paralysies radiculaires. 84

SEPTIÈME LEÇON

Paraplégie du mal de Pott. 90

I. — Examen d'un cas de paraplégie incomplète avec mal de Pott ancien. La paralysie paraît flasque au premier abord; en réalité, les réflexes tendineux sont exagérés. Discussion sur la précocité de ce symptôme. Histoire d'un cas de paraplégie précoce, plus accentué que le précédent, avec pseudo-névralgies préalables. Possibilité d'une diminution initiale des réflexes. 92

II. — Absence habituelle de lien entre gibbosité et paraplégie. Compression lente de la moelle et des nerfs par la pachyméningite externe. Signes d'irritation médullaire et radiculaire, puis signes de compression; leurs associations diverses selon la région malade. Lésions histologiques de la moelle; persistance de tubes nerveux expliquant la rareté relative des troubles de la sensibilité, des sphincters, de la nutrition. 98

III. — Discussion actuelle de la doctrine de Charcot et sur le lien à établir entre l'exagération des réflexes et la dégénération secondaire des faisceaux blancs de la moelle. 106

IV. — Bénignité habituelle de la paraplégie pottique; processus anatomique de la guérison. Inutilité habituelle du traitement opératoire par laminectomie. 109

HUITIÈME LEÇON

Ostéoarthrite tuberculeuse sacro-iliaque et sacro-lombaire. 119

Rareté de la tuberculose sacro-iliaque chez l'enfant. Cas ayant débuté par de la raideur lombaire; puis douleurs névralgiques et claudication. Diagnostic avec la coxalgie : claudication salutante; possibilité de l'appui sur le membre malade; absence des signes locaux de la coxalgie; localisation de la douleur par pression directe sur l'interligne sacro-iliaque et par pression transversale sur le bassin. Recherche d'un mal de Pott concomitant. Importance du toucher rectal. Les abcès intra et extra-pelviens. Immobilisation en appareil plâtré. 119

NEUVIÈME LEÇON

Coxalgie ou mal de Pott? 128

I. — Mal de Pott lombaire ancien et mal soigné. Fistule trochantérienne en imposant pour une coxalgie, fixée en flexion et abduction. Guérison de la fistule. 129

Pages

II. — La hanche est saine. Elle est fixée en position vicieuse par une contraction du psoas consécutive à un abcès froid iliaque guéri. Signes différentiels avec la raideur coxalgique 131

III. — Diagnostic des rétractions du psoas. Leurs causes multiples. Leur possibilité au cours d'une appendicite 133

IV. — Traitement par l'extension continue 137

DIXIÈME LEÇON

Hydarthroses tuberculeuses du genou (arthrites tuberculeuses à forme rhumatoïde) 138

I. — Hydarthrose bilatérale légère chez un garçon de quatorze ans. Début en apparence traumatique, d'abord unilatéral. Une hydarthrose du genou chez l'enfant doit toujours être suspecte. Évolution clinique faisant diagnostiquer la tuberculose 139

II. — Valeur du cyto-diagnostic, de l'injection de tuberculine 143

III. — Application de ces procédés à nos cas actuels d'hydarthrose subaiguë 148

IV. — Arthrites tuberculeuses du genou débutant par une hydarthrose aiguë, fébrile 150

V. — Recherches de Poncet sur le rhumatisme tuberculeux. Lésions spécifiques atténuées de la synoviale, ou irritation par les toxines . . . 154

VI. — Relations cliniques de la tuberculose et du rhumatisme aigu ou chronique. Possibilité de leur association 158

VII. — Critique du mot : « rhumatisme » tuberculeux 162

ONZIÈME LEÇON

Coxalgie subaiguë et arthrites non tuberculeuses de la hanche 166

I. — Signes et symptômes d'une arthrite de la hanche, avec flexion et abduction. La boiterie et le « signe du maquignon ». Limitation des mouvements. Douleur à la pression localisée 167

II. — Début aigu. Diagnostic avec l'ostéomyélite. Diagnostic entre l'arthrite rhumatismale et la tuberculeuse 174

III. — Douleurs de croissance, parfois difficiles, à la hanche, à différencier d'un début de coxalgie. Nécessité d'une observation prolongée. 179

DOUZIÈME LEÇON

Résection de la hanche chez l'enfant 182

I. — Coxalgie à début aigu et à évolution rapide. Diagnostic avec l'arthrite aiguë non tuberculeuse, avec l'ostéomyélite. Traitement vicieux par la résection précoce 183

II. — Résultat défectueux de cette opération. Hanche en flexion à angle droit et en adduction. Raccourcissement fonctionnel énorme. Les

Pages.

soins consécutifs les mieux dirigés ne permettent que très difficilement
de lutter contre cette attitude vicieuse. Absence d'ankylose. Luxation
iliaque presque inévitable du moignon de col. Atrophie du membre.
Peu d'arrêt d'accroissement du fémur en longueur.   188

TREIZIÈME LEÇON

Résection du genou chez l'enfant.   197

  I. — Observations déjà anciennes d'arrêt dans l'allongement du membre
après résection du genou. Lois de l'accroissement des os en longueur:
rôle des cartilages conjugaux; épiphyses fertiles; leur rendez-vous au
genou. Condamnation de la résection ultra-épiphysaire; raccourcissement quelquefois énorme.   198
  II. — Tentative de résection épiphysaire. Inconvénients de la conservation partielle des cartilages conjugaux. Absence d'ankylose. Dévia
tions secondaires en flexion, en varus, en valgus; arrêt de développement encore sérieux. Aggravation pendant les poussées de croissance.   200
  III. — Pathogénie des déviations secondaires. Elles sont à peu près
inévitables chez l'enfant. Radiographie.   208
  IV. — Fille atteinte de raccourcissement énorme, avec genou ballant.   216

QUATORZIÈME LEÇON

Abcès froid costal postérieur.   218

  Description clinique et diagnostic de l'abcès froid. Élimination du mal
de Pott. Discussion sur l'origine costale ou pleurale. Douleur à la pression sur l'angle de la 10e côte. Probabilité d'une poche intra-thoracique
concomitante. L'incision franche est préférable à l'injection iodoformée.
Utilité de la résection costale; doctrine erronée de la périostite externe.   218

QUINZIÈME LEÇON

Arthropathies des hémophiles.   225

  I. — Histoire clinique d'une entorse avec épanchement brusque dans
un genou anciennement malade. Diagnostic initial : tumeur blanche.
Ponction blanche. Hémorragies viscérales faisant soupçonner l'hémophilie. Antécédents personnels et héréditaires; hémophilie des trois
frères. Hyperthermie par hémarthrose.   226
  II. — Danger de toute thérapeutique opératoire. Désagréments du
pronostic local : les trois périodes d'hémarthrose, d'arthrite, d'ankylose. Intégrité des os. Danger pour la vie, par le fait de l'hémophilie.
L'arthropathie est d'ordinaire liée aux cas de moyenne intensité. . . .   231
  III. — Ossification du brachial antérieur et ankylose du coude consécutive à un hématome périarticulaire chez le frère du malade précédent.   235

BROCA. — Leçons cliniques. 2e série.   37

SEIZIÈME LEÇON

Pages.

**Arthrite suppurée de la hanche chez un nouveau-né prématuré. Ostéomyé-
lite juxta-épiphysaire du cotyle.** 238

    I. — Signes et symptômes d'une arthrite aiguë de la hanche avec
abcès périarticulaire. Ostéomyélite originelle probable. Quelques mots
sur l'ostéomyélite aiguë des nourrissons. Pronostic défavorable . . . 239

    II. — Autopsie. Ostéomyélite à staphylocoques du fond du cotyle. . 241

DIX-SEPTIÈME LEÇON

Tuberculose osseuse multiple et infiltrante des nourrissons. 248

    I. — Bouffissure considérable et bilatérale de la région orbito-malaire
chez un garçon de dix-huit mois. Gros abcès au dos d'une main et d'un
pied. Infiltration d'aspect néoplasique autour de l'extrémité inférieure
d'un péroné. 249

    II. — Diagnostic entre cette tuberculose infiltrante et l'ostéo-sarcome.
Fréquence de cette forme chez le nourrisson. 250

    III. — Multiplicité habituelle des lésions à cet âge. Leurs principales
localisations. Pronostic mauvais 253

DIX-HUITIÈME LEÇON

Ostéomyélites prolongées à foyers multiples. 256

    I. — Notions théoriques générales sur l'ostéomyélite aiguë et pro-
longée. 257

    II. — Hyperostoses chroniques du fémur et de l'humérus, avec fis-
tule. Diagnostic avec la tuberculose osseuse; intégrité des articulations
voisines; élimination spontanée de petits séquestres: état infectieux du
début. 260

    III. — Formation de foyers secondaires presque simultanés pendant
la période aiguë. 264

    IV. — Évolution possible, à longue échéance, de foyers successifs
torpides. 268

    V. — Opérer d'urgence les ostéomyélites aiguës par trépanation mais
non par résection de l'os. Ablation tardive des séquestres invaginés. . 271

    VI. — Résultat désastreux chez une femme traitée il y a douze ans
par la résection immédiate. 274

DIX-NEUVIÈME LEÇON

Ostéomyélite consécutive à la fièvre typhoïde. 276

    I. — Ostéite suppurée subaiguë de l'extrémité inférieure du tibia.
Fièvre typhoïde douteuse il y a deux mois. Confusion possible avec

Pages.

l'état infectieux de l'ostéomyélite aiguë. La lésion osseuse est en général tardive, mais elle peut survenir dès les premiers jours de la dothiénentérie. Difficultés du diagnostic clinique lorsque l'ostéite survient au
bout de plusieurs mois ou même de plusieurs années. Analogie fréquente avec un abcès froid ossifluent tuberculeux. Preuve bactériologique   277

II. — Diagnostic entre l'ostéite et certaines lymphangites profondes
chez les typhiques convalescents.   281

III. — Bénignité du pronostic local. Guérison sans accidents d'ostéomyélite prolongée. Possibilité de séquestres superficiels et d'extraction
facile.   284

VINGTIÈME LEÇON

Ostéite des nacriers.   288

I. — Signes et symptômes d'une ostéite subaiguë, avec volumineuse
hyperostose, de l'angle de l'omoplate. Aspect ne rappelant ni l'ostéomyélite de l'adolescence, ni la tuberculose, ni le néoplasme.   289

II. — Il y a un an, ostéite analogue d'un métacarpien; radiographie;
évidement. Récidive à l'autre main, puis à un pied.   293

III. — Le malade est tourneur de nacre. Description de l'ostéite des
tourneurs de nacre d'après les chirurgiens viennois. Multiplicité. Rôle
de l'âge et des cartilages de conjugaison. Tendance spontanée à la
guérison.   300

IV. — Étiologie et pathogénie. Rareté en France.   308

V. — Bénignité du pronostic malgré les atteintes successives. Toute
opération est inutile.   310

VINGT ET UNIÈME LEÇON

Ostéomalacie infantile. Genu valgum. Ostéopsathyrosis.   313

I. — Genu valgum considérable débutant à cinq ans chez une fille de
neuf ans, sans rachitisme. Examen physique d'un genu valgum   313

II. — Exagération du genu valgum normal quand les os ne sont pas
assez résistants. Le rachitisme. Le genu valgum de l'adolescence. Réserves pour l'avenir quand il ne s'agit d'aucune de ces variétés.   315

III. — Le genu valgum de la seconde enfance peut être le premier
signe de l'ostéomalacie infantile, mortelle. Notre ignorance sur la cause
et le traitement de cette maladie.   319

IV. — Fragilité osseuse congénitale ou ostéopsathyrosis.   323

VINGT-DEUXIÈME LEÇON

La pronation douloureuse des jeunes enfants.   323

I. — Fille de deux ans et demi atteinte d'impotence d'un membre supérieur sur lequel on a tiré. Instantanéité du symptôme. Diverses théo-

580 TABLE DES MATIÈRES

Pages

ries nerveuses, anciennes et modernes. 325

II. — Douleur constante à l'interligne radio-huméral, causant une impotence et non une paralysie. Plus grande fréquence chez les filles et à gauche. Lésion propre aux enfants de deux à cinq ans. 327

III. — Par supination et flexion brusques, on sent un claquement radio-huméral et l'impotence cesse instantanément. 333

IV. — Probabilité d'une subluxation de la tête radiale. 334

V. — Une théorie éclectique et inadmissible. 337

VINGT-TROISIÈME LEÇON

Tuberculose testiculaire chez l'enfant. 339

I. — Début en apparence aigu; en réalité, poussée aiguë sur une lésion thoracique. Fréquence chez les enfants en bas âge. 340

II. — Signes habituels de l'épididymite tuberculeuse. Rareté des lésions prostatiques. Diagnostic différentiel : blennorragie, orchite par effort; funiculite ou épiploïte; syphilis. 344

III. — Pronostic relativement bénin; absence habituelle de lésions génito-urinaires profondes. Suppuration fréquente et rapide, mais souvent vite tarie. Atrophie possible du testicule. 350

IV. — Indications très rares de la castration. Incision des abcès; cautérisation des fistules au fer rouge. 352

VINGT-QUATRIÈME LEÇON

Varicocèle. 356

I. — Caractères cliniques du varicocèle. Confusion avec une hernie commise par un bandagiste. Coexistence avec un petit kyste de la tête de l'épididyme. Siège à gauche; absence de tumeur rénale. Causes provocatrices diverses souvent crues à tort efficientes; le début a lieu d'ordinaire dans le jeune âge. Possibilité d'une prédisposition congénitale 357

II. — Bénignité habituelle. Complications possibles : volume; douleurs; phlébite; atrophie testiculaire. 363

III. — Traitement : le suspensoir; la résection du scrotum; la résection des veines 366

VINGT-CINQUIÈME LEÇON

Kystes du cordon (kystes du canal péritonéo vaginal). 371

I. — Tumeur liquide, tendue, enkystée, indépendante du testicule, prolongée dans le canal inguinal, transparente. Impulsion herniaire au dessus; diagnostic avec l'hydro-épiplocèle. Poussée inflammatoire possible; diagnostic avec la hernie étranglée. Forme simulant un troisième testicule. Petite tumeur arrondie des nourrissons. Formes simulant l'hy-

Pages.

drocèle vaginale, le kyste de l'épididyme, Kyste du canal de Nück ou hernie de l'ovaire. 372

II. — Rôle pathogénique du canal péritonéo-vaginal. Connexions avec un sac herniaire, avec la tunique vaginale. Cordon de Cloquet ; kystes en chapelet. Communications avec replis valvulaires formant soupape. Kystes secondaires inclus. 378

III. — Traitement : injection irritante ; l'extirpation est préférable. Cure radicale de la hernie concomitante. 390

VINGT-SIXIÈME LEÇON

Hernie inguinale bilatérale avec ectopie testiculaire extra-inguinale. 394

I. — Définition des termes : ectopie, monorchidie, cryptorchidie. . . 395

II. — Examen d'un cas d'ectopie bilatérale, sans atrophie des organes génitaux externes : les testicules sont à l'anneau externe. Variétés possibles de l'ectopie. 395

III. — Existence de hernies concomitantes. Cette complication est à peu près constante et la hernie est presque toujours testiculaire. Douleurs dues à cette hernie. Dangers de l'orchite du testicule ectopié. 398

IV. — Possibilité d'une descente tardive. Toute hernie avec ectopie doit être opérée, mais en principe pas chez l'enfant très jeune. 402

V. — La cure radicale ne doit pas être complétée par la castration. Descente artificielle du testicule conservé. Ses résultats. 404

VINGT-SEPTIÈME LEÇON

Les variétés anatomiques et cliniques des hernies inguinales réductibles. . 409

I. — Anatomie normale de la région inguinale et du cordon spermatique. 410

II. — Hernie acquise ou à canal fermé. La hernie directe n'est pas rare chez le vieillard. 412

III. — La hernie directe se produit par refoulement de toutes les couches de la paroi abdominale. 414

IV. — Explication embryologique et anatomie pathologique de la hernie à canal ouvert, ou péritonéo-vaginale. 416

V. — Presque toutes les hernies externes sont à canal ouvert. La hernie d'emblée. La distension progressive quand la résistance musculaire fléchit. Hernies de force et de faiblesse. 419

VI. — Impossibilité de superposer les variétés anatomiques aux variétés cliniques. 424

VINGT-HUITIÈME LEÇON

Le traitement des hernies inguinales chez l'enfant en particulier. 426

I. — Hernies par distension et par glissement. Adhérences naturelles et inflammatoires. 426

582 TABLE DES MATIÈRES

Pages.

II. — Rôle des muscles dans la défense contre une hernie. Le rachitisme comme cause de hernie de faiblesse dans un canal préformé. . 428

III. — Migration du testicule et formation du canal péritonéo-vaginal. 430

IV. — A partir de dix-huit mois à deux ans, la cure radicale est préférable au traitement par le bandage. 433

V. — Technique opératoire. Bien distinguer la résection du sac et la reconstitution de la paroi. Pour celle-ci, le procédé de Bassini est, chez l'enfant tout au moins, inutile. 435

VINGT-NEUVIÈME LEÇON

Indications de la cure radicale des hernies inguinales chez le nourrisson. 449

I. — Fréquence de la petite hernie, vite guérie par le bandage; sa tendance à la guérison spontanée. Le bandage doit toujours être bilatéral. Ennui de son emploi. 450

II. — Grosse hernie incoercible, contenant l'S iliaque chez un garçon de dix mois. Sens du mot hernie *congénitale*. Causes d'échec du traitement par le bandage; le rachitisme dans la classe ouvrière. 453

III. — Troubles fonctionnels produits par les grosses hernies. Cachexie herniaire des nourrissons. Possibilité de l'engouement vrai. Étranglements à répétition. 458

IV. — Dangers imaginaires attribués à la cure radicale chez le nourrisson : anesthésie, perte de sang, péritonite. Dangers réels : bronchopneumonie et diarrhée verte des jeunes enfants hospitalisés. Congestion pulmonaire post-opératoire. 461

V. — Technique opératoire. 465

TRENTIÈME LEÇON

Hernie inguinale étranglée. 468

I. — Hernie étranglée chez un nourrisson de onze mois. Réduction facile après anesthésie; fait fréquent, mais non constant. Récidive le lendemain. Difficulté de diagnostic parfois créée par un état inflammatoire des téguments. Diagnostic avec la torsion du testicule ectopié. . 469

II. — Opération. Le cæcum est étranglé à l'anneau interne. Opinion erronée sur l'étranglement spasmodique. Hernie funiculo-testiculaire étranglée et sphacélée. 472

III. — Fréquence des récidives de l'étranglement chez l'enfant. . . . 476

IV. — Fréquence relative des accidents avant deux ans et chez les garçons. Diagnostic avec l'engouement. 478

V. — Nécessité de la kélotomie. Causes d'échec. 481

TRENTE ET UNIÈME LEÇON

Tuberculose ganglionnaire à forme hypertrophique et prétendu lymphadénome bénin. 485

Pages.

I. — Début par une adénite carotidienne non caséeuse, accrue malgré un séjour précoce au bord de la mer. Masse prenant toute la hauteur du cou à droite. Ganglions souples, mobiles les uns sur les autres. 486

II. — Discussions sur l'hypertrophie ganglionnaire simple, le lymphadénome bénin, le sarcome ganglionnaire, la tuberculose. 488

III. — Type clinique du lymphosarcome. Adhérences rapides et dureté des ganglions, troubles par compression. 492

IV. — Type clinique attribué autrefois au lymphadénome bénin. Preuves bactériologiques, histologiques et cliniques de sa nature tuberculeuse. 493

V. — Traitement par l'extirpation. Sa bénignité. Son efficacité habituelle. Traitement maritime ultérieur. 499

TRENTE-DEUXIÈME LEÇON

Abcès péri-pharyngiens. 502

I. — Abcès péri-pharyngiens rompus, l'un spontanément, l'autre sous la pression du doigt pendant exploration par le toucher. 502

II. — Topographie et territoires d'origine des ganglions lymphatiques rétro-pharyngiens et latéro-pharyngiens. Conséquences étiologiques. 504

III. — Abcès rétro-pharyngiens. Coryza initial. Symptomatologie dominée par la dyspnée. 506

IV. — Abcès latéro-pharyngiens. Ne sont pas réservés aux nourrissons. Angine initiale. Dyspnée sérieuse, mais non dominante. Palper cervical associé au toucher pharyngien. Mode d'exploration différent pour l'abcès rétro-pharyngien : ses difficultés : ses dangers. Le choc en retour. 508

V. — Gravité de ces abcès abandonnés à eux-mêmes. 513

VI. — Les abcès rétro-pharyngiens doivent être ouverts par voie buccale, les latéro-pharyngiens par voie cutanée. 514

TRENTE-TROISIÈME LEÇON

Gangrène symétrique des extrémités (maladie de Maurice Raynaud). 520

I. — Pied gravement mutilé. Cicatrices dures et épaisses. Un petit point de gangrène sèche sous la pulpe d'un orteil. Perte de substance au pavillon d'une oreille. Cyanose du pied : léger degré au pied sain. Asphyxie locale de Maurice Raynaud. La syncope locale et le doigt mort. Aucun trouble cardiaque. 521

II. — Début un an auparavant par des accidents rapportés à des engelures ; description des engelures graves des enfants. Généralités sur les froidures. L'onglée et la syncope locale. Action du froid dans la maladie de Raynaud. 526

III. — Valeur du terme : gangrène *symétrique*. Confusion entre la « maladie de Raynaud » et certaines gangrènes bilatérales : gangrènes sèches consécutives aux maladies aiguës. 530

IV. — Rôle pathogénique douteux de lésions nerveuses et artérielles.

Pages.

Théorie vaso-motrice de M. Raynaud. Ignorance en thérapeutique résultant de notre ignorance en théorie. 535

TRENTE-QUATRIÈME LEÇON

La mastoïdite aiguë des nourrissons. 542

    I. — Mastoïdite sans otorrhée chez une fille de quatre ans. Abcès très postérieur avec dénudation du sinus. Ce danger n'existe pas chez le nourrisson 543

    II. — Chez le nourrisson, l'abcès mastoïdien inférieur est possible, mais rare. Un cas où la lésion simula un adénophlegmon, en raison d'impétigo concomitant du cuir chevelu. Type habituel de la mastoïdite supérieure; théorie de la périostite mastoïdienne; il y a en réalité lésion osseuse profonde. Absence fréquente d'otorrhée. 545

    III. — Causes anatomiques de ces caractères cliniques spéciaux. Siège primitivement élevé de l'antre mastoïdien; sa descente progressive. Tache spongieuse. Brièveté et rectitude du canal de l'antre. Facilité de l'évidement à la curette. 552

TRENTE-CINQUIÈME LEÇON

Appendicites chroniques avec symptomatologie grave. 560

    I. — Appendicite non suppurée à crises subintrantes simulant une méningite. 561

    II. — Crises simulant l'occlusion intestinale. 564

    III. — Nature probablement réflexe des accidents pour une bonne part. Possibilité, sans fièvre, de vomissements sanglants, d'arythmie cardiaque. Diagnostic difficile avec certains cas analogues d'intoxication intestinale suraiguë. 567